相良知安関係文書

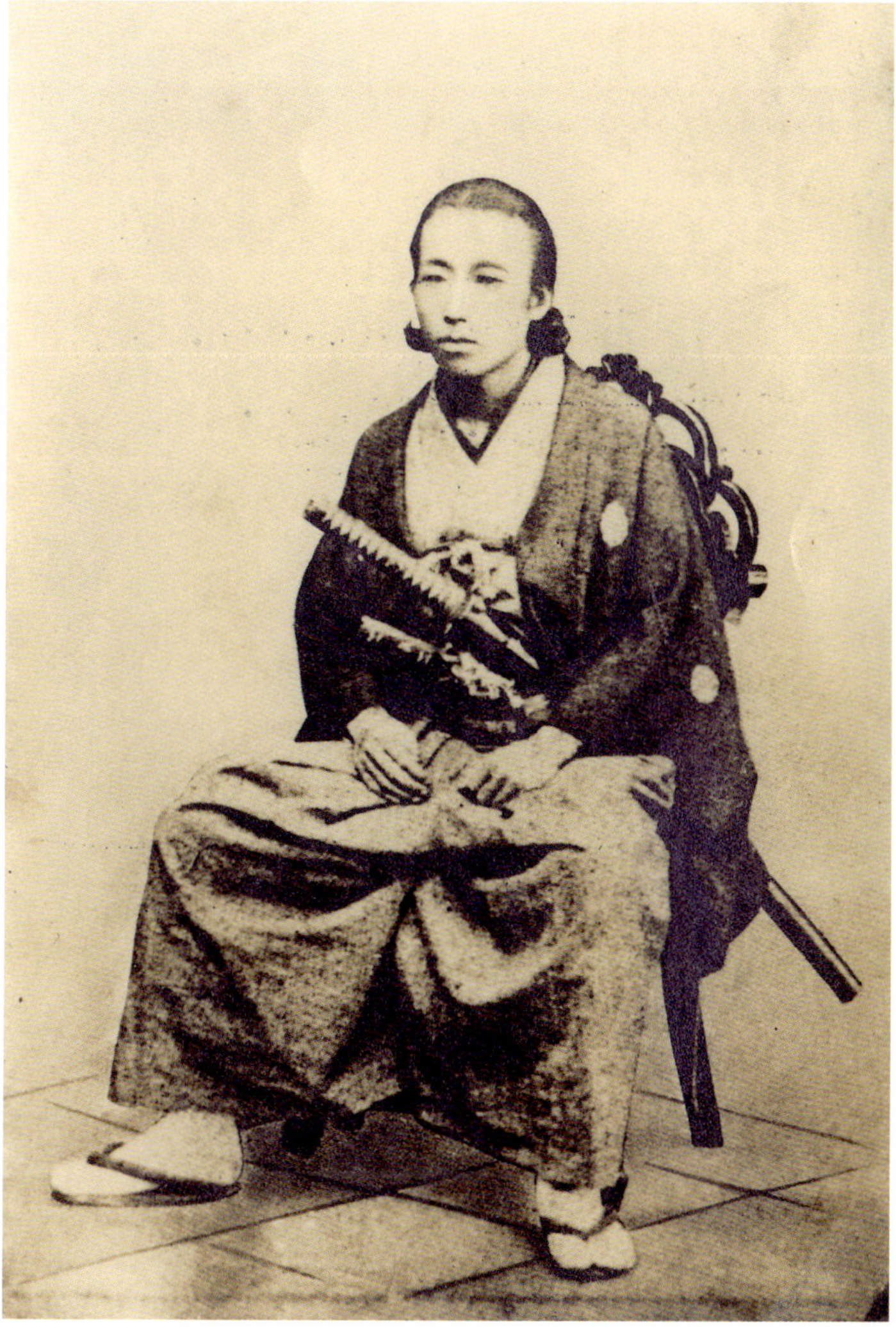

相良知安肖像

医制略則（以下全文）　佐賀県立図書館蔵　⑧

以下番号は収録資料一覧（18頁）と対応

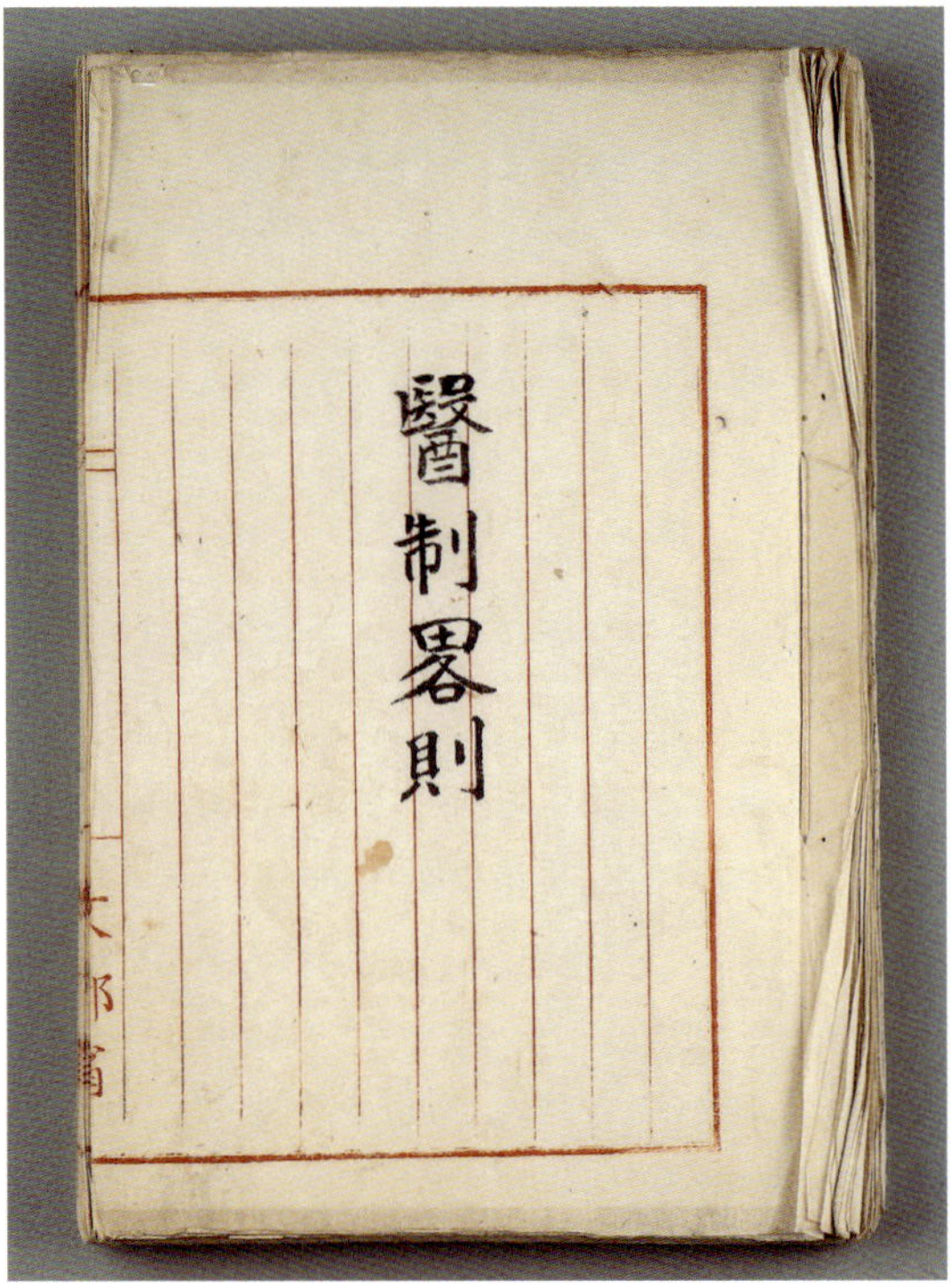

1

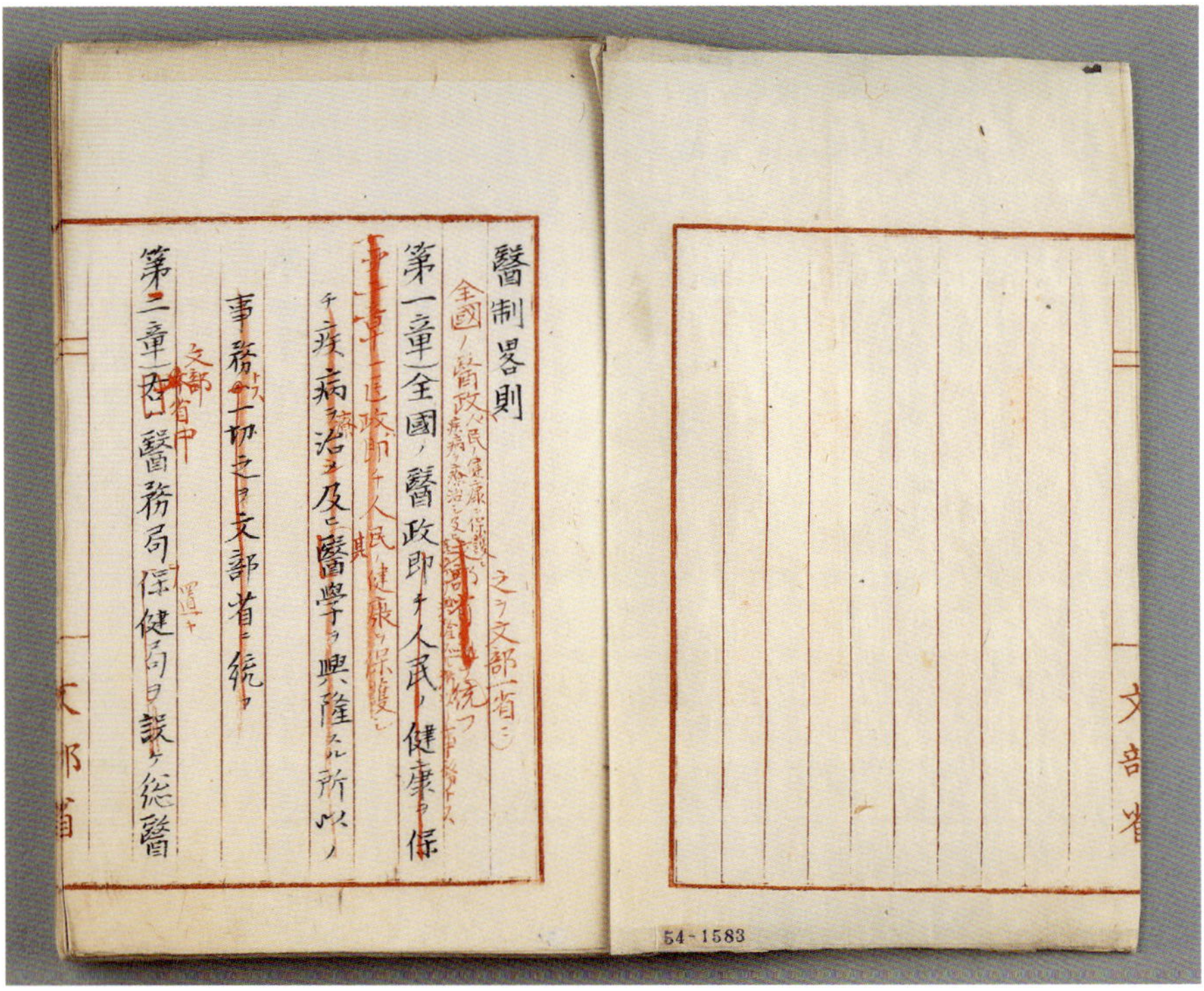

第一章 全國ノ醫政即チ人民ノ健康ヲ保
チ疾病ヲ治シ及ヒ醫學ヲ興隆スル所以ノ
事務ハ一切之ヲ文部省ニ統フ

2

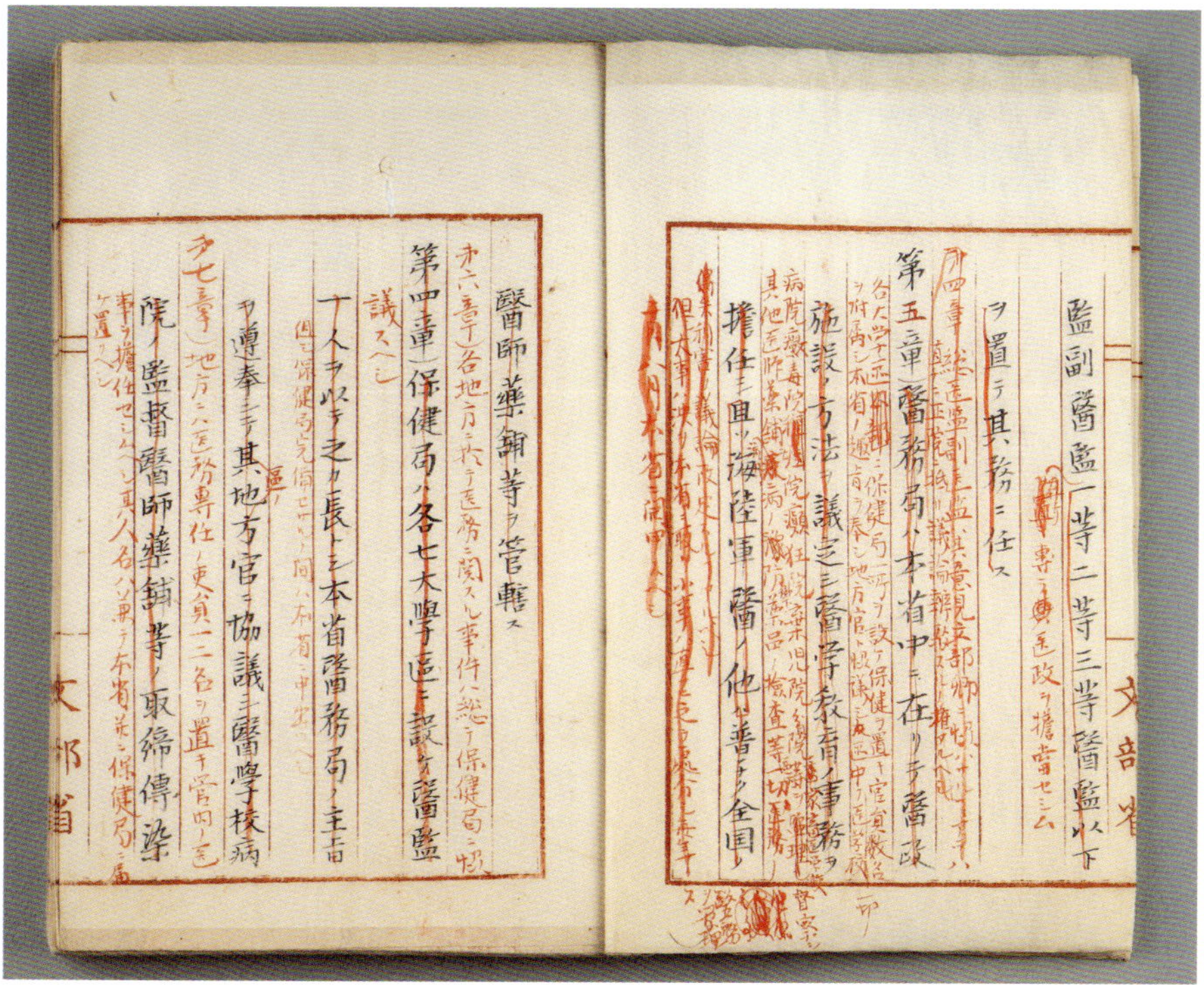
監副醫監一等二等三等醫監以下
専ラ医政ヲ擔當セシム
ヲ置テ其務ニ任ス
第五章 醫務局ハ本省中ニ在リテ醫政
施設ノ方法ヲ議定シ醫学教育ノ事務ヲ
擔任シ且ツ海陸軍醫ノ他ヲ普ク全国
文部省
醫師藥鋪等ヲ管轄ス
第四章 保健局ハ各七大學區ニ設ケ醫監
議スヘシ
一人ヲ以テ之カ長トシ本省醫務局ノ主旨
ヲ遵奉シテ其地方官ト協議シ醫學校病
院ノ監督醫師藥鋪等ノ取締傳染
文部省

3

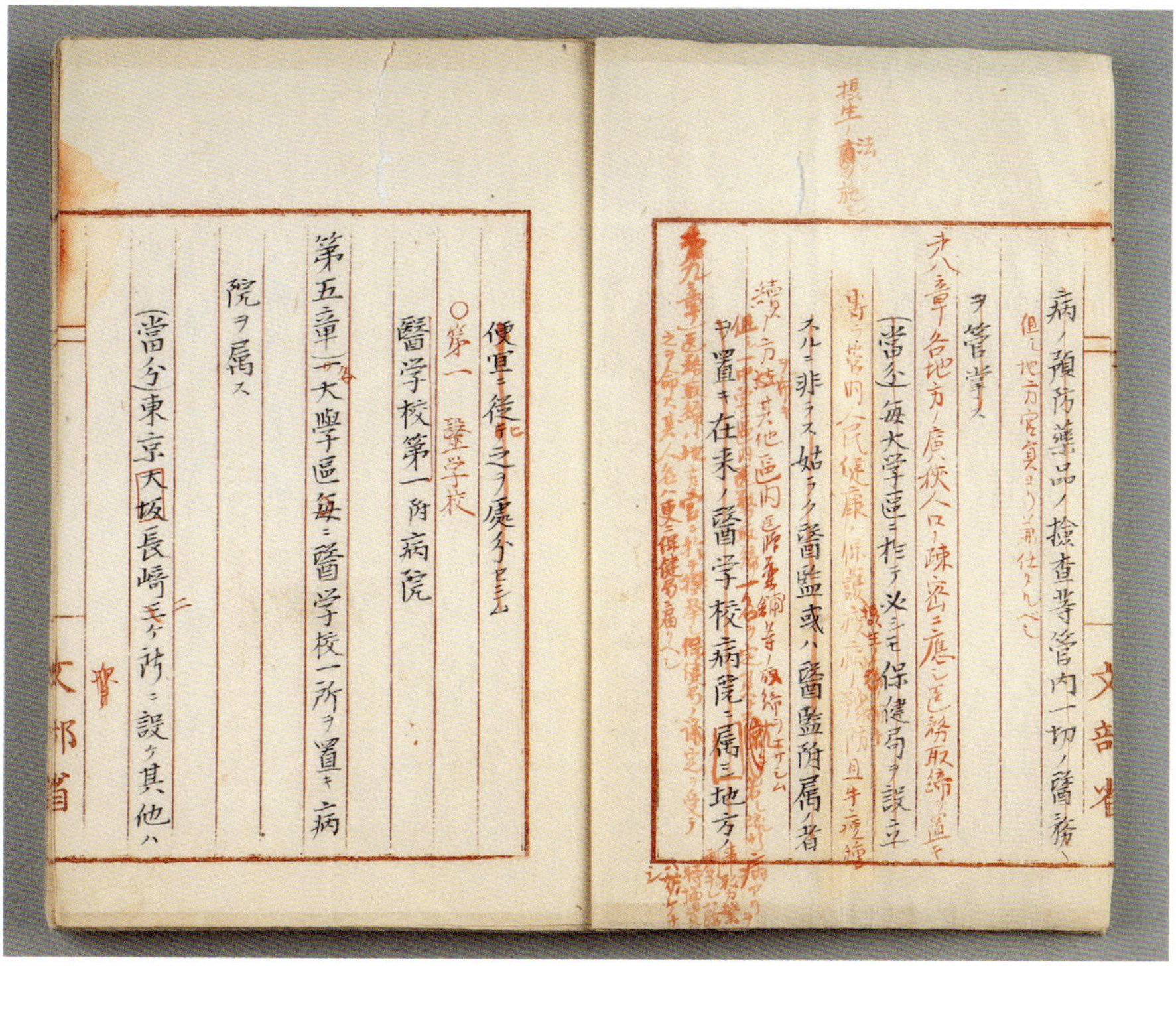
病ノ豫防藥品ノ検査等管内一切ノ醫務ヘ
但シ地方官員ヨリ兼任スルヘシ
ヲ管掌ス
文部省
（当分之）毎大学区ニ於テ必シモ保健局ヲ設ルニ
不ルニ非ラス姑ラク醫監或ハ醫監附属ノ者
ヲ置キ在来ノ醫学校病院ニ属シ地方ノ
便宜ニ従ヒ之ヲ處分セシム
○第一 醫学校
醫学校第一附病院
第五章 一大學区毎ニ醫学校一所ヲ置キ病
院ヲ属ス
（当分）東京大坂長崎三ケ所ニ設ケ其他ハ
文部省

4

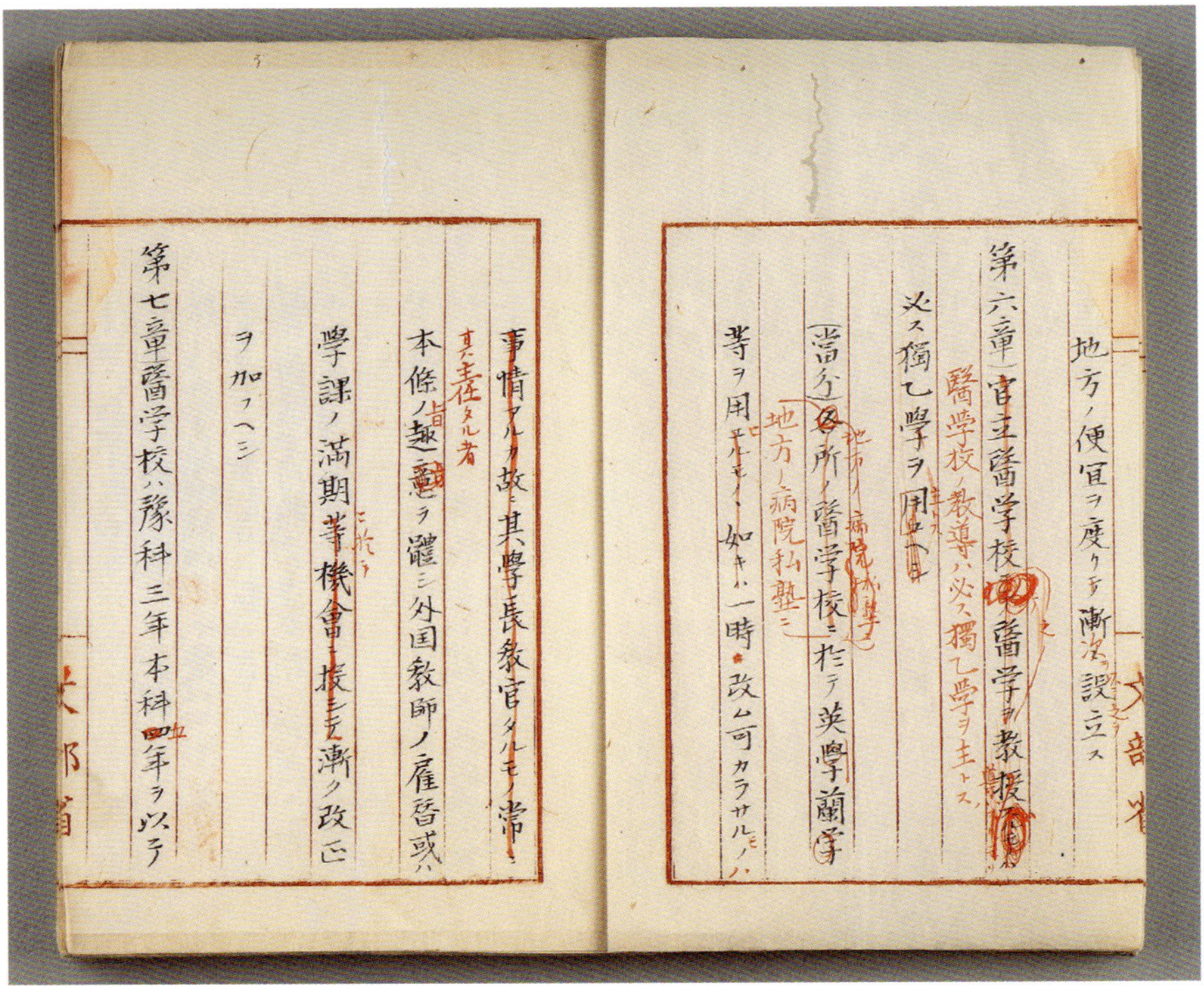
地方ノ便宜ヲ度リテ漸次ニ設立ス
第六章 官立醫学校ハ醫学ヲ教授ス
必ス獨乙學ヲ用ユヘシ
當分各所ノ醫学校ニ於テ英學蘭学
等ヲ用ユルモノヽ如キハ一時ニ改ム可カラサルノ
事情アルカ故ニ其學長教官タルモノ常ニ
本條ノ趣意ヲ體シ外国教師ノ雇替或ハ
學課ノ満期等機會ヲ援ミテ漸ク改正
ヲ加フヘシ
第七章 醫学校ハ豫科三年本科四年ヲ以テ
文部省
5

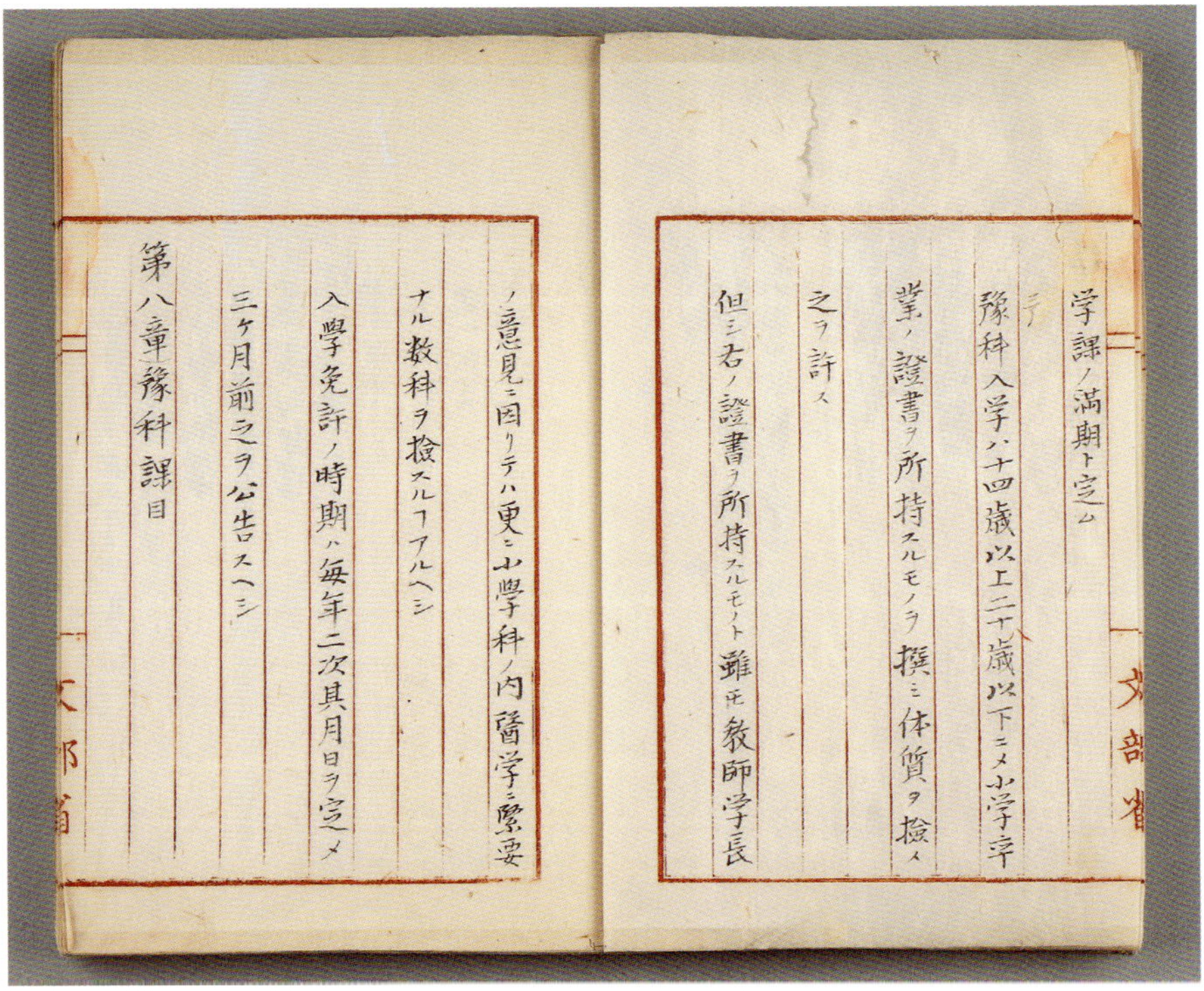
学課ノ満期ト定ム
豫科入学ハ十四歳以上二十歳以下ニシテ小学卒
業ノ證書ヲ所持スルモノヲ撰ミ体質ヲ検シ
之ヲ許ス
但ミ右ノ證書ヲ所持スルモノト雖モ教師学長
ノ意見ニ因リテハ更ニ小學科ノ内醫学ニ緊要
ナル教科ヲ撿スルヿアルヘシ
入学免許ノ時期ハ毎年二次其月日ヲ定メ
三ヶ月前之ヲ公告スヘシ
第八章 豫科課目
文部省
6

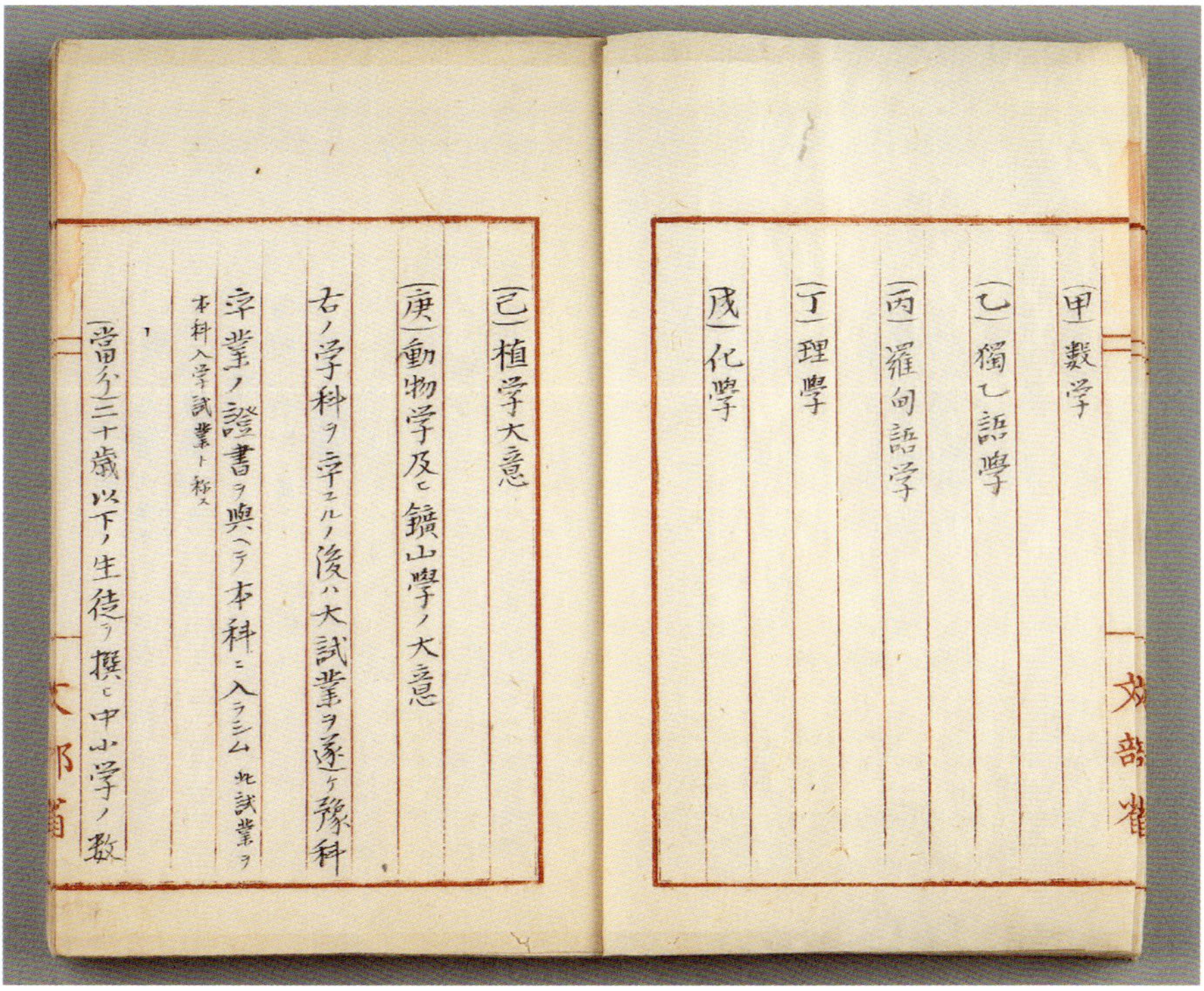

（甲）数学
（乙）獨乙語學
（丙）羅甸語学
（丁）理學
（戊）化學
（己）植学大意
（庚）動物学及ヒ鑛山學ノ大意
右ノ学科ヲ卒ユルノ後ハ大試業ヲ遂ケ豫科
卒業ノ證書ヲ與ヘテ本科ニ入ラシム　此試業ヲ
本科入学試業ト称ス
（當分）二十歳以下ノ生徒ヲ撰ヒ中小学ノ数

7

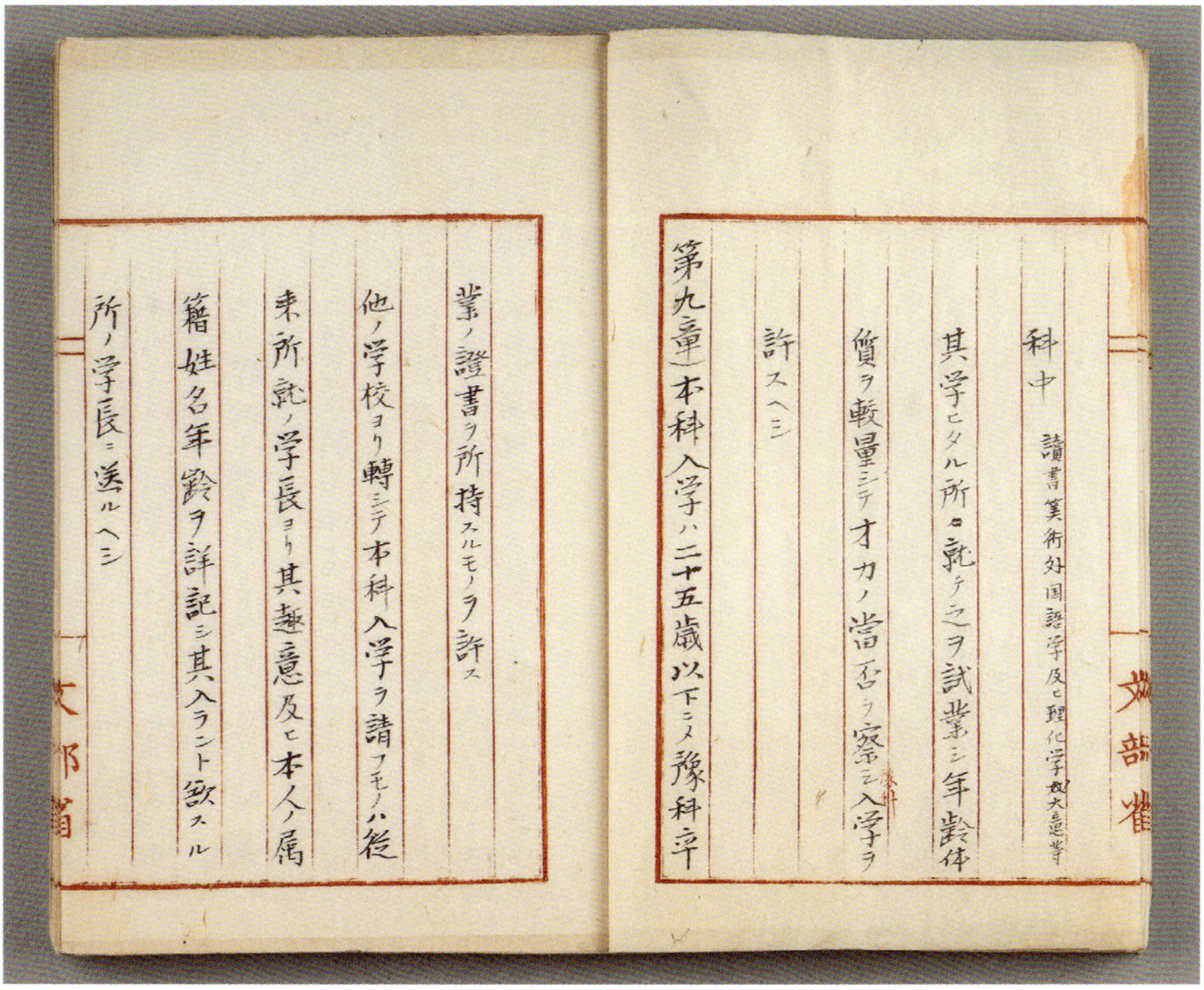

科中　読書算術外国語学及ヒ理化学数大意等
其学ヒタル所ニ就テ之ヲ試業シ年齢体
質ヲ較量シテ才力ノ當否ヲ察シ入学ヲ
許スヘシ
（第九章）本科入学ハ二十五歳以下ニシテ豫科卒
業ノ證書ヲ所持スルモノヲ許ス
他ノ学校ヨリ轉シテ本科入学ヲ請フモノハ従
来所就ノ学長ヨリ其趣意及ヒ本人ノ属
籍姓名年齢ヲ詳記シ其入ラント欲スル
所ノ学長ニ送ルヘシ

8

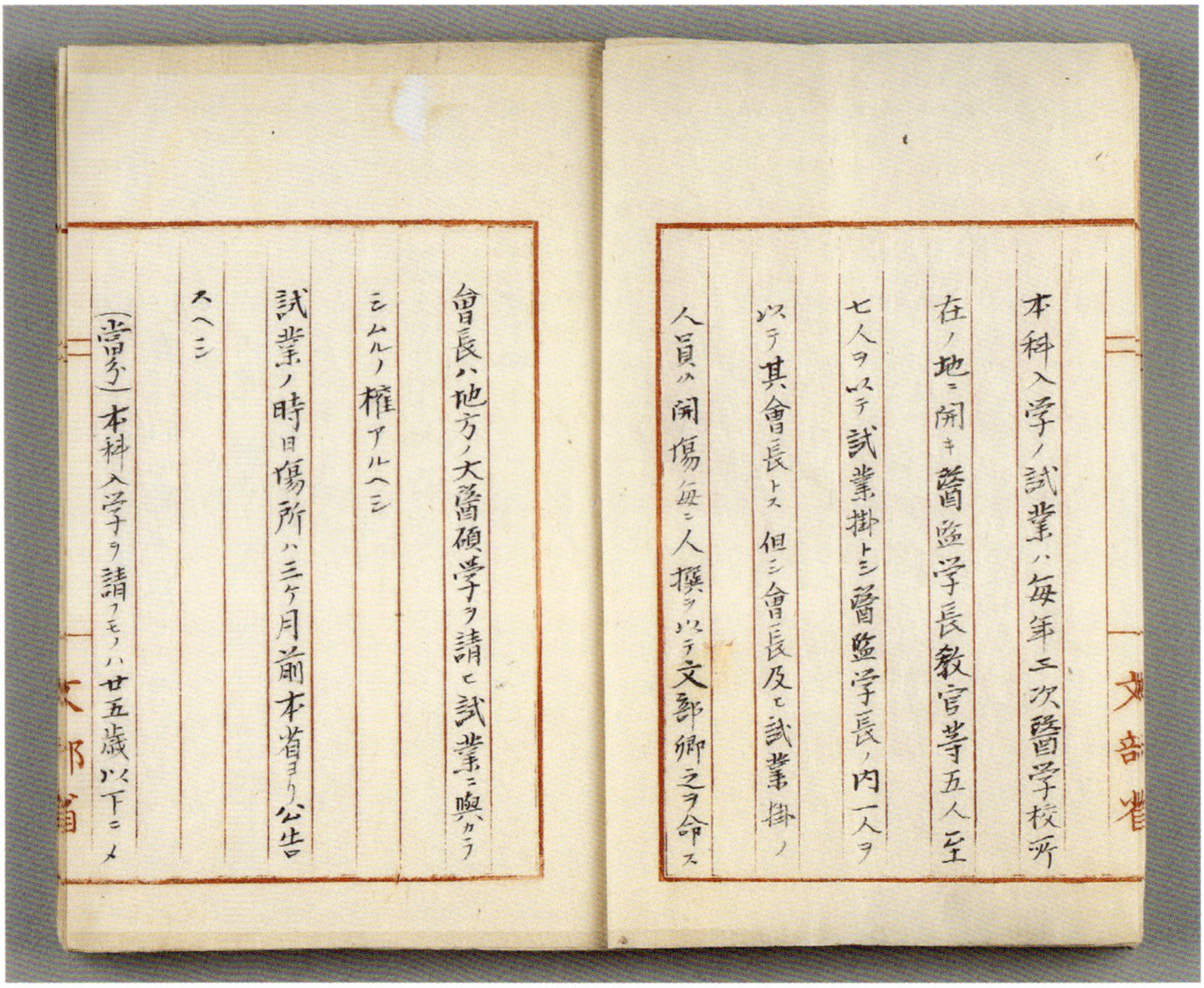
文部省
本科入学ノ試業ハ毎年二次醫学校所在ノ地ニ開キ醫監学長教官等五人至七人ヲ以テ試業掛トシ醫監学長ノ内一人ヲ以テ其會長トス但シ會長及ヒ試業掛ノ人員ハ開場毎ニ人撰ヲ以テ文部卿之ヲ命ス
會長ハ地方ノ大醫碩学ヲ請ヒ試業ニ與カラシムルノ権アルヘシ
試業ノ時日場所ハ三ケ月前本省ヨリ公告スヘシ
（当分）本科入学ヲ請フモノハ廿五歳以下ニメ
文部省

9

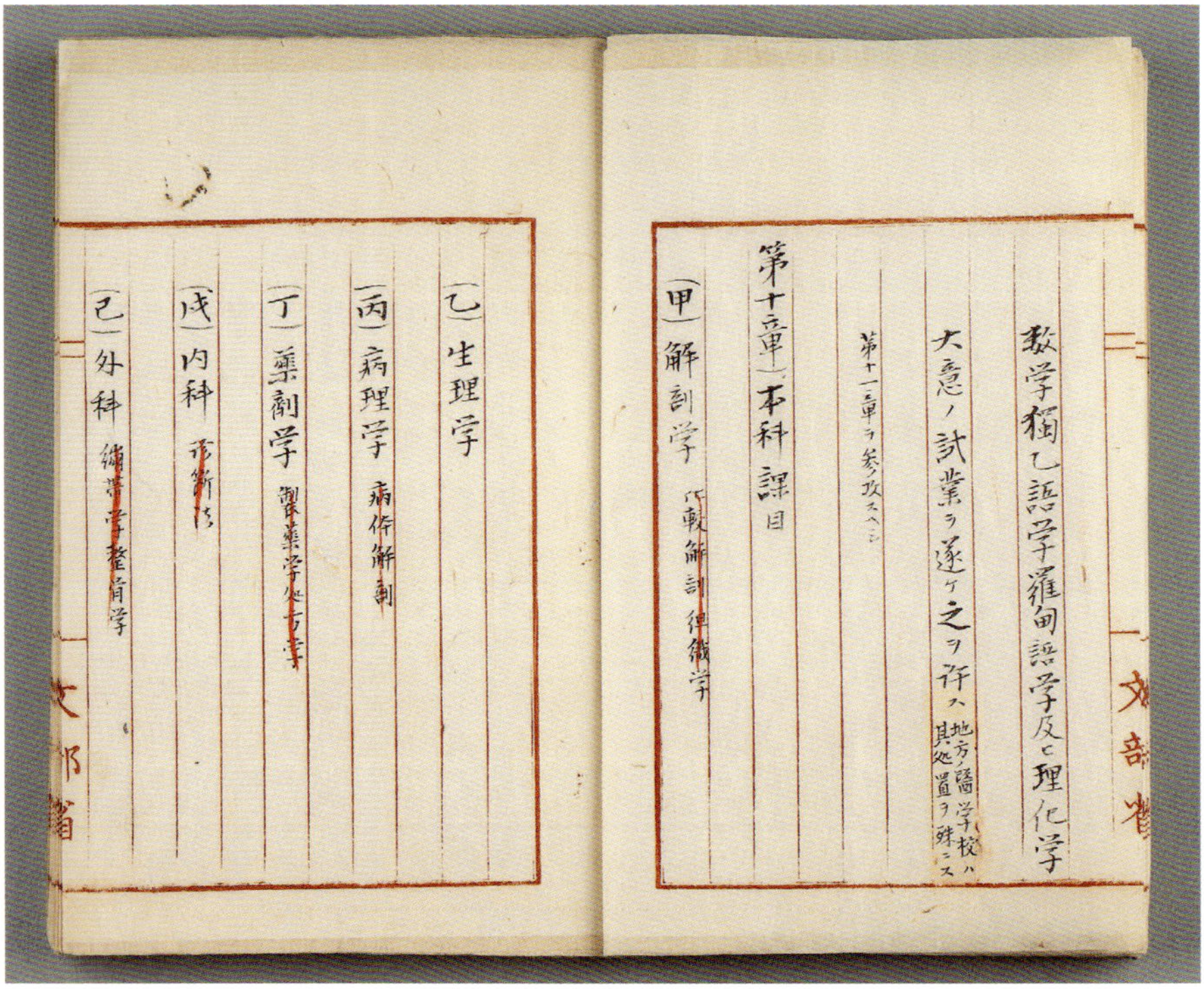
文部省
数学獨乙語学羅甸語学及ヒ理化学
大意ノ試業ヲ遂ケ之ヲ許ス 地方ノ醫学校ハ其処置ヲ殊ニス
第十一章ヲ参攷スヘシ
第十二章 本科課目
（甲）解剖学 比較解剖 組織学
（乙）生理学
（丙）病理学 病体解剖
（丁）薬剤学 製薬学処方学
（戊）内科 診断法
（己）外科 繃帯学 整骨学
文部省

10

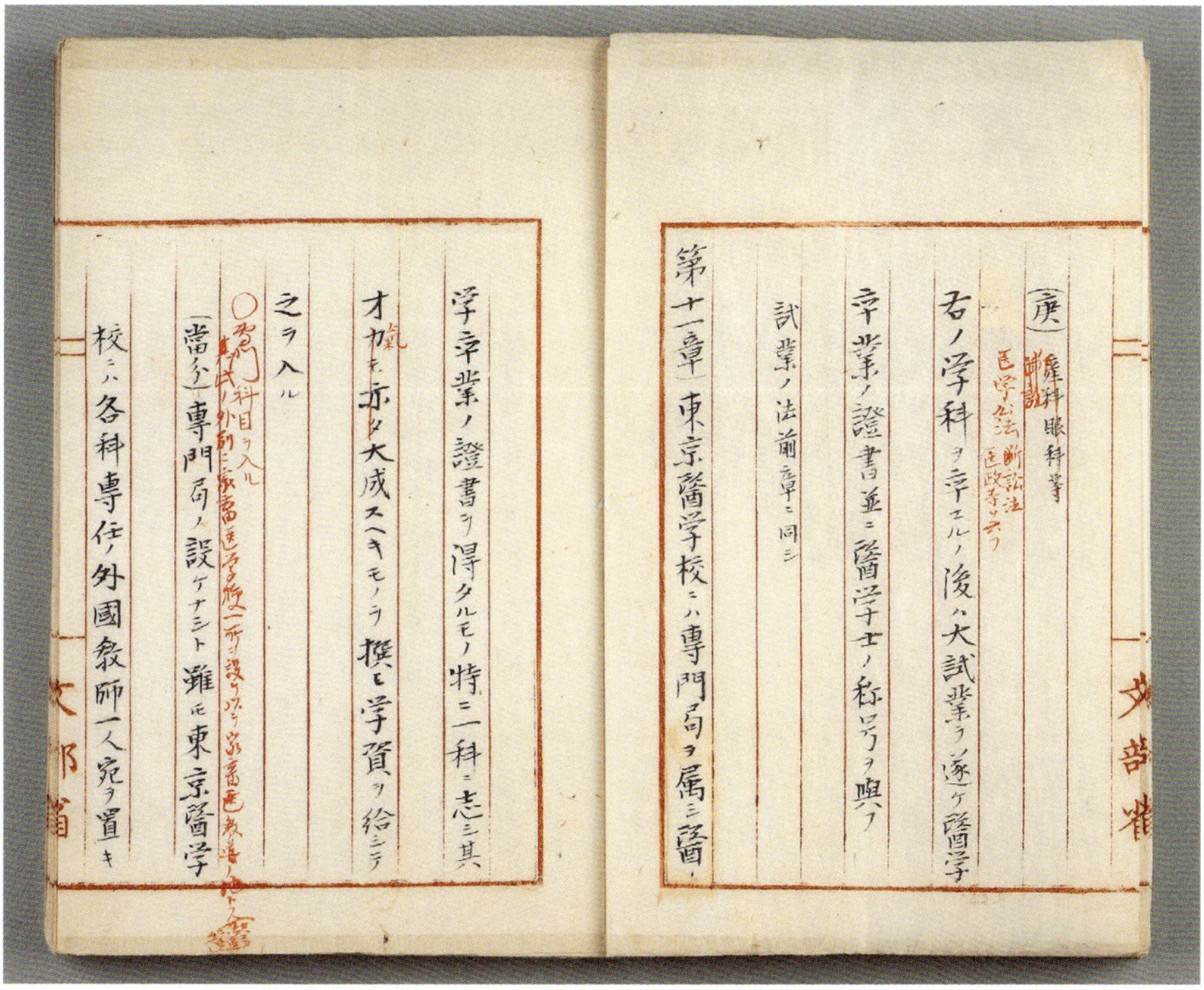
（庚）産科眼科等

医学公法 断訟法 医政等ヲ以テ

右ノ学科ヲ卒ヘルノ後ハ大試業ヲ遂ケ醫学

卒業ノ證書並ニ醫学士ノ称号ヲ與フ

試業ノ法前章ニ同シ

第十一章 東京醫学校ニハ専門局ヲ属シ醫

学卒業ノ證書ヲ得タルモノ特ニ一科ニ志シ其

才カ亦タ大成スヘキモノヲ撰ヒ学資ヲ給シテ

之ヲ入ル

○専門科目ヲ入ル

（當分）専門局ヲ設ケナシト雖モ東京醫学

校ニハ各科専任ノ外國教師一人宛ヲ置キ

文部省

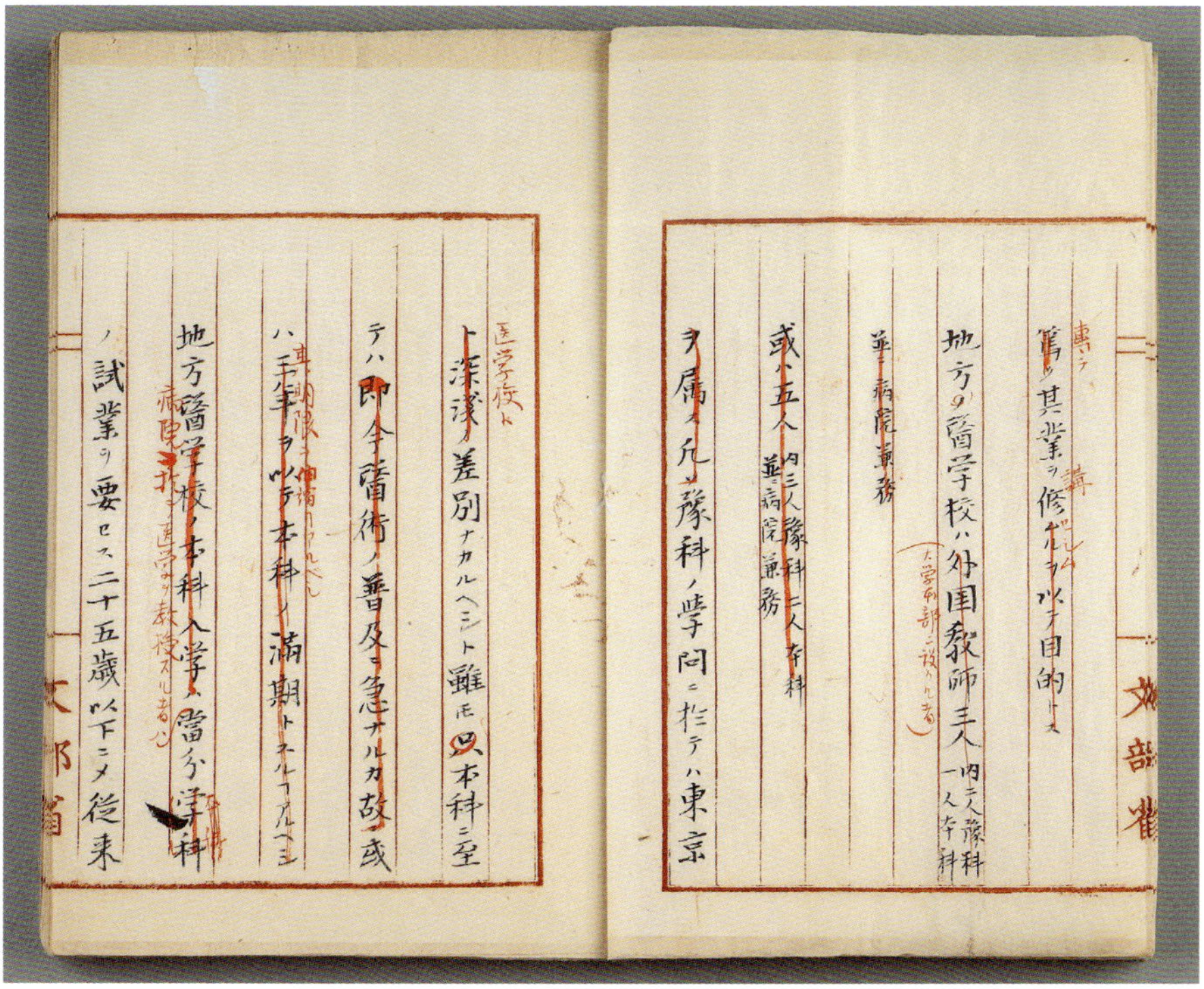
専ラ篤ク其業ヲ修ムルヲ以テ目的トス

地方ノ醫学校ハ外国教師三人 内二人ハ豫科 一人ハ本科

（大学部ニ設クル者）

華病院兼務

或ハ五人 内三人ハ豫科 二人ハ本科 華病院兼務

ヲ属シ凡ソ豫科ノ学問ニ於テハ東京

医学校ト深浅ノ差別ナカルヘシト雖モ只タ本科ニ至

テハ即今醫術ノ普及ニ急ナルカ故ニ或

其期限ヲ伸縮スルヘシ

ハ三年ヲ以テ本科ノ満期トナルヘシ

地方醫学校ノ本科ニ入学スルハ當分学科

病院ニ於テ医学ヲ教授スル者ハ

ノ試業ヲ要セス二十五歳以下ニシテ従来

文部省

醫ヲ業トセシモノハ学長ノ見計ヲ以テ員外
ノ生徒トシ豫科ヲ経ス〆直チニ本科入
学ヲ許スコトアルヘシ但シ二十五歳以上タリトモ
篤志ノモノハ亦タ其教場出席ヲ許
スヘシ

地方ノ醫学校ハ正課ノ餘暇必ス講義ヲ
温習シ入学ノ生徒ニ限ラス偏ネク醫生
ノ聴講ヲ許スヘシ

右ノ病院入学ノ者ニ限ラス

出席

第十二章　入学ノ生徒ハ学長ノ許可ヲ得ルニ非サレ
ハ妄リニ出入スルヲ許サス　第八章以下ハ各地醫学校規則ヲ参考スヘシ

文部省

第十三章　海陸軍ノ醫学生徒ハ悉ク之ヲ醫学
校ニ入レ醫学卒業ノ證書ヲ得ルノ後三ケ年
間更ニ海陸軍病院ノ試補ヲ命シテ實
地内外ノ治術ヲ行ハシメ然ル後軍醫部
ニテ試業ヲ遂ケ採用スヘシ

但シ右ノ試業ハ醫監学長ノ出席ヲ要スル
モノトス

（當分）海陸軍ヘ採用スルニハ軍醫部ニ於
テ自ラ其方法アリト雖モ軍醫監必ス
醫監ニ協議シテ其等級ヲ定ムヘシ

文部省

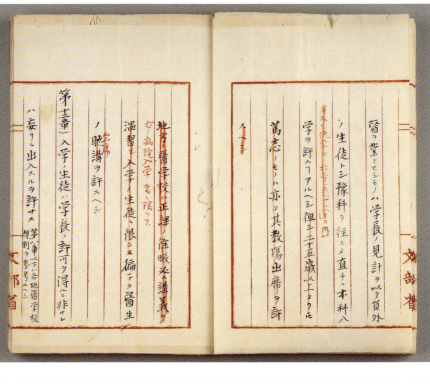

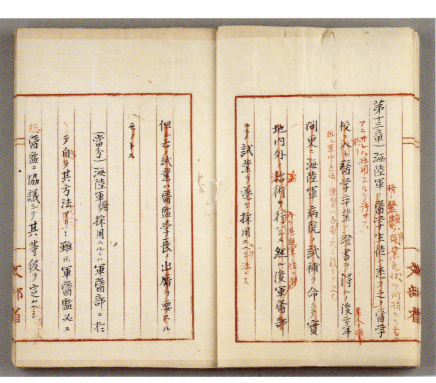

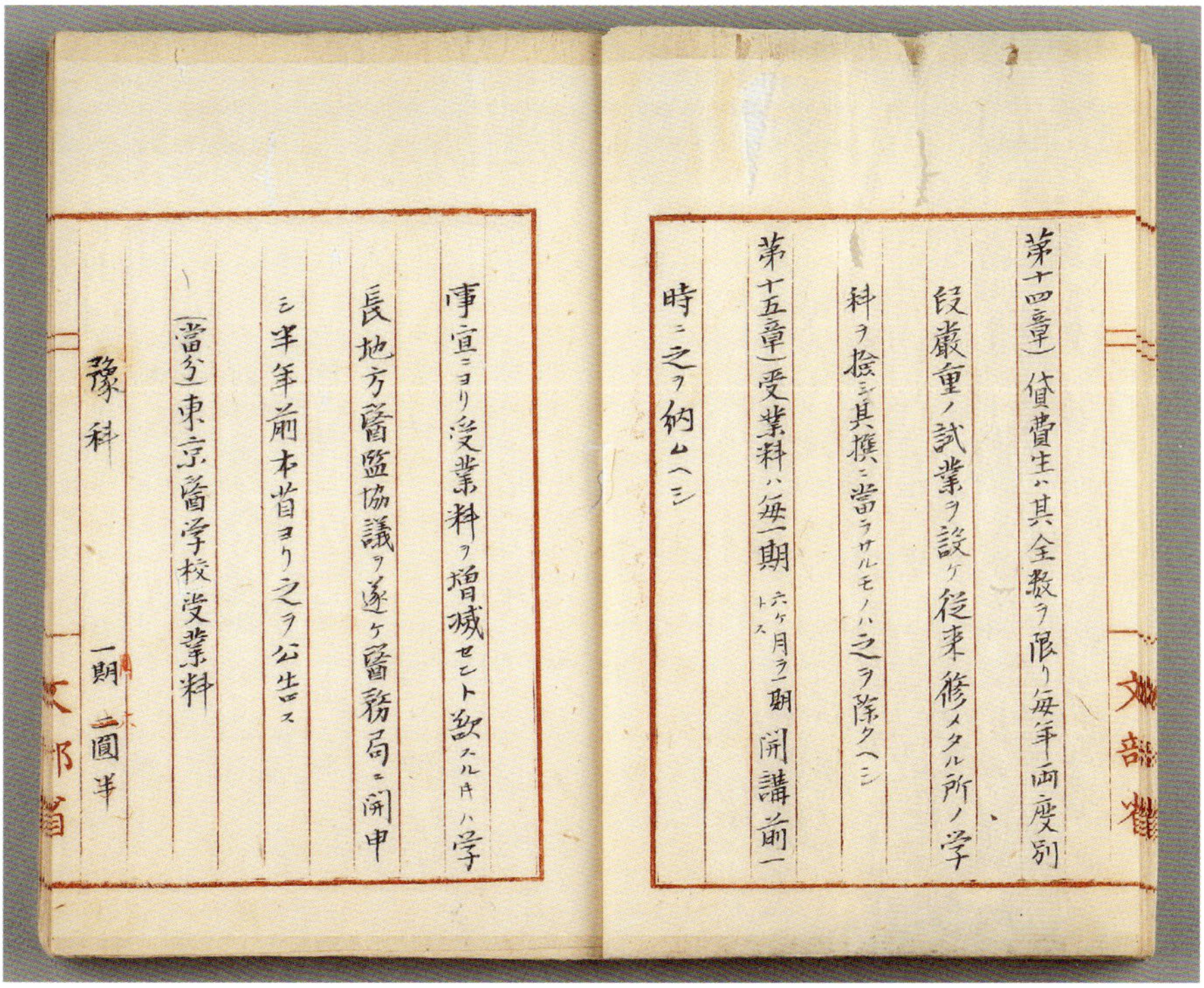

第十四章　貸費生ハ其全数ヲ限リ毎年両度ノ別
段厳重ノ試業ヲ設ケ従来修メタル所ノ学
科ヲ検シ其撰ニ当ラサルモノハ之ヲ除クヘシ
第十五章　受業料ハ毎一期（六ケ月ヲ一期トス）開講前一
時ニ之ヲ納ムヘシ
事宜ニヨリ受業料ヲ増減セント欲スル片ハ学
長地方医監協議ヲ遂ケ医務局ニ開申
シ半年前本省ヨリ之ヲ公告ス
（当分）東京医学校受業料
豫科　一期　二圓半
文部省

15

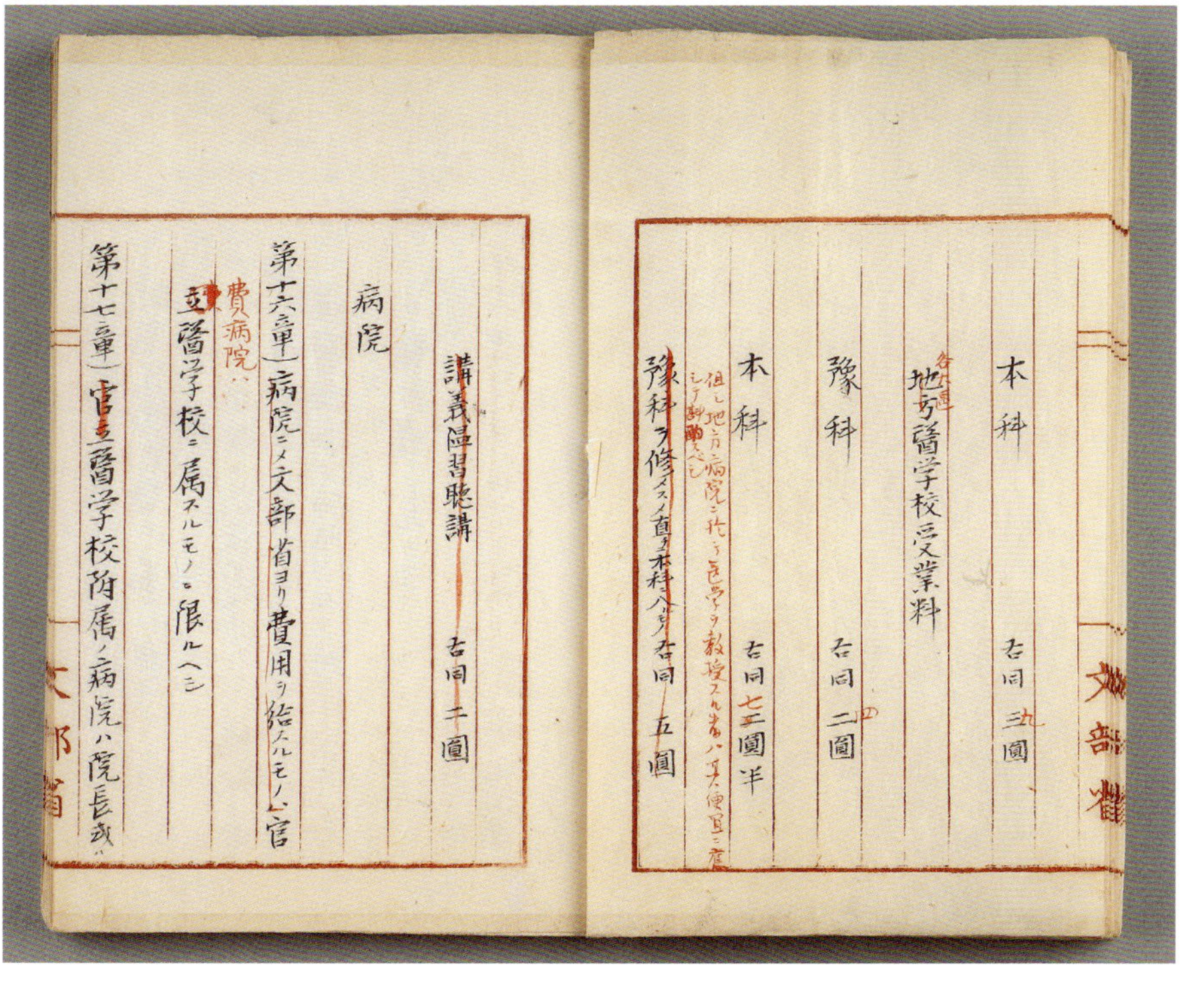

本科　右同　三圓
地方医学校受業料
豫科　右同　二圓
本科　右同　七圓半
豫科ヲ修メスシテ直ニ本科ニ入ル者　右同　五圓
講義臨習聴講　右同　二圓
病院
第十六章　病院ニシテ文部省ヨリ費用ヲ給スルモノハ官
立医学校ニ属スルモノニ限ルヘシ
第十七章　官立医学校附属ノ病院ハ院長或ハ
文部省

16

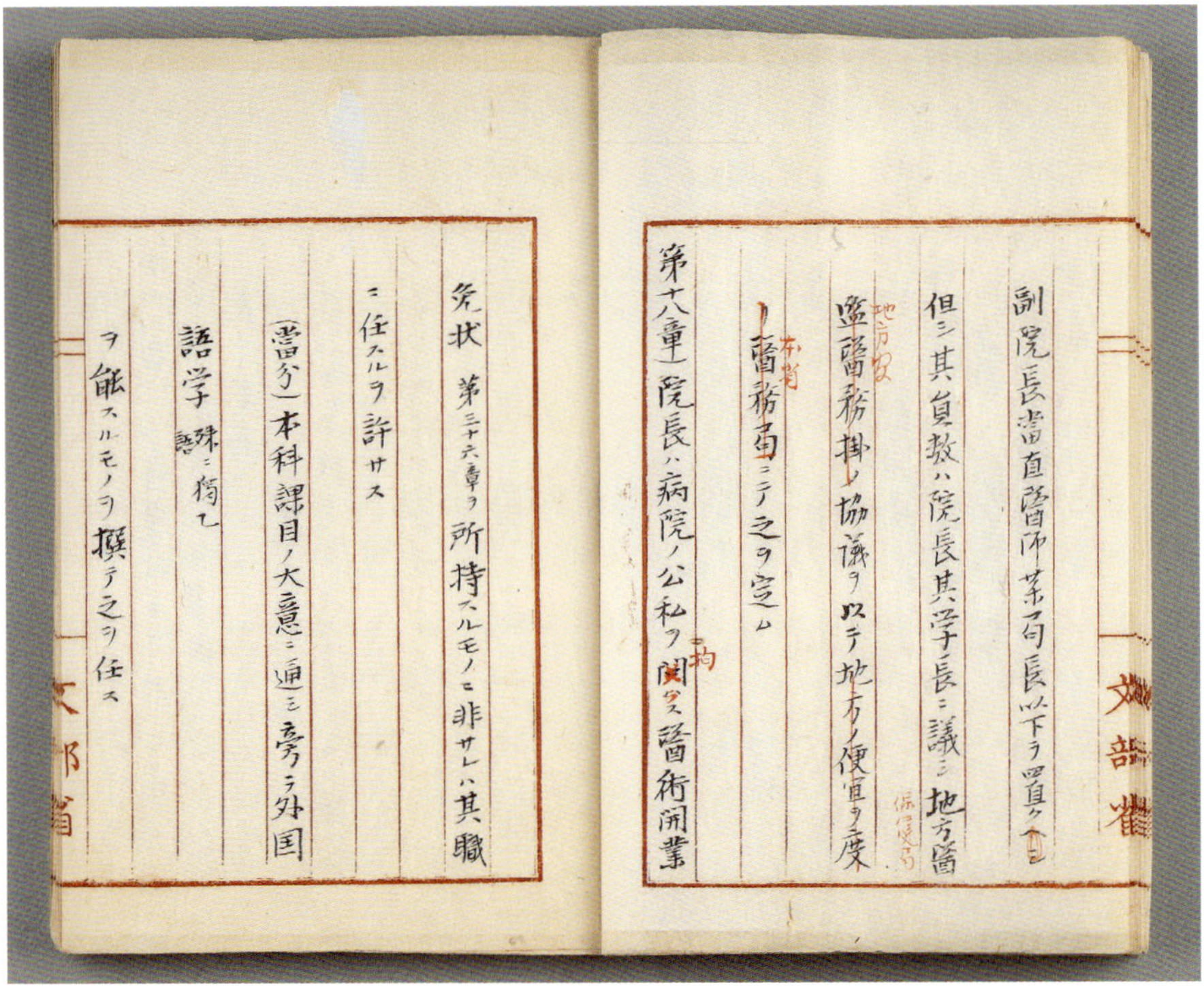
副院長當直醫師某局長以下ヲ置ク
但シ其員数ハ院長其学長ニ議シ地方醫
監醫務掛ノ協議ヲ以テ地方ノ便宜ヲ度
リ醫務局ニテ之ヲ定ム
第十八章　院長ハ病院ノ公私ヲ関セス醫術開業
免状　第三十六章ヲ所持スルモノニ非サレハ其職
ニ任スルヲ許サス
（当分）本科課目ノ大意ニ通シ旁ラ外国
語学殊ニ獨乙
ヲ能スルモノヲ撰テ之ヲ任ス

17

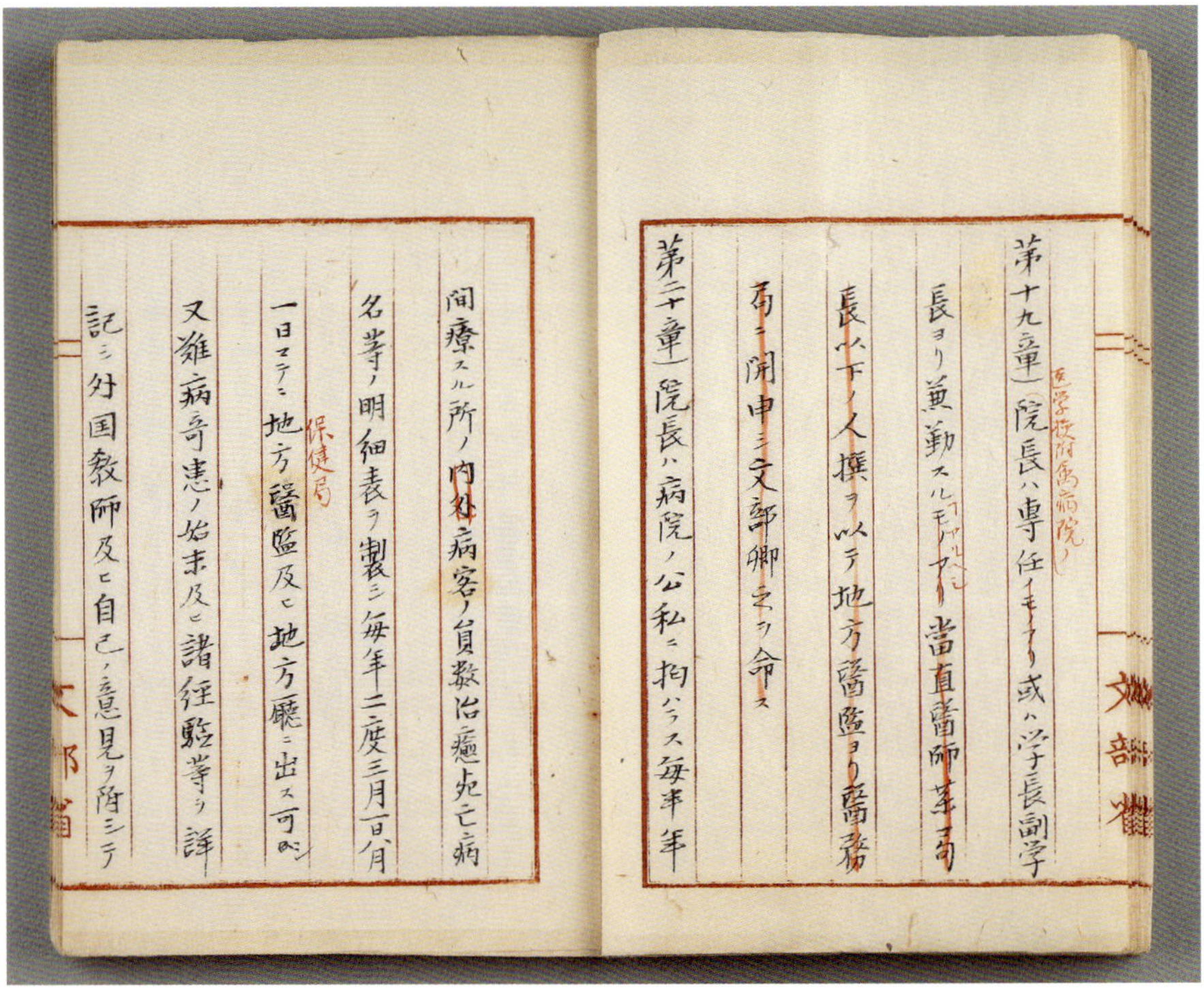
第十九章　院長ハ専任ノモナリ或ハ学長副学
長ヨリ兼勤スルモナリ當直醫師某局
長以下ノ人撰ヲ以テ地方醫監ヨリ醫務
局ニ開申シ文部卿之ヲ命ス
第二十章　院長ハ病院ノ公私ニ拘ハラス毎年年
間療スル所ノ内外病客ノ員数治癒死亡病
名等ノ明細表ヲ製シ毎年二度三月九月
一日マテニ地方醫監及ヒ地方廳ニ出ス可シ
又雑病奇患ノ始末及ヒ諸経驗等ヲ詳
記シ外国教師及ヒ自己ノ意見ヲ附シテ

18

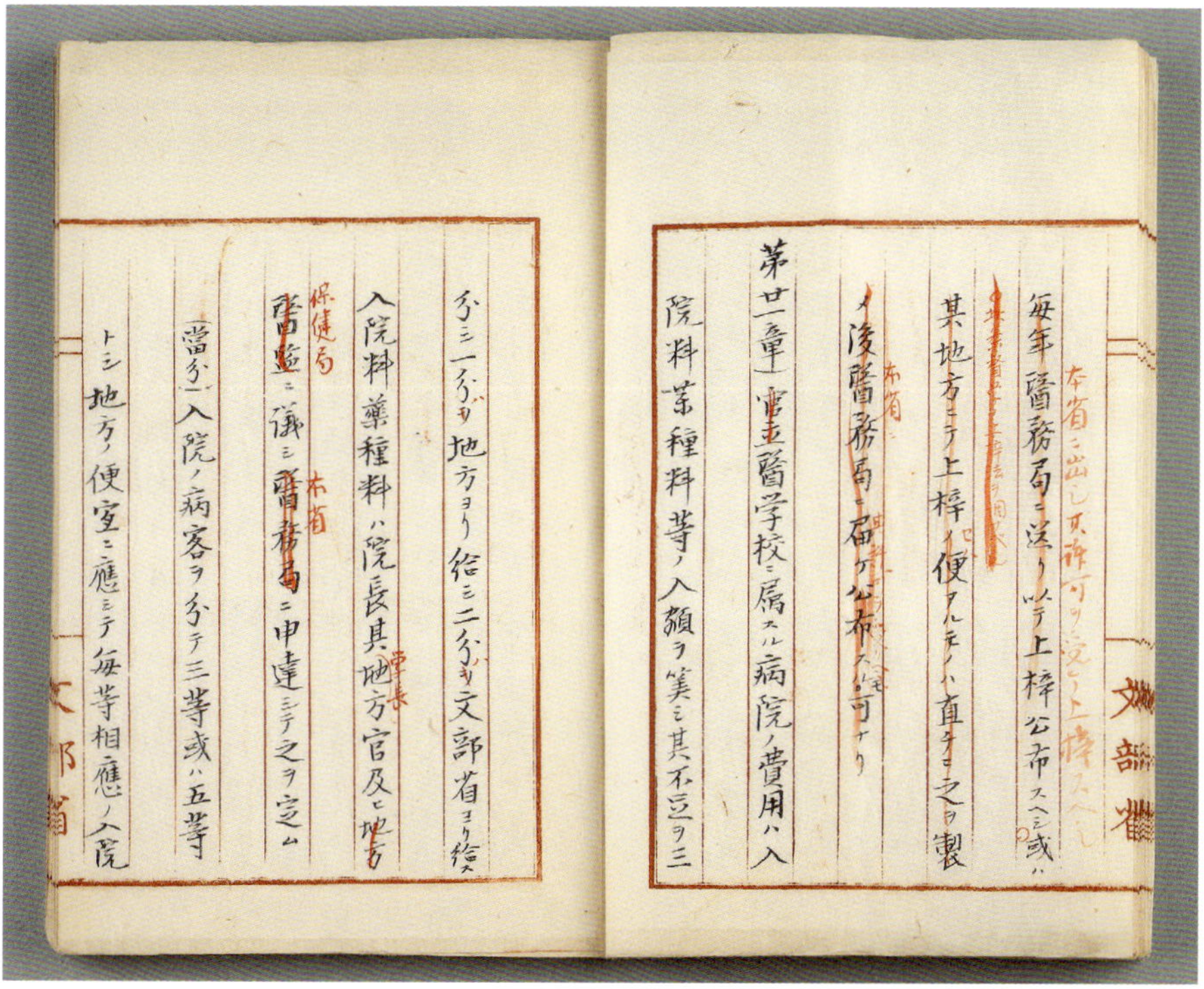
毎年醫務局ニ送リ以テ上梓公布スヘシ或ハ
其地方ニテ上梓ノ便アルモノハ直チニ之ヲ製
メ後醫務局ニ届ケ公布スル可ナリ
第廿一章 官立醫学校ニ属スル病院ノ費用ハ入
院料薬種料等ノ入額ヲ算シ其不足ヲ三
分シ一分ヲ地方ヨリ給シ二分ヲ文部省ヨリ給ス
入院料薬種料ハ院長其地方官及ヒ地方
醫監ニ議シ醫務局ニ申達シテ之ヲ定ム
當分ノ入院ノ病客ヲ分テ三等或ハ五等
トシ地方ノ便宜ニ應シテ毎等相應ノ入院

19

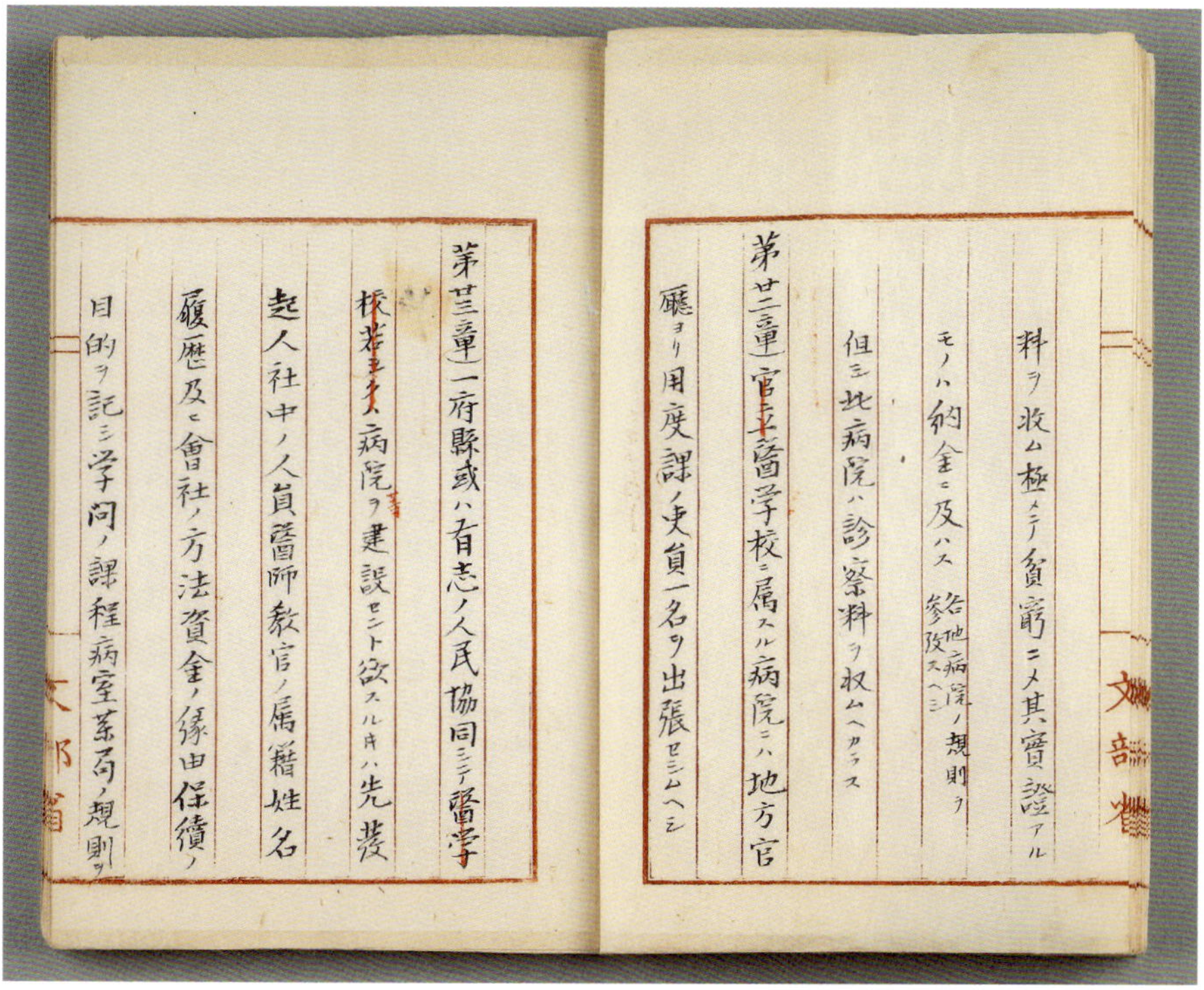
料ヲ収ム極メテ貧窮ニシテ其實證アル
モノハ納金ニ及ハス 各地病院ノ規則ヲ参攷スヘシ
但シ此病院ハ診察料ヲ収ムヘカラス
第廿二章 官立醫学校ニ属スル病院ニハ地方官
廳ヨリ用度課ノ吏員一名ヲ出張セシムヘシ
第廿三章 一府縣或ハ有志ノ人民協同シテ醫学
校若クハ病院ヲ建設セント欲スル時ハ先ツ發
起人社中ノ人員醫師教官ノ届籍姓名
履歴及ヒ會社ノ方法資金ノ縁由保續ノ
目的ヲ記シ学問ノ課程病室薬局ノ規則ヲ

20

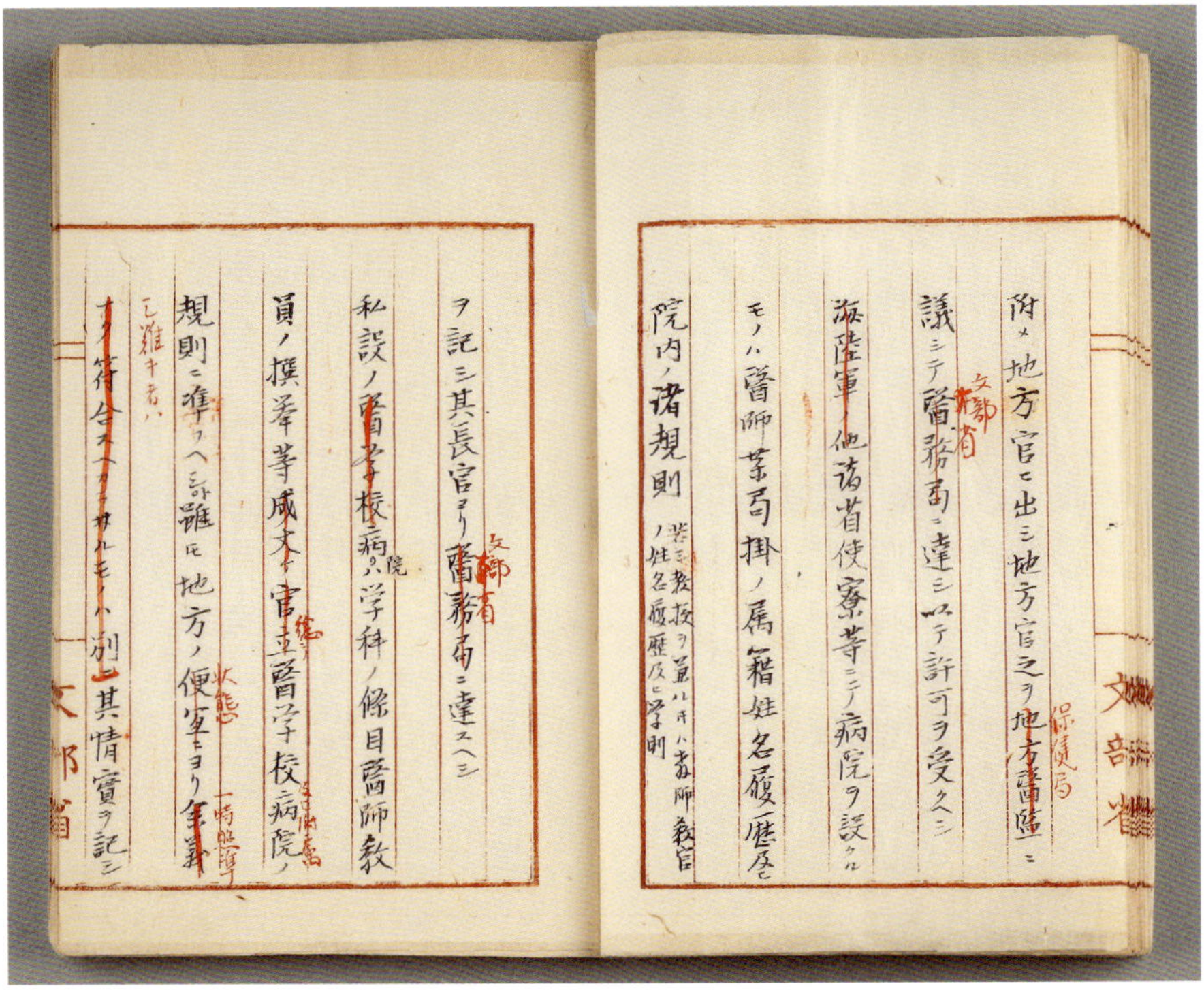

附メ地方官ニ出シ地方官之ヲ地方醫監ニ
議シテ醫務局ニ達シ以テ許可ヲ受クヘシ
海陸軍ノ他諸省使寮等ニテノ病院ヲ設クル
モノハ醫師薬局掛ノ属籍姓名履歴及ヒ
院内ノ諸規則（若シ教授ヲ兼ルトキハ教師教官ノ姓名履歴及ヒ学則）
ヲ記シ其長官ヨリ醫務局ニ達スヘシ
私設ノ醫学校病院ハ学科ノ條目醫師教
員ノ撰挙等威ナ官立醫学校病院ノ
規則ニ準ヅヘシト雖モ地方ノ便宜ニヨリ全
ク符合スヘカラサルモノハ別ニ其情實ヲ記シ

21

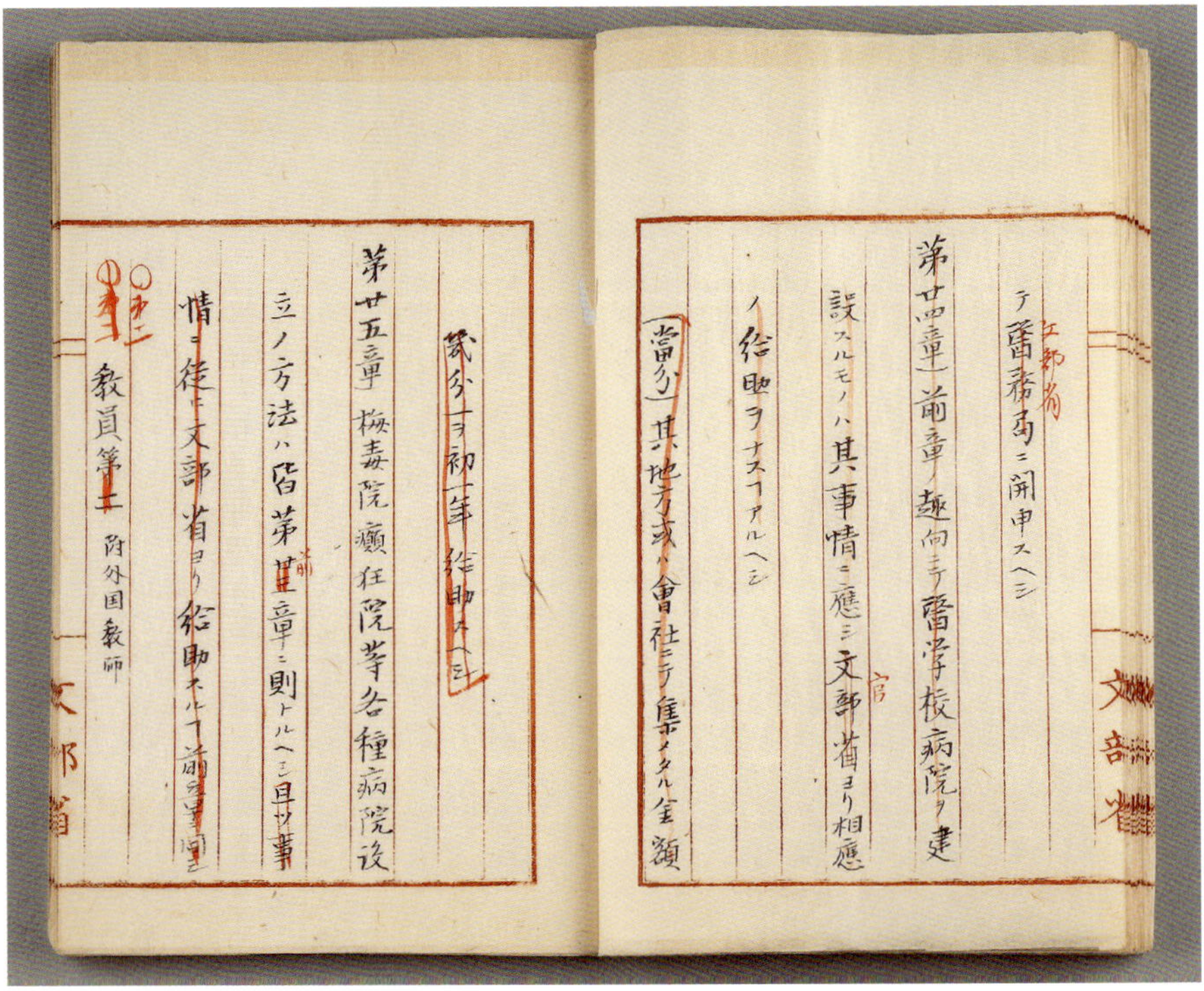

テ醫務局ニ開申スヘシ
第廿四章　前章ノ趣向ニテ醫学校病院ヲ建
設スルモノハ其事情ニ應シ文部省ヨリ相應
ノ給助ヲナスコトアルヘシ
當分其地方或ハ會社ニテ集メタル金額
貳分一ヲ初一年給助スヘシ
第廿五章　梅毒院癲狂院等各種病院設
立ノ方法ハ皆第廿章ニ則トルヘシ且ツ事
情ニ従ヒ文部省ヨリ給助スルコト前章ニ同シ
教員第十　附外国教師

22

第廿六章）凡ソ教員タルモノハ官私醫学校ハ勿論私塾ト雖モ必ス教授免状ヲ所持スヘシ但シ家塾ニテ三人以下ノ子弟ヲ教授スルモノハ此例ニ非ス

教授免状ハ醫学卒業證書或ハ其專修ノ一科若クハ數科ノ卒業證書ニ行状證書（従来所就ノ学長若クハ二年来所住ノ地方官ヨリ出スモノトス）ヲ添テ醫監ニ出シ之ヲ受クヘシ

醫監異見アル時ハ更ニ其学科ヲ試業スルコトアルヘシ

現今教員ノ職ニアルモノハ試業ヲ要セス

第廿七章）教官（官立醫学校ニテ教員トナルモノヲ称ス）ノ撰任ハ教（學士之中ニ於テ其科擢越シタル者ヲ採用スヘシ）授免状所持ノモノ三人至五人ヲ挙ケ比較試業ヲ設ケ學業ノ深浅ヲ比較シ且ツ辞義簡明ニシテ説諭ニ篤ク推原ニ精シキモノヲ採用ス

（醫制發行後凡十年）ノ間教官ヲ撰用スルニハ其專任ノ科目二三條ヲ撿スヘシ

第廿八章）教官中ノ一人ヲ推シ学長トシ学校中一切ノ事務ヲ掌ラシム

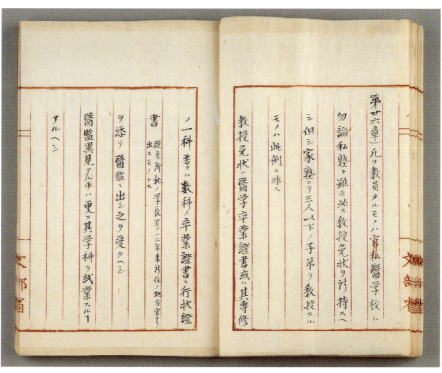

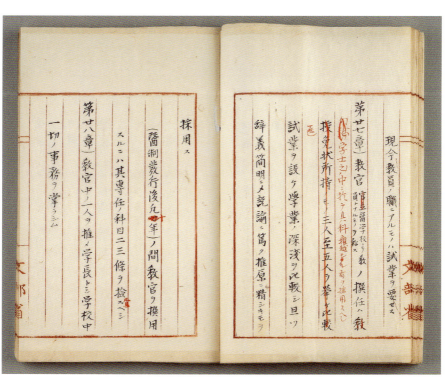

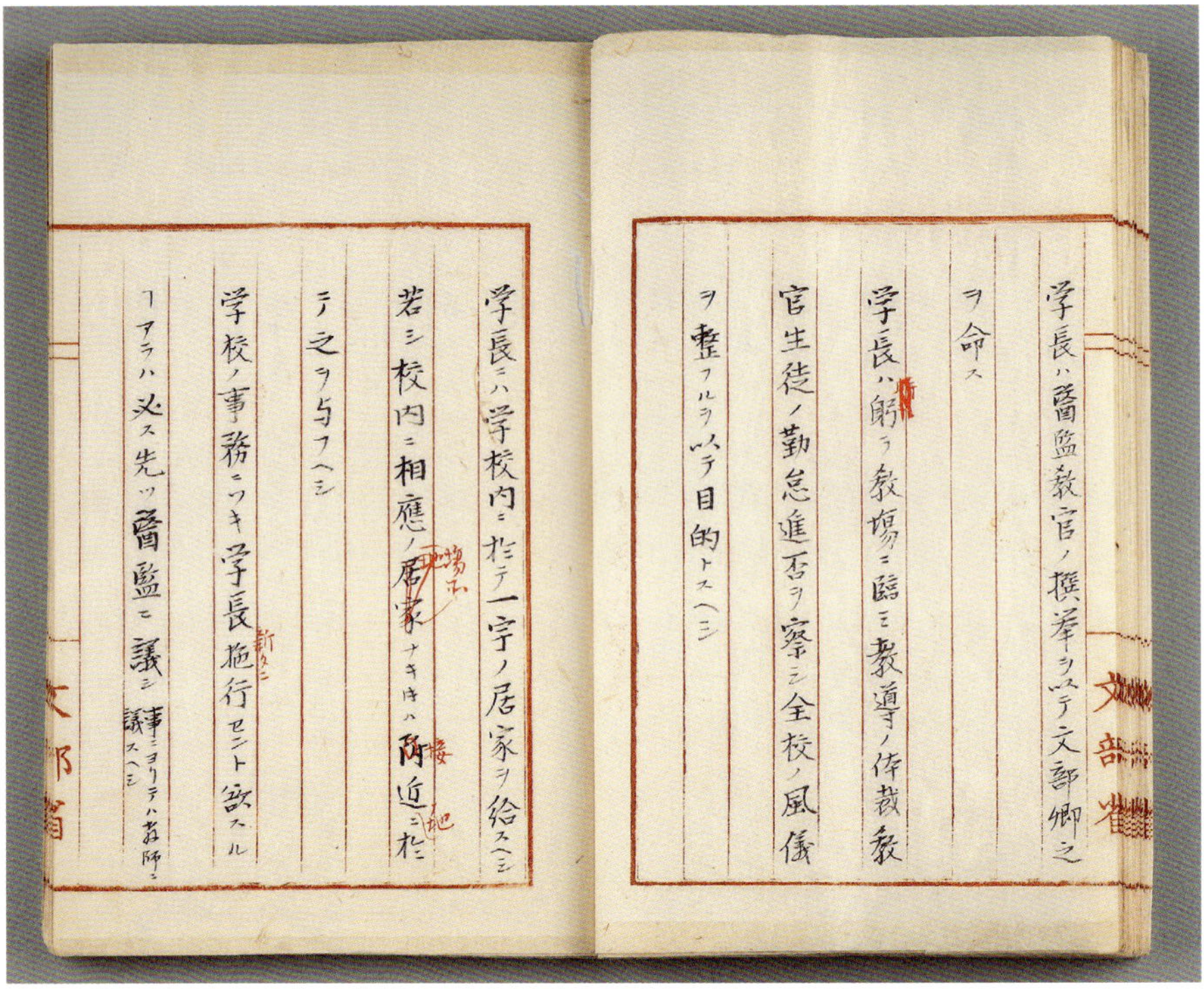

学長ハ督監教官ノ撰挙ヲ以テ文部卿之
ヲ命ス
学長ハ躬ラ教場ニ臨ミ教導ノ体裁教
官生徒ノ勤怠進否ヲ察シ全校ノ風儀
ヲ整フルヲ以テ目的トスヘシ

学長ニハ学校内ニ於テ一宇ノ居家ヲ給スヘシ
若シ校内ニ相応ノ居家ナキ時ハ附近ニ於
テ之ヲ与フヘシ
学校ノ事務ニツキ学長施行セント欲スル
コアラハ必ス先ツ督監ニ議シ事ニヨリテハ教師ニ議スヘシ

25

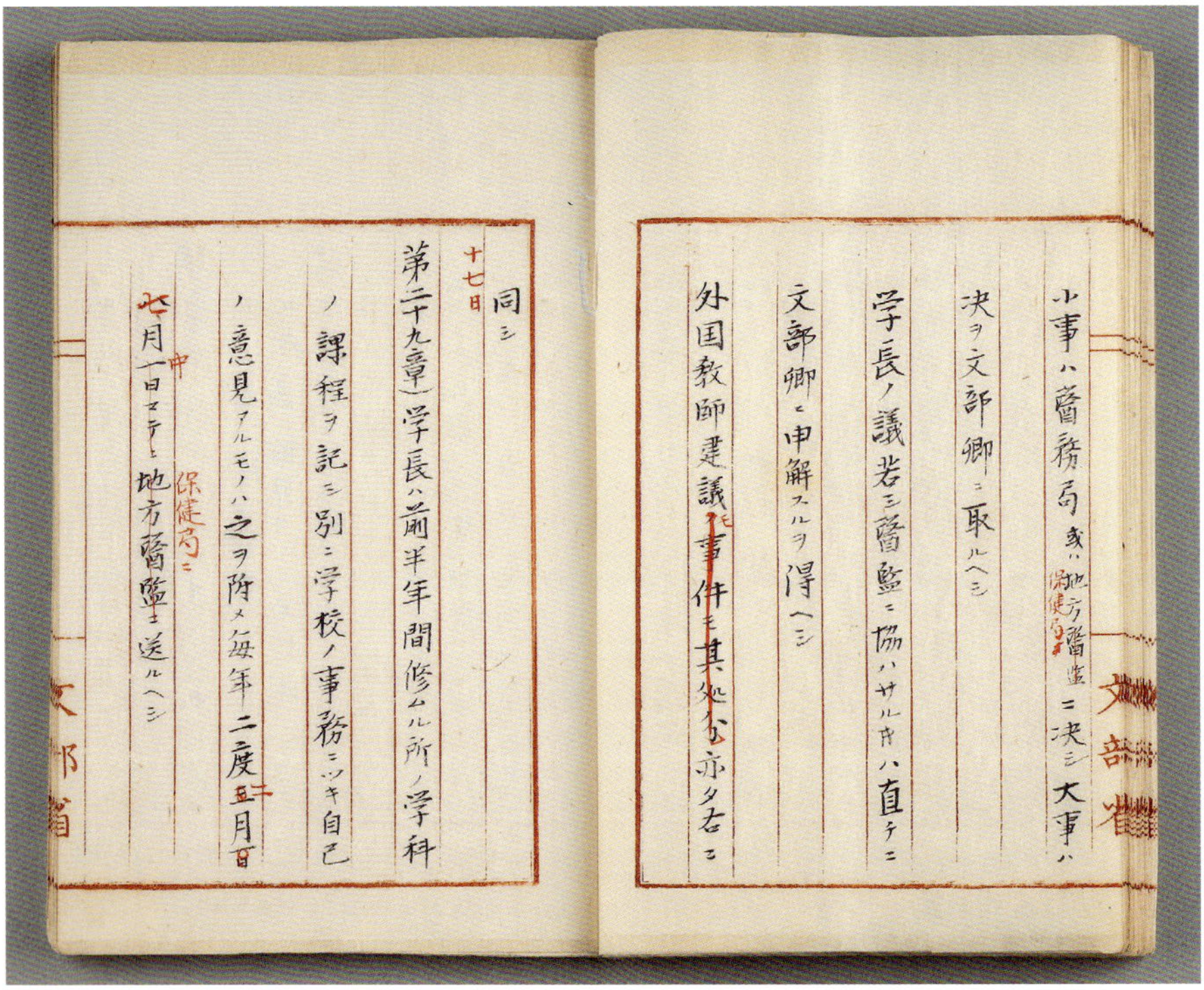

小事ハ督務局或ハ地方督監ニ決シ大事ハ
決ヲ文部卿ニ取ルヘシ
学長ノ議若シ督監ニ協ハサル時ハ直チニ
文部卿ニ申解スルヲ得ヘシ
外国教師建議ノ事件モ其処分亦タ右ニ

同シ
第二十九章 学長ハ前半年間修ムル所ノ学科
ノ課程ヲ記シ別ニ学校ノ事務ニツキ自己
ノ意見アルモノハ之ヲ附メ毎年二度五月
七月一日ヲ以テ地方督監ニ送ルヘシ

26

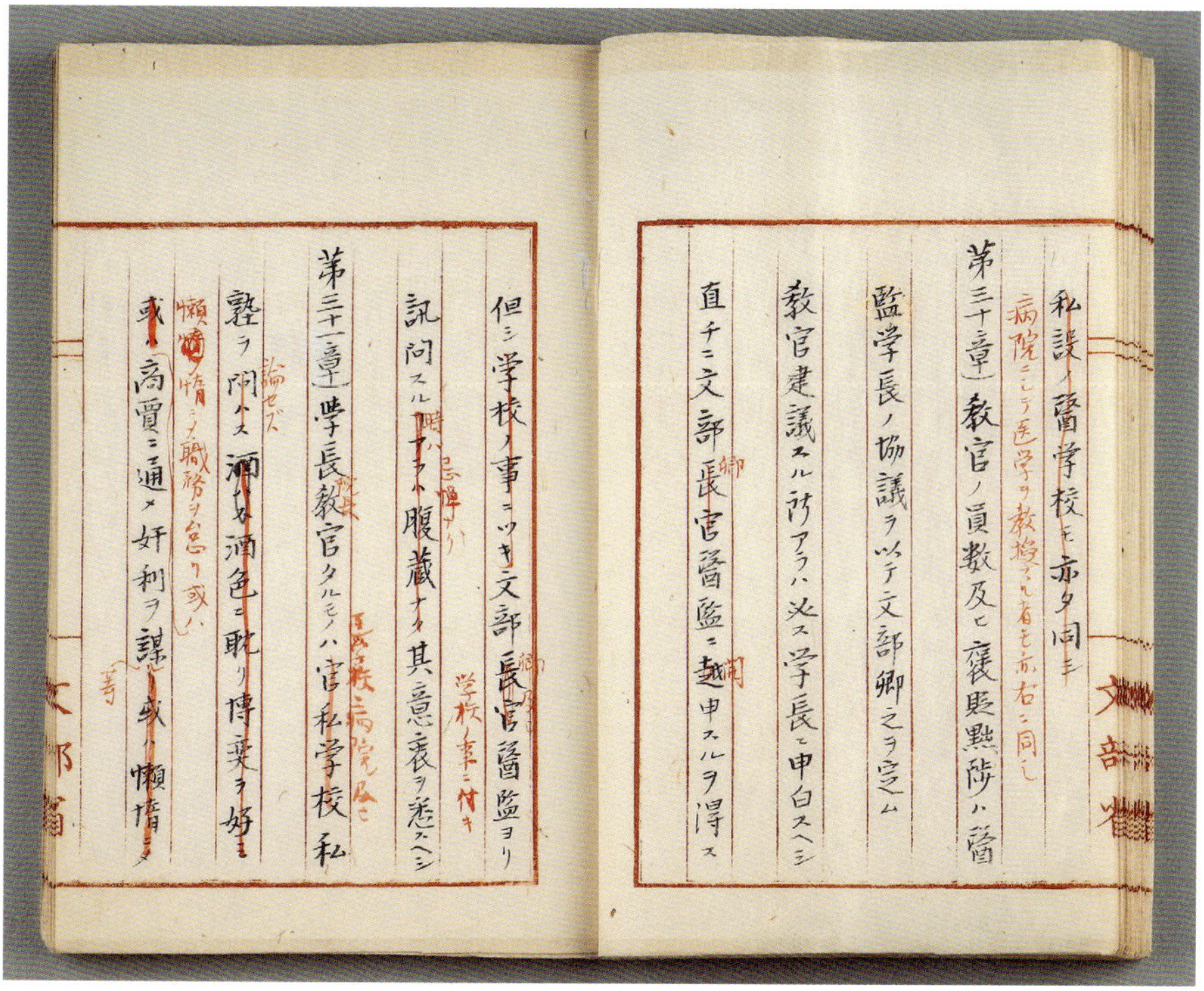
私設ノ醫学校モ亦タ同ジ
〔朱書：病院ニシテ医学ノ教授スル者モ亦右ニ同シ〕
第三十章 教官ノ員数及ヒ褒貶黜陟ハ醫
監学長ノ協議ヲ以テ文部卿之ヲ定ム
教官建議スル所アラハ必ス学長ニ申白スヘシ
直チニ文部長官〔朱書：卿〕醫監ニ越申スルヲ得ス
但シ学校ノ事ニツキ文部長官醫監ヨリ
訊問スル時ハ〔朱書：忌憚ナク〕腹蔵ナク其意衷ヲ悉スヘシ
〔朱書：学校ノ事ニ付キ〕
第三十一章 学長教官タルモノハ官私学校〔朱書：医学校病院長モ〕
塾ヲ問ハス〔朱書：論セズ〕酒ヲ酒色ニ耽リ博奕ヲ好ミ
〔朱書：懶惰ニシテ職務ヲ怠リ或ハ〕
或ハ商買ニ通シ奸利ヲ謀リ或ハ懶惰ニシテ〔朱書：等〕
文部省

27

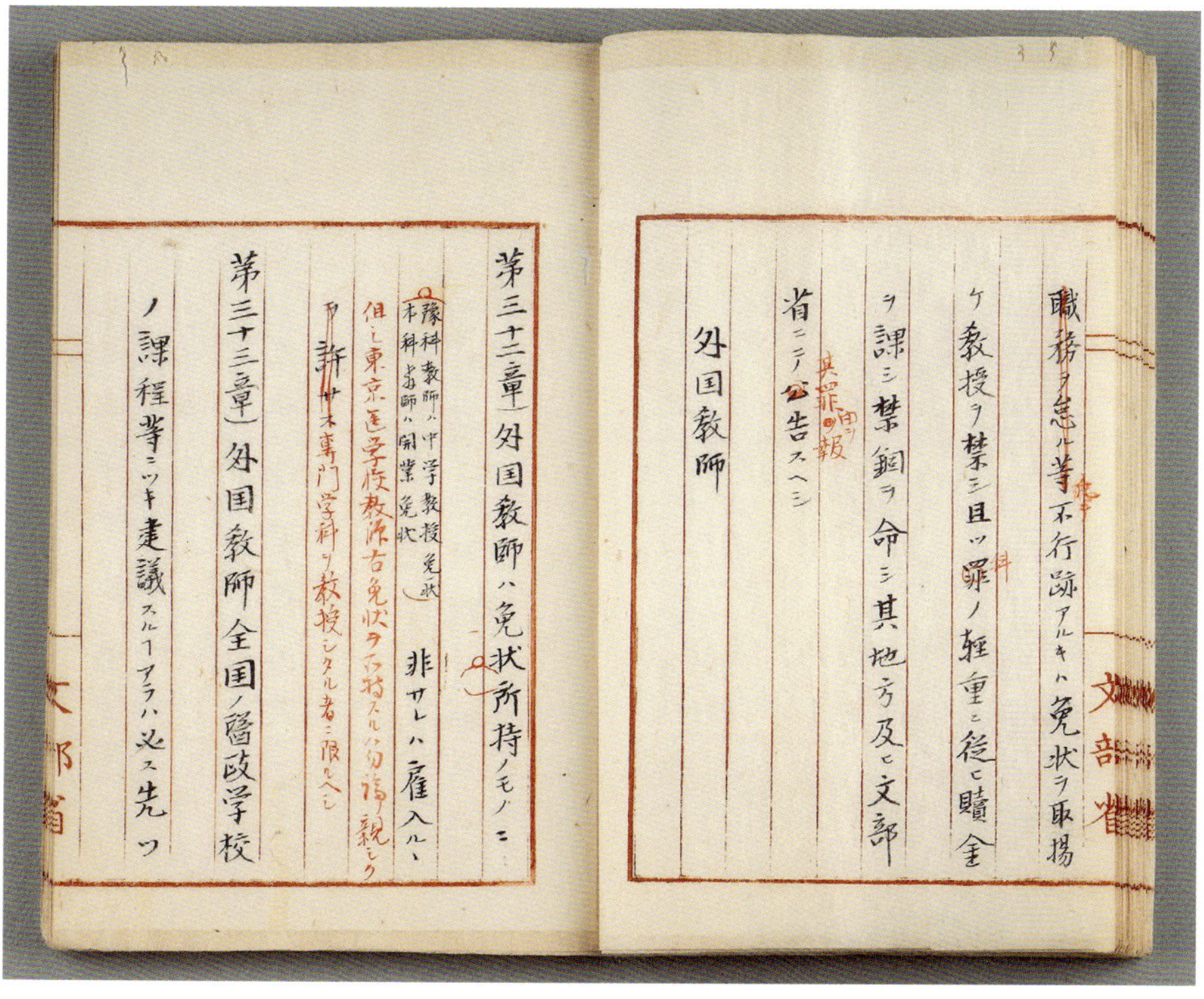
職務ヲ怠ル等不行跡アルトキハ免状ヲ取揚
ケ教授ヲ禁シ且ツ罪ノ軽重ニ従ヒ贖金
ヲ課シ禁錮ヲ命シ其地方及ヒ文部
省ニテノ公告スヘシ〔朱書：其罪ヲ申報〕
外国教師
第三十二章 外国教師ハ免状所持ノモノニ
非サレハ雇入ルヘ
〔朱書：豫科教師ハ中学教授免状 本科ノ教師ハ開業免状〕
〔朱書：但シ東京医学校教師ハ免状ヲ所持スルノ有無ニ拘ラス新タニ専門学科ヲ教授シタル者ニ限ルヘシ〕
第三十三章 外国教師全国ノ醫政学校
ノ課程等ニツキ建議スルコトアラハ必ス先ツ
文部省

28

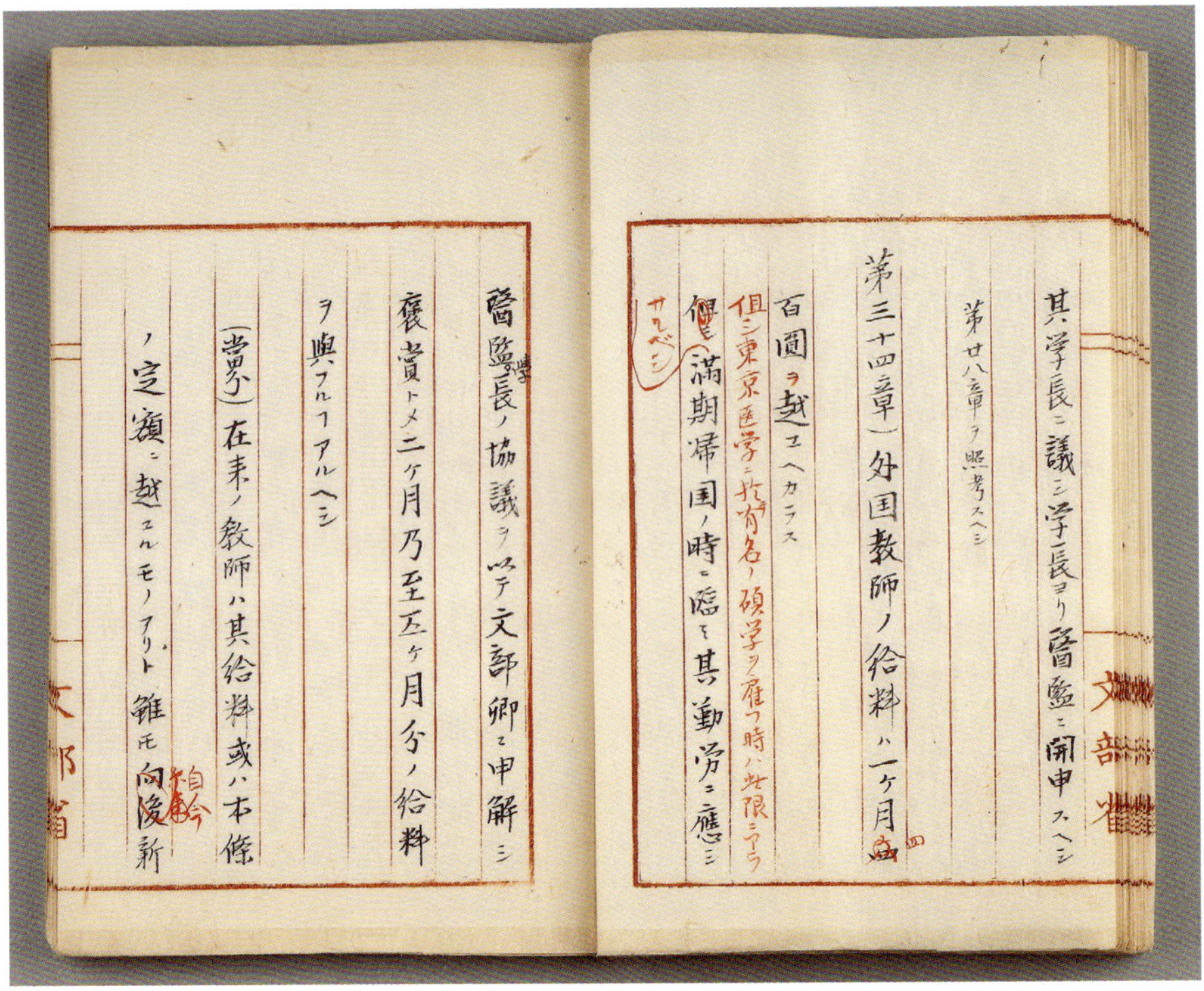
其学長ニ議シ学長ヨリ医監ニ開申スヘシ
第廿八章ヲ照考スヘシ
第三十四章）外国教師ノ給料ハ一ケ月四
百圓ヲ越ユヘカラス
但シ東京医学ニ於テ有名ノ碩学ヲ雇フ時ハ此限ニアラス
但シ満期帰国ノ時ニ臨ミ其勤労ニ應シ
医監学長ノ協議ヲ以テ文部卿ニ申牒シ
褒賞トシテ二ケ月乃至五ケ月分ノ給料
ヲ與フルコトアルヘシ
（当分）在来ノ教師ハ其給料或ハ本條
ノ定額ニ越ユルモノアリト雖モ向後新
文部省

29

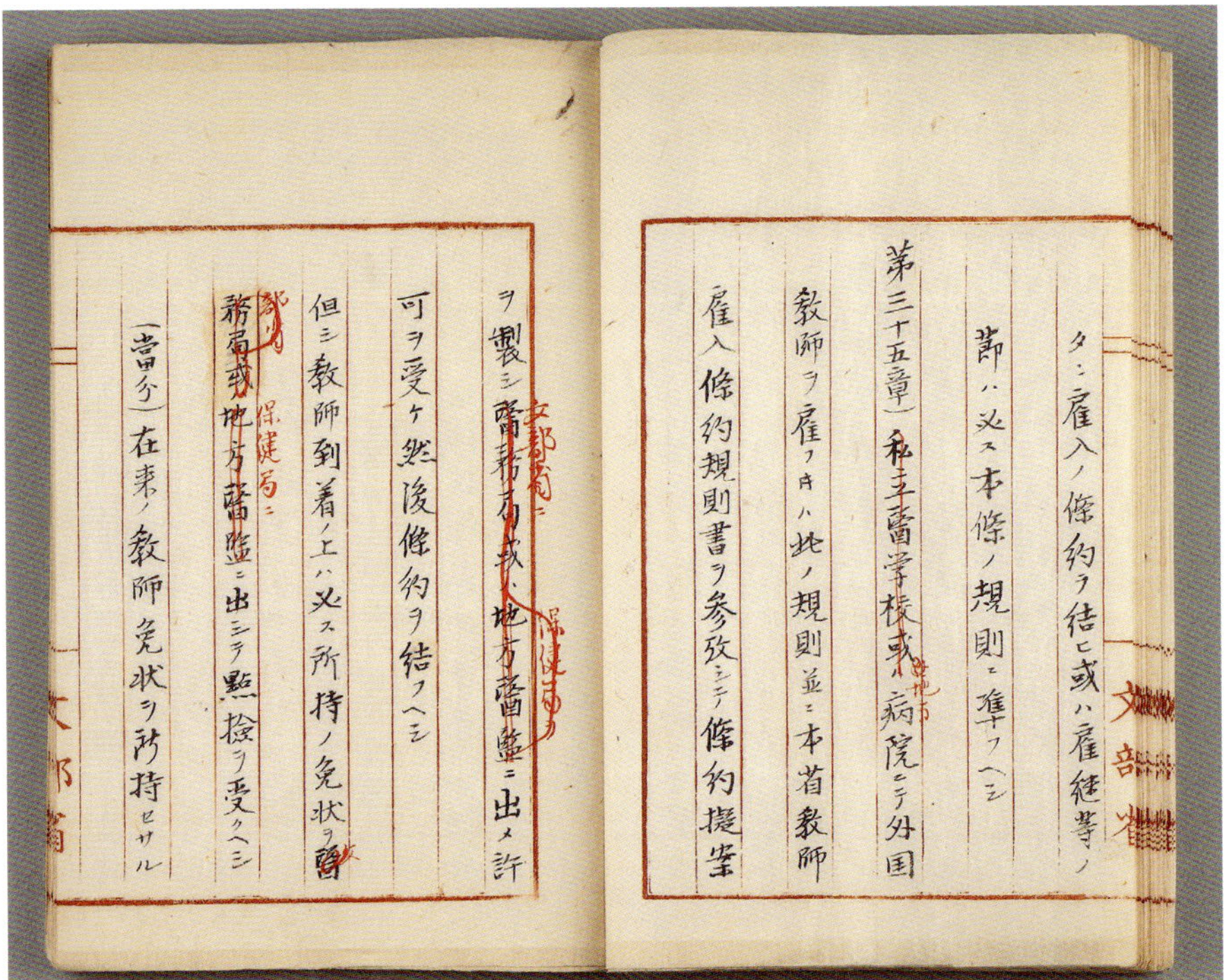
タニ雇入ノ條約ヲ結ヒ或ハ雇継等ノ
節ハ必ス本條ノ規則ニ準フヘシ
第三十五章）私立医学校或ハ病院ニテ外国
教師ヲ雇フ片ハ此ノ規則並ニ本省教師
雇入條約規則書ヲ参考シテ條約提案
ヲ製シ医務局或ハ地方医監ニ出メ許
可ヲ受ケ然後條約ヲ結フヘシ
但シ教師到着ノ上ハ必ス所持ノ免状ヲ医
務局或ハ地方医監ニ出シテ點検ヲ受クヘシ
（当分）在来ノ教師免状ヲ所持セサル
文部省

30

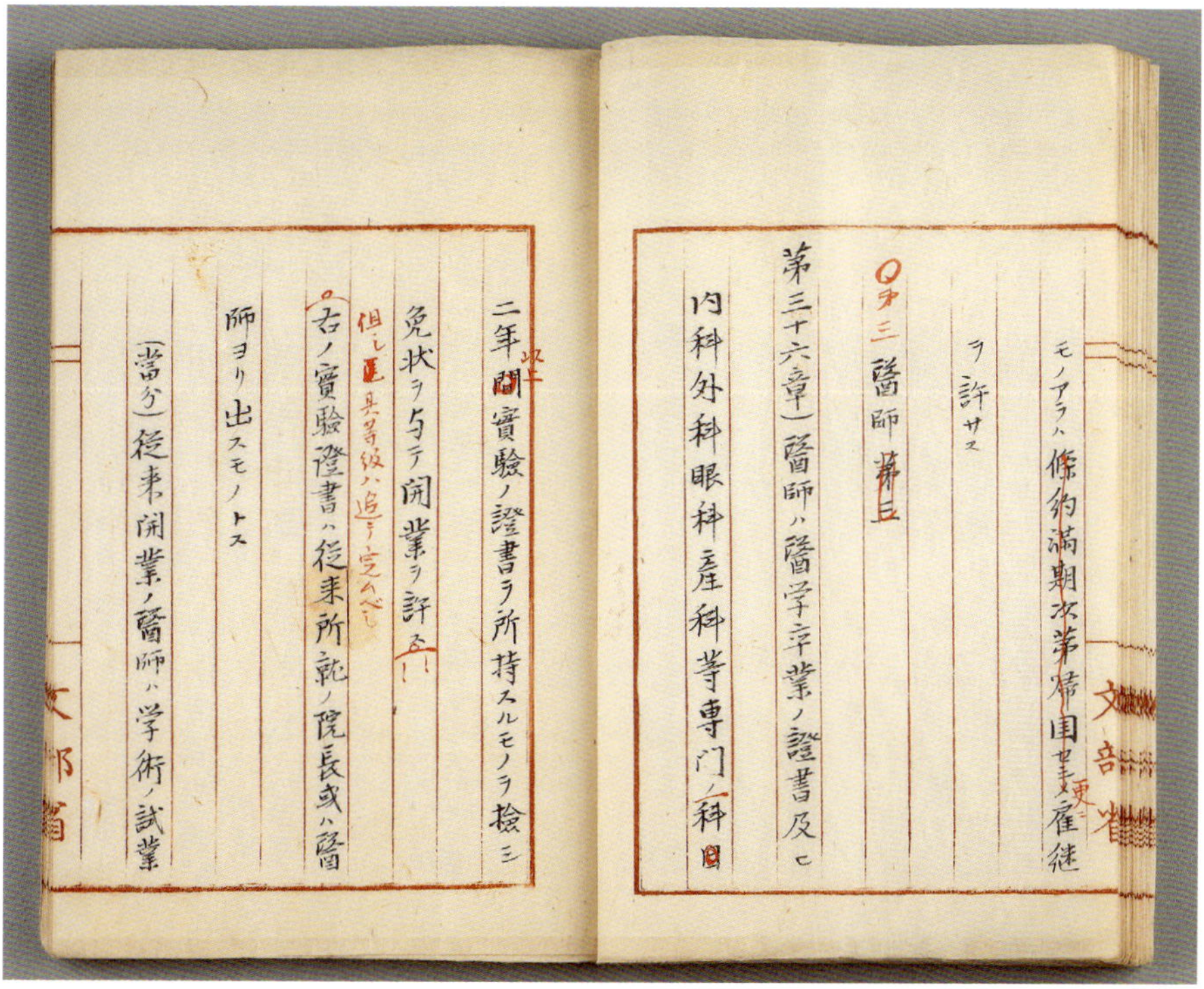
モノアラハ條約満期次第帰国セシメ更ニ雇継
ヲ許サス
醫師
第三十六章 醫師ハ醫学卒業ノ證書及ヒ
内科外科眼科産科等専門ノ科目
二年間實驗ノ證書ヲ所持スルモノヲ検シ
免状ヲ与ヘテ開業ヲ許ス
但シ其等級ハ追テ定ムヘし
右ノ實驗證書ハ従来所就ノ院長或ハ醫
師ヨリ出スモノトス
(当分)従来開業ノ醫師ハ学術ノ試業
文部省

31

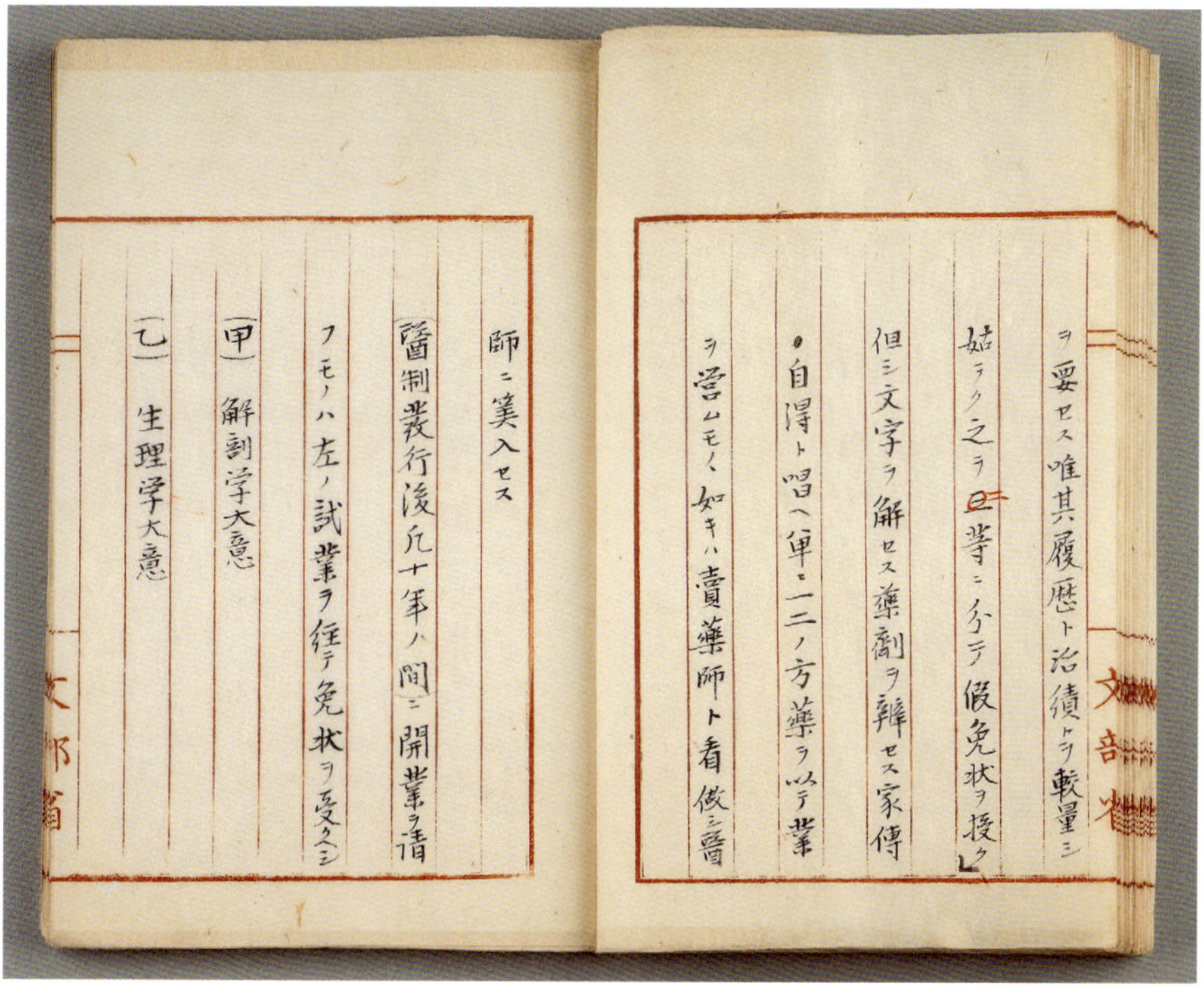
ヲ要セス唯其履歴ト治績トヲ較量シ
姑ラク之ヲ三等ニ分テ假免状ヲ授ク
但シ文字ヲ解セス薬剤ヲ辨セス家傳
ノ自得ト唱ヘ単ニ一二ノ方薬ヲ以テ業
ヲ営ムモノヽ如キハ賣薬師ト看做シ醫
師ニ算入セス
(醫制發行後凡十年ノ間)ニ開業ヲ請
フモノハ左ノ試業ヲ経テ免状ヲ受クヘシ
(甲)解剖学大意
(乙)生理学大意
文部省

32

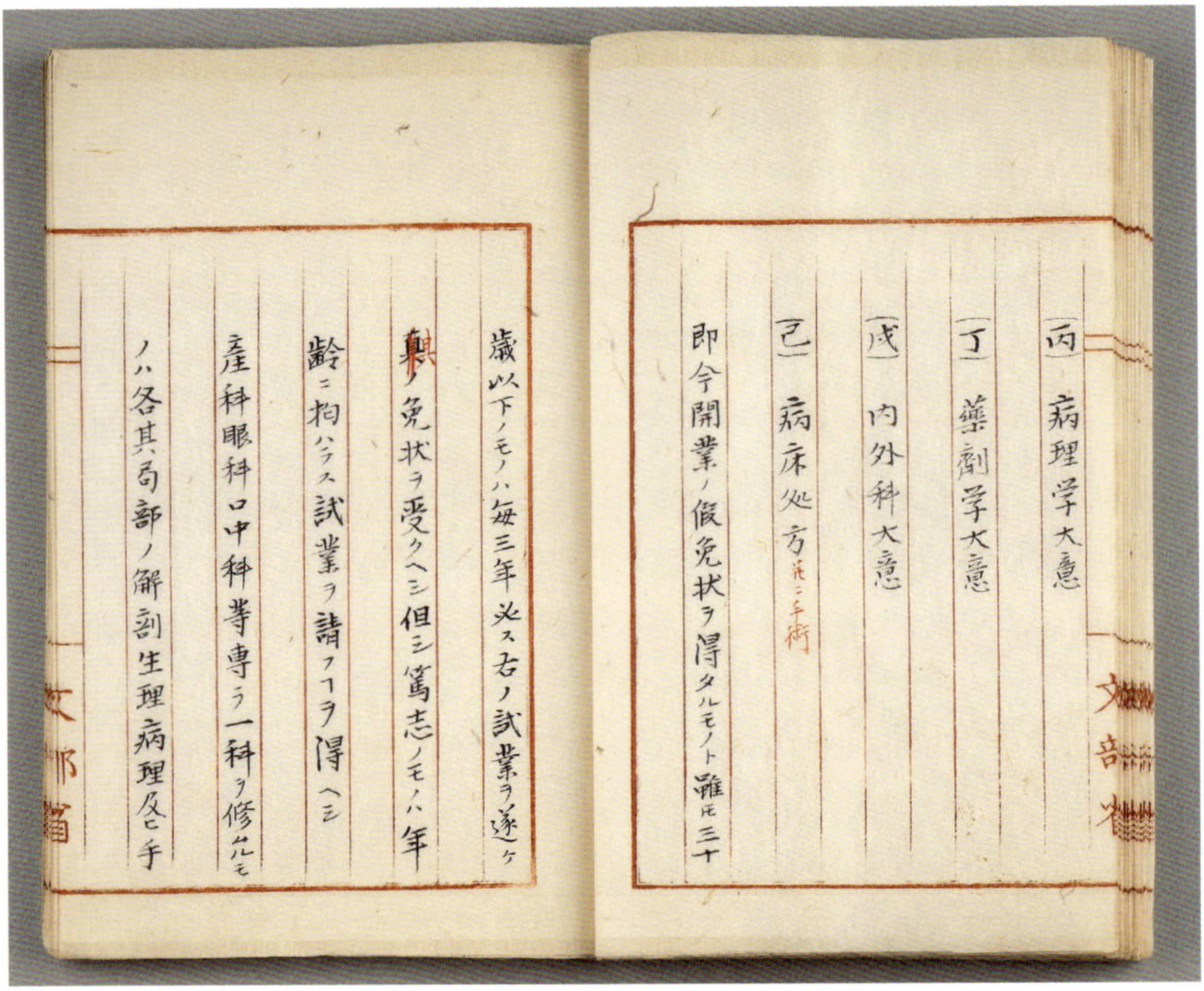

(丙) 病理学大意

(丁) 薬剤学大意

(戊) 内外科大意

(己) 病床処方并ニ手術

即今開業ノ仮免状ヲ得タルモノト雖ヒ三十

歳以下ノモノハ毎三年必ス右ノ試業ヲ遂ケ

真ノ免状ヲ受クヘシ但シ篤志ノモノハ年

齢ニ拘ハラス試業ヲ請フコヲ得ヘシ

産科眼科口中科等専ラ一科ヲ修ルモ

ノハ各其局部ノ解剖生理病理及ヒ手

文部省

33

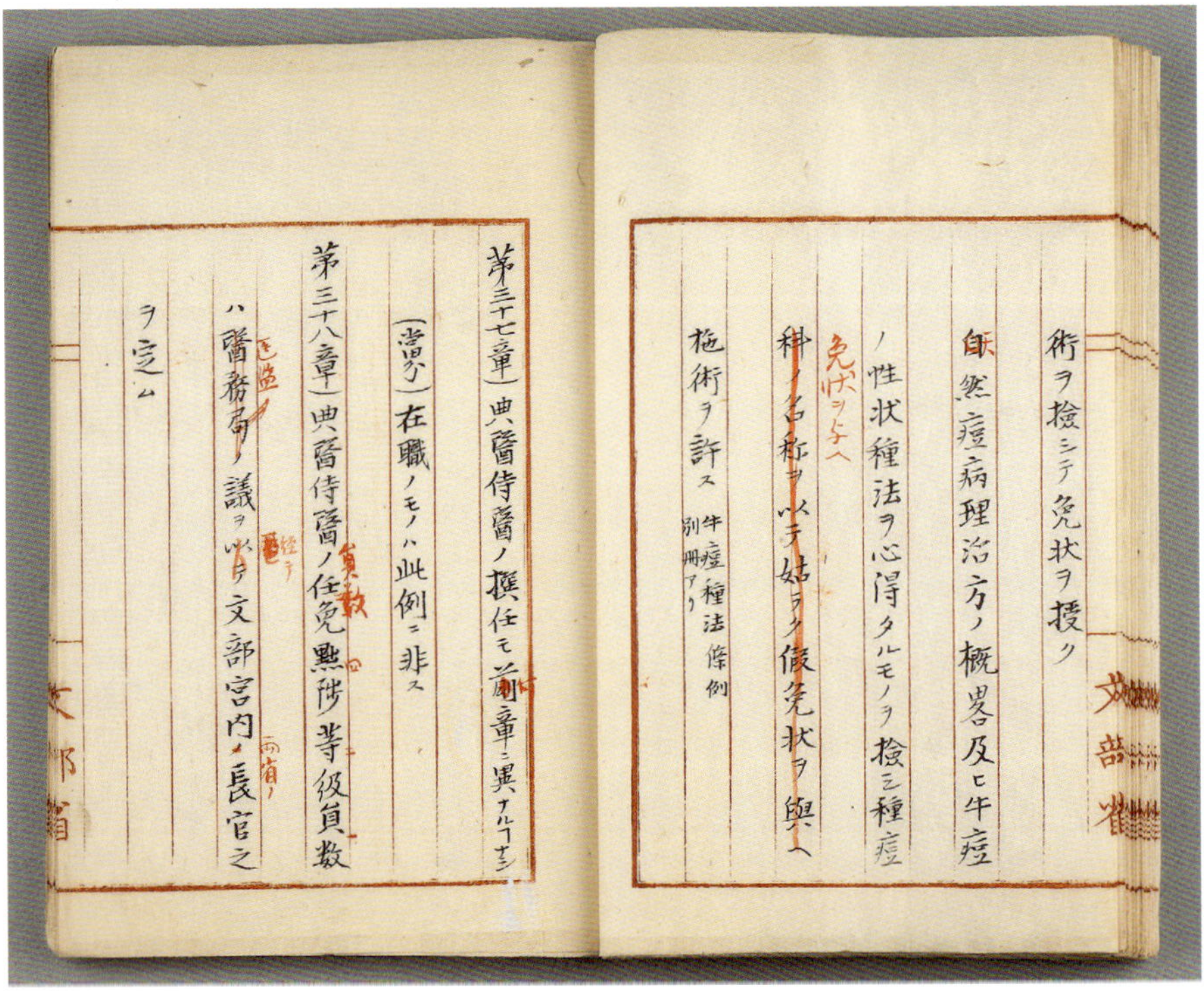

術ヲ検シテ免状ヲ授ク

(庚) 天然痘病理治方ノ概略及ヒ牛痘

ノ性状種法ヲ心得タルモノヲ検シ種痘

科ノ名称ヲ以テ姑ク仮免状ヲ与ヘ

施術ヲ許ス 牛痘種法條例別冊アリ

第三十七章 典医侍医ノ撰任モ前章ニ異ナルコトナシ

(当分) 在職ノモノハ此例ニ非ス

第三十八章 典医侍医ノ任免黜陟等級員数

ハ医務局ノ議ヲ以テ文部宮内ノ長官之

ヲ定ム

文部省

34

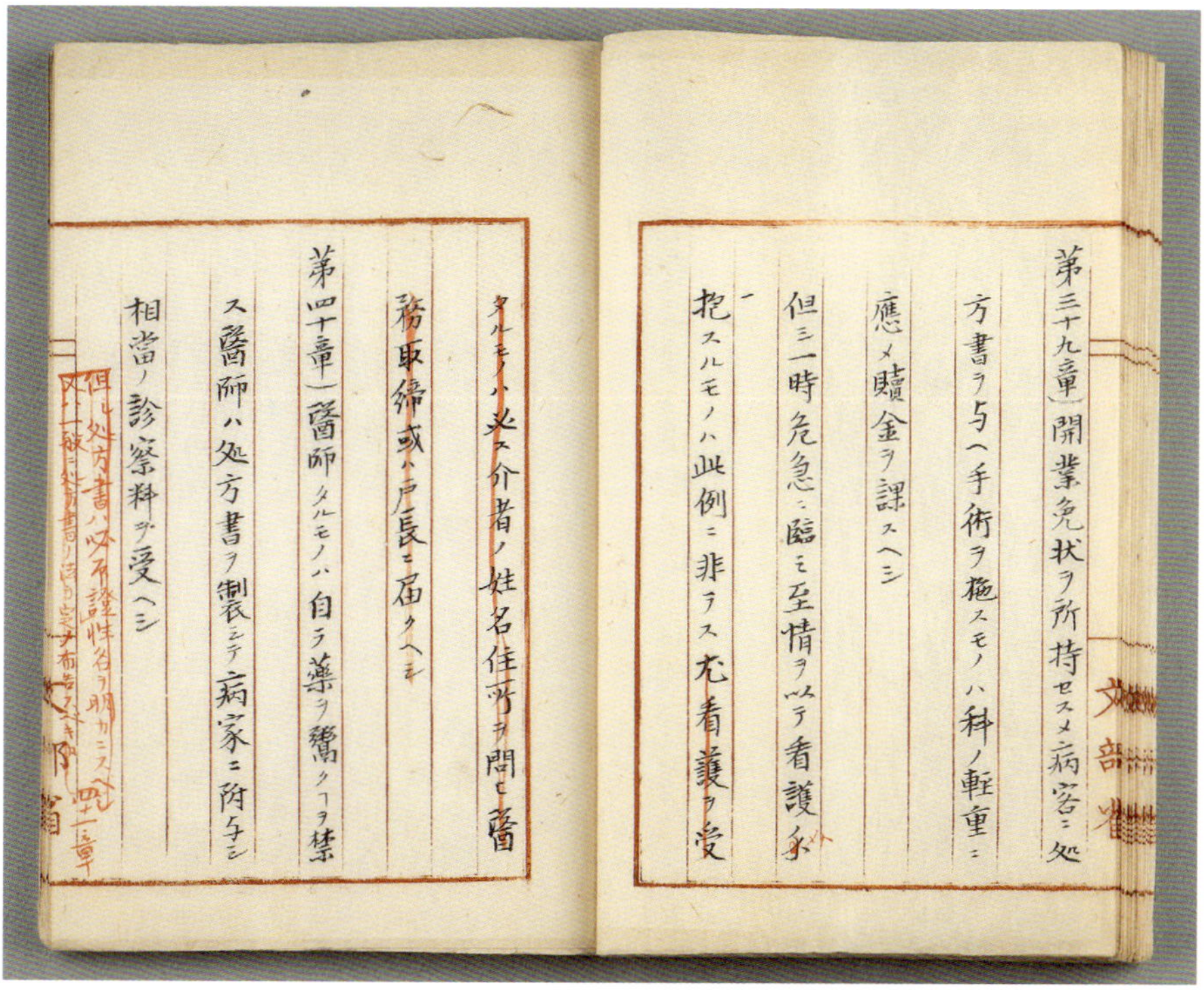
第三十九章 開業免状ヲ所持セスメ病客ニ処
方書ヲ与ヘ手術ヲ施スモノハ科ノ軽重ニ
應メ贖金ヲ課スヘシ
但シ一時危急ニ臨ミ至情ヲ以テ看護承
抱スルモノハ此例ニ非ラス尤看護ヲ受
タルモノハ必ス介者ノ姓名住所ヲ問ヒ医
務取締或ハ戸長ニ届クヘシ
第四十章 医師タルモノハ自ラ薬ヲ鬻クヿヲ禁
ス医師ハ処方書ヲ製シテ病家ニ附与シ
相當ノ診察料ヲ受ヘシ

35

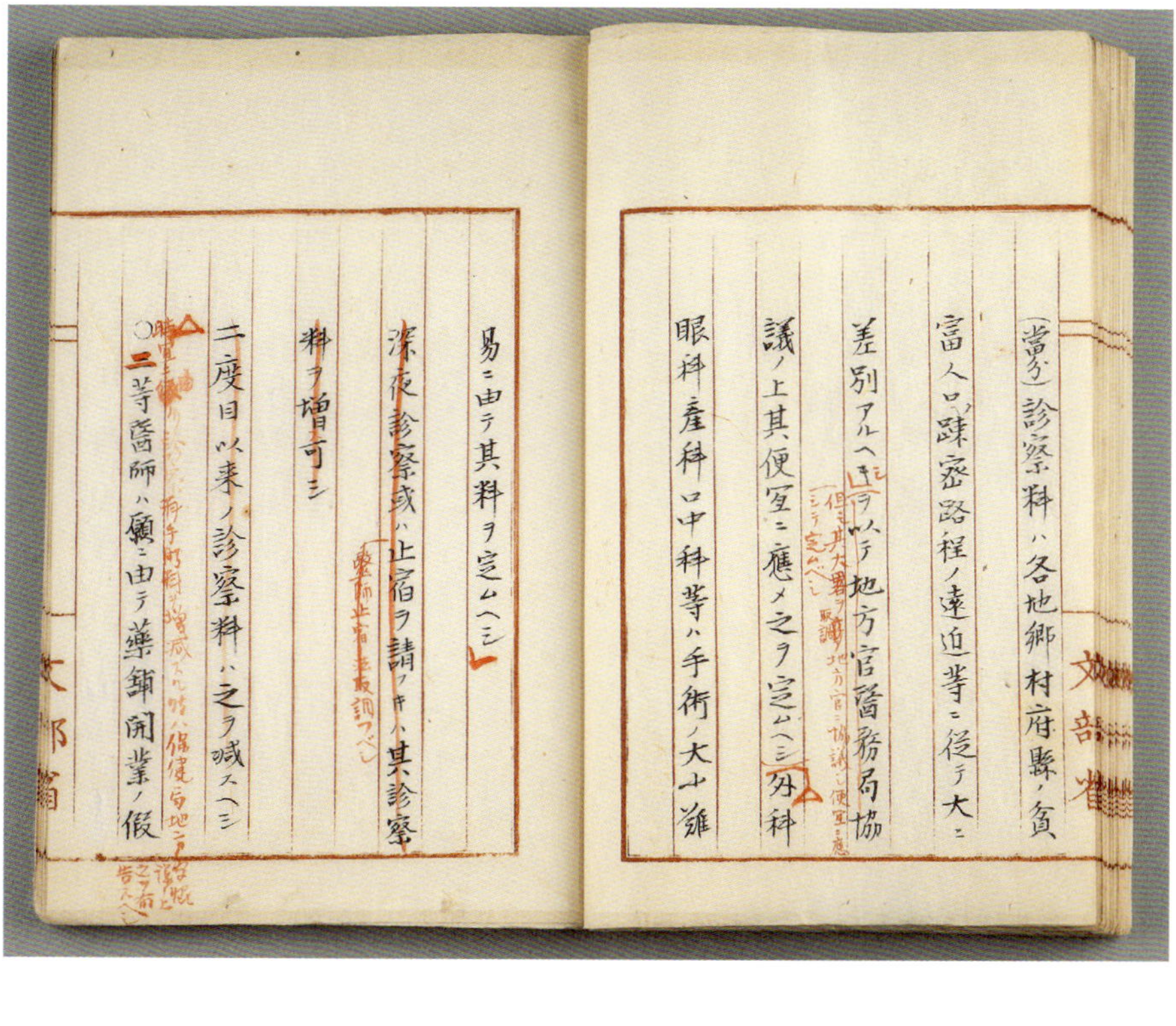
（當分）診察料ハ各地郷村府縣ノ貧
富人口ノ疎密路程ノ遠近等ニ従テ大ニ
差別アルヘキヲ以テ地方官医務局協
議ノ上其便宜ニ應メ之ヲ定ムヘシ 外科
眼科産科口中科等ハ手術ノ大小難
易ニ由テ其料ヲ定ムヘシ
深夜診察或ハ止宿ヲ請フトキハ其診察
料ヲ増可シ
二度目以来ノ診察料ハ之ヲ減スヘシ
○二等医師ハ願ニ由テ薬舗開業ノ假

36

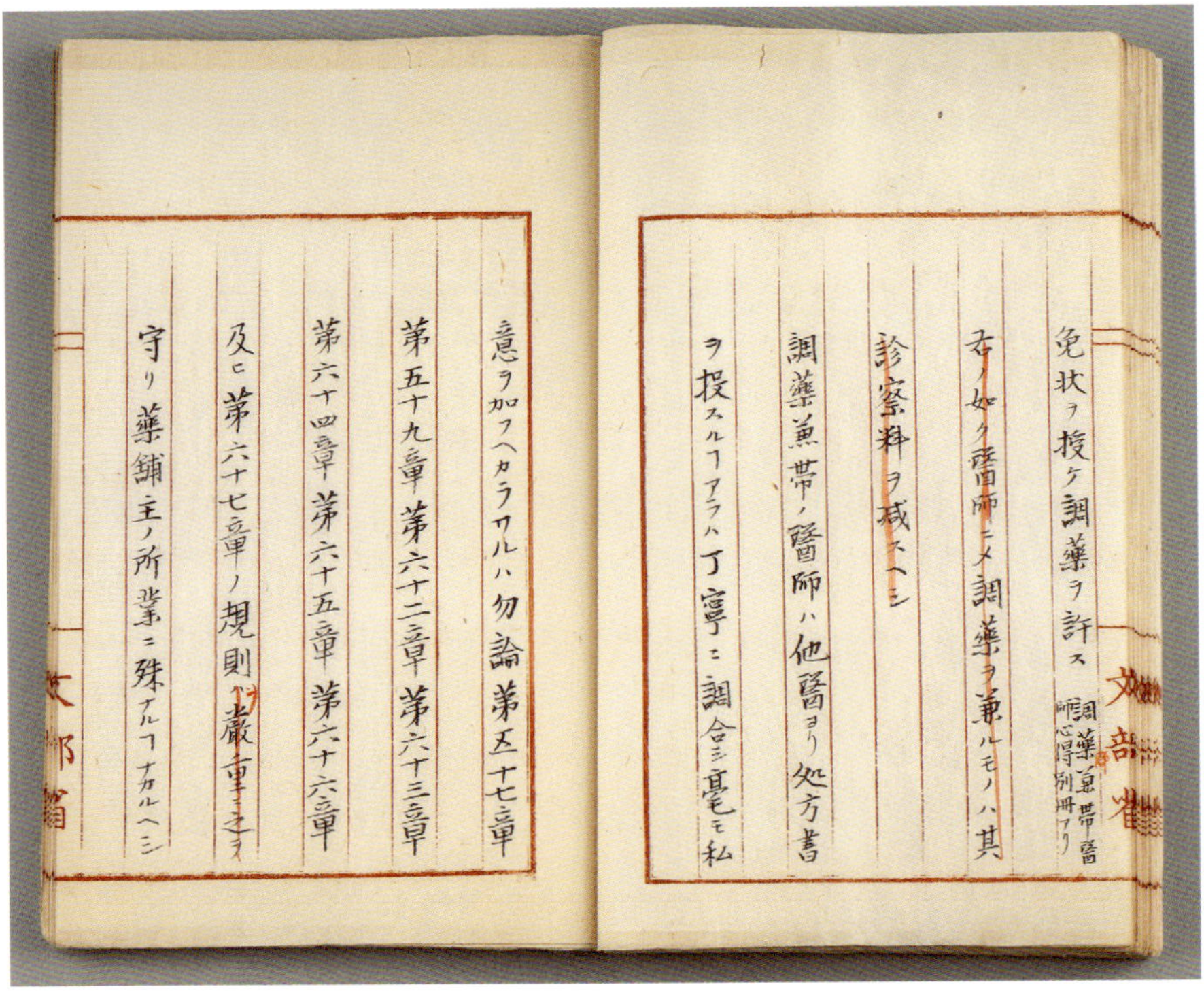
免状ヲ授ケ調薬ヲ許ス 調薬兼帯醫師心得別冊アリ
右ノ如ク醫師ニシテ調薬ヲ兼ルモノハ其
診察料ヲ減スヘシ
調薬兼帯ノ醫師ハ他醫ヨリ処方書
ヲ授スルヿアラハ丁寧ニ調合シ毫モ私
意ヲ加フヘカラサルハ勿論第五十七章
第五十九章第六十二章第六十三章
第六十四章第六十五章第六十六章
及ヒ第六十七章ノ規則厳重ニ之ヲ
守リ薬鋪主ノ所業ニ殊ナルヿナカルヘシ
文部省

37

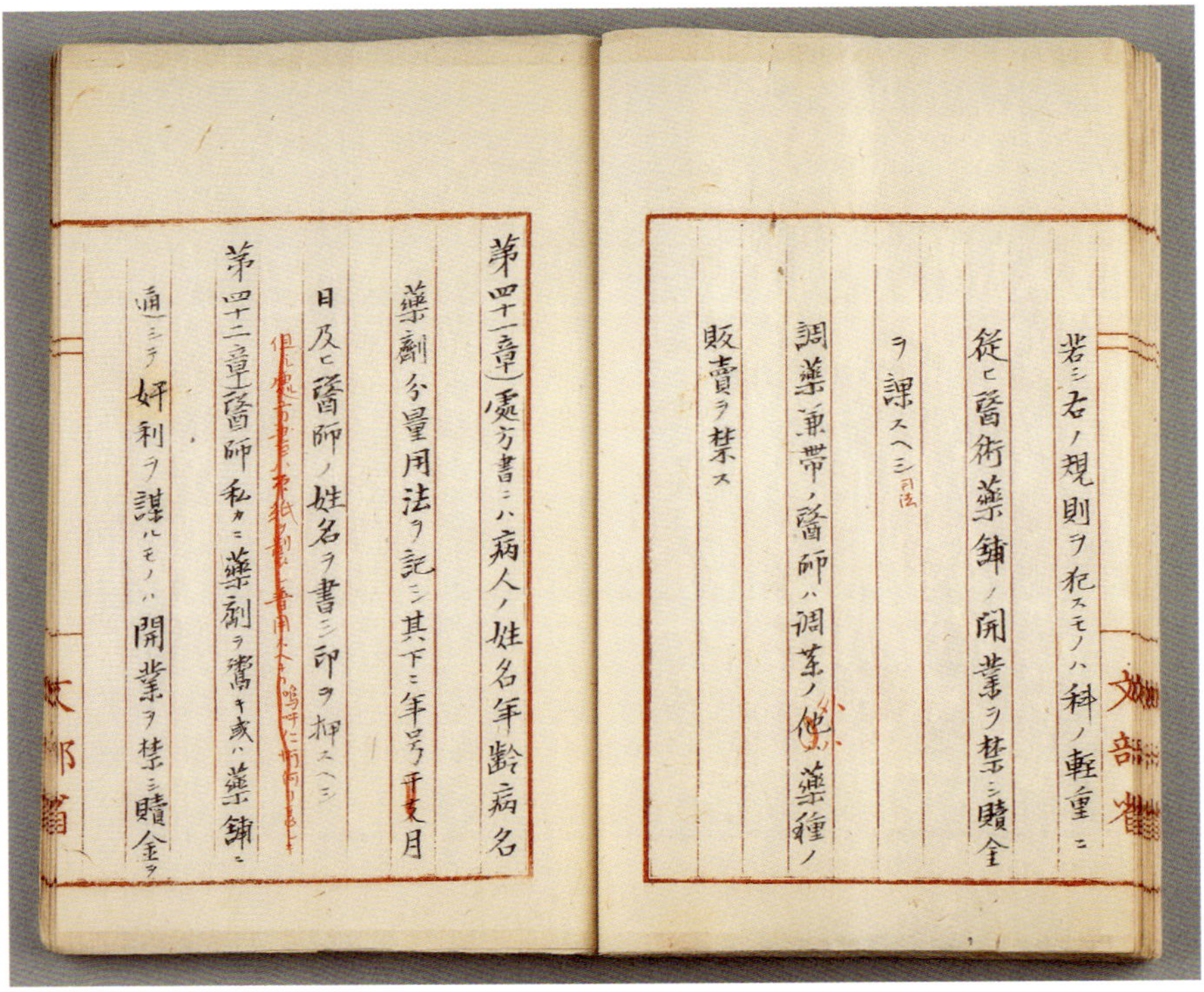
若シ右ノ規則ヲ犯スモノハ科ノ軽重ニ
従ヒ醫術薬鋪ノ開業ヲ禁シ贖金
ヲ課スヘシ
調薬兼帯ノ醫師ハ調薬ノ他薬種ノ
販賣ヲ禁ス
第四十一章 處方書ニハ病人ノ姓名年齢病名
薬剤分量用法ヲ記シ其下ニ年号干支月
日及ヒ醫師ノ姓名ヲ書シ印ヲ押スヘシ
第四十二章 醫師私カニ薬剤ヲ鬻キ或ハ薬鋪ニ
通シテ奸利ヲ謀ルモノハ開業ヲ禁シ贖金ヲ
文部省

38

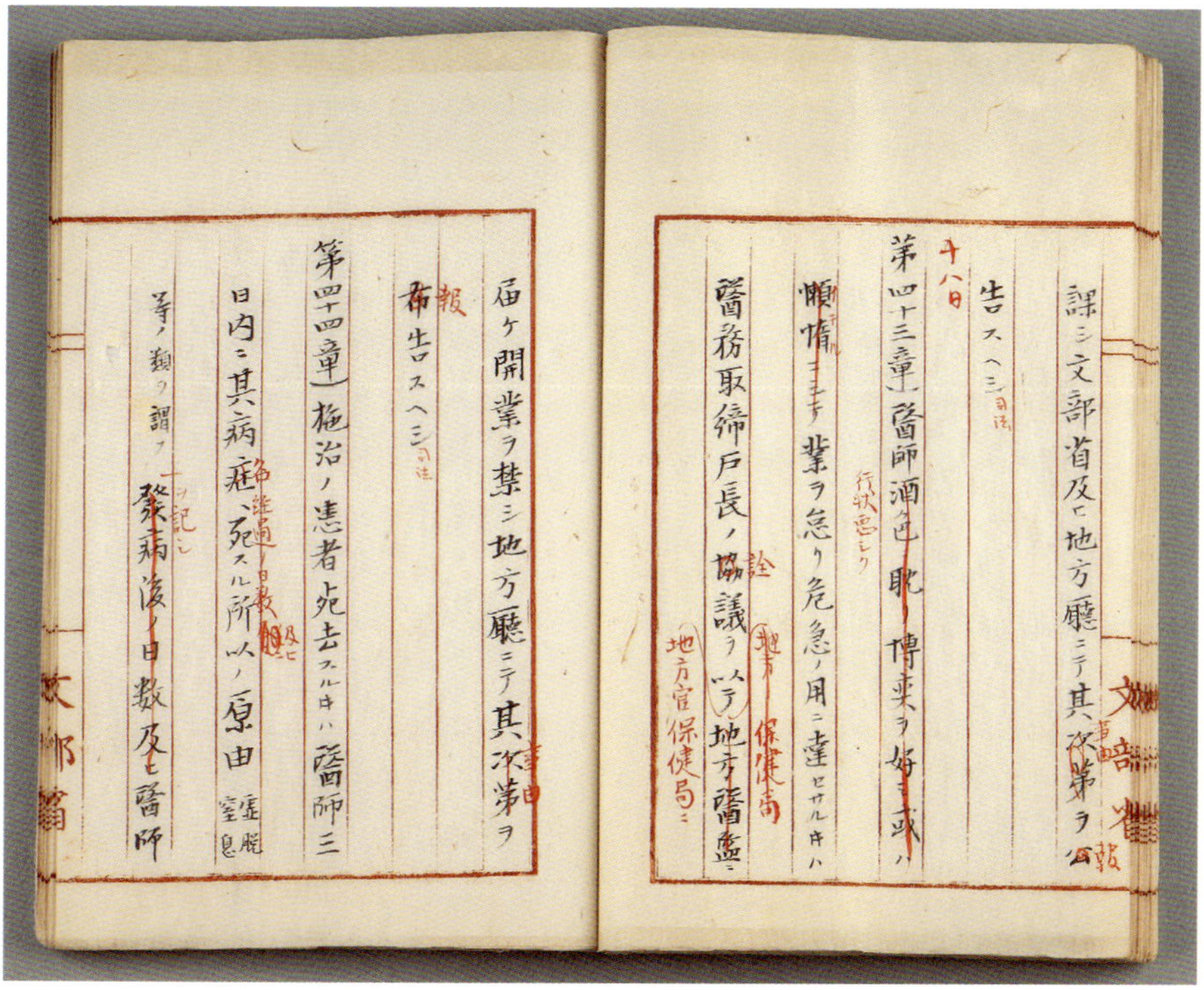
謀ミ文部省及ヒ地方廳ニテ其次第ヲ公
告スヘシ
第四十三章 醫師酒色ニ耽リ博奕ヲ好ミ或ハ
懶惰ニシテ業ヲ怠リ危急ノ用ニ達セサル時ハ
醫務取締戸長ノ協議ヲ以テ地方醫監ニ
届ケ開業ヲ禁シ地方廳ニテ其次第ヲ
布告スヘシ
第四十四章 施治ノ患者死去スル時ハ醫師三
日内ニ其病症死スル所以ノ原由
等ノ類ヲ謂フ 發病後ノ日数及ヒ醫師

39

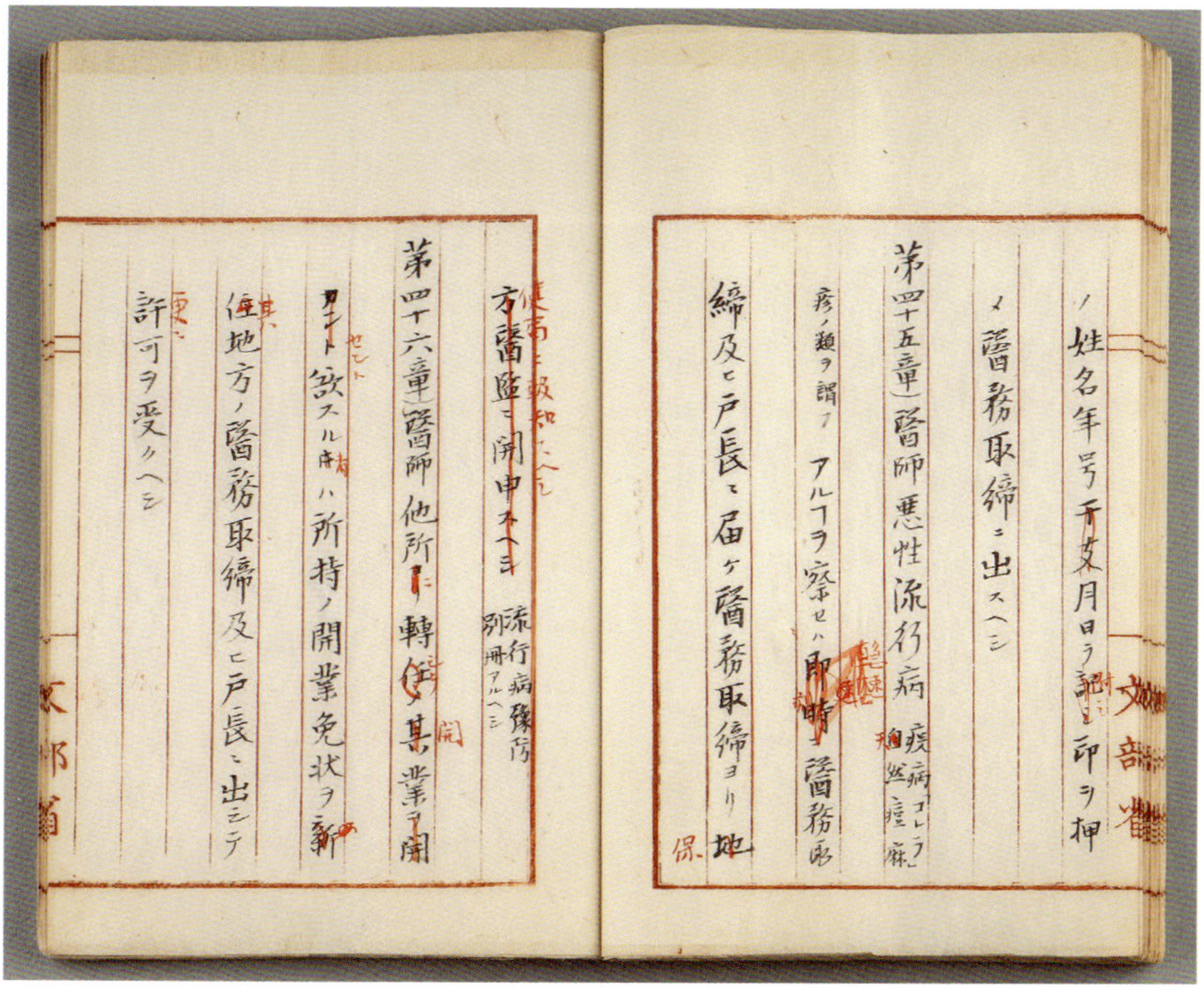
ノ姓名年号干支月日ヲ記シ印ヲ押
メ醫務取締ニ出スヘシ
第四十五章 醫師悪性流行病
疹ノ類ヲ謂フ アルコヲ察セハ即時ニ醫務取
締及ヒ戸長ヘ届ケ醫務取締ヨリ地
方醫監ニ開申スヘシ 流行病豫防 別冊アルヘシ
第四十六章 醫師他所ニ轉シ其業ヲ開
カント欲スル時ハ所持ノ開業免状ヲ新
任地方ノ醫務取締及ヒ戸長ニ出シテ
許可ヲ受クヘシ

40

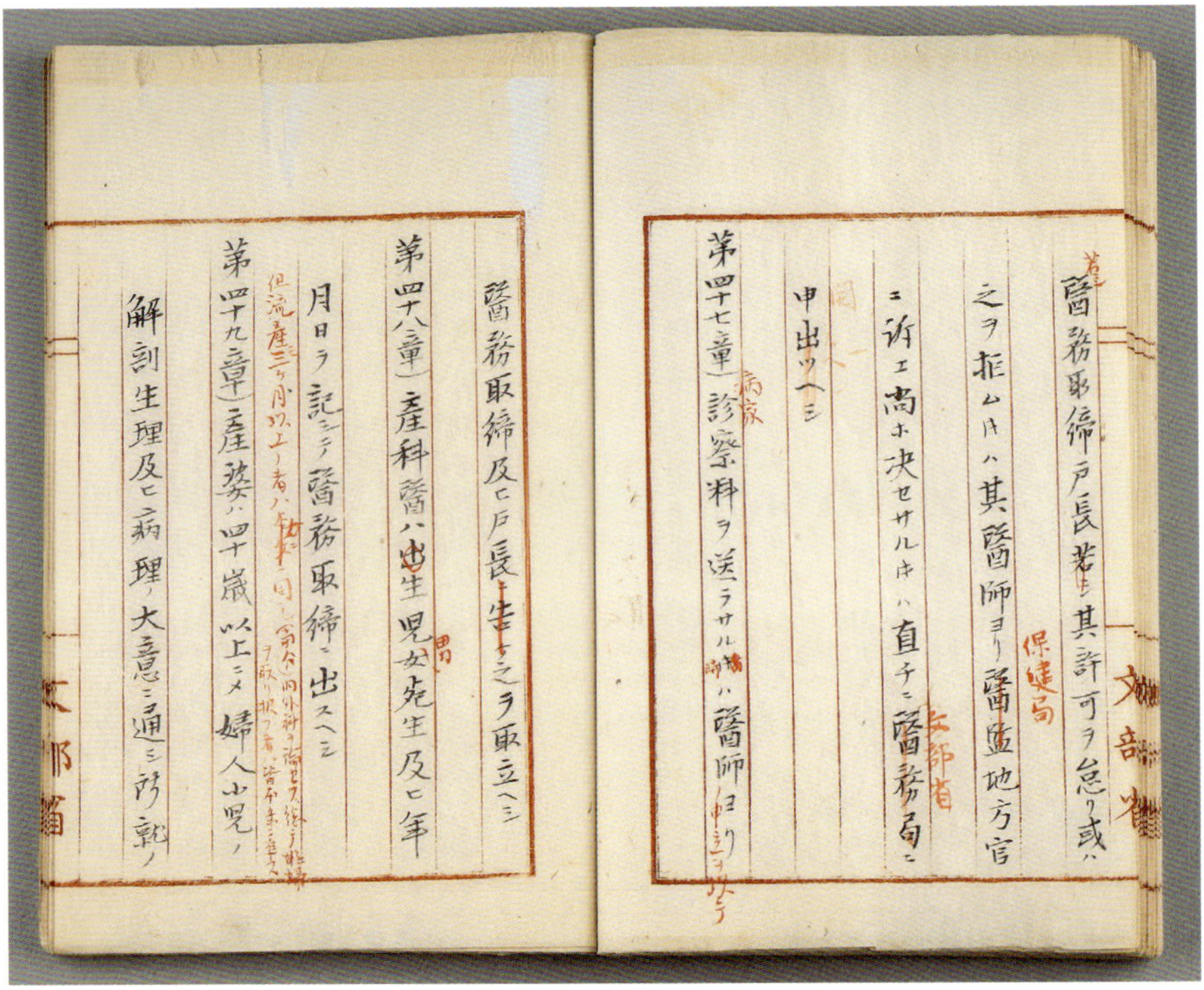

醫務取締戸長若クハ其許可ヲ怠リ或ハ
之ヲ拒ムトキハ其醫師ヨリ醫監地方官
ニ訴エ尚ホ決セサルトキハ直チニ醫務局ニ
申出ツヘシ
第四十七章　診察料ヲ送ラサル者ハ醫師ノ
醫務取締及ヒ戸長ニ告ケ之ヲ取立ヘシ
第四十八章　産科醫ハ出生児女死生及ヒ年
月日ヲ記シテ醫務取締ニ出スヘシ
第四十九章　産婆ハ四十歳以上ニシテ婦人小児ノ
解剖生理及ヒ病理ノ大意ニ通シ諳熟ノ

41

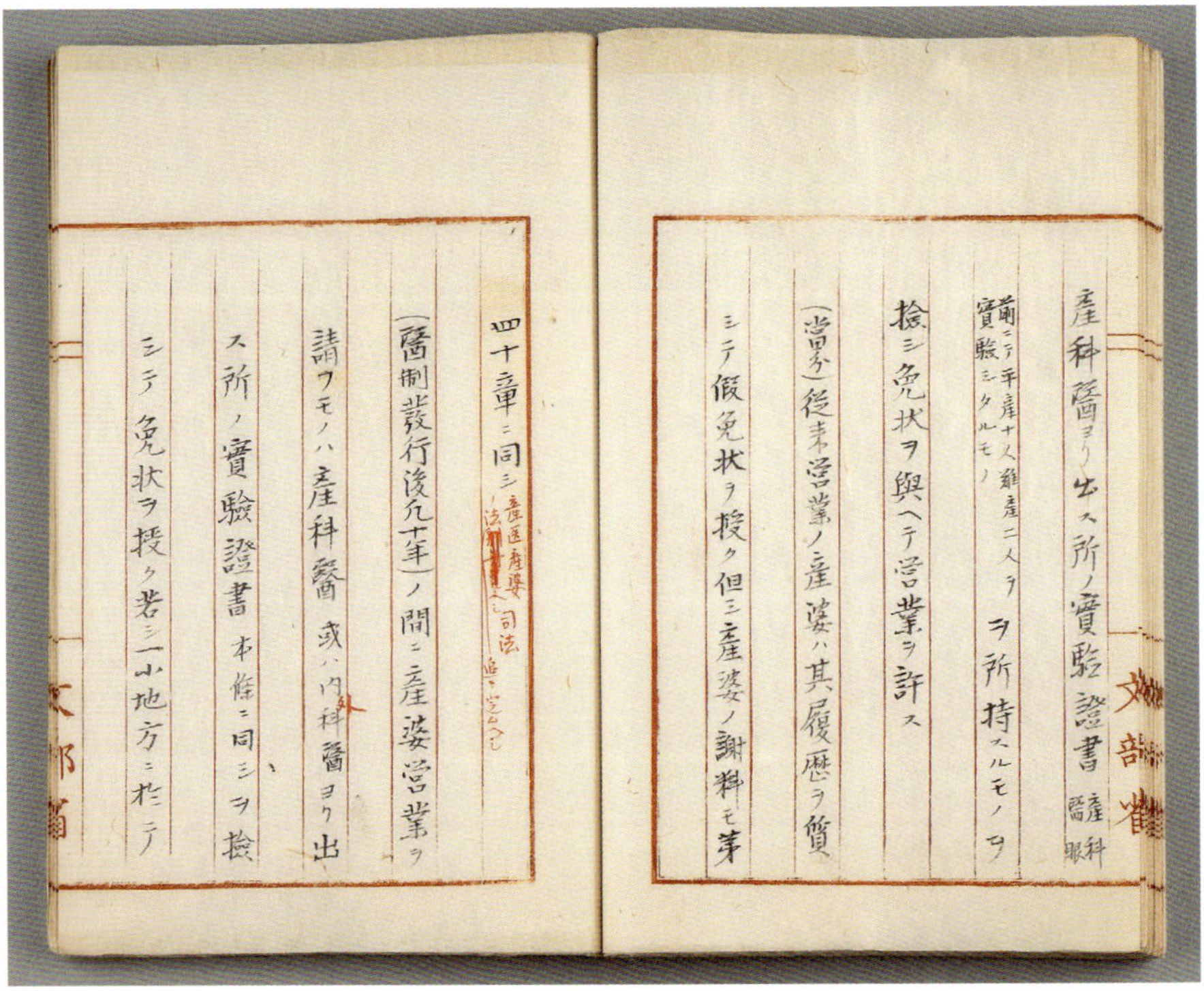

産科醫ヨリ出ス所ノ實験證書　産科醫
嘗テ平産十人難産二人ヲ實験シタルモノ　ヲ所持スルモノヲ
撿シ免状ヲ與ヘテ営業ヲ許ス
（當分）従来営業ノ産婆ハ其履歴ヲ質
シテ假免状ヲ授ク但シ産婆ノ謝料モ等
四十章ニ同シ
（醫制發行後凡十年）ノ間ニ産婆営業ヲ
請フモノハ産科醫或ハ内科醫ヨリ出
ス所ノ實験證書本條ニ同シヲ撿
シテ免状ヲ授ク若シ一小地方ニ於テノ

42

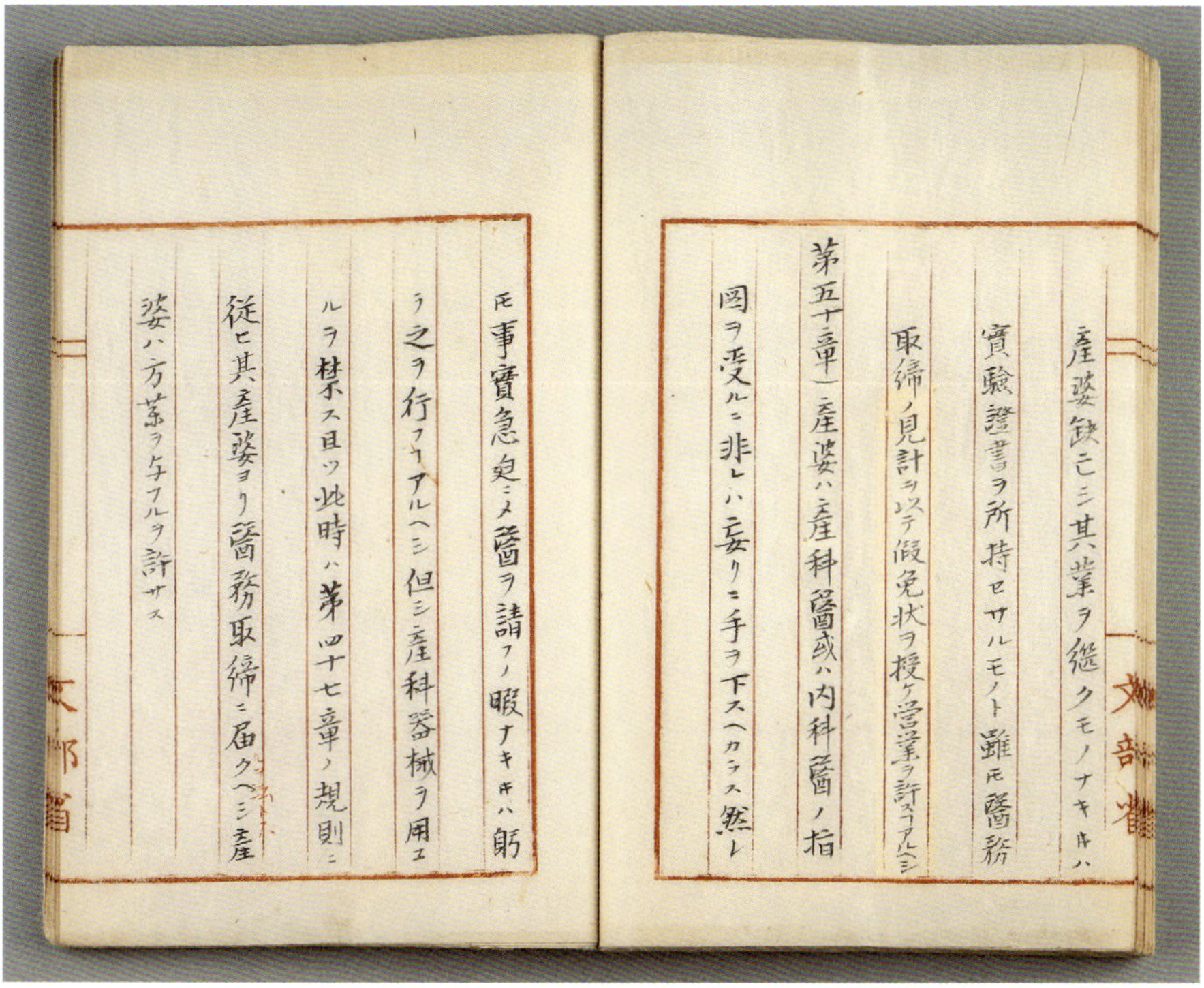

産婆缺乏シ其ハ業ヲ繼クモノナキトキハ實験證書ヲ所持セサルモノト雖ドモ醫務取締ノ見計ヲ以テ假免状ヲ授ケ営業ヲ許スコトアルヘシ

第五十章　産婆ハ産科醫或ハ内科醫ノ指圖ヲ受ルニ非レハ妄リニ手ヲ下スヘカラス然レドモ事實急迫ニシテ醫ヲ請フノ暇ナキトキハ躬ラ之ヲ行フコトアルヘシ但シ産科器械ヲ用ユルヲ禁ス且ツ此時ハ第四十七章ノ規則ニ従ヒ其産婆ヨリ醫務取締ニ届クヘシ産婆ハ方薬ヲ与フルヲ許サス

43

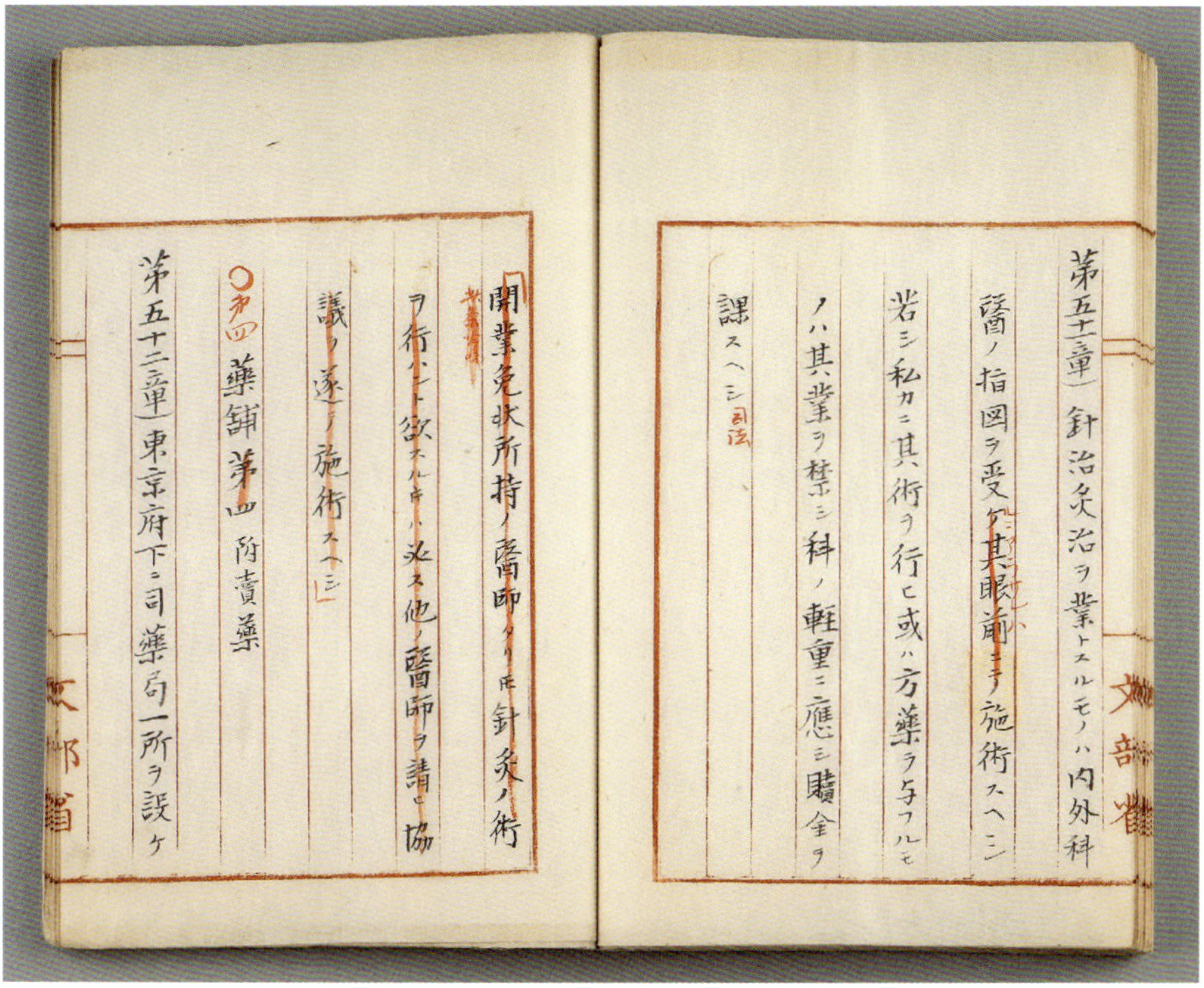

第五十一章　針治灸治ヲ業トスルモノハ内外科醫ノ指圖ヲ受ケ其眼前ニテ施術スヘシ若シ私カニ其術ヲ行ヒ或ハ方藥ヲ与フルモノハ其業ヲ禁シ科ノ軽重ニ應シ贖金ヲ課スヘシ　司法

開業免状所持ノ醫師タリトモ針灸ノ術ヲ行ハントスルトキハ必ス他ノ醫師ヲ請ヒ協議ヲ遂テ施術スヘシ

○第四

藥舗　第四　附賣藥

第五十二章　東京府下ニ司藥局一所ヲ設ケ

44

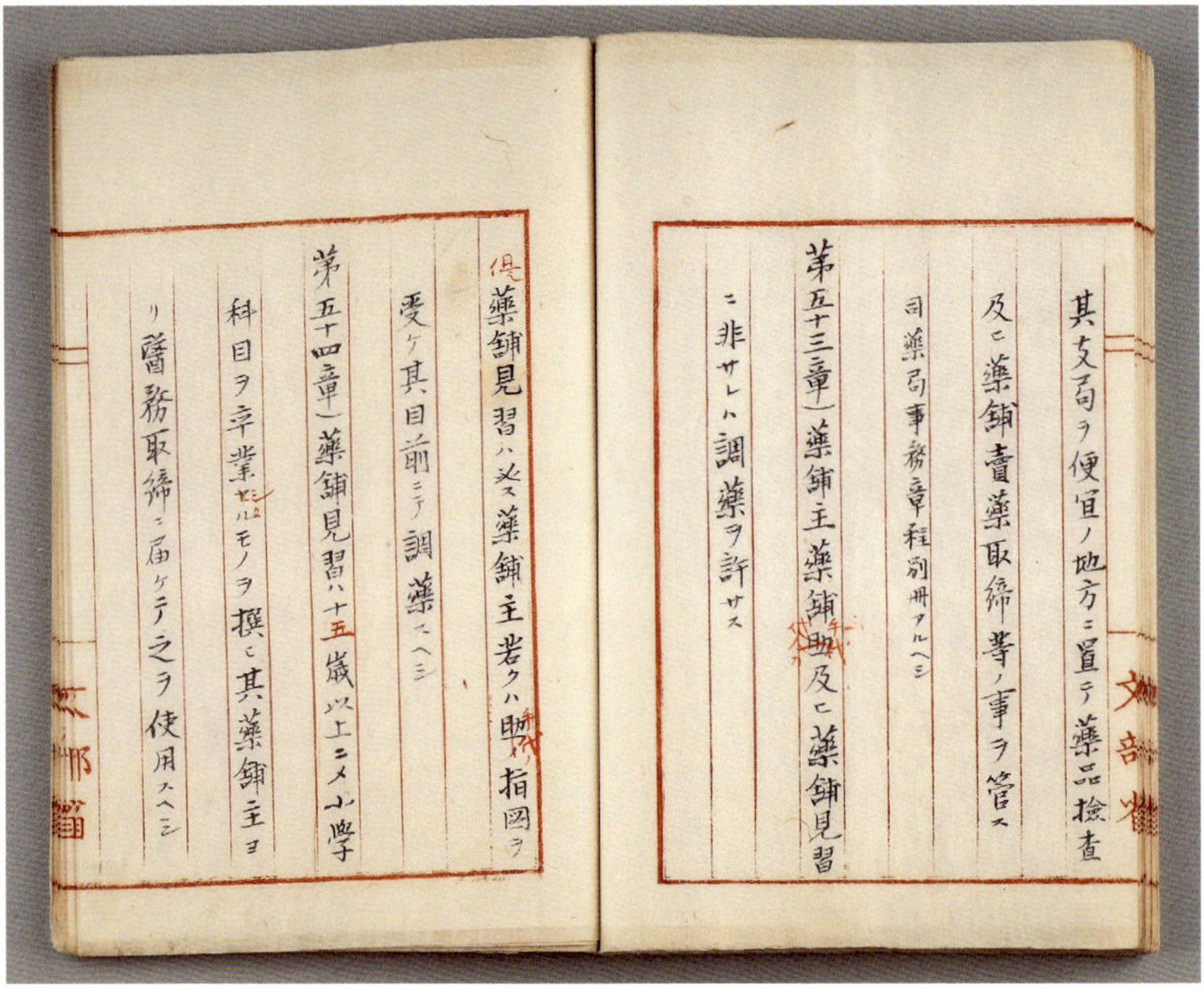

其支局ヲ便宜ノ地方ニ置テ薬品検査
及ヒ薬舗賣薬取締等ノ事ヲ管ス
司薬局事務章程別冊アルヘシ
第五十三章 薬舗主薬舗助（手代）及ヒ薬舗見習
ニ非サレハ調薬ヲ許サス

（但）薬舗見習ハ必ス薬舗主若クハ助（手代）ノ指図ヲ
受ケ其目前ニテ調薬スヘシ
第五十四章 薬舗見習ハ十五歳以上ニメ小学
科目ヲ卒業スルモノヲ撰ヒ其薬舗主ヨ
リ医務取締ニ届ケテ之ヲ使用スヘシ

45

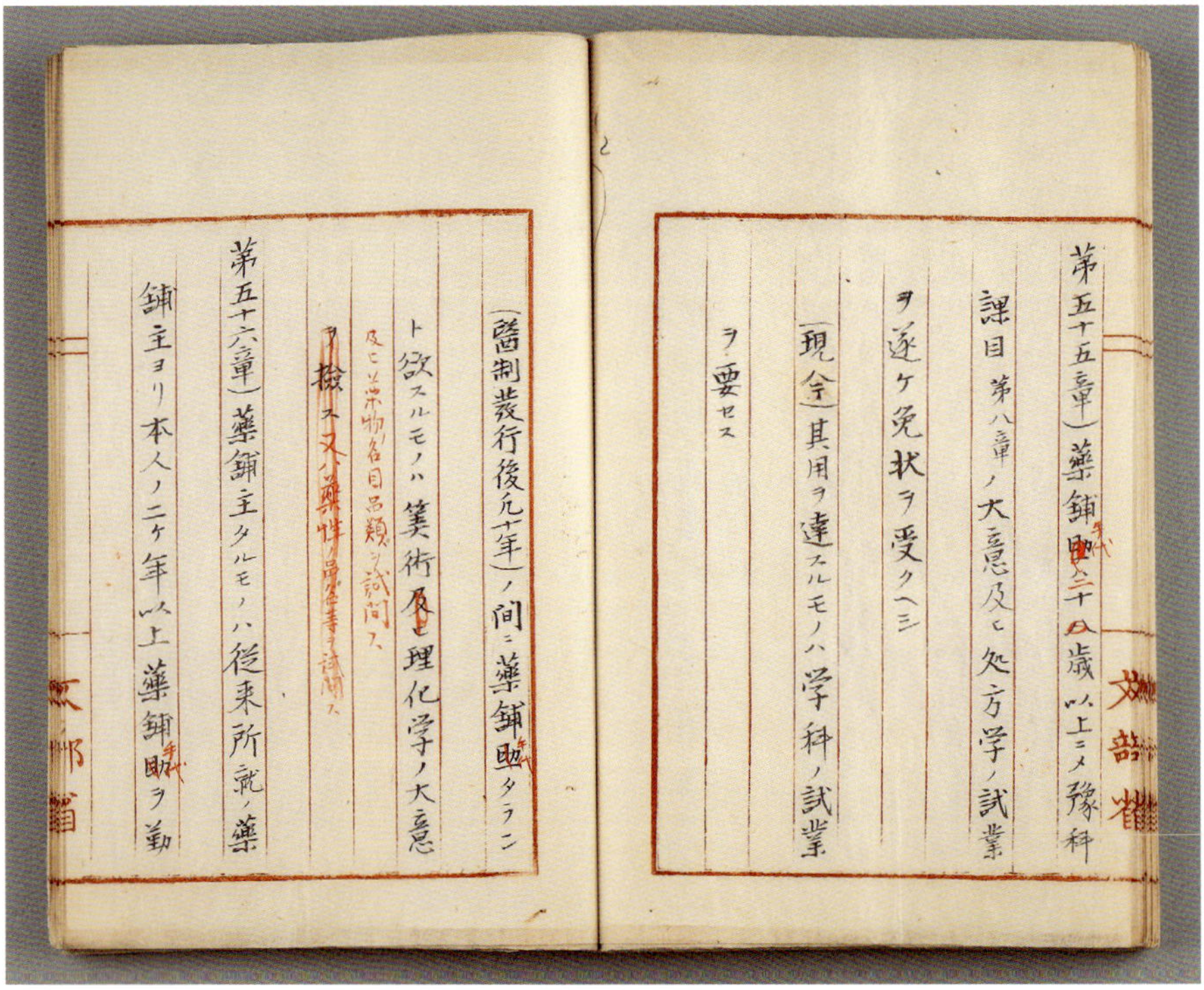

第五十五章 薬舗助（手代）二十五歳以上ニメ豫科
課目第八章ノ大意及ヒ処方学ノ試業
ヲ遂ケ免状ヲ受クヘシ
（現今）其用ヲ達スルモノハ学科ノ試業
ヲ要セス

（医制発行後凡十年）ノ間ニ薬舗助（手代）タランニ
ト欲スルモノハ算術及ヒ理化学ノ大意
及ヒ薬物名目品類ヲ試問ス
ヲ撿ス 又ハ薬性ノ原質等ヲ試問ス
第五十六章 薬舗主タルモノハ従来所就ノ薬
舗主ヨリ本人ノ二ケ年以上薬舗助（手代）ヲ勤

46

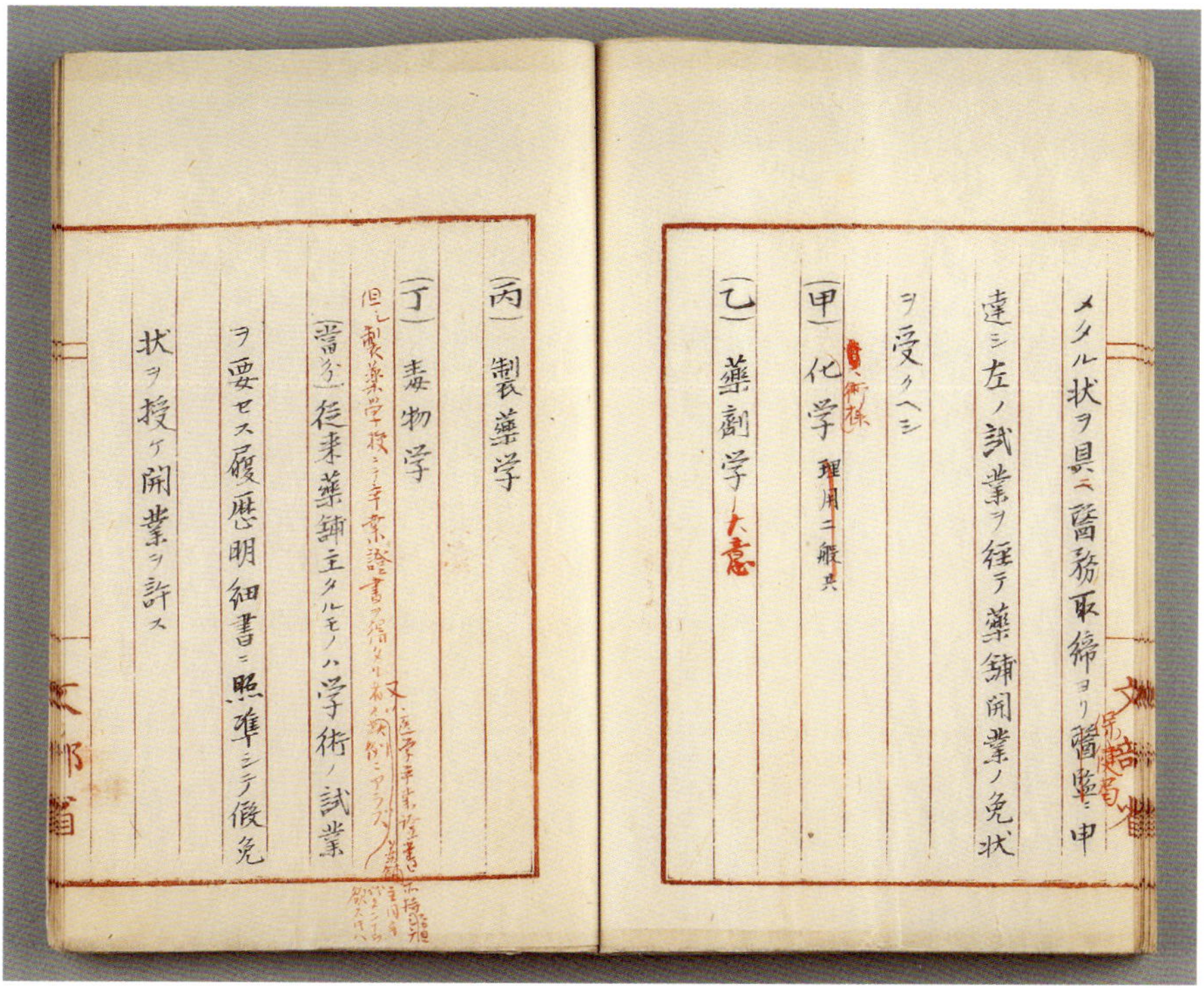
メタル状ヲ具ニ醫務取締ヨリ醫監ニ申
達シ左ノ試業ヲ経テ薬舗開業ノ免状
ヲ受クヘシ
(甲) 化学 理用ニ般共
(乙) 薬剤学ノ大意
(丙) 製薬学
(丁) 毒物学
(当分) 従来薬舗主タルモノハ学術ノ試業
ヲ要セス履歴明細書ニ照準シテ假免
状ヲ授ケ開業ヲ許ス
文部省
保健局

47

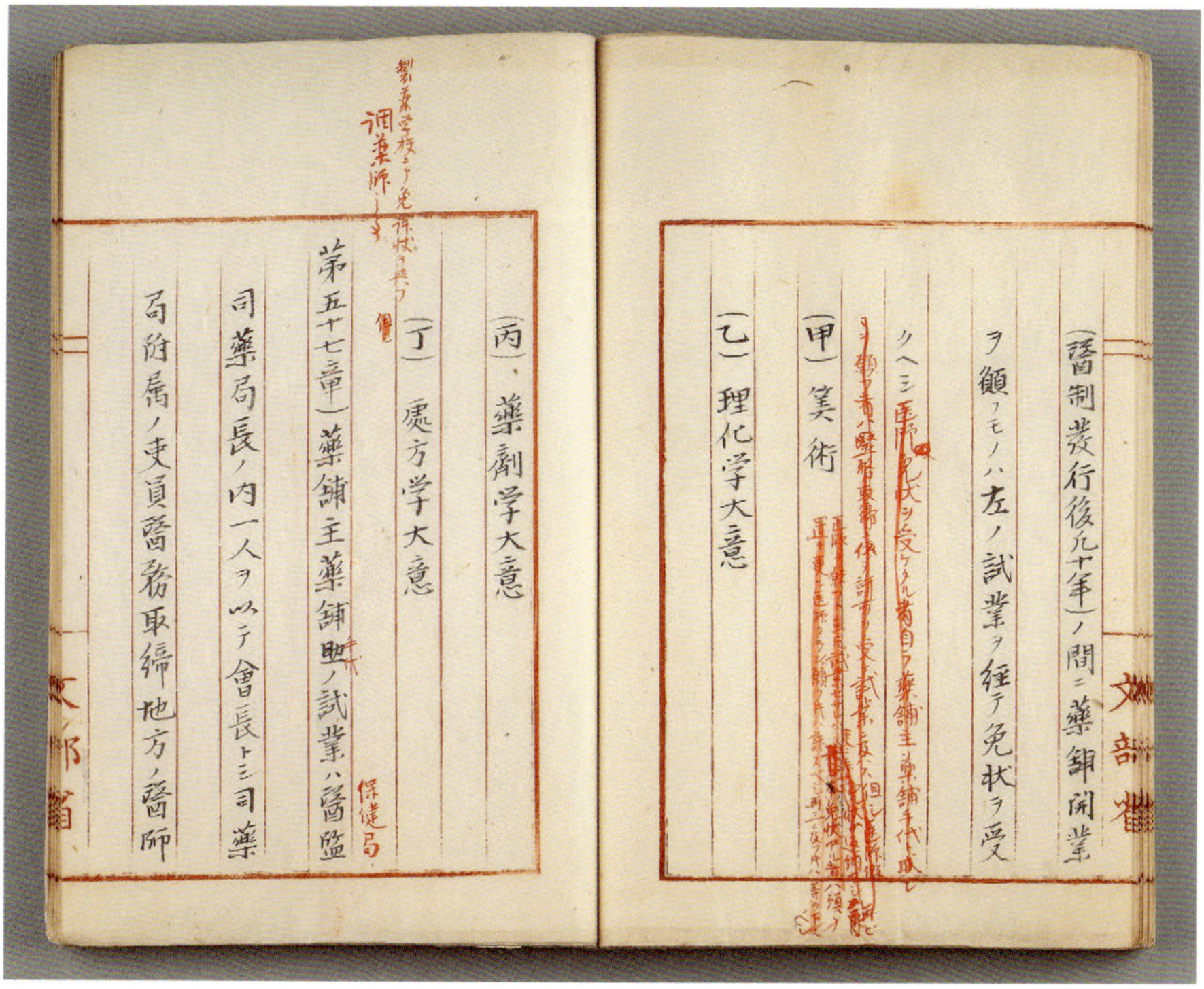
(醫制発行後凡十年)ノ間ニ薬舗開業
ヲ願フモノハ左ノ試業ヲ経テ免状ヲ受
クヘシ
(甲) 実術
(乙) 理化学大意
(丙) 薬剤学大意
(丁) 處方学大意
第五十七章 薬舗主薬舗手代ノ試業ハ醫監
司薬局長ノ内一人ヲ以テ會長トシ司薬
局附属ノ吏員醫務取締地方ノ醫師
保健局
文部省

48

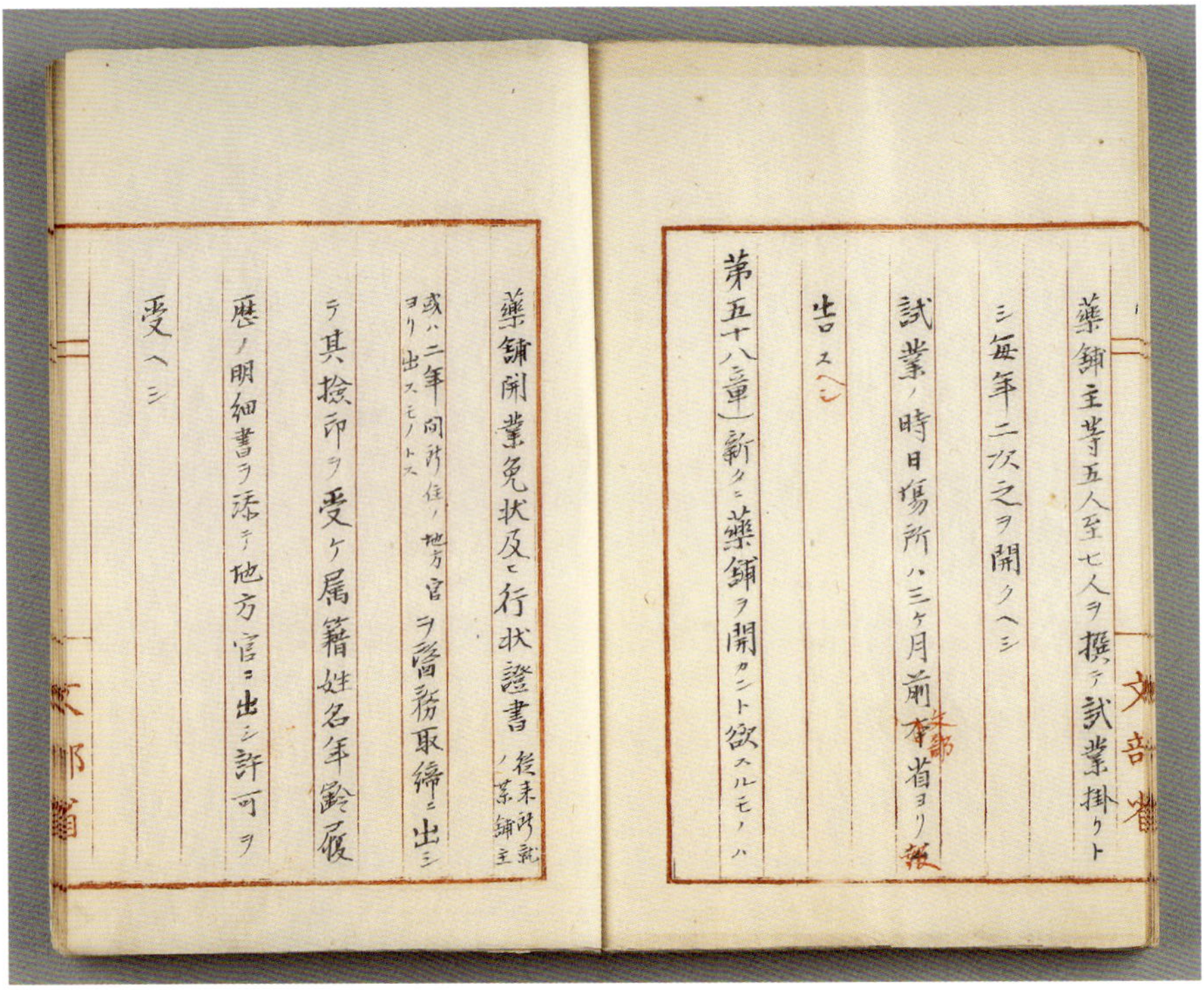
薬舗主等五人至七人ヲ撰テ試業掛リト
シ毎年二次之ヲ開クヘシ
試業ノ時日場所ハ三ケ月前文部本省ヨリ報
告スヘシ
第五十八章 新ニ薬舗ヲ開カント欲スルモノハ
薬舗開業免状及ヒ行状證書 従来所就ノ薬舗主或ハ二年間所住ノ地方官ヨリ出スモノトス
ヲ醫務取締ニ出シ
テ其撿印ヲ受ケ属籍姓名年齢履
歴ノ明細書ヲ添テ地方官ニ出シ許可ヲ
受ヘシ
文部省

49

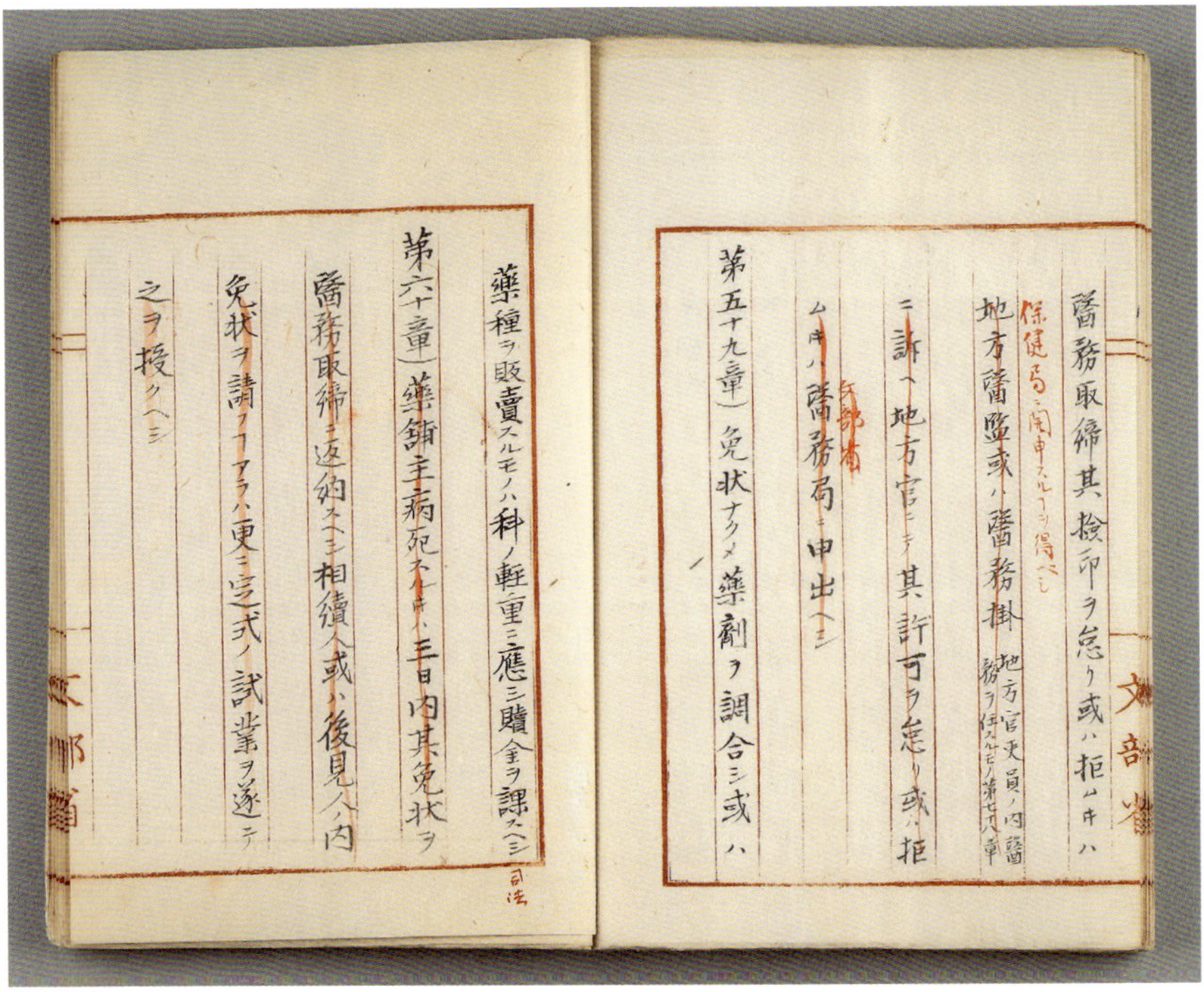
醫務取締其撿印ヲ怠リ或ハ拒ムトキハ
保健局ニ開申スルコトヲ得ヘシ
地方醫監或ハ醫務掛 地方官吏員ノ内醫務ヲ任スルモノ第七十八章
ニ訴ヘ地方官ニテ其許可ヲ怠リ或ハ拒
ムトキハ文部省醫務局ニ申出ヘシ
第五十九章 免状ナクシテ薬劑ヲ調合シ或ハ
薬種ヲ販賣スルモノハ科ノ軽重ニ應シ贖金ヲ課スヘシ
司法
第六十章 薬舗主病死スル時ハ三日内其免状ヲ
醫務取締ニ返納スヘシ相續人或ハ後見人ハ内
免状ヲ請フコトアラハ更ニ定式ノ試業ヲ遂テ
之ヲ授クヘシ
文部省

50

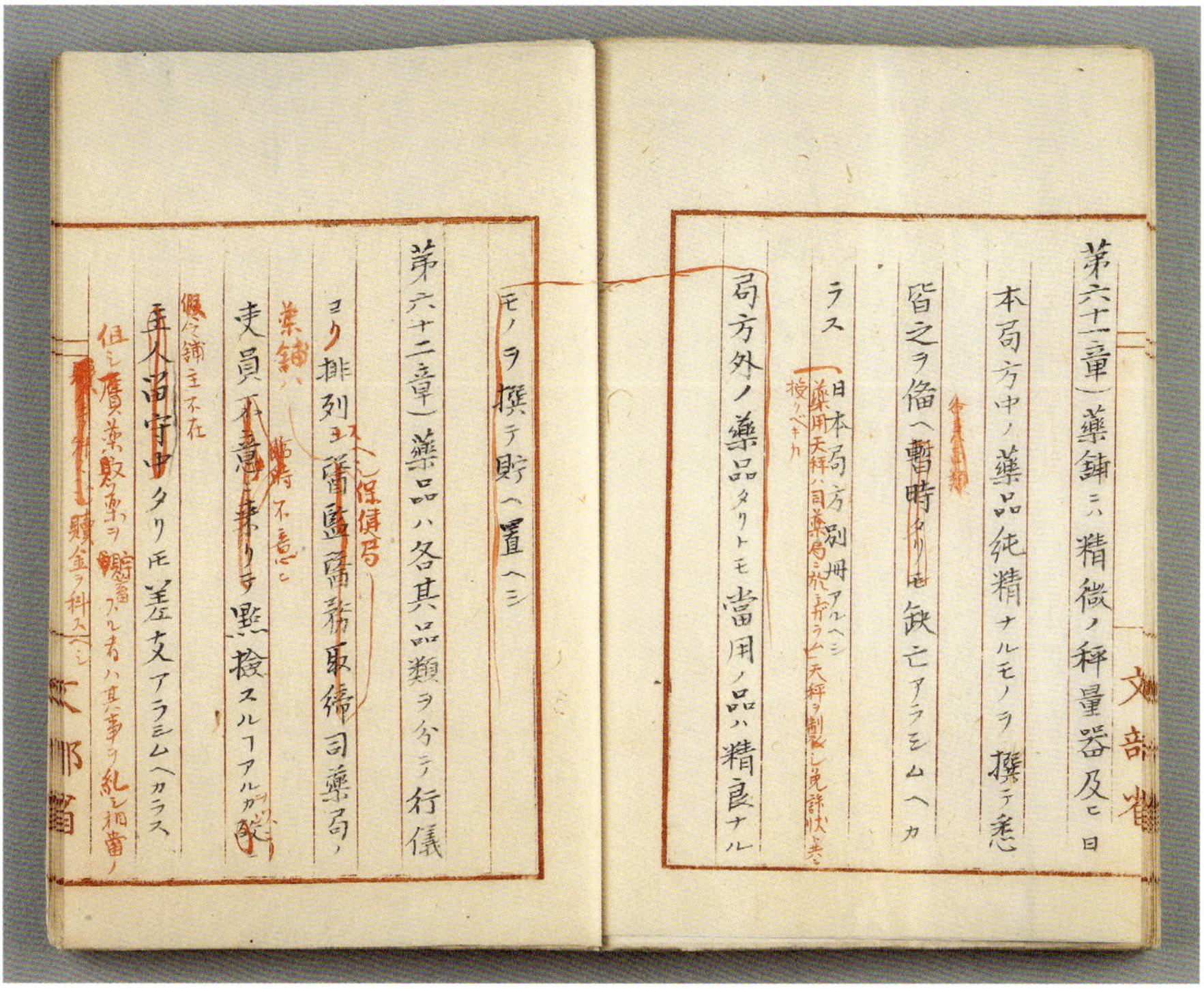
第六十一章　薬鋪ニハ精微ノ秤量器及ヒ日本局方中ノ薬品純精ナルモノヲ撰テ悉皆之ヲ備ヘ暫時タリモ欠乏アラシムヘカラス
局方外ノ薬品タリトモ当用ノ品ハ精良ナルモノヲ撰テ貯ヘ置ヘシ
第六十二章　薬品ハ各其品類ヲ分テ行儀ヨク排列シ医務取締司薬局ノ吏員不意ニ来リテ点検スルコアルカ為ニ主人留守中タリモ差支アラシムヘカラス

51

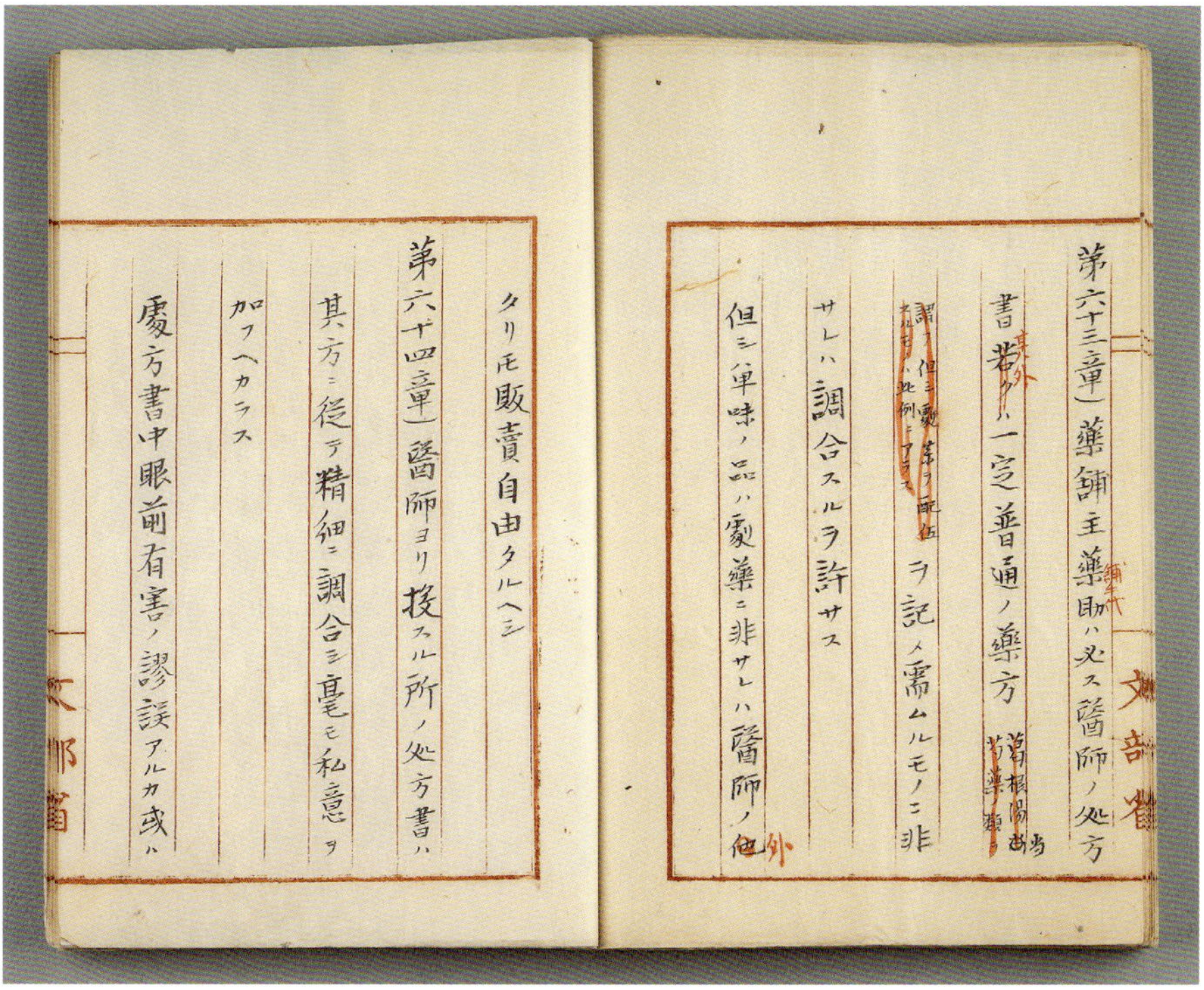
第六十三章　薬鋪主薬助ハ必ス医師ノ処方書若クハ一定普通ノ薬方ヲ記シ需ムルモノニ非サレハ調合スルヲ許サス
但シ単味ノ品ハ毒薬ニ非サレハ医師ノ他タリモ販売自由タルヘシ
第六十四章　医師ヨリ投スル所ノ処方書ハ其方ニ従テ精細ニ調合シ毫モ私意ヲ加フヘカラス
処方書中眼前有害ノ謬誤アルカ或ハ

52

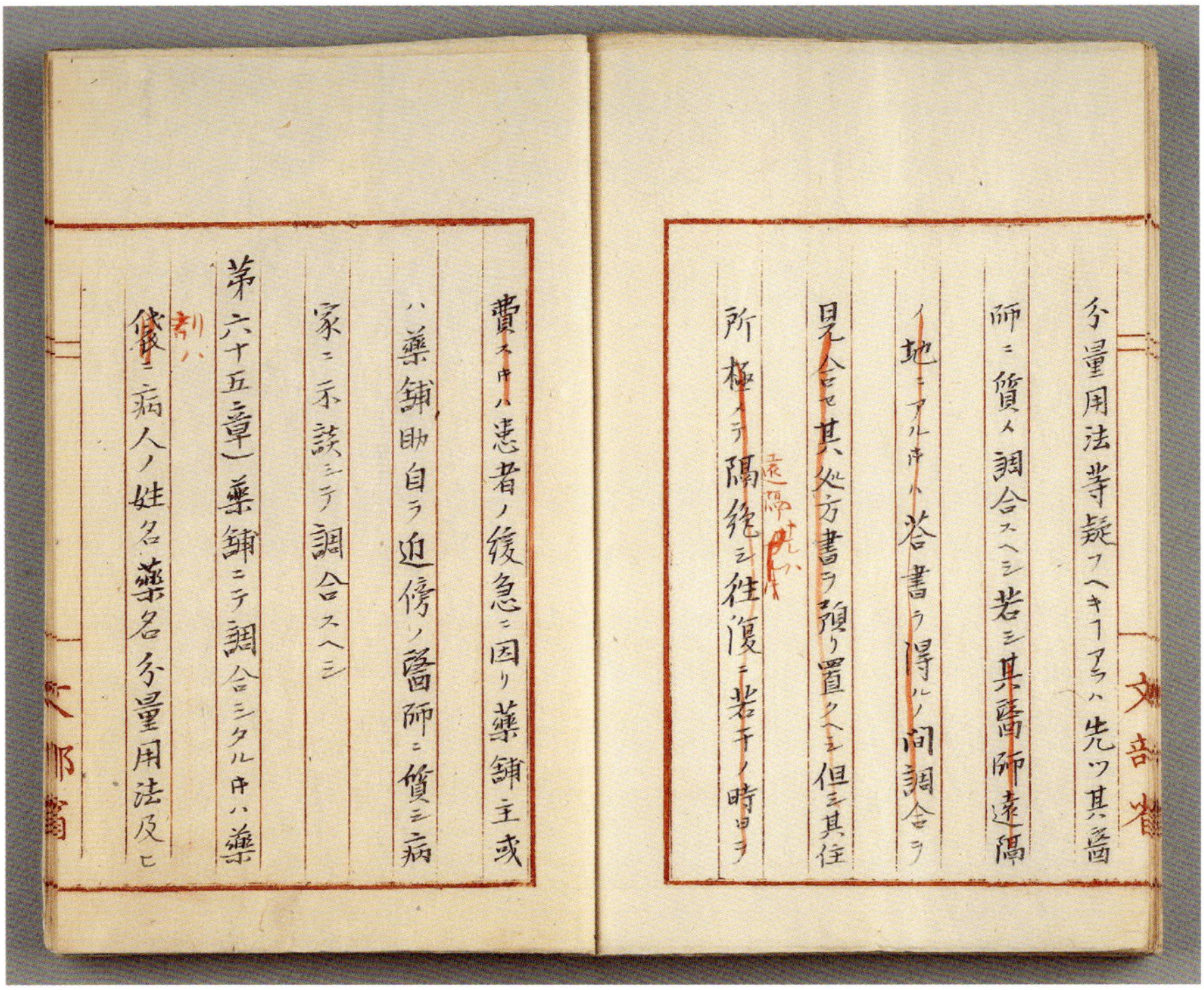
分量用法等疑フヘキヿアラハ先ツ其醫
師ニ質シ調合スヘシ若シ其醫師遠隔
ノ地ニアル片ハ答書ヲ得ル間調合ヲ
見合セ其処方書ヲ預リ置クヘシ但シ其住
所極メテ隔絶ニ往復ニ若干ノ時日ヲ

費スヰハ患者ノ緩急ニ因リ薬舗主或
ハ薬舗助自ラ近傍ノ醫師ニ質シ病
家ニ示談シテ調合スヘシ
第六十五章　薬舗ニテ調合シタル片ハ薬
袋ニ病人ノ姓名薬名分量用法及ヒ

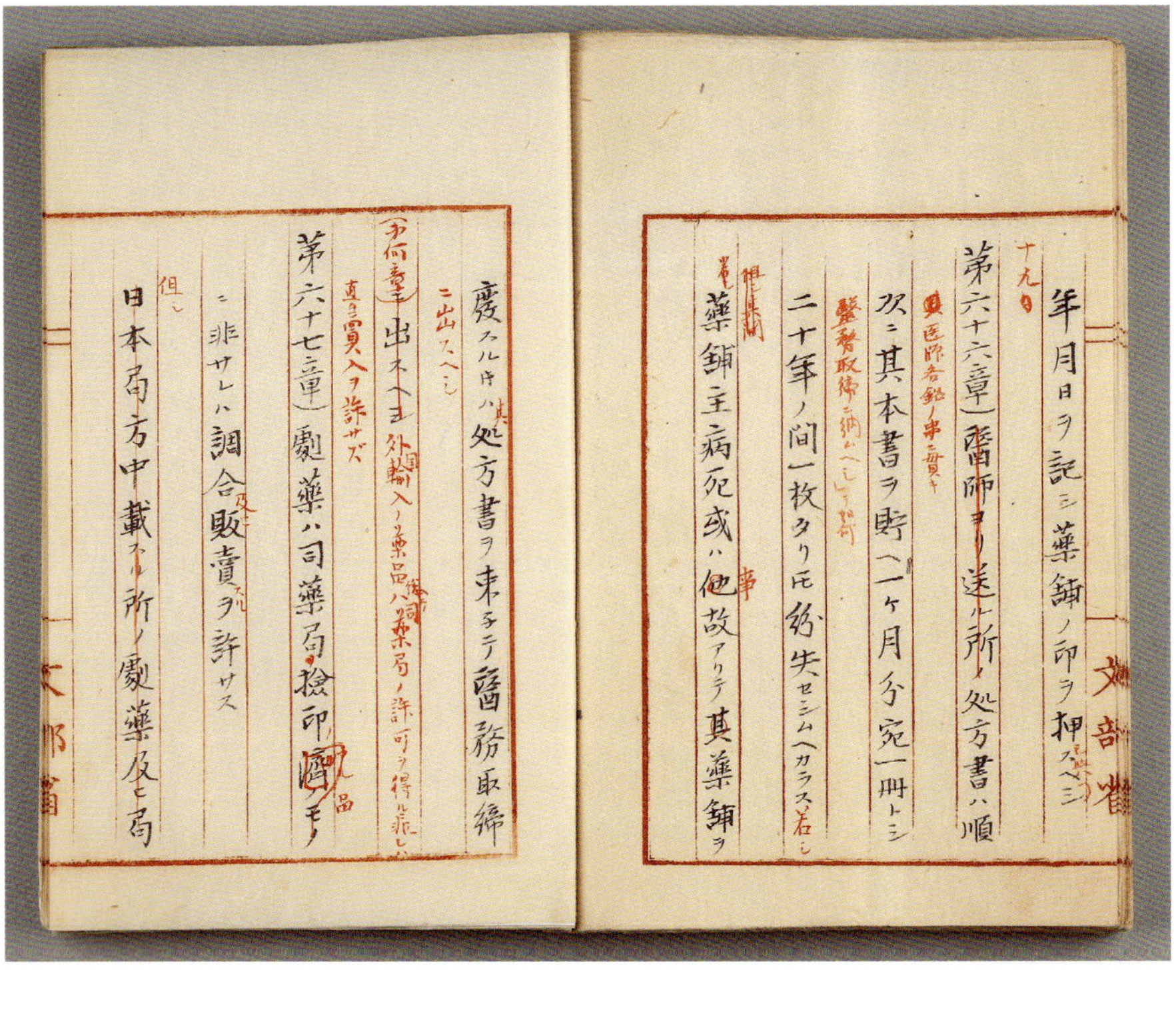
年月日ヲ記シ薬舗ノ印ヲ押スヘシ
第六十六章　醫師ヨリ送ル所ノ処方書ハ順
次ニ其本書ヲ貯ヘ一ケ月分宛一冊トシ
二十年ノ間一枚タリ𪜈紛失セシムヘカラス若シ
薬舗主病死或ハ他故アリテ其薬舗ヲ

廢スルヰハ其処方書ヲ束子テ醫務取締
ニ出スヘシ
第六十七章　劇薬ハ司薬局檢印アルモノ
ニ非サレハ調合販賣ヲ許サス
日本局方中載スル所ノ劇薬及ヒ局

方外ノ品タリトモ峻功ノモノハ別櫃（劇薬櫃ト称ス）
ニ蔵シテ固ク之ヲ鎖シ薬舗主居常ニ
其鍵ヲ所持シ薬舗見習及ヒ骨肉
妻妾タリトモ決シテ之ヲ附与スヘカラス若シ
薬舗主他出スル片ハ劇薬櫃ノ鍵ヲ某
舗助ニ托シ帰宅ノ後劇薬出納ノ有
無ヲ検質シテ之ヲ請取ヘシ
第六十八章　劇薬ハ医師ノ処方書ニ拠テ
調合スルノ他ハ同業ノモノ舎密家及ヒ
調薬免状所持ノ医師ヨリ其需要ノ

旨趣ヲ詳記シタル證書ヲ以テ求ムルニ
非サレハ決シテ販売スルヲ許サス
右ノ手續ニテ劇薬ヲ販売スル片ハ之ヲ器
倶ニ固封シ印ヲ押シ表書薬名ノ傍ニ
毒ノ一字ヲ大書スヘシ
第六十九章　薬舗ニテ劇薬ヲ販売シタル
片ハ薬名分量代價年月日及ヒ買人
ノ姓名ヲ劇薬売上帳ニ記シ買人ヨリ
送ル所ノ證書ハ別ニ貯ヘ置テ二十年間
紛失スヘカラス

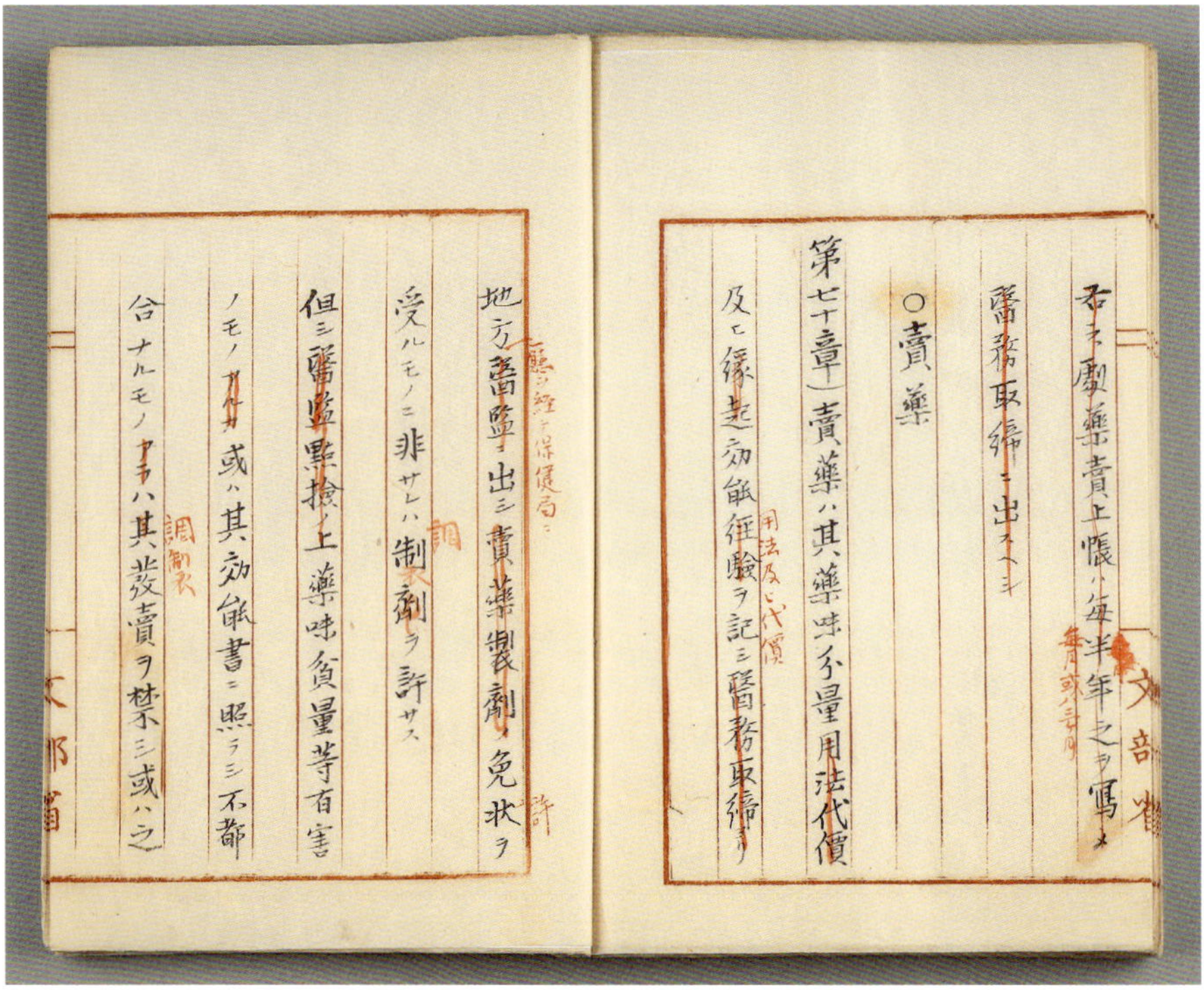
否ヲ製藥賣上帳ハ毎半年之ヲ寫メ
醫務取締ニ出スヘシ
○賣藥
第七十章　賣藥ハ其藥味分量用法代價
及ヒ縁起効能經驗ヲ記シ醫務取締リ
地方醫學ニ出シ賣藥製劑ノ免狀ヲ
受ルモノニ非サレハ制劑ヲ許サス
但シ醫監點撿ノ上藥味分量等有害
ノモノ或ハ其効能書ニ照ラシ不都
合ナルモノハ其發賣ヲ禁シ或ハ之

57

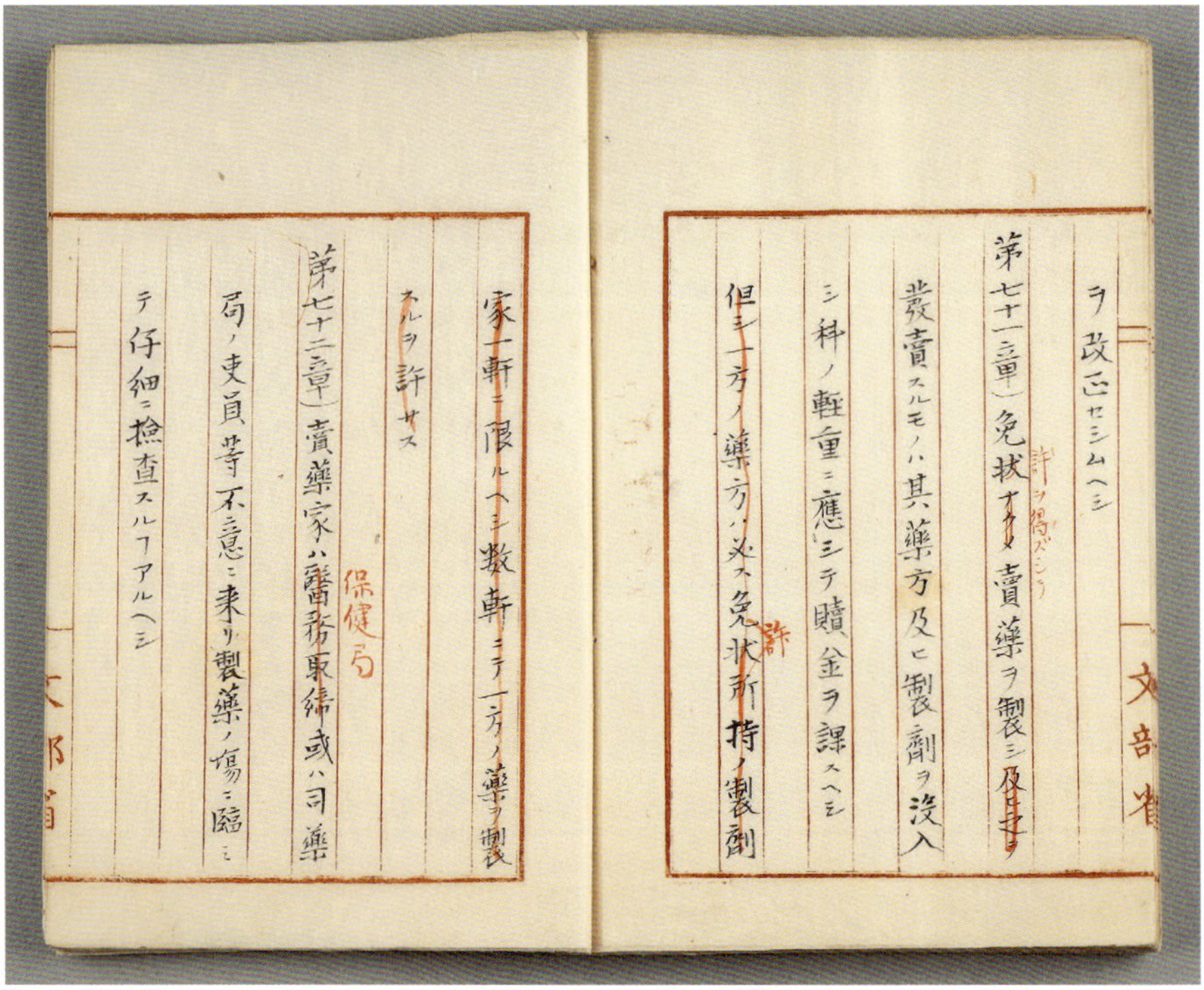
ヲ改正セシムヘシ
第七十一章　免狀ナクシテ賣藥ヲ製シ及ヒ之ヲ
發賣スルモノハ其藥方及ヒ製劑ヲ沒入
シ科ノ輕重ニ應シテ贖金ヲ課スヘシ
但シ一方ノ藥方ハ必ス免狀所持ノ製劑
家一軒ニ限ルヘシ數軒ニテ一方ノ藥ヲ製
スルヲ許サス
第七十二章　賣藥家ハ醫務取締或ハ司藥
局ノ吏員等不意ニ来リ製藥ノ場ニ臨ミ
テ仔細ニ撿査スルコアルヘシ

58

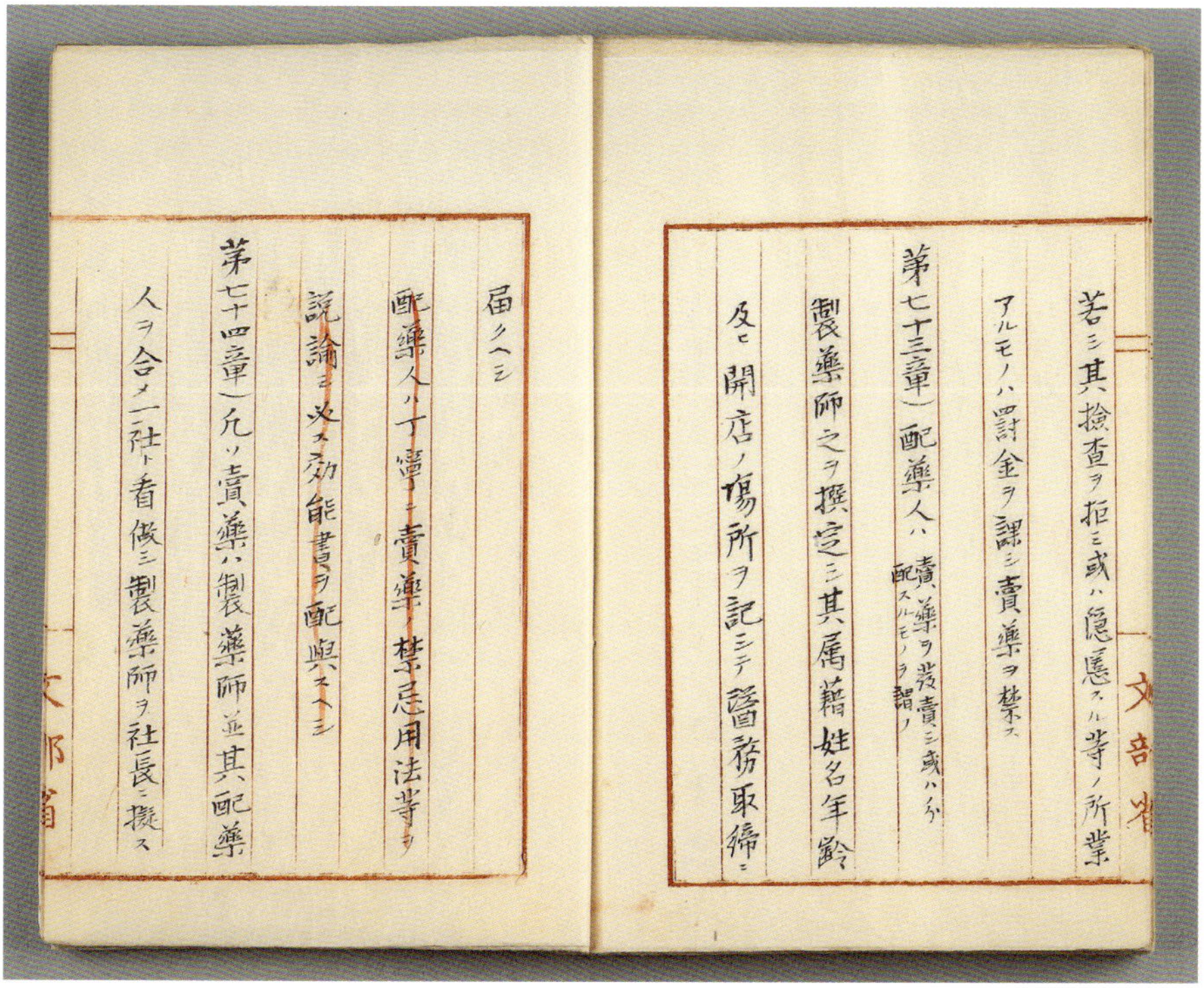

若シ其検査ヲ拒ミ或ハ隠匿スル等ノ所業
アルモノハ罰金ヲ課シ売薬ヲ禁ス
第七十三章　配薬人ハ売薬ヲ発売シ或ハ分配スルモノヲ謂フ
製薬師之ヲ撰定シ其属籍姓名年齢
及ヒ開店ノ場所ヲ記シテ医務取締ニ
文部省
届クヘシ
配薬人ハ丁寧ニ売薬ノ禁忌用法等ヲ
説諭シ及ヒ効能書ヲ配与スヘシ
第七十四章　凡ソ売薬ハ製薬師並其配薬
人ヲ合メ一社ト看做シ製薬師ヲ社長ニ擬ス
文部省

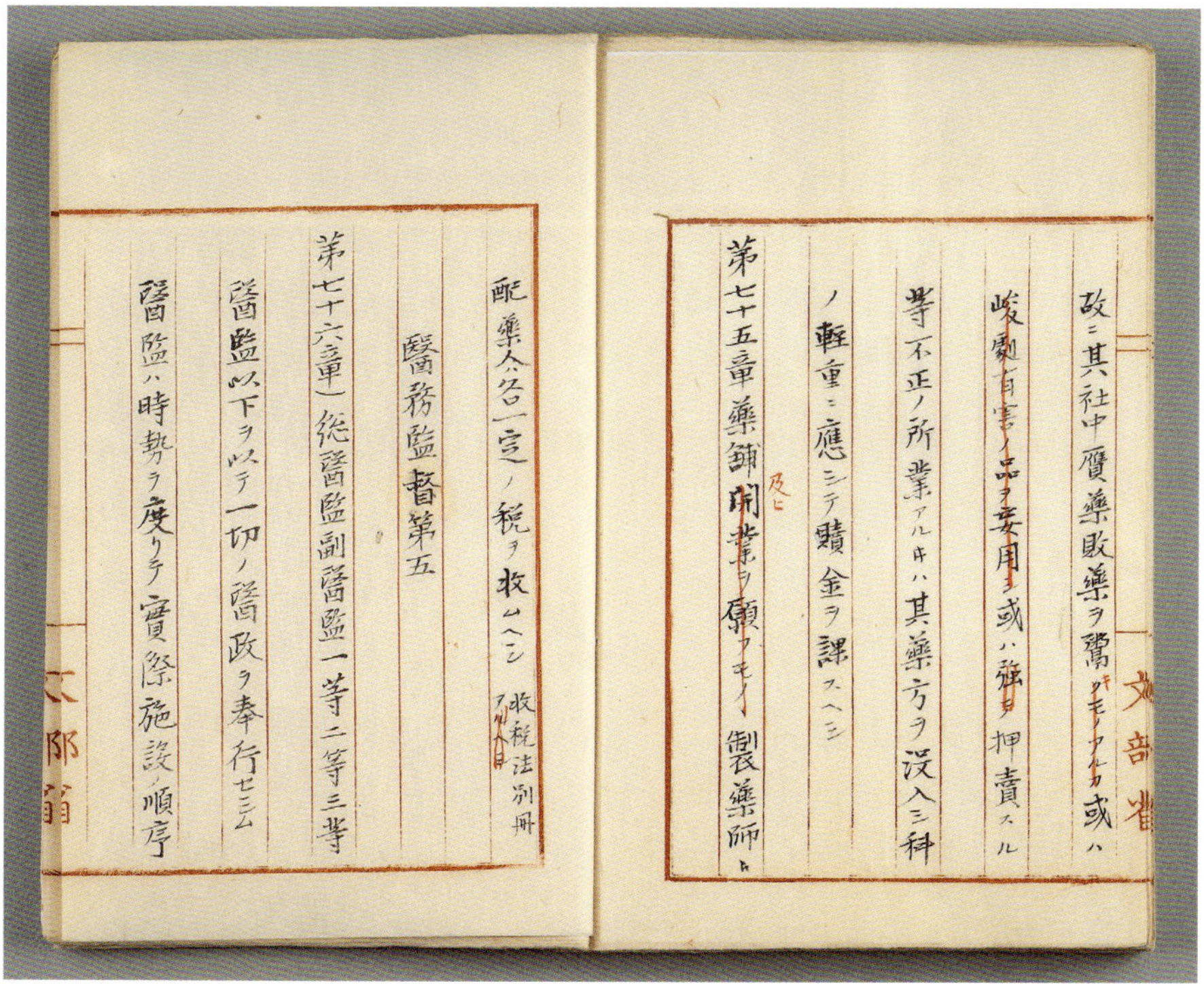

故ニ其社中贋薬敗薬ヲ鬻クモノアルカ或ハ
峻劇有害ノ品ヲ妄用シ或ハ強テ押売スル
等不正ノ所業アルトキハ其薬方ヲ没入シ科
ノ軽重ニ應シテ贖金ヲ課スヘシ
第七十五章　薬舗開業ヲ願フモノ 及ヒ 製薬師ト
文部省
配薬人ハ各一定ノ税ヲ收ムヘシ　收税法別冊
医務監督第五
第七十六章　総医監副医監一等二等三等
医監以下ヲ以テ一切ノ医政ヲ奉行セシム
医監ハ時勢ヲ度リテ実際施設ノ順序
文部省

ヲ定メ醫政ノ普及醫学ノ大成ヲ以テ目
的トスヘシ
醫監ハ醫学卒業ノ證書ヲ所持シ旁
ヲ時務ニ明カナルモノヲ撰用ス
（醫学）醫学ノ大意ニ通シ時務ニ明カナル

モノヲ撰用ス
第七十七章　地方ノ醫師ヲ撰テ醫務取締ト
シ地方官地方醫監ノ指図ニ從ヒ日常
ノ醫務ヲ取扱ハシム
醫務取締ハ地方官ニテ之ヲ撰挙シ醫監

文部省

ノ議ヲ経テ地方官ヨリ命ス
醫務取締ハ醫師薬舗等ヨリ出ス所ノ書
類ヲ集メ毎年二度三月一日八月一日マテニ地
方醫監ニ出スヘシ但シ臨時ノ願伺等ハ其
時ニ地方官ニ地方醫監ニ出タシ遅滞アラ

シムヘカラス
第七十八章　流行病アリテ醫師ヨリ届ケ出タ
ルトキハ醫務取締急ニ馳テ其病床ニ臨ミ
病性ノ善悪流行ノ緩急ヲ審察シ地
方醫監並ヒニ地方官ニ届クヘシ

文部省

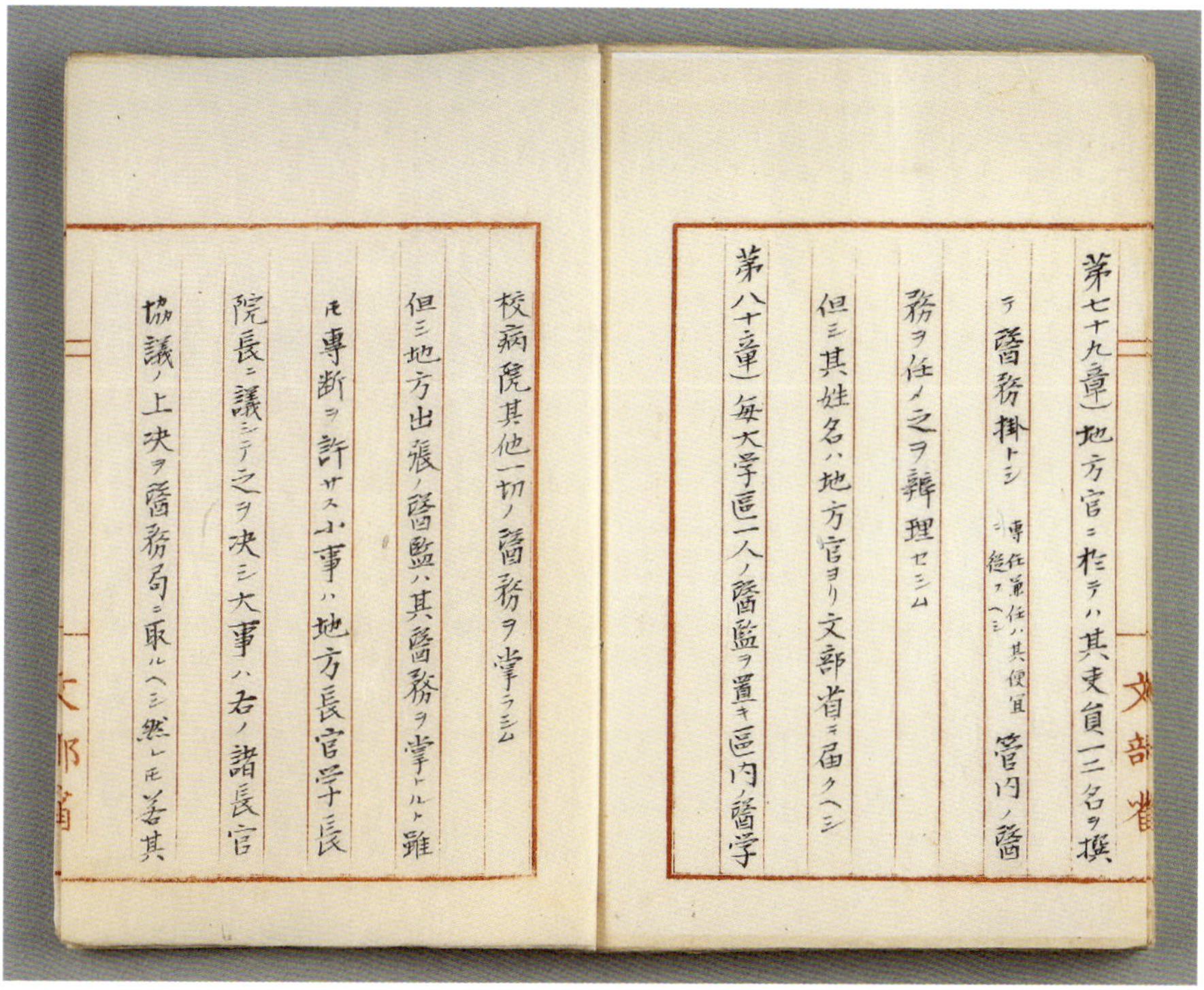
第七十九章　地方官ニ於テハ其吏員一二名ヲ撰
テ醫務掛トシ（専任兼任ハ其便宜ニ従フヘシ）管内ノ醫
務ヲ任シ之ヲ辨理セシム
但シ其姓名ハ地方官ヨリ文部省ニ届クヘシ
第八十章　毎大学区一人ノ醫監ヲ置キ区内醫学
校病院其他一切ノ醫務ヲ掌ラシム
但シ地方出張ノ醫監ハ其醫務ヲ掌トルト雖
モ専断ヲ許サス小事ハ地方長官学長
院長ニ議シテ之ヲ決シ大事ハ右ノ諸長官
協議ノ上決ヲ醫務局ニ取ルヘシ然レモ若其

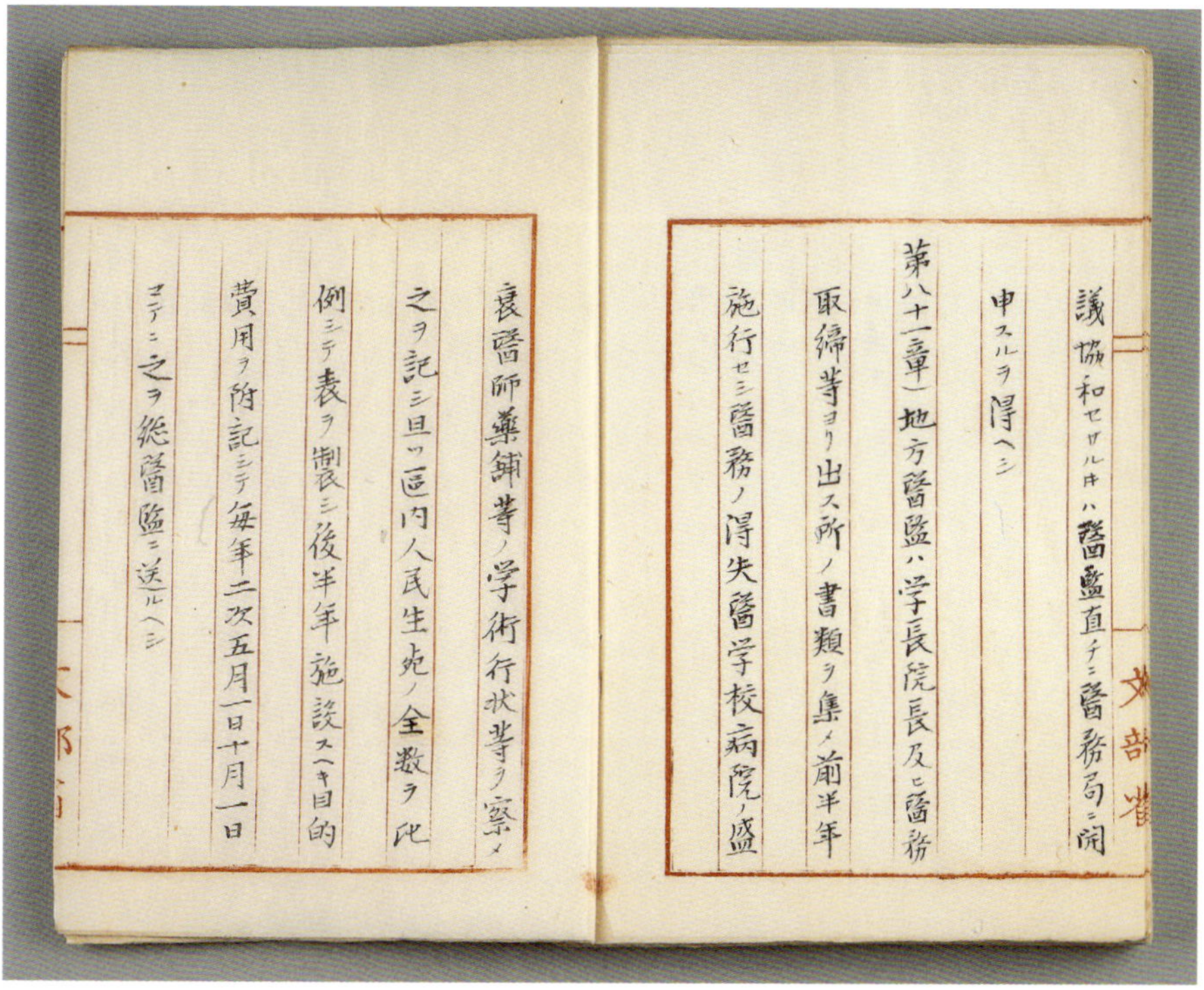
議協和セサルトキハ醫監直チニ醫務局ニ開
申スルヲ得ヘシ
第八十一章　地方醫監ハ学長院長及ヒ醫務
取締等ヨリ出ス所ノ書類ヲ集メ前半年
施行セシ醫務ノ得失醫学校病院ノ盛
衰醫師薬舗等ノ学術行状等ヲ察メ
之ヲ記シ且ツ区内人民生死ノ全数ヲ比
例シテ表ヲ製シ後半年施設スヘキ目的
費用ヲ附記シテ毎年二次五月一日十月一日
ヲ以テ之ヲ総醫監ニ送ルヘシ

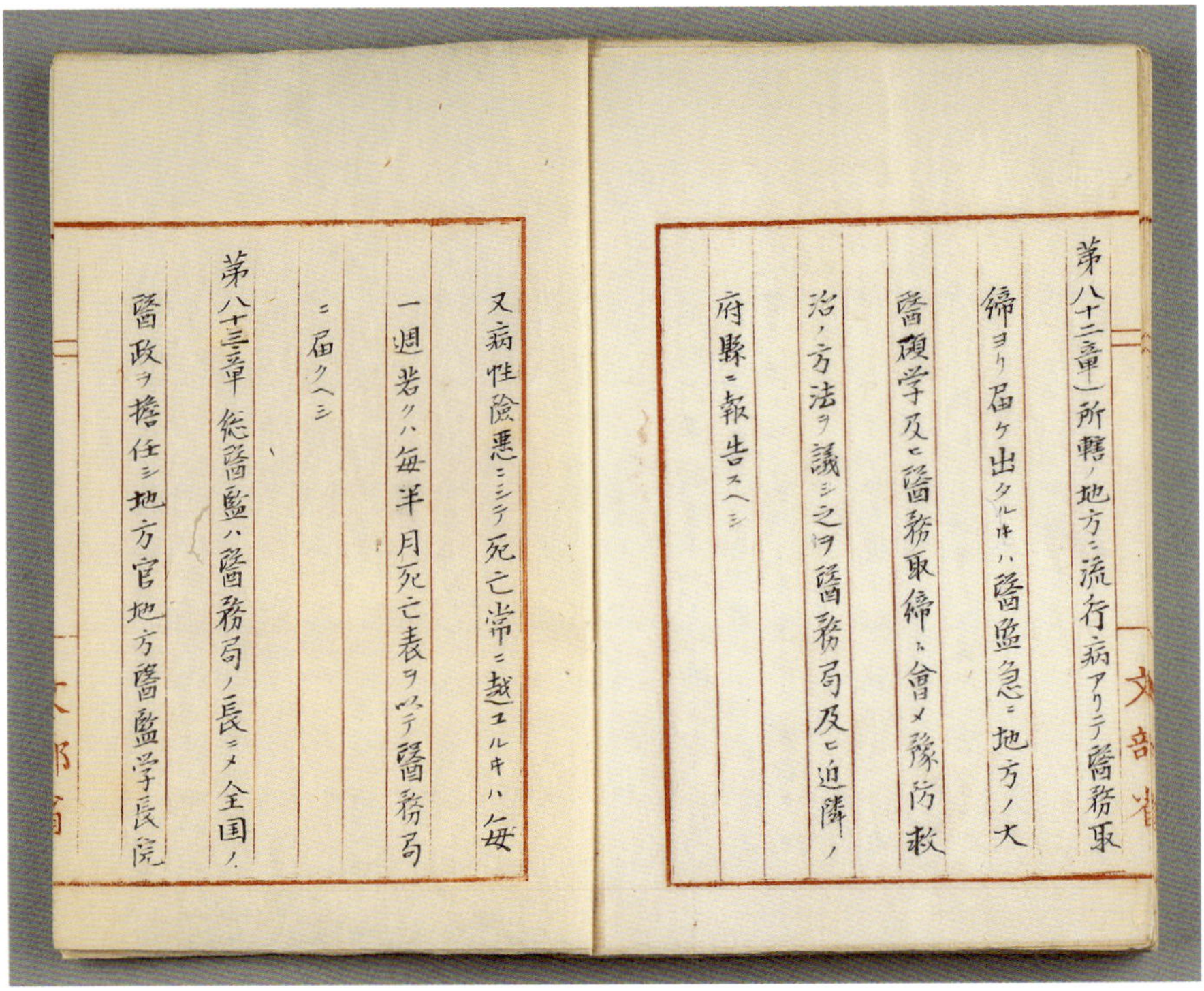

第八十二章 所轄ノ地方ニ流行病アリテ醫務取締ヨリ届ケ出タルトキハ醫監急ニ地方ノ大醫碩学及ヒ醫務取締ト會メ豫防救治ノ方法ヲ議シ之ヲ醫務局及ヒ近隣ノ府縣ニ報告スヘシ

又病性険悪ニシテ死亡常ニ越ユルトキハ毎一週若クハ毎半月死亡表ヲ以テ醫務局ニ届クヘシ

第八十三章 総醫監ハ醫務局ノ長ニメ全国ノ醫政ヲ擔任シ地方官地方醫監学長院

65

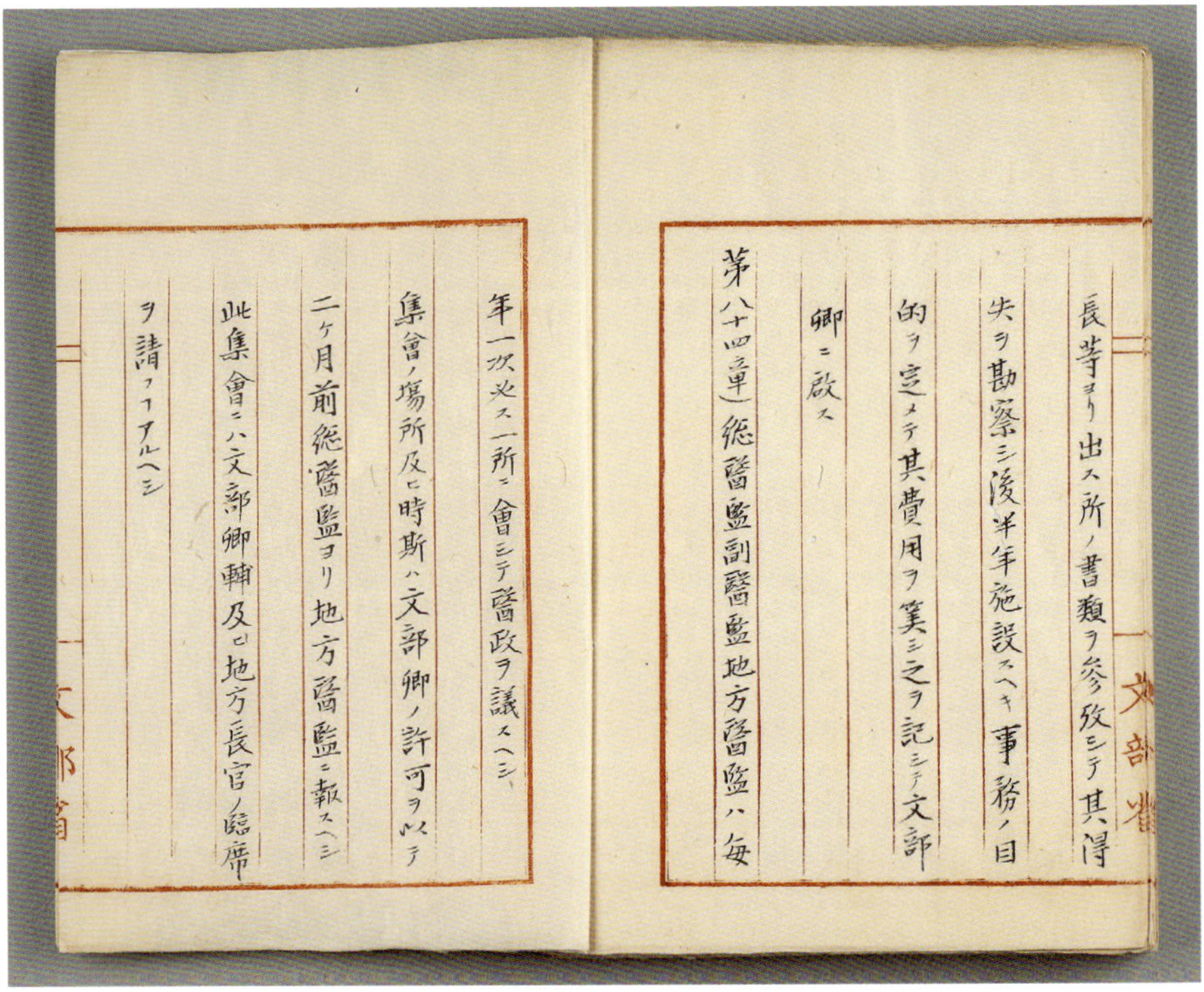

長等ヨリ出ス所ノ書類ヲ參攷シテ其得失ヲ勘察シ後半年施設スヘキ事務ノ目的ヲ定メテ其費用ヲ算シ之ヲ記シテ文部卿ニ啓ス

第八十四章 総醫監副醫監地方醫監ハ毎年一次必ス一所ニ會シテ醫政ヲ議スヘシ

集會ノ場所及ヒ時斯ハ文部卿ノ許可ヲ以テ二ケ月前総醫監ヨリ地方醫監ニ報スヘシ

此集會ニハ文部卿輔及ヒ地方長官ノ臨席ヲ請フヿアルヘシ

66

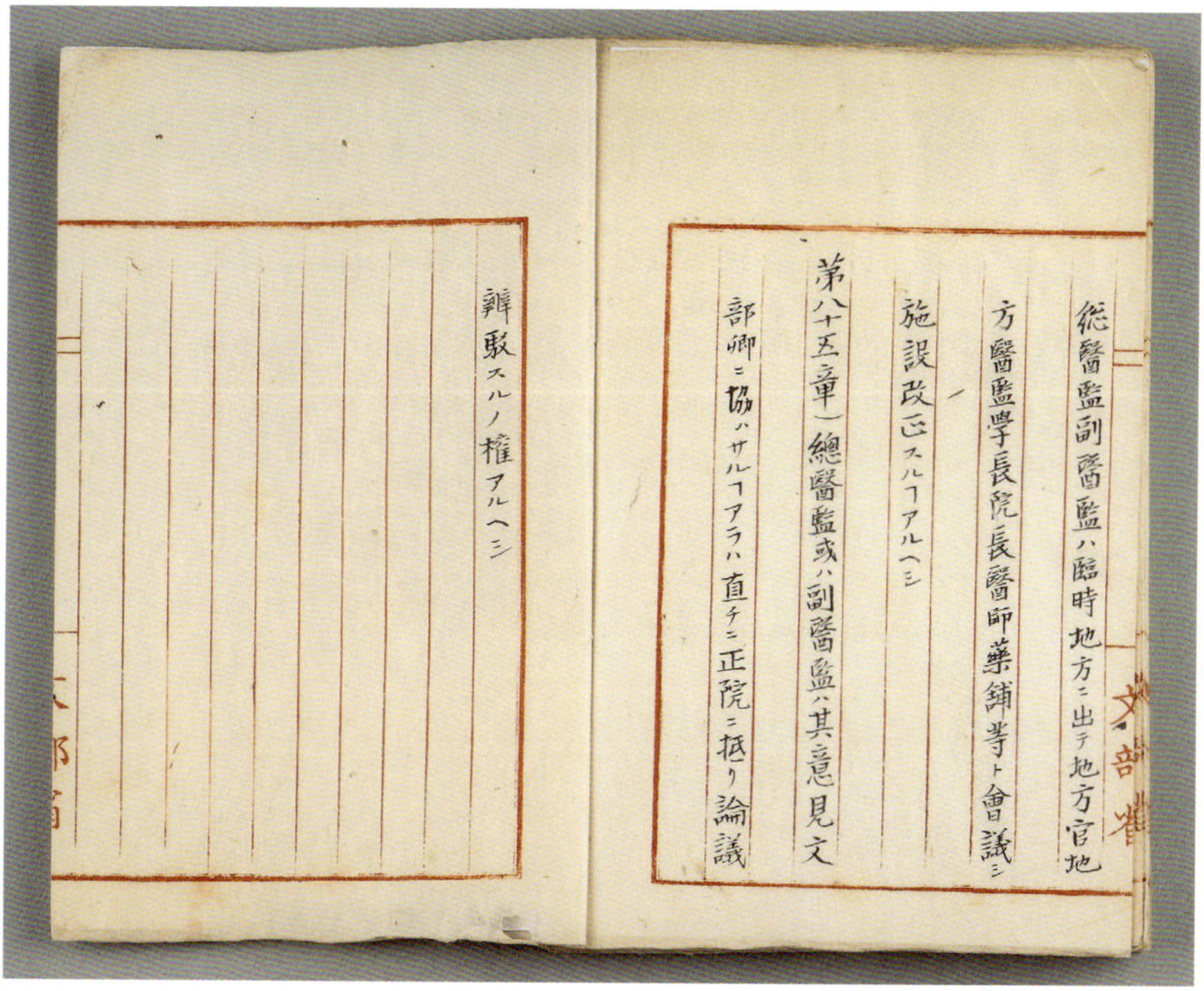

総醫監副醫監ハ臨時地方ニ出テ地方官地
方醫監學長院長醫師藥鋪等ト會議シ
施設改正スルヿアルヘシ
第八十五章 總醫監或ハ副醫監ハ其意見文
部卿ニ協ハサルヿアラハ直チニ正院ニ抵リ論議
辨駁スルノ權アルヘシ
文部省

67

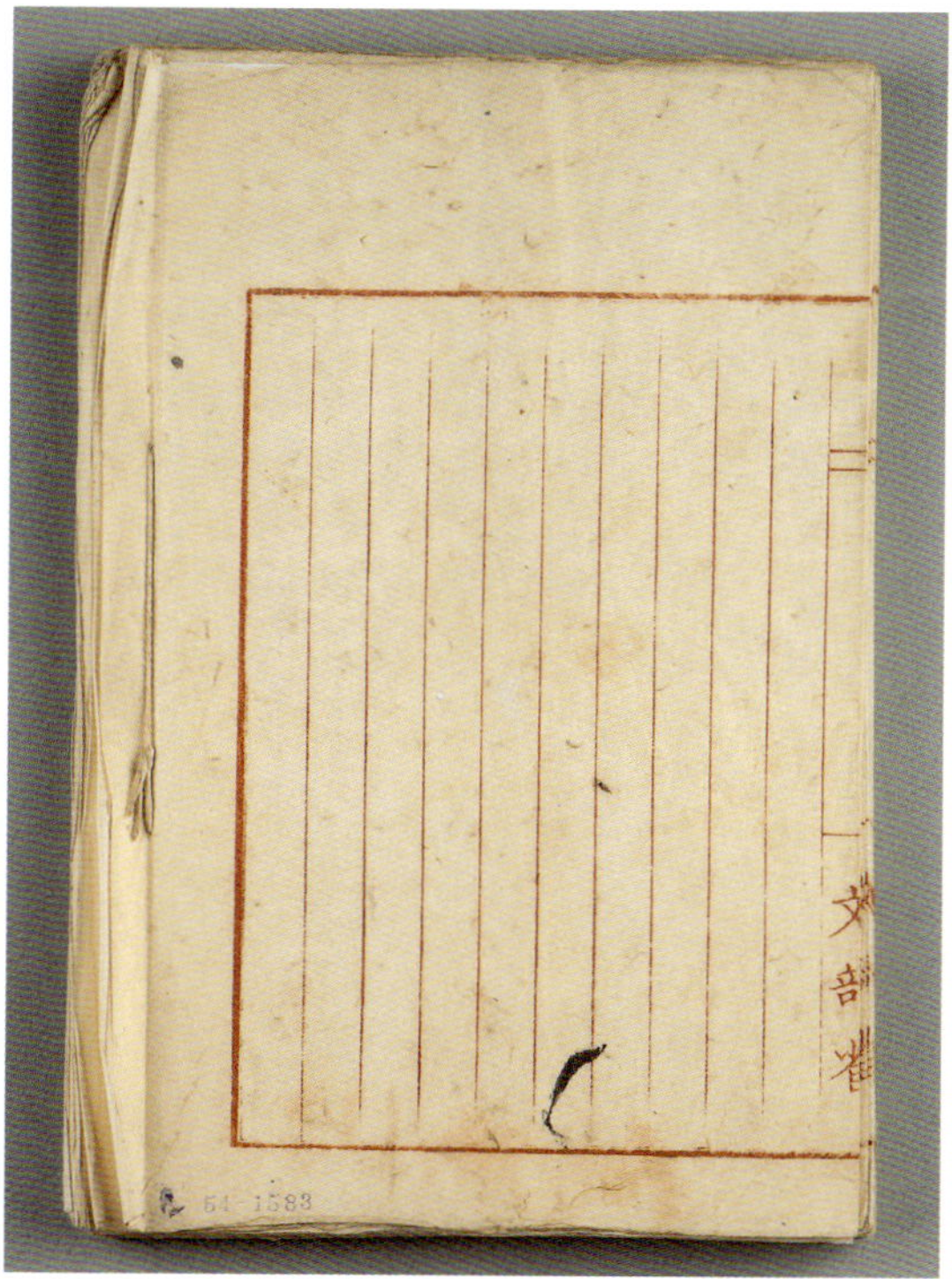

文部省

（以上）

68

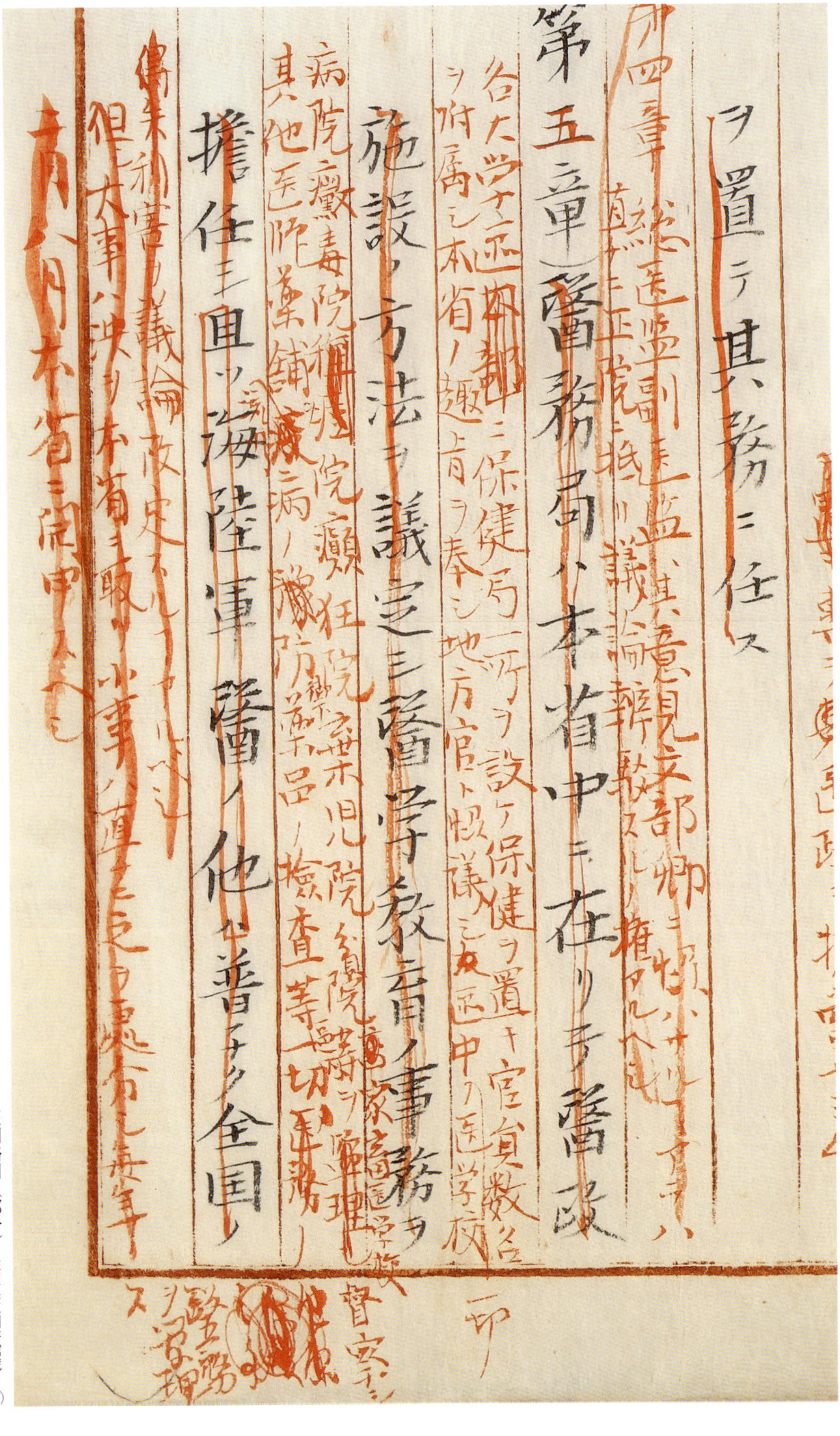
ヲ置テ其務ニ任ス
第五章 医務局ハ本省中ニ在リテ医政
施設ノ方法ヲ議定シ医学教育ノ事務ヲ
擔任シ且ツ海陸軍医ノ他ハ普ク全国ノ

医制略則（部分） 佐賀県立図書館蔵

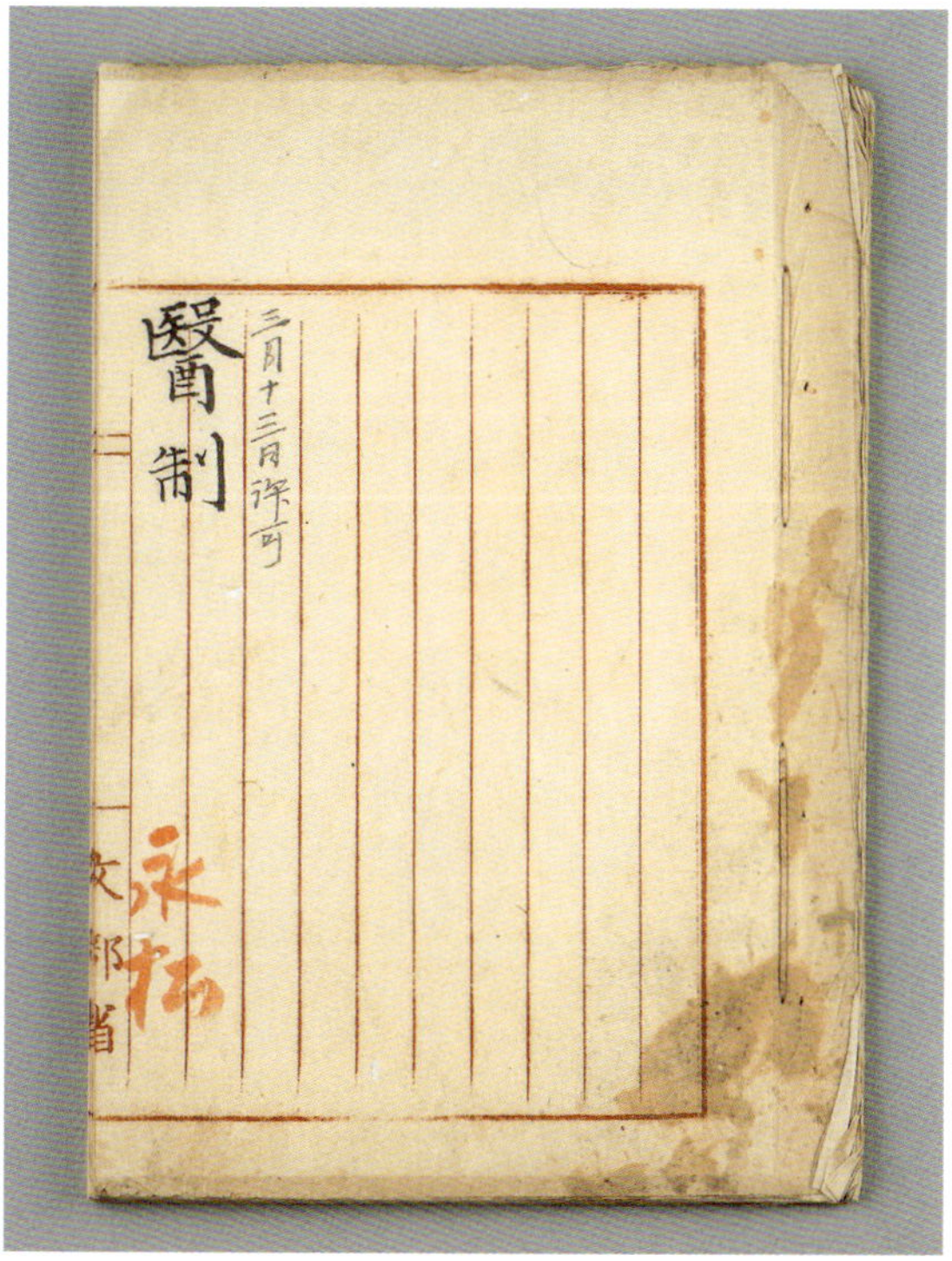

醫制
三月十三日許可
永松
文部省

医制（永松記名本）　佐賀県立図書館蔵 ⑨

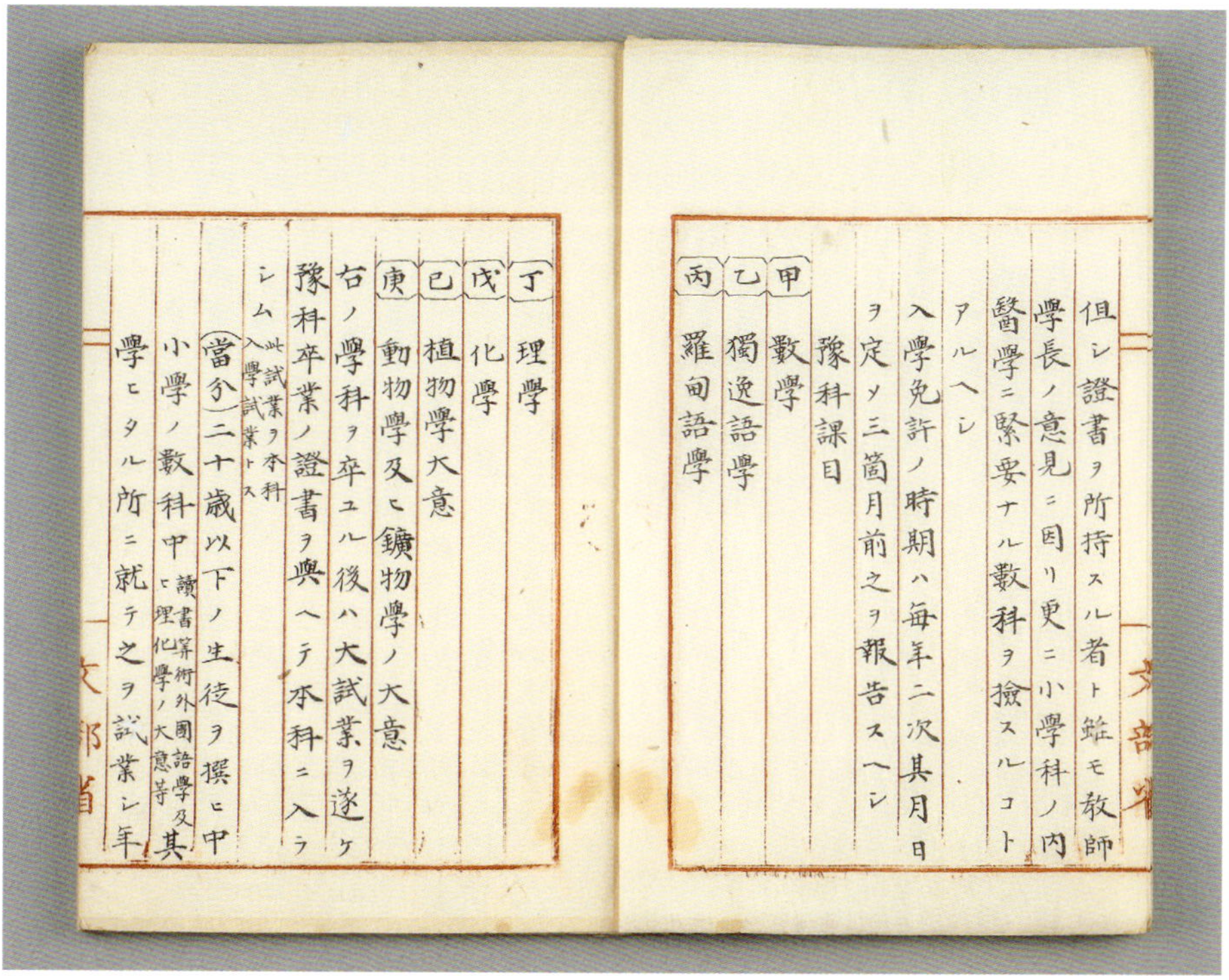

但シ證書ヲ所持スル者ト雖モ教師
學長ノ意見ニ因リ更ニ小學科ノ内
醫學ニ緊要ナル數科ヲ撿スルコト
アルヘシ
入學免許ノ時期ハ毎年二次其月日
ヲ定メ三箇月前之ヲ報告スヘシ
豫科課目
甲 數學
乙 獨逸語學
丙 羅甸語學
丁 理學
戊 化學
己 植物學大意
庚 動物學及ヒ鑛物學ノ大意
右ノ學科ヲ卒ユル後ハ大試業ヲ遂ケ
豫科卒業ノ證書ヲ與ヘテ本科ニ入ラ
シム 此試業ヲ本科入學試業トス
(當分)二十歳以下ノ生徒ヲ撰ヒ中
小學ノ數科中讀書算術外國語學及ヒ理化學ノ大意等其
學ヒタル所ニ就テ之ヲ試業シ年
文部省

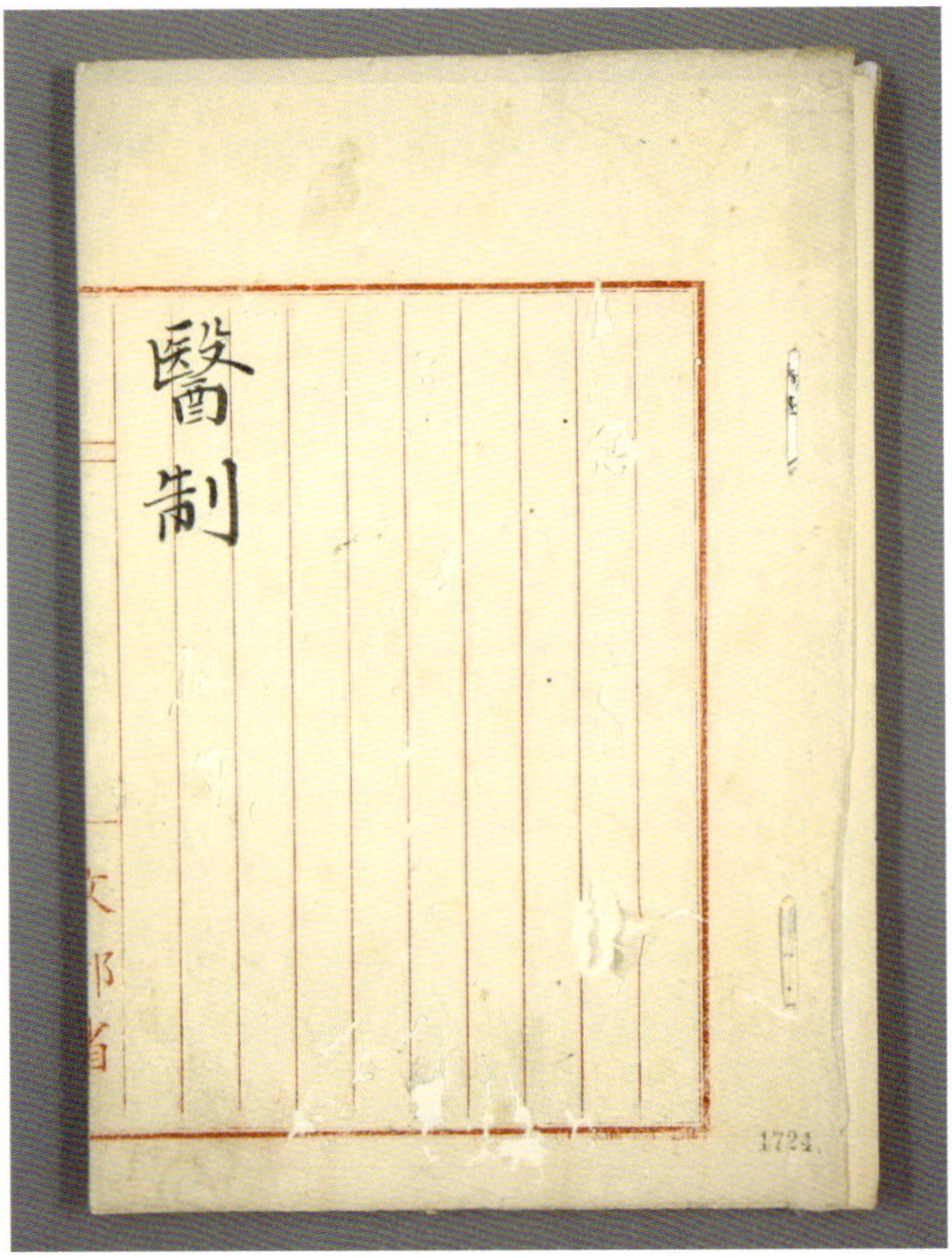

医制（**大隈文書本**）　早稲田大学図書館蔵　⑩

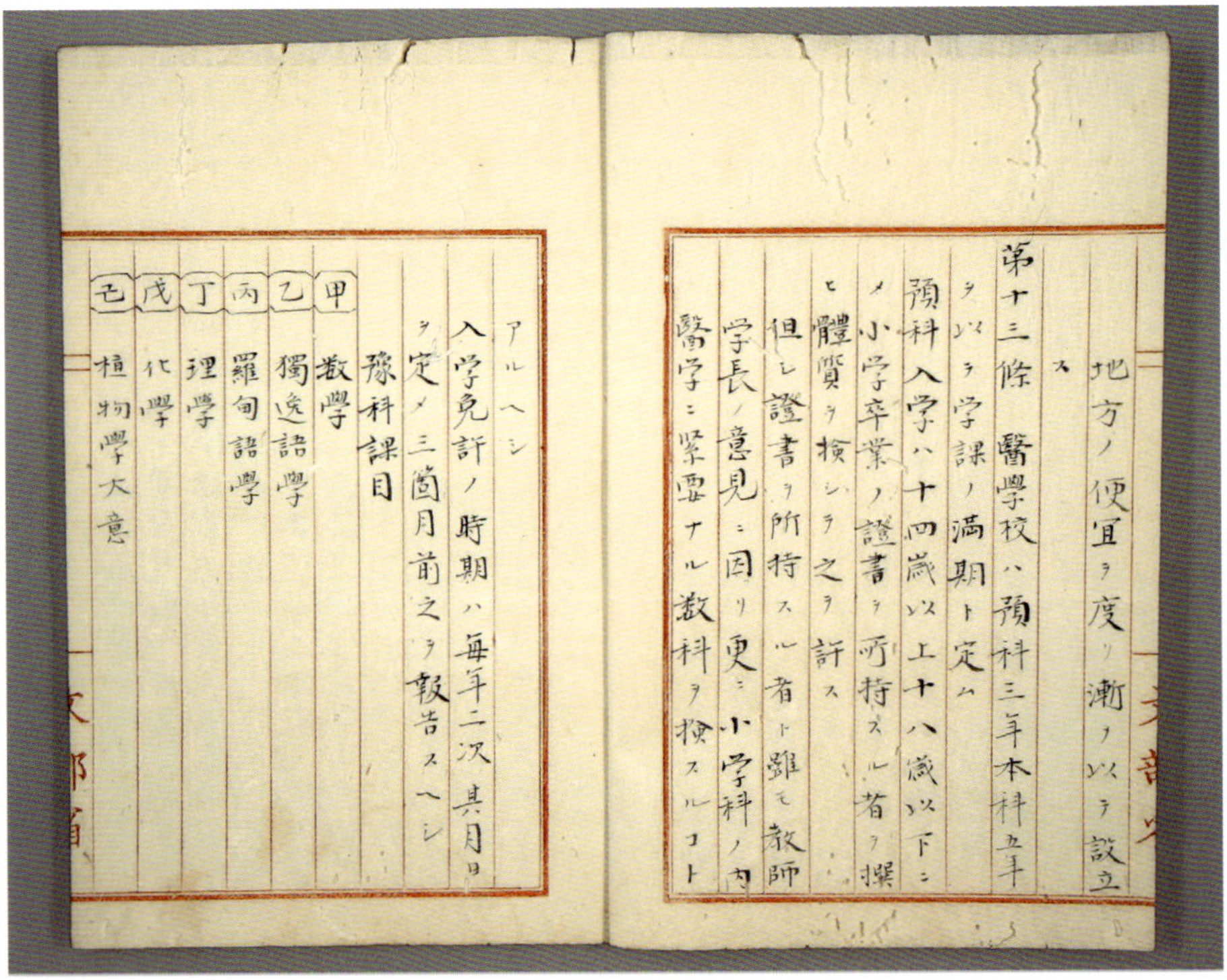

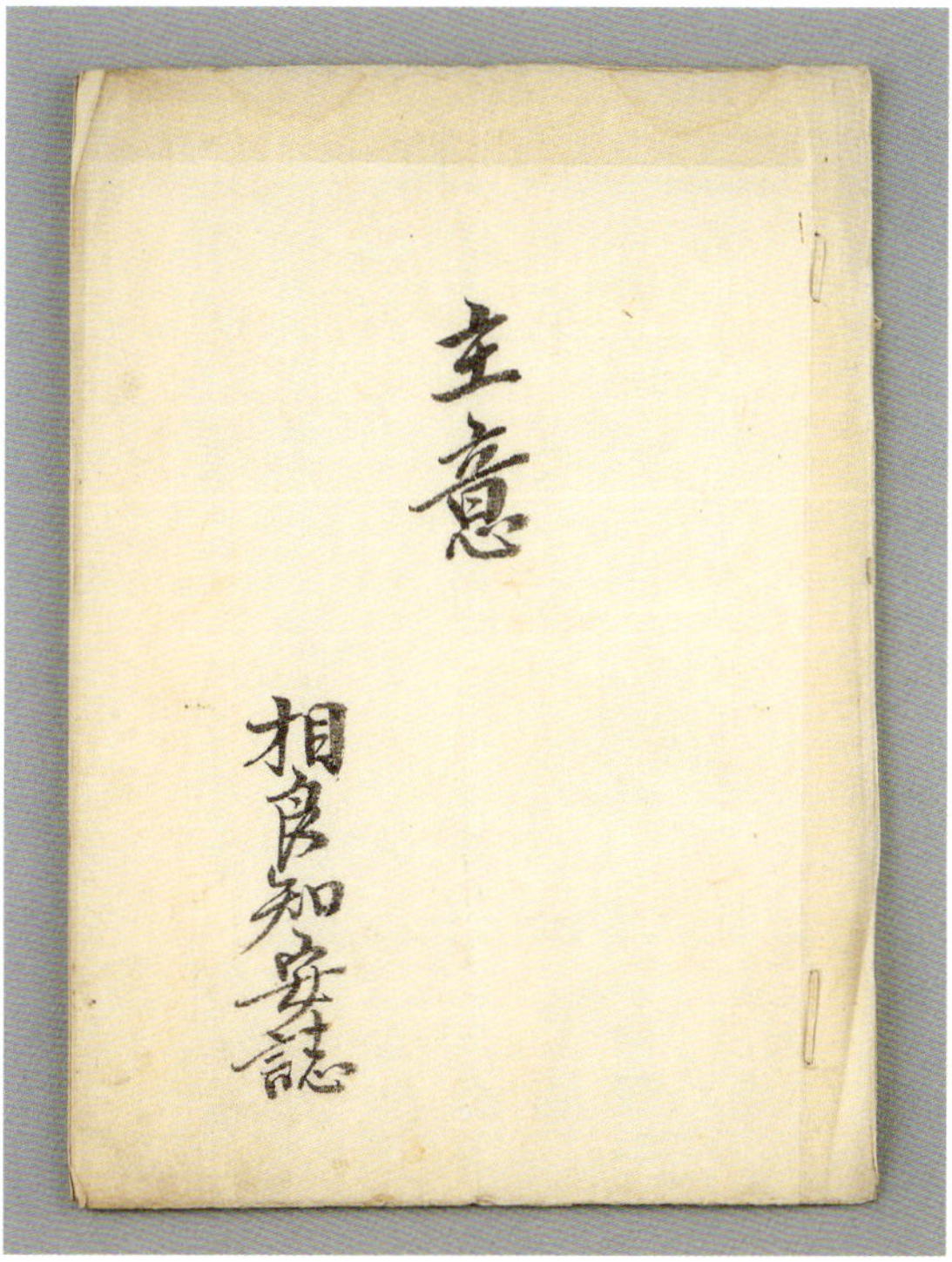

主意　佐賀県立図書館蔵　②

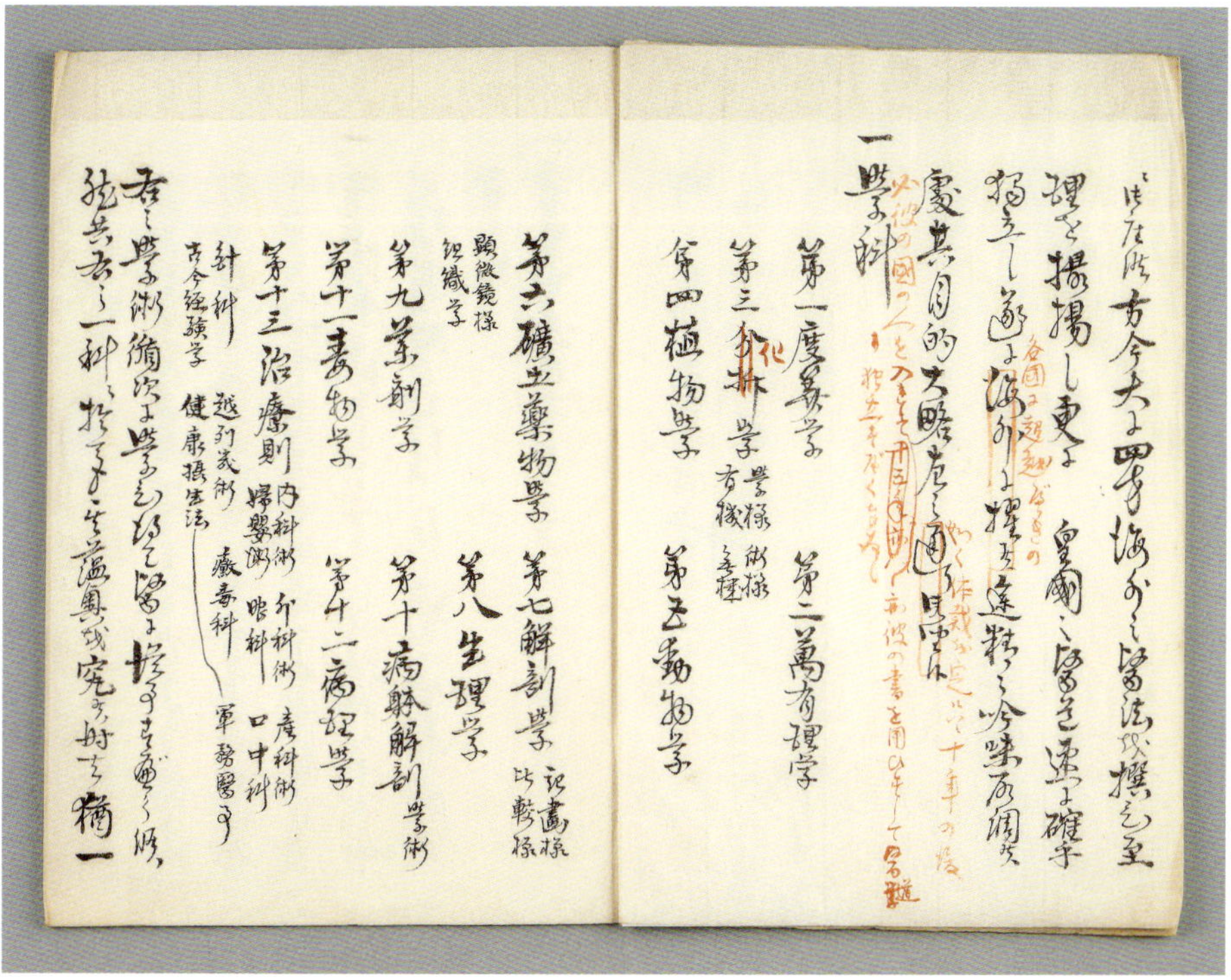

今般新ニ醫学校取調御用掛リ
被
仰付候ニ付、蘭醫ボードインニ
引合セ、篤ト吟味仕候處、凡ソ真ノ醫
道ヲ学ハントスルニハ、先ツ醫学校ヲ設ケ
病院ヲ附属シ、学則模様相立候上
定メ、幼年ヨリ法ニ依テ教導不致候テ
ハ、迚モ真面目ノ業難相成候、今
般之御趣意、実ニ
皇國醫道御一新ノ秋ト存候
儀ニ付、此上蘭醫ニ御依托ニ相成候ハヽ
半必勉励、西洋規範ニ従ヒ、擔當
教導可仕候ニ付、速ニ相学校及
病院ノ規則精細ニ相認差上申候、至
大要ノ所ハ左ニ申上候
一 生学受業之病院御建設相成申候也、一行

民……
風ヲ除キ候テ、先ツ三都ニ而
一所ニ創メ候テ、幼少之儀ハ成
撰ヒ、醫学科等致相可為已ヲ生學ニ
上ヨリ免許ノ試験致ケ可申
候、右幼少之儀書生ヲ撰ヒ候
ニ付、諸藩ニ御布告ニ相成、何年
ケ何年迄、大中小藩ニ應シ
何人宛ノ人数相定、何年ニ而
一ケ年ニ何程ノ修業料相與ニ
何頃迄ニ東京ニ指出候様御達シ
申候、此ノ有志生差出申年
齢定法ニ付テノ通候共申上置
業學相成候後、年々一定ノ次第
相書記差出候得ハ、試業ノ上
ノ醫学科ヲ可相成候
於學相過候者ハ雖モ篤志ノ人ニ
候生候得ハ別段修業相成候様
ノ有之候
一 生学御導ニ相成候、醫学生受

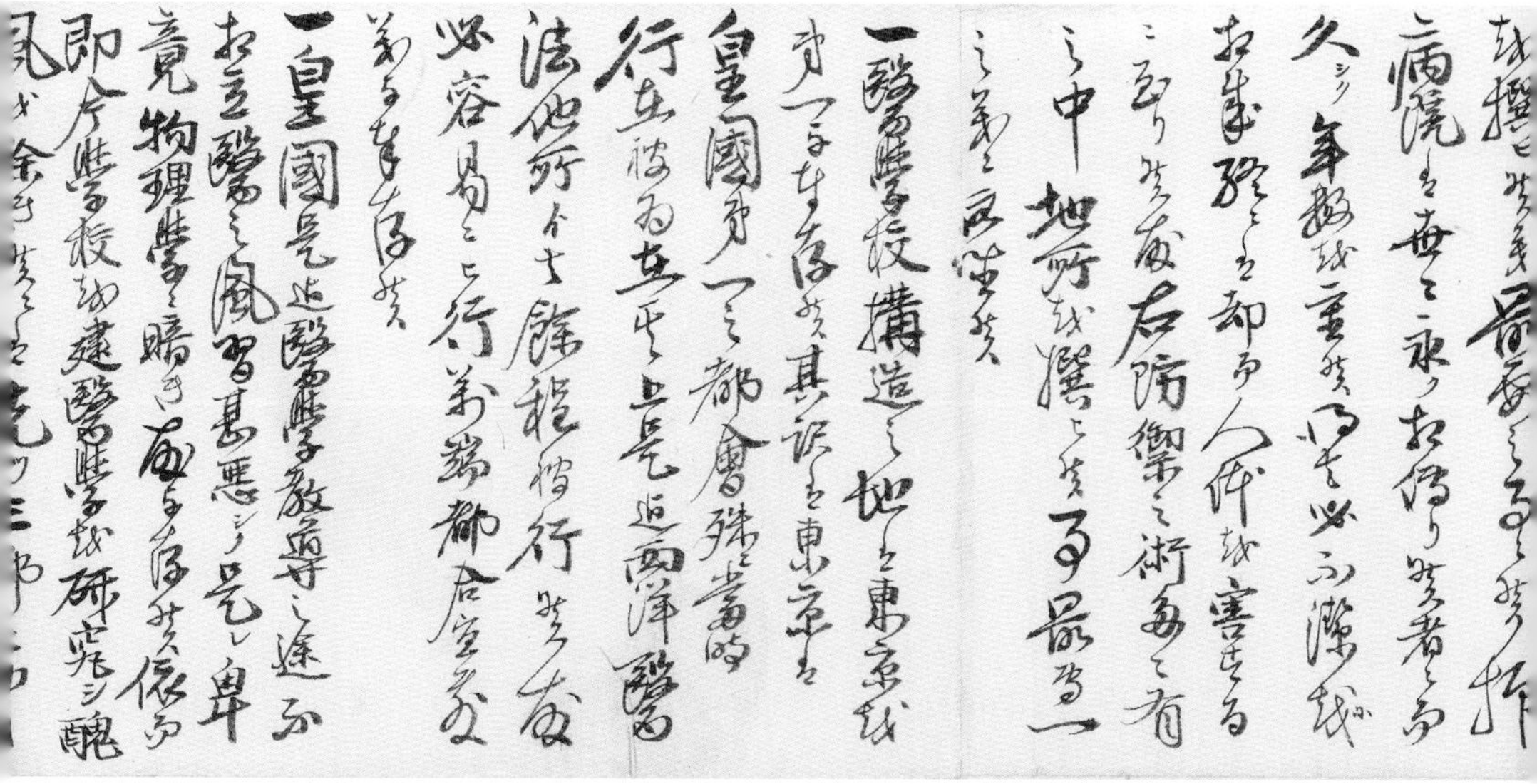

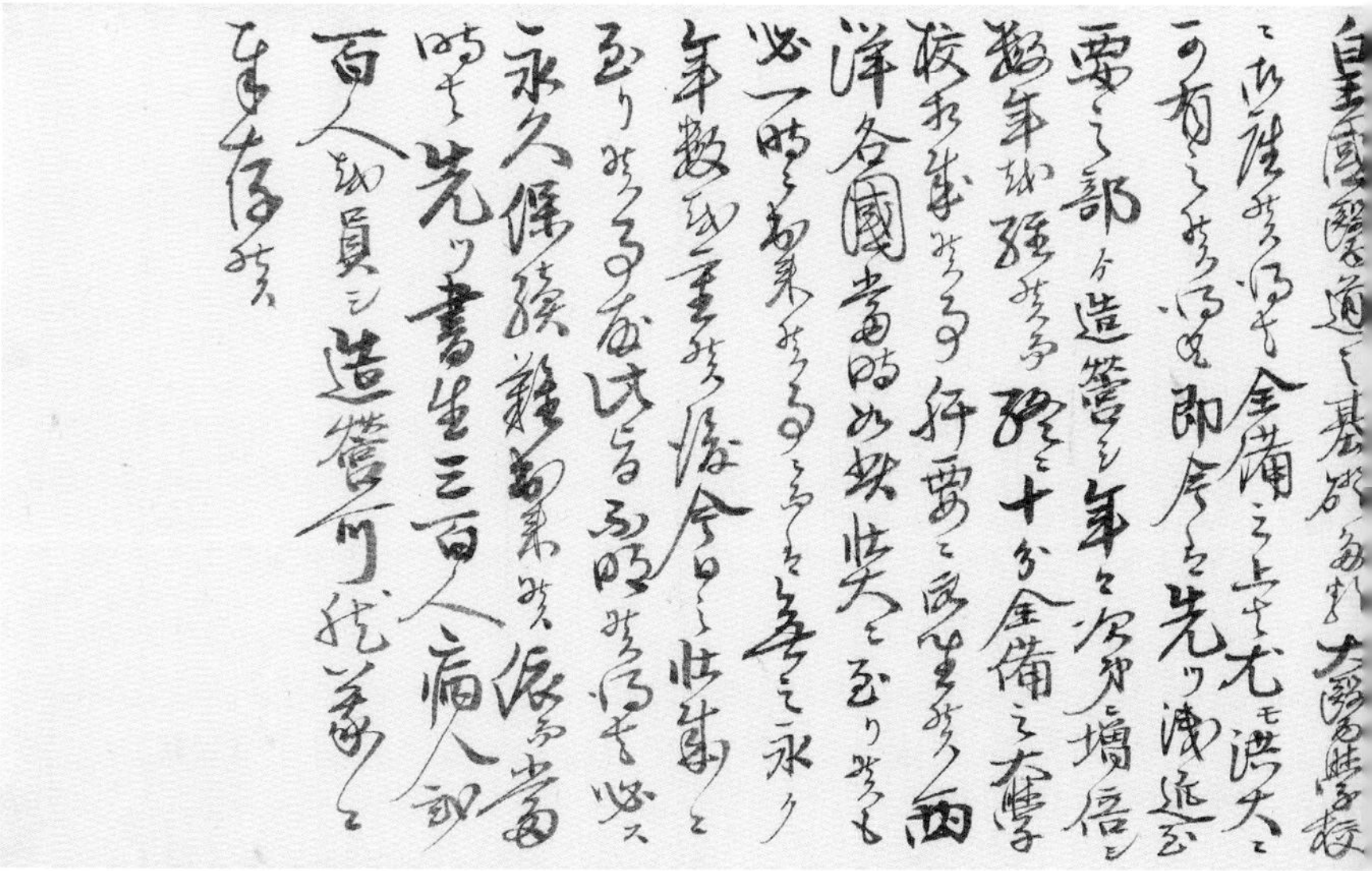

明治二年医学校取調に関わる意見書　海の見える杜美術館蔵　①

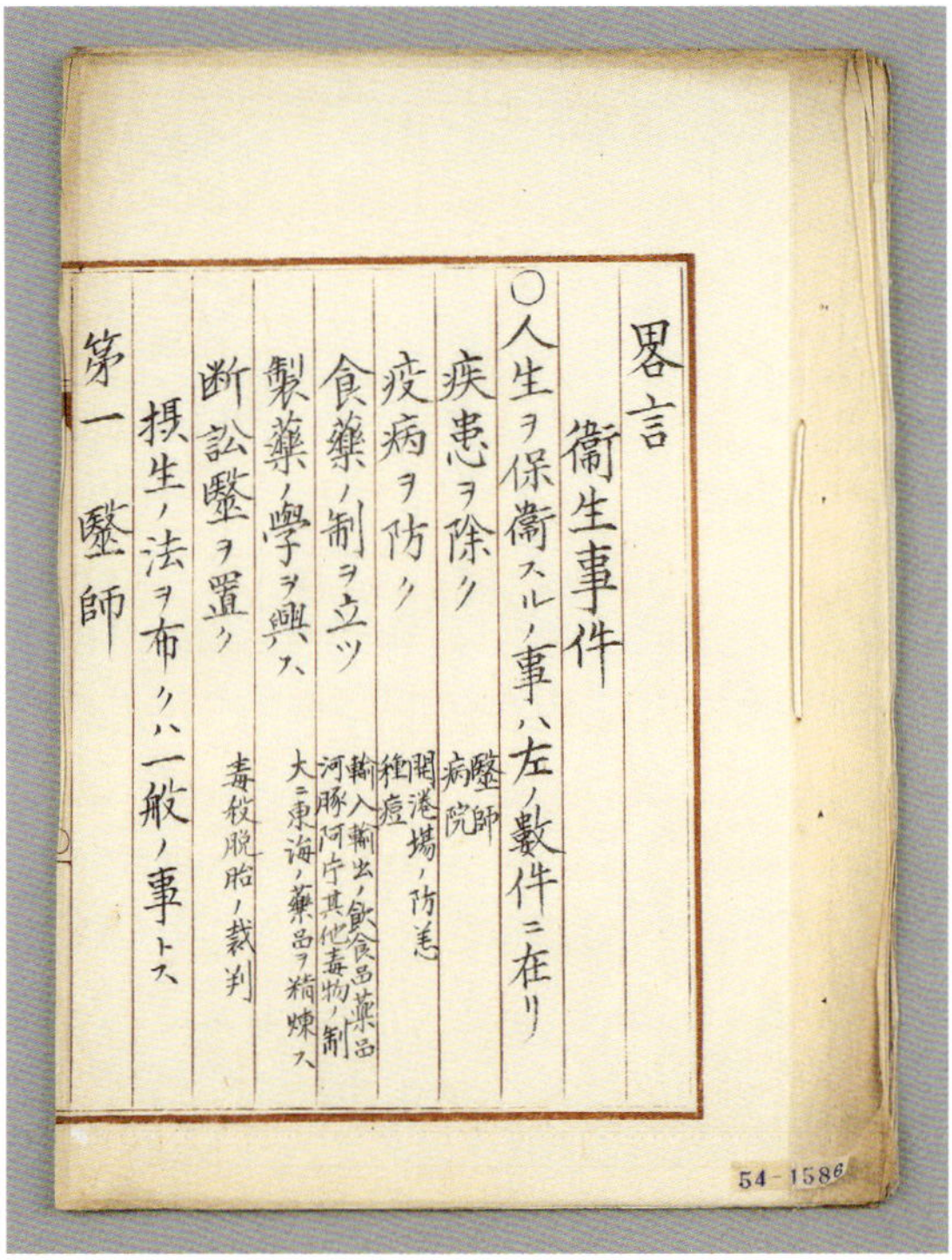

畧言

衛生事件

○人生ヲ保衛スルノ事ハ左ノ數件ニ在リ

疾患ヲ除ク　醫師　病院

疫病ヲ防ク　開港場ノ防毒　種痘

食藥ノ制ヲ立ツ　輸入輸出ノ飲食品藥品　河豚阿片其他毒物ノ制

製藥ノ學ヲ興ス　大ニ東海ノ藥品ヲ精煉ス

断訟醫ヲ置ク　毒殺脱胎ノ裁判

摂生ノ法ヲ布クハ一般ノ事トス

第一　醫師

衛生事件　佐賀県立図書館蔵

④

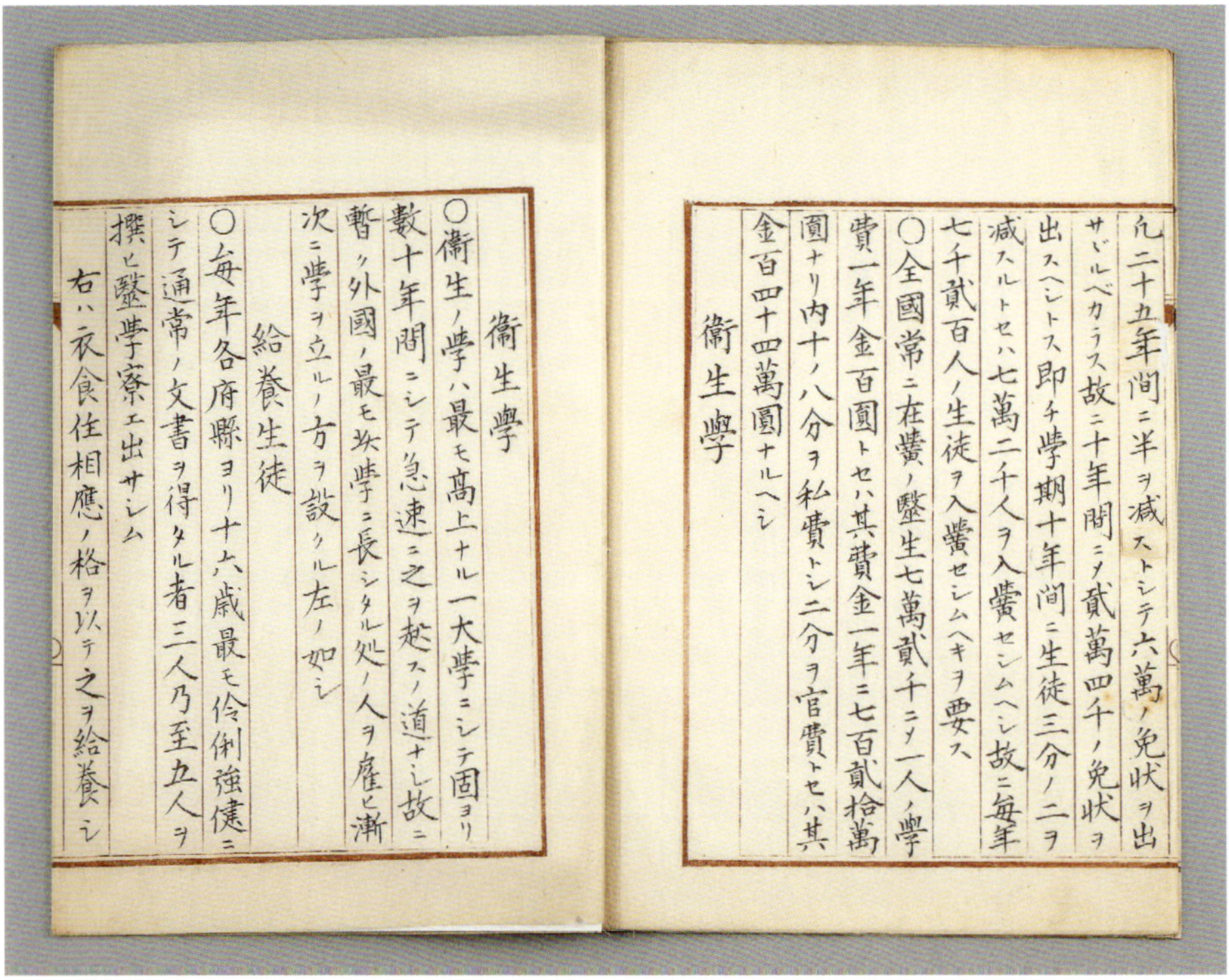

凡二十五年間ニ半ヲ減ストシテ六萬ノ免状ヲ出サヾルベカラス故ニ十年間ニメ貳萬四千ノ免状ヲ出スヘシトス即チ學期十年間ニ生徒三分ノ二ヲ減スルトセハ七萬二千人ヲ入黌セシムヘシ故ニ毎年七千貳百人ノ生徒ヲ入黌セシムヘキヲ要ス

○全國常ニ在黌ノ醫生七萬貳千ニメ一人ノ學費一年金百圓トセハ其費金一年ニ七百貳拾萬圓ナリ内十ノ八分ヲ私費トシ二分ヲ官費トセハ其金百四十四萬圓ナルヘシ

衛生學

衛生學

○衛生ノ學ハ最モ高上ナル一大學ニシテ固ヨリ數十年間ニシテ急速ニ之ヲ起スノ道ナシ故ニ暫ク外國ノ最モ斯學ニ長シタル処ノ人ヲ雇ヒ漸次ニ學ヲ立ルノ方ヲ設クル左ノ如シ

給養生徒

○毎年各府縣ヨリ十六歳最モ伶俐強健ニシテ通常ノ文書ヲ得タル者三人乃至五人ヲ撰ヒ醫學寮エ出サシム

右ハ衣食住相應ノ格ヲ以テ之ヲ給養シ

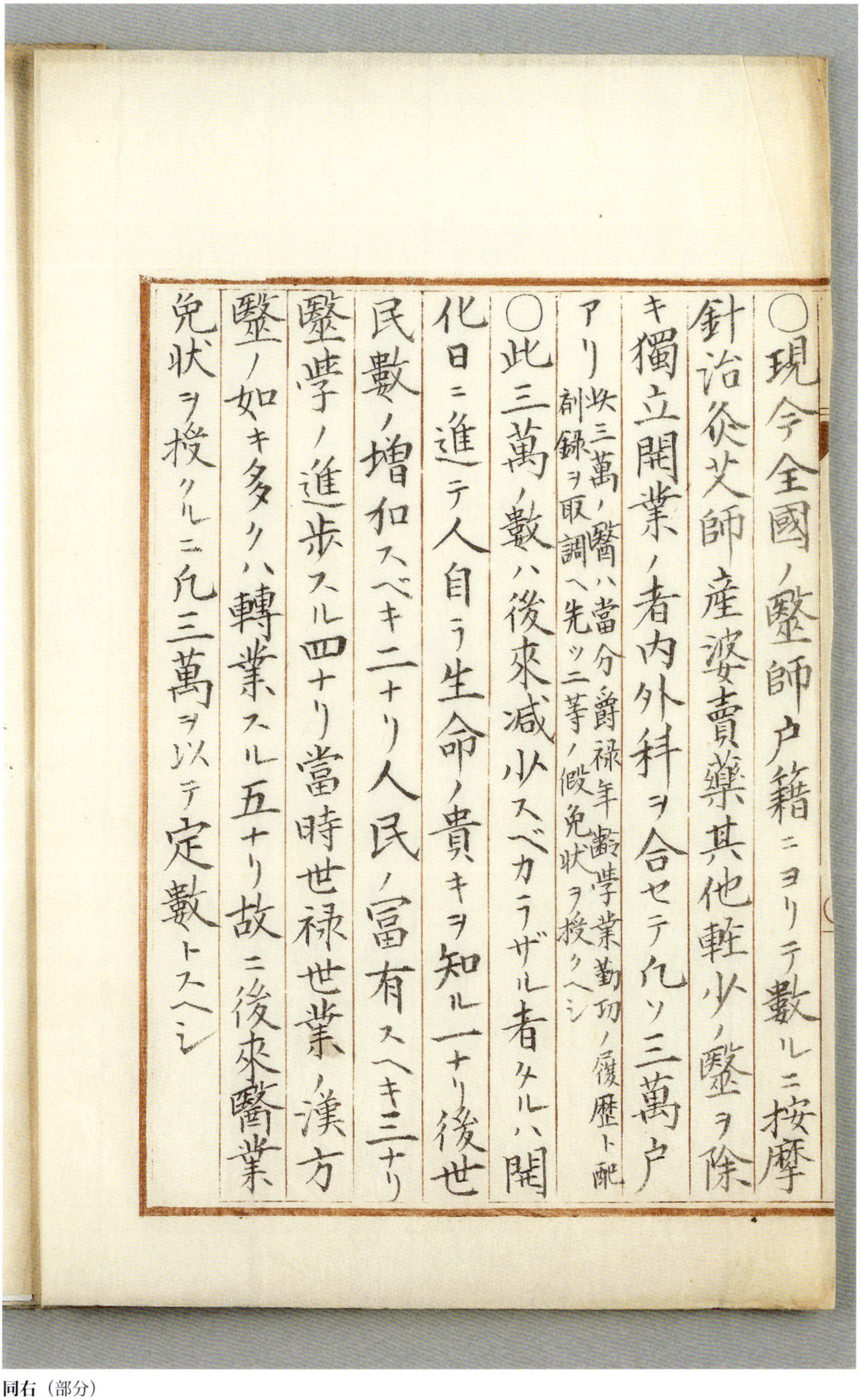
○現今全國ノ醫師戸籍ニヨリテ數ルニ按摩針治灸艾師産婆賣藥其他輕少ノ醫ヲ除キ獨立開業ノ者内外科ヲ合セテ凡ソ三萬戸アリ此三萬ノ醫ハ當分爵祿年齡學業勤功ノ履歷ト配剤錄ヲ取調ヘ先ツ二等ノ假免狀ヲ授クヘシ
○此三萬ノ數ハ後來減少スベカラザル者タルハ開化日ニ進テ人自ラ生命ノ貴キヲ知ル一ナリ後世民數ノ増加スベキ二ナリ人民ノ富有スヘキ三ナリ醫學ノ進歩スル四ナリ當時世祿世業ノ漢方醫ノ如キ多クハ轉業スル五ナリ故ニ後來醫業免狀ヲ授クルニ凡三萬ヲ以テ定數トスヘシ

同右（部分）

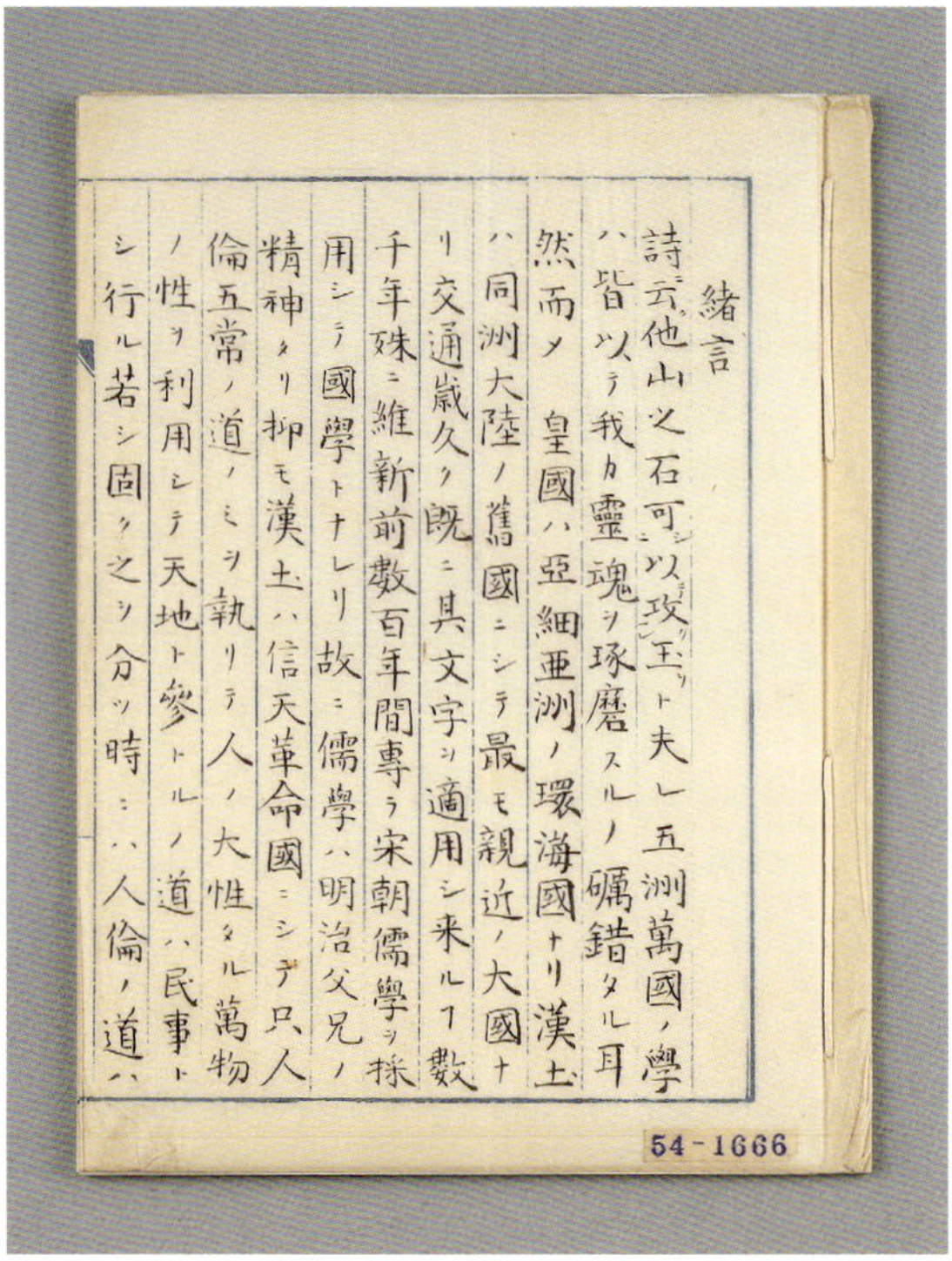
緒言
詩云他山之石可以攻玉ト夫レ五洲萬國ノ學
ハ皆以テ我カ靈魂ヲ琢磨スルノ礪錯タル耳
然而メ　皇國ハ亞細亞洲ノ環海國ナリ漢土
ハ同洲大陸ノ舊國ニシテ最モ親近ノ大國ナ
リ交通歳久ク既ニ其文字ヲ適用シ来ルヿ數
千年殊ニ維新前數百年間專ラ宋朝儒學ヲ採
用シテ國學トナレリ故ニ儒學ハ明治父兄ノ
精神タリ抑モ漢土ハ信天革命國ニシテ只人
倫五常ノ道ノミヲ執リテ人ノ大性タル萬物
ノ性ヲ利用シテ天地ト參トルノ道ハ民事ト
シ行ルヽ若シ固ク之ヲ分ツ時ニハ人倫ノ道ハ

勅語論釈　佐賀県立図書館蔵

⑪

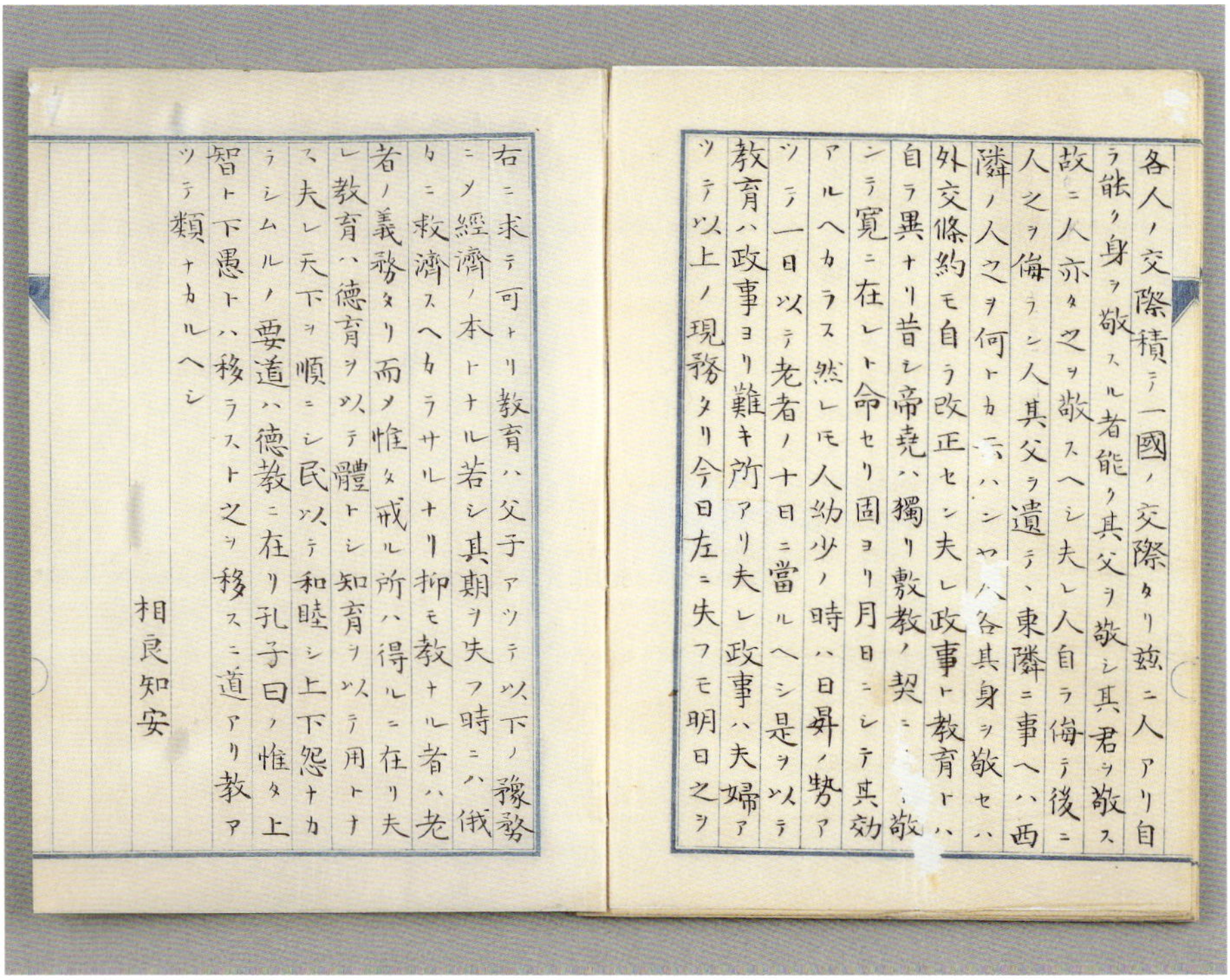
各人ノ交際積テ一國ノ交際タリ茲ニ人アリ自
ラ能ク身ヲ敬スル者能ク其父ヲ敬シ其君ヲ敬ス
故ニ人亦タ之ヲ敬スヘシ夫レ人自ラ侮テ後ニ
人之ヲ侮ラン人其父ヲ遺テヽ東隣ニ事ヘハ西
隣ノ人之ヲ何トカ云ハンヤ人各其身ヲ敬セハ
外交條約モ自ラ改正セン夫レ政事ト教育トハ
自ラ異ナリ昔シ帝堯ハ獨リ敷教ノ契ニ敬
シテ寛ニ在レト命セリ固ヨリ月日ニシテ其効
アルヘカラス然レモ人幼少ノ時ハ日昇ノ勢ア
ツテ一日以テ老者ノ十日ニ當ルヘシ是ヲ以テ
教育ハ政事ヨリ難キ所アリ夫レ政事ハ夫婦ア
ツテ以上ノ現務タリ今日左ニ失フモ明日之ヲ
右ニ求テ可ナリ教育ハ父子アツテ以下ノ豫勢
ニメ經濟ノ本トナル若シ其期ヲ失フ時ニハ俄
タニ救濟スヘカラサルナリ抑モ教ナル者ハ老
者ノ義務タリ而メ惟タ戒ル所ハ得ルニ在リ夫
レ教育ハ徳育ヲ以テ體トシ知育ヲ以テ用トナ
ス夫レ天下ヲ順ニシ民以テ和睦シ上下怨ナカ
ラシムルノ要道ハ徳教ニ在リ孔子曰ノ惟タ上
智ト下愚トハ移ラスト之ヲ移スニ道アリ教ア
ツテ類ナカルヘシ
相良知安

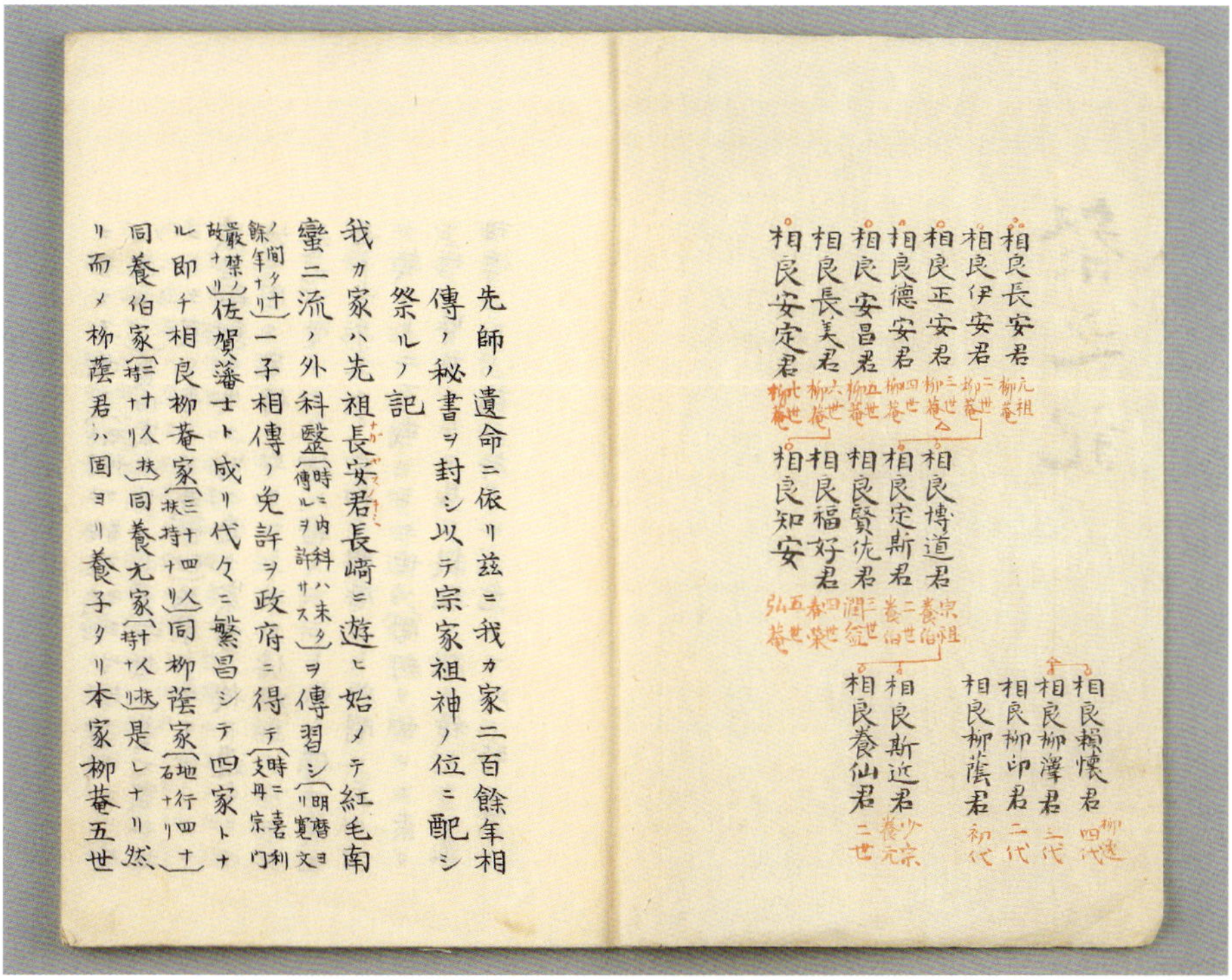
相良長安君（元祖 柳菴）
相良伊安君（二世 柳菴）
相良正安君（三世 柳菴）
相良德安君（四世 柳菴）
相良安昌君（五世 柳菴）
相良長美君（六世 柳菴）
相良安定君（七世 柳菴）
相良博道君（宗祖 養宿）
相良定斯君（二世 養宿）
相良賢佐君（三世 潤經）
相良福好君（四世 春榮）
相良知安（五世 弘菴）
相良賴懐君（柳遷 四代）
相良柳澤君（三代）
相良柳卯君（二代）
相良柳蔭君（初代）
相良斯近君（少宗 養元）
相良養仙君（二世）

先師ノ遺命ニ依リ茲ニ我カ家二百餘年相傳ノ秘書ヲ封シ以テ宗家祖神ノ位ニ配シ祭ルノ記

我カ家ハ先祖長安君《ナガヤスノキミ》長崎ニ遊ヒ始メテ紅毛南蠻二流ノ外科醫（時ニ内科ハ未タ傳ルヲ許サス）ヲ傳習シ（明暦ヨリ寛文ノ間廿餘年ナリ）一子相傳ノ免許ヲ政府ニ得テ（時ニ喜利丹宗門嚴禁ナリシ故ナリ）佐賀藩士ト成リ代々ニ繁昌シテ四家トナル即チ相良柳菴家（三十四人扶持ナリ）同柳蔭家（地行四十石ナリ）同養元家（廿人扶持ナリ）同養伯家（二十人扶持ナリ）是レナリ然リ而メ柳蔭君ハ固ヨリ養子タリ本家柳菴五世

祭之記　⑬

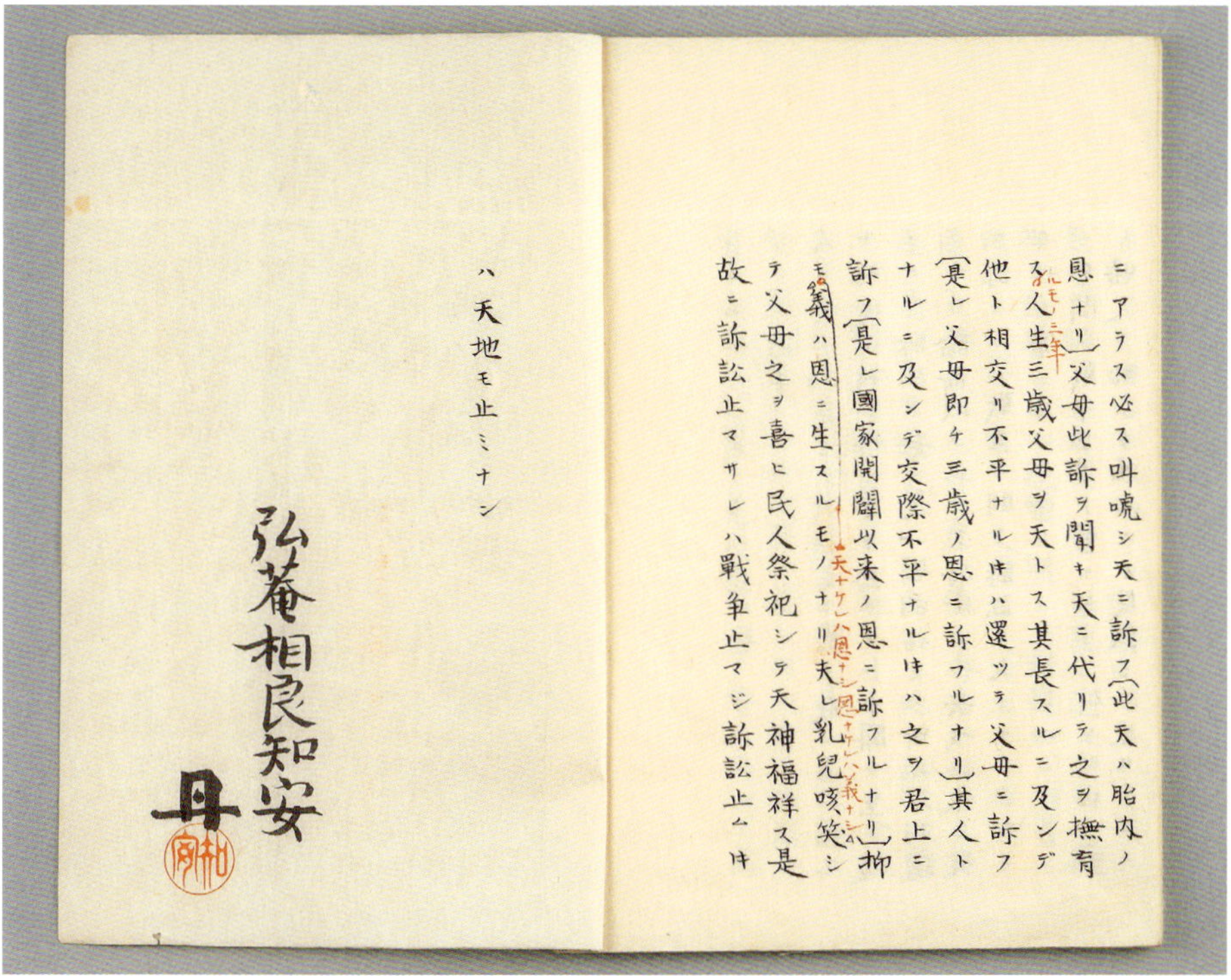
ニアラス必ス叫唬シ天ニ訴フ（此天ハ胎内ノ恩ナリ）父母此訴ヲ聞キ天ニ代リテ之ヲ撫育ス人生三歳父母ヲ天トス其長スルニ及ンデ他ト相交リ不平ナル時ハ還ツテ父母ニ訴フ（是レ父母即チ三歳ノ恩ニ訴フルナリ）其人トナルニ及ンデ交際不平ナル時ハ之ヲ君上ニ訴フ（是レ國家開闢以来ノ恩ニ訴フルナリ）抑モ義ハ恩ニ生スルモノナリ天ナケレハ恩ナシ恩ナケレハ義ナシ夫レ乳兒咳笑シテ父母之ヲ喜ヒ民人祭祀シテ天神福祥ス是故ニ訴訟止マサレハ戦争止マジ訴訟止ム時

ハ天地モ止ミナン

弘菴相良知安

守歲

二十三年容易過。國家
經濟議貧多。書詢妻子焉
問吉。夜察天明文維謂何。
鏡面霜華看鬚鬢。江頭
春色向梅柯。中興隆運身
深罪。獻替無功恩澀波。
在家窮鬼患長貧。天道何哭

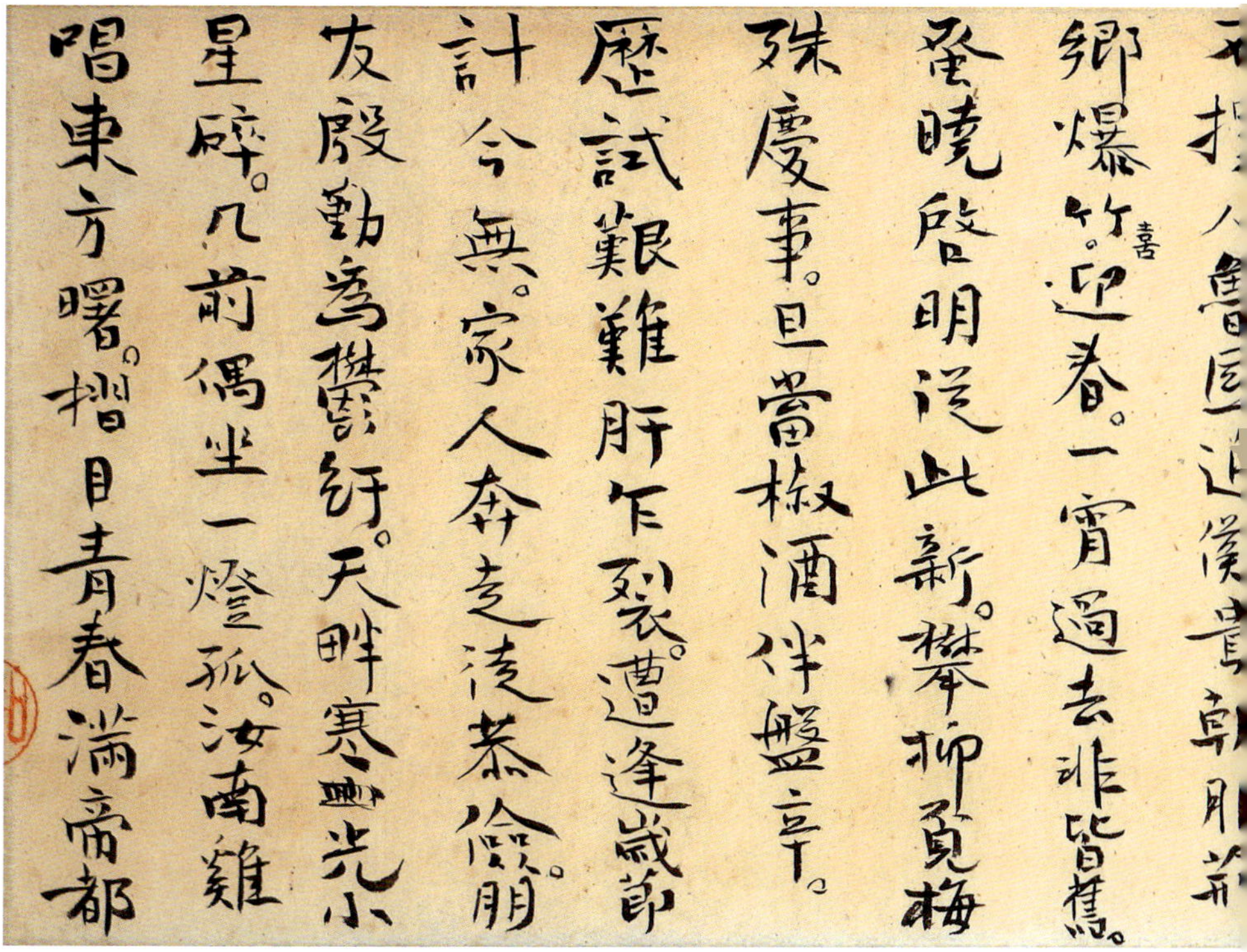

相良知安書守歳　佐賀県立博物館蔵

守歳

二十三年容易過。国家
経済議員多。画詢妻子焉
聞吉。夜察天文維謂何。
鏡面霜華看鬢髪。江頭
春色向梅柯。中興隆運身
深罪。献替無功恩濫波。
在家窮鬼患長貧。天道何災
不択人。魯国追儺貴朝服。荊
郷爆竹喜迎春。一宵過去非皆旧。
蚤暁啓明従此新。攀柳覔梅
殊慶事。旦当椒酒伴盤辛。
歴試艱難肝乍裂。遭逢歳節
計今無。家人奔走徒恭倹。
朋友殷勤為鬱紆。天畔寒光小
星砕。几前偶坐一灯孤。汝南雞
唱東方曙。揩目青春満帝都。

＊「知安」印の「口」部のみがのこる

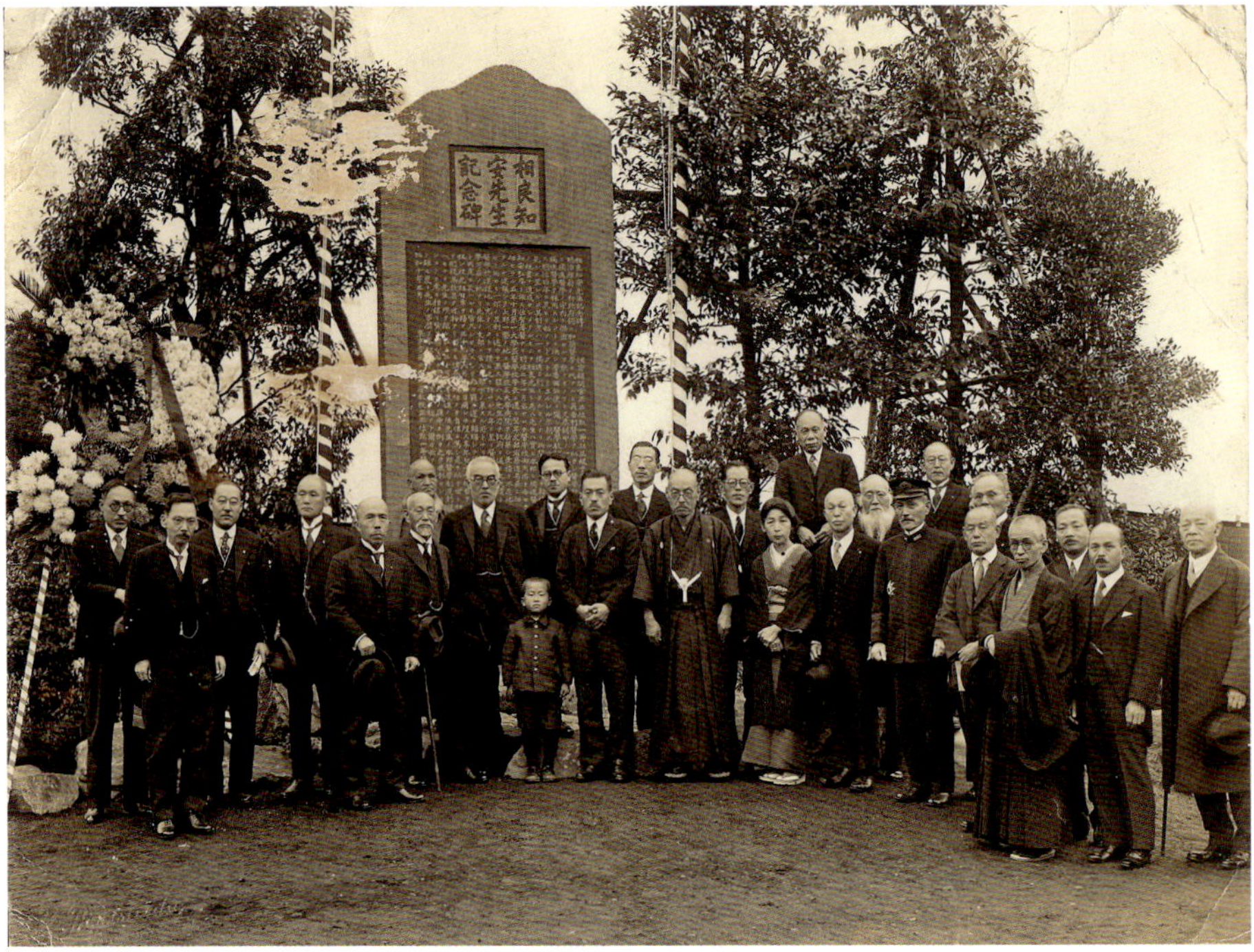

相良知安先生記念碑除幕式（昭和10年12月8日、東京帝国大学構内）

相良知安関係文書

校勘　大園隆二郎

相良知安関係文書　目次

凡例

一、本書収録資料の底本については「相良知安関係文書解題」を参照されたい。

一、漢字表記は原則として常用漢字体を用いたが、常用漢字体に対して複数の正字体が該当する「余（余・餘）」「予（予・豫）」「欠（欠・缺）」などについては、意味の混乱を招かないよう適宜正字体を採用した。また、「庵」「烟」など一般に通行している異体字や別体字などについてはこれを採用した箇所がある。

一、各文書の底本の表記やその性格について編者が検討した上で、「漢字片仮名交じり文」「漢字平仮名交じり文」のいずれかに統一を行なった。変体仮名についてもそれぞれ訂したが、外来語表記や表音的表記などについては片仮名を用いた。なお、漢文助字の「與（与）」については、可読の便に鑑み例外的に平仮名「と」に改めて表記した。

一、踊り字の表記については、組体裁の都合により改めた箇所がある。

一、底本の闕字は省略し、虫損や空白、略記については次のように表記した。

□　解読が困難で文字数が明白な箇所

［　　］　解読が困難な複数の文字にわたる箇所

［ソン］（小）　破損や虫損などにより解読が不能で文字数が明白な箇所

［ソン］　破損や虫損などにより解読が不能な複数の文字にわたる箇所

［アキ］（小）　底本が空白にしてあり文字数が明白な箇所

［アキ］　底本が空白にしてあり複数の文字にわたる箇所

一、振仮名は、底本に付されている場合のみ表記した。

一、明らかな誤字・誤記と思われる部分については、編者の判断により修正を加えた場合がある。底本に修正が加えられている箇所については、原則として修正を踏襲した。人名表記については編者の判断で修正した箇所がある。

一、和文中の漢文的表現については、返り点が付されているなどの箇所は、書き下して表記した場合がある。

一、底本中に捺印、花押がある場合は、それぞれ「（印）」「（花押）」のように表記した。「辞令通達勲記」に押捺されている公印、人名の特定に有用な印については、例外的に（　）の中に印文を記した。

一、欄外に重要な書き込みがある場合は、編者の判断で適当と考えられる箇所に挿入するか、下段に注記として補った。

一、文中の括弧類については、現在一般的に用いられている用法にあわせて訂正した箇所がある。

一、本書に掲載した書翰は、「来翰」「発翰」「参考書翰」に分類し、各々収録順に番号を付した。

「来翰」に収録した各書翰は、差出人と作成年月日を見出しとし、作成年月日順に配列した。差出人が二件の場合は連名とした。「発翰」に収録した各書翰は、宛先と作成年月日を見出しとした。配列は作成年月日順を原則とした。「参考書翰」に収録した各書翰は、宛先・差出人と作成年月日を見出しとした。宛先や差出人が二件の場合は連名とした。配列は作成年月日順を原則とした。差出人や宛先、作成年月日などにつき、編者の推定によるものは〔　〕を用いて表記した。

一、藩や政府から下された辞令、通達、勲記等資料を「辞令通達勲記」として収録し、各々の末尾に所蔵機関等を付した。

一、「相良知安翁自記」「相良知安翁懐旧譚」については、それぞれ『医事新聞』『医海時報』の連載記事を底本とした。掲載号数と期日については、それぞれ▽を付して注記した。

一、付載した「相良知安翁懐旧譚」については、口述筆記という性格を考慮し、筆記者の誤記や誤解と見なされる場合には、編者の判断で修正した箇所がある。また句読点などについても手を加えた。

一、「相良春栄系図」「相良柳庵系図」中の人名の記述について、漢字か変体仮名かが判然としない場合については漢字表記とした。「相良春栄系図」は前半部に重複があるため統合して収録した。

一、本文中の人物については、下段に適宜補足を加えた。

一、資料について特筆すべき点は＊を付して下段に記した。また、本文中の記述について補足を行なう場合は適宜番号を付し、下段に注記を加えた。

相良知安関係文書解題

青木歳幸

『相良知安関係文書』は、わが国医制構築に尽力した相良知安に関係する文書を収集翻刻するものである。本書に収めた文書の中心をなすものは佐賀県立図書館に蔵する「相良家資料」である。

明治三十九年（一九〇六）六月十日に東京で知安が歿したため、佐賀に在住した妻多美（たみ）が上京し、遺骨と遺品、文書類を持ち帰った。これらの遺品は知安の長男安道、安道の長男潤一郎へと受け継がれた。広島市で医院を開業していた潤一郎が不慮の事故で昭和十四年（一九三九）に死去すると、のこされた家族は佐賀県に戻った。潤一郎の長男弘道は長崎医科大学在学中に原子爆弾に遭って死亡した。文書類は潤一郎の二男慶二のもとに移され、慶二は昭和四十二年一月二十七日に一括して佐賀県立図書館に寄贈した。これが佐賀県立図書館蔵相良家資料である。この寄贈からもれた文書類は、慶二家の長男隆弘氏が大切に保管していた。

本書は、その他東京大学総合研究博物館や早稲田大学図書館をはじめ、広く関係史料を捜索収集して、相良知安関係著述十七点、関係書翰四十七通、経歴資料五点に編成し、付録を加えて一冊に編んだ。

以下、構成にしたがって概説するが、所蔵等の詳細については文末の「収録資料一覧」を参照されたい。

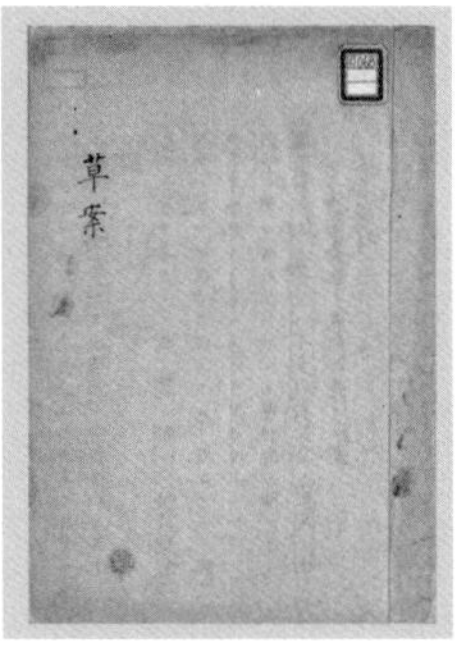

⑫論道ス

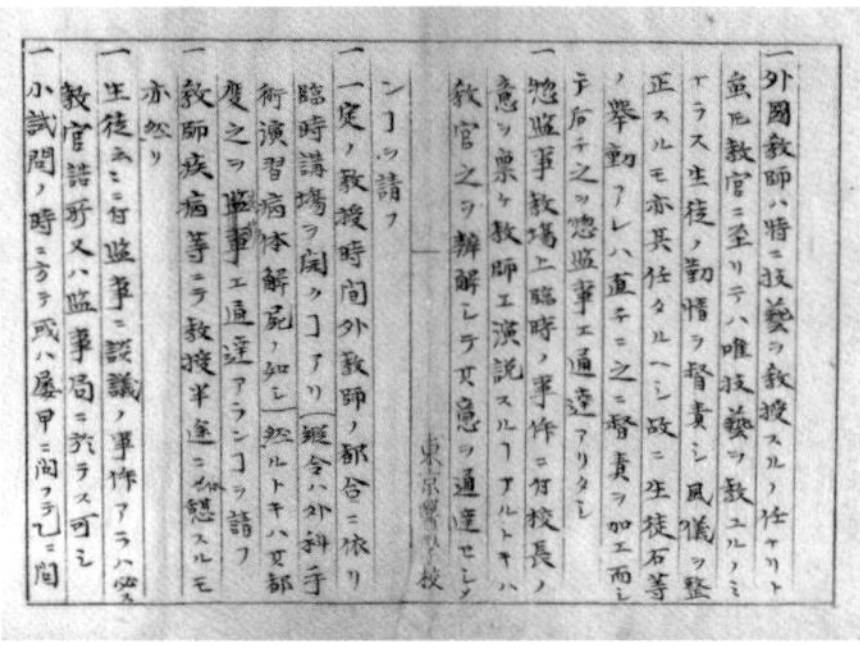
一外國教師ハ特ニ技藝ヲ教授スルノ任ナリト
雖モ教官ニ至リテハ唯技藝ヲ教ユルノミ
ナラス生徒ノ勤惰ヲ督責シ風儀ヲ整
正スルモ亦其任タル一ニシ故ニ生徒石等
ノ挙動アレハ直チニ之ニ督責ヲ加エ而シ
テ后チ之ヲ惣監事エ通達アリタシ
一惣監事教場上臨時ノ事件ニ付校長ノ
意ヲ稟ケ教師エ演説スル丁アルトキハ
教官之ヲ辦解シテ其意ヲ通達セシメ
東京醫学校
ン丁ヲ請フ
一定ノ教授時間外教師ノ都合ニ依リ
臨時講場ヲ開ク丁アリ（縦令ハ外科手
術演習病体解剖ノ如シ）然ルトキハ其都
度之ヲ監事エ通達アラン丁ヲ請フ
一教師疾病等ニテ教授半途ニ廢怠スルモ
亦然リ
一生徒ニ付監事ニ談議ノ事件アラハ必ス
教官詰所又ハ監事局ニ於テス可シ
一小試問ノ時ニ方テ戒ハ優甲ニ関スル丁ニ間

③東京医学校教師教務規則案

一、著述草案

著述草案篇には、知安の医療思想に関わる文書を中心に以下の十七点を収録した（＊は口絵を参照）。

①明治二年医学校取調に関わる意見書＊
②主意＊
③東京医学校教師教務規則案
④衛生事件＊
⑤御尋に付愚見書
⑥医学校構造ノ方向
⑦薬剤取調之方法
⑧医制略則＊
⑨医制　永松記名本＊
⑩医制　大隈文書本＊
⑪勅語論釈＊
⑫論道ス
⑬祭之記＊
⑭歎願書
⑮医学略史
⑯覚
⑰心得

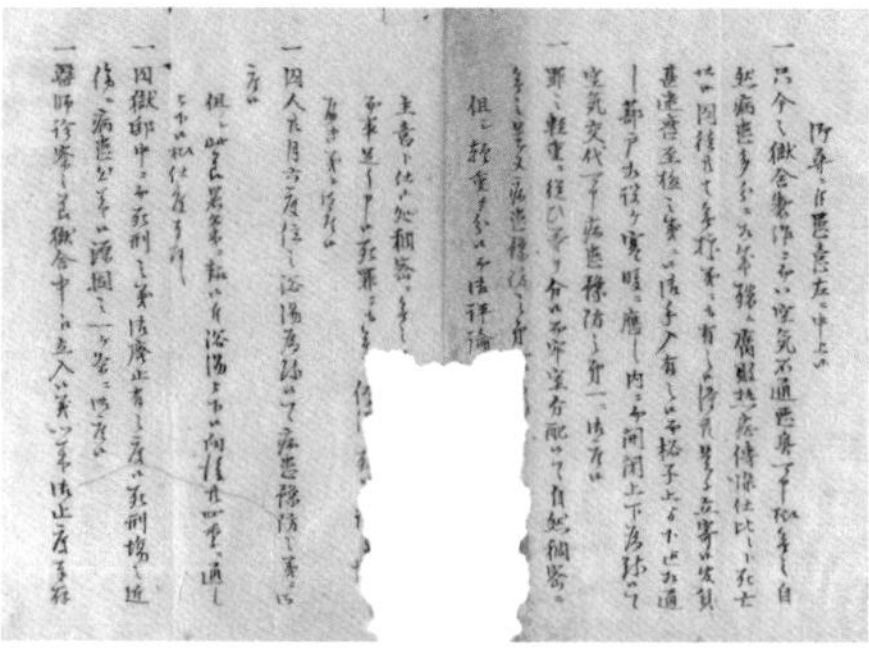

⑤御尋に付愚見書

①「明治二年医学校取調に関わる意見書」は、明治二年に医学校創設に関して蘭医アントニウス・フランシスクス・ボードウィンと相談してまとめ、岩倉具視へ意見を述べたものである。知安らはこの方針に基づき、医学校を東京に建設することおよび病院の建設、医学生への免許制度などの医学制度構築に動くことになった。

②「主意」や、⑫「論道《みちをろん》ス」は、明治二年に皇国医道を唱える権田直助らに向けて説明した医学校創設案で、このとき示された学科目の編成がのちの大学東校、医制のもとになっている。付録に掲載した「相良知安翁懐旧譚」にほぼ同様の内容が引用されている。

③「東京医学校教師教務規則案」は、医学校における外国人教師の任務をまとめたもの。東京医学校用箋を用いているので、明治七年（一八七四）五月に第一大学区医学校から東京医学校への改称にあたって知安が起草した規則案の可能性もある。

④「衛生事件」は、予科、本科制を立てる前の医学校取調の時期の明治二年か三年ごろの内容とみられる。「相良知安翁懐旧譚」（本書付録に収録）にほぼ同様の内容が引用されている。底本とした佐賀県立図書館蔵相良家資料では「略言」と題され末尾が失われている。本書では東京大学総合研究博物館三宅一族旧蔵コレクションに所蔵される写本「衛生事件」によって欠落部分を補った（「収録資料一覧」を参照）。末尾に「明治八年」とあり、さらに「右ハ征韓論後木戸文部大臣（明治七年一月から五月）トナリテ医学校費ヲ拾四円ニ制限ス。大久保上野ヲ取リ揚ゲントス。歎シテ以テ之ヲ書シ大隈ニ依テ大久保ニ達ス」とあるなど、年代が錯綜しており作成時期は不明である。写本には三宅秀によって「相良氏書類。三十七年二月二十七日、岩佐氏ヨリ相良氏へ返却書ノ扣」と記されている。写本が遺った経緯については⑭「歎願書」の項で述べる。

⑤「御尋に付愚見書」は、獄舎の衛生状態が劣悪であることを、自らの入獄体験をもとに改善を要求している。

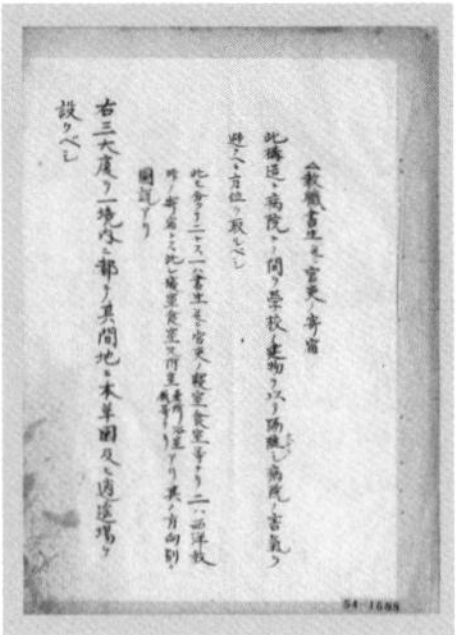

⑥医学校構造ノ方向

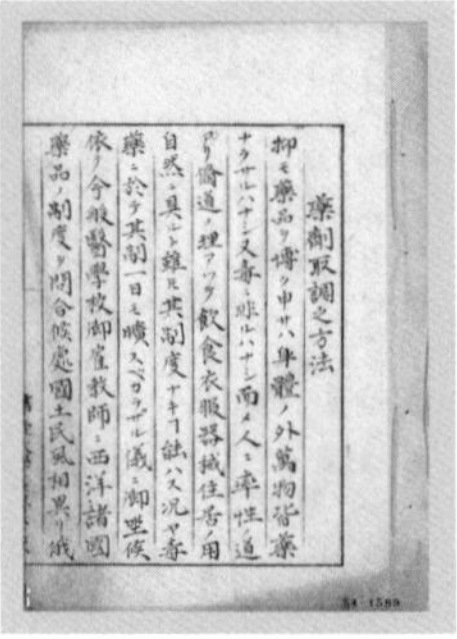

⑦薬剤取調之方法

⑥「医学校構造ノ方向」は、学校三ケ所の「大廈」（建物）をあわせて学校、病院、書生教職の寄宿とすべきと主張している。明治二年段階のものと見られる。

⑦「薬剤取調之方法」は、第一大学区医学校の用箋に記されており、知安が同校校長であった明治六年五月ごろまでにまとめたものと考えられる。尾﨑耕司氏の「『医制略則』と『医制』の成立について」（本書寄稿）には明治六年五月二十日の文部省申牒に別冊として付されていることが指摘されている。「医制略則」から「医制」につながる薬剤師のあり方や医薬分業に関する項目など「医制」の原案的な条文も記載され重要な一篇である。

⑧「医制略則」は相良知安の起草で、かつ明治政府が発布した「医制」の素案でもあるため、医学史上極めて重要な文書である。当初案は全八十五章からなるが、一章から第五章までに朱字などで大幅な修正が加えられている。「司法」と記載した箇所があり、司法省の意見を聴取して修正を重ねた痕が遺っている。当時の司法卿江藤新平と知安は知己であることから、江藤に直接意見を求めたことも想像に難くない。本書では修正加筆されたものを定稿として翻刻を行なったが、成立の過程についても極めて重要な内容を蔵しているため、口絵図版に底本の全景を掲載した。

さらに「医制略則」以降の推移を追うことができる「医制」と題した著述を二点採録した。一つは⑨「医制」（永松記名本）で、表紙に青字で「三月十三日許可」、朱字で「永松」とあり、全七十八条からなる。永松とは永松東海で、知安とは極めて親しい関係である。

いま一つは全七十六条からなる⑩「医制」（大隈文書本）で大隈重信のもとに遺り早稲田大学図書館に蔵される資料である。⑨永松記名本と同様、「医制略則」では時期尚早であった地方医務取締などに関する条文が削除されている。佐賀県立図書館蔵相良家資料にはもう一本「医制」が遺るが、これは発布された「医制」七十六条と同内容なので本書からは除外した。

「医制略則」と「医制」の諸本については、わが国の医学史を考える上で極めて重要な意味を持つ

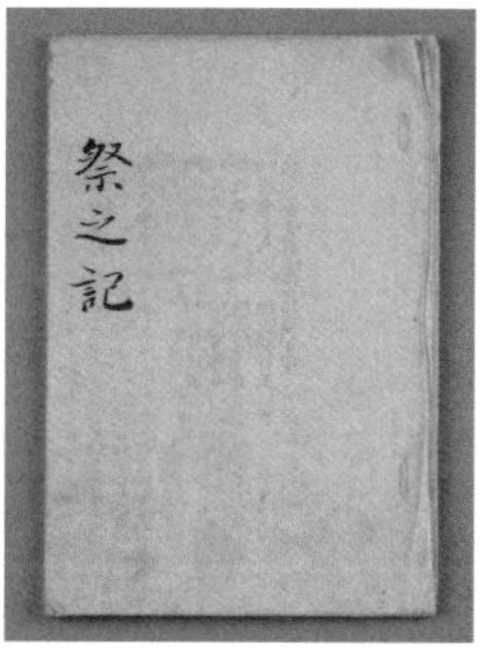
⑬祭之記

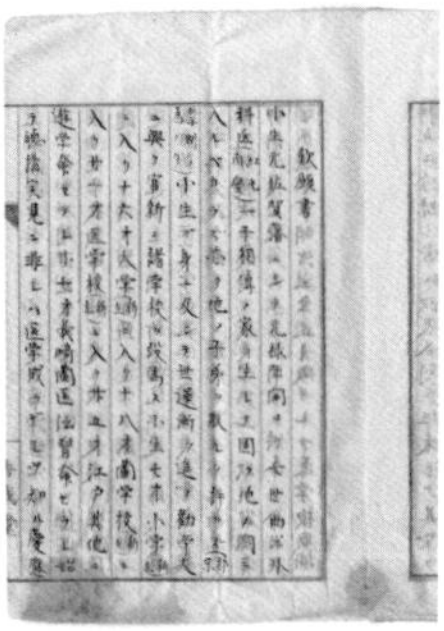
⑭歎願書

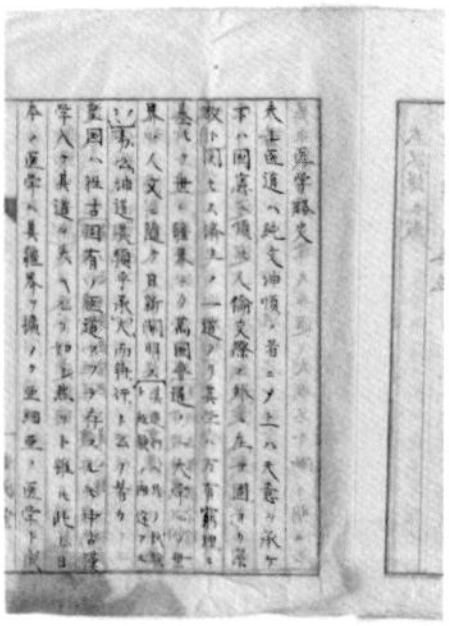
⑮医学略史

ため、尾崎耕司氏にご寄稿をいただいた「『医制略則』と『医制』の成立について」を参照されたい。

⑪「勅語論釈」は、皇国はアジア洲の環海国と位置づけ、神、世、皇極、尊道、習学、戦争、霊魂についての知安の考えを述べている。年次不詳だが、皇国医道を主張していた明治二年ごろのものと推測される。

⑬「祭之記」は、廃藩置県後約二十年後の回顧録で、相良家二百年の家譜を述べる。佐賀藩医学校については藩内の医師を入学させ、免許制度を採用していたことなどの概要を記している。さらに医道における護健使、医学、神、習学、戦争などについて知安の思想を説いている。この引用部は付録に掲載した「相良知安翁懐旧譚」にほぼ同様の内容が引用され、知安自らが起草したことを語っており、大学東校が明治三年に発行した「保護健全意見書」として成文化されている。

⑭「歎願書」は、明治三十二年ごろ相良知安を顕彰すべきという機運が高まり、この動きの中心となった岩佐純、池田謙斎、三宅秀、大沢謙二からの要請に応じて、自己の履歴と明治医学史への所感を記している。この「歎願書」は三宅秀のもとに遺り、現在は東京大学総合研究博物館三宅一族旧蔵コレクションとして所蔵される。この歎願書とともに知安から預けられたと思われる④「衛生事件」、⑮「医学略史」の三点の写本が同博物館に現存する。三点は同一罫紙に同一の筆跡で写され、紐で綴じられている。また、この写本に添えられた封筒には、「相良氏書類。三十七年二月二十七日、岩佐氏ヨリ相良氏へ返却書ノ扣」と記されている。このメモによって「衛生事件」「医学略史」であろうと目される文書の写本を三宅秀が作成し、原本を知安に返却したことがわかる。この返却された文書の一つが佐賀県立図書館蔵相良家資料の④「略言」である可能性が極めて高い。こうした事情の参考になるのが三宅秀宛書翰（発翰5）である。三宅秀の記述と符合するように、封筒表には「八月初三岩佐氏に書類を渡す」と知安が記している。「衛生事件」は「相良知安翁懐旧譚」にも引用されていることから、知安にとっても重視されるべき内容であったことがわかる。⑮「医学略史」は、わが国

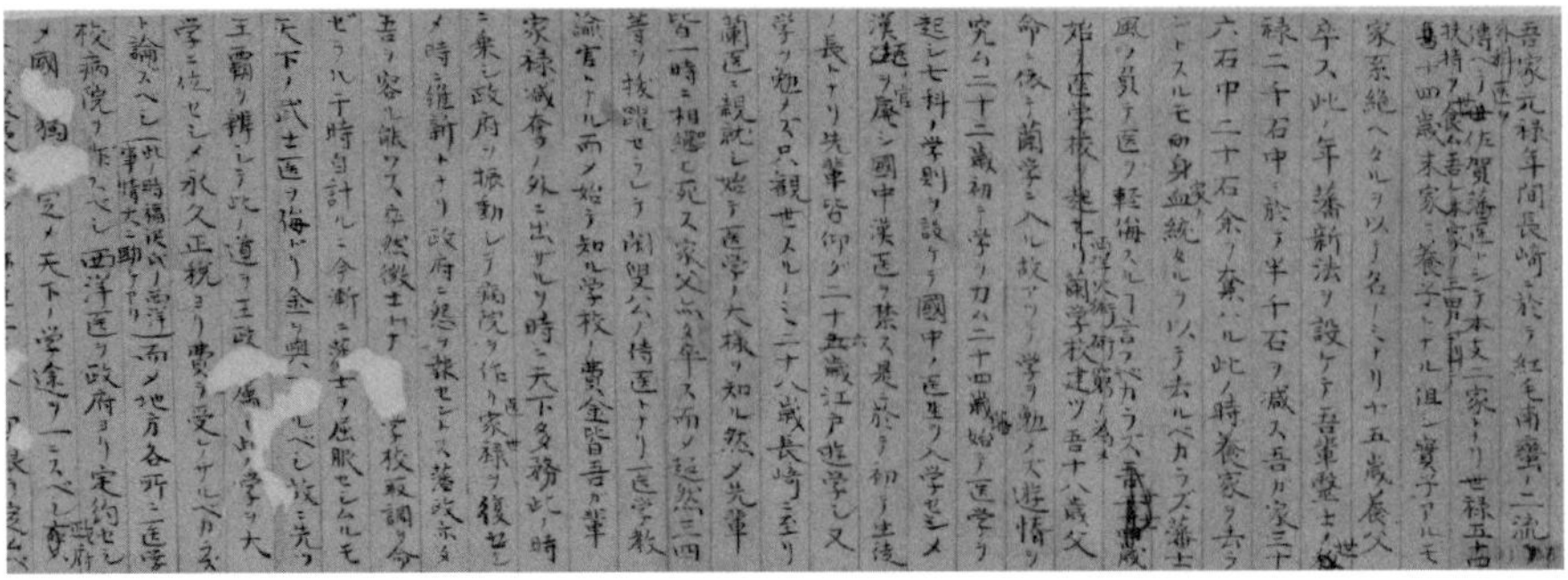

⑯覚

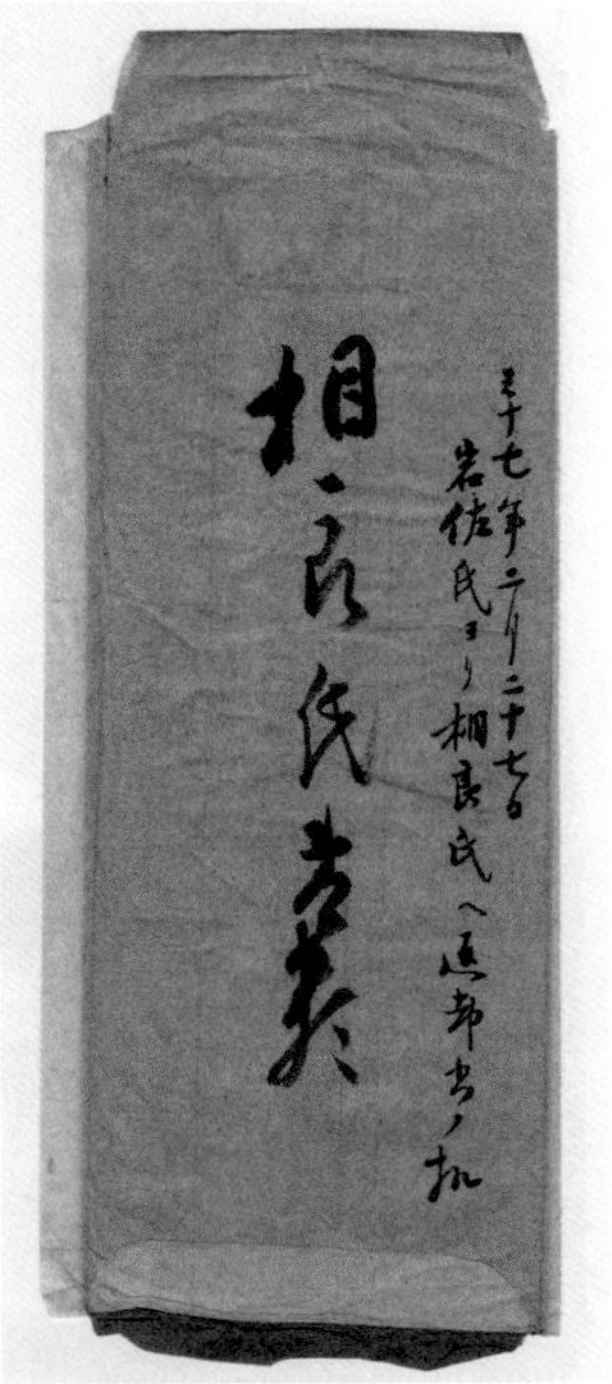

右添付の封筒（裏）

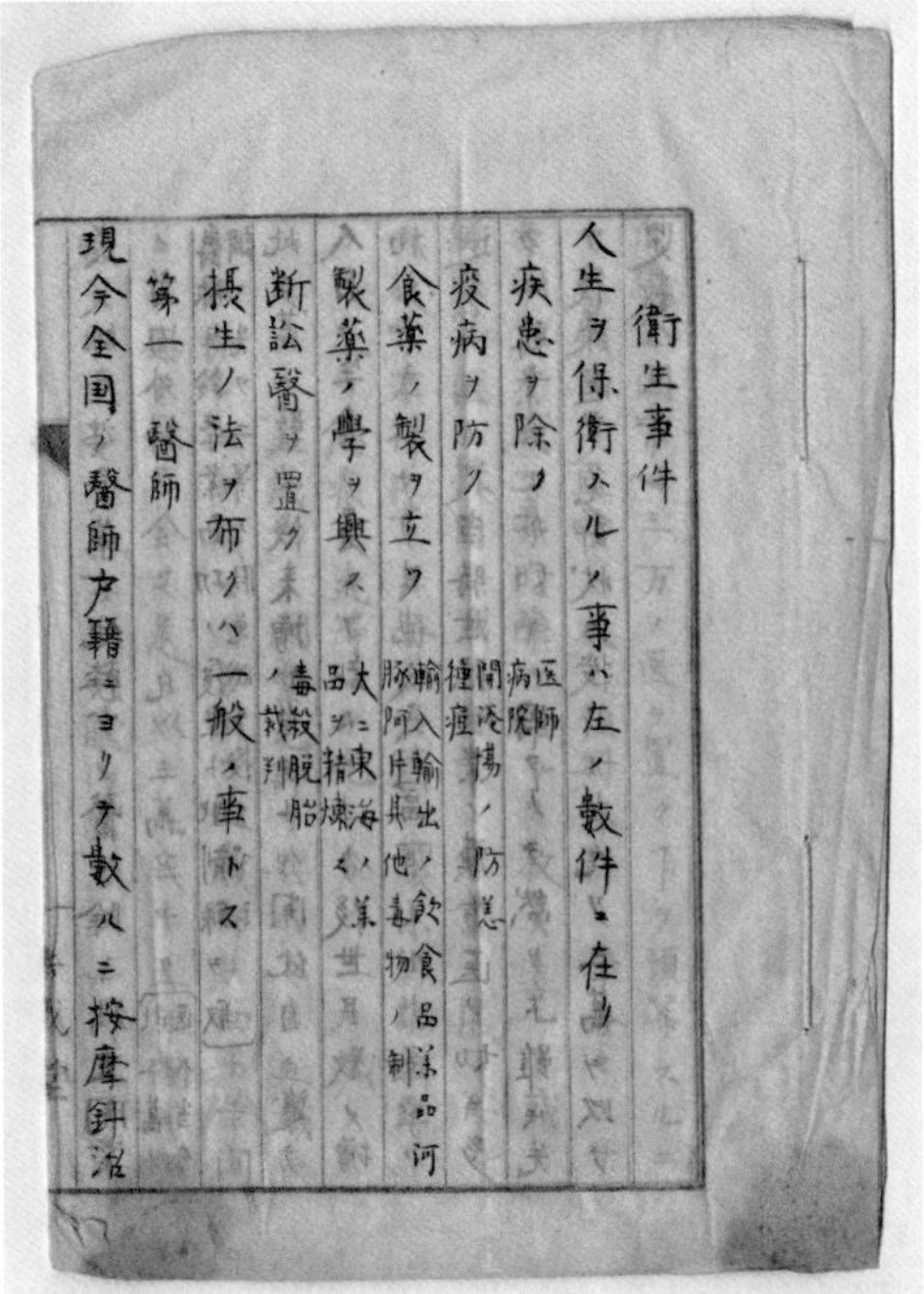

三宅一族旧蔵コレクション「衛生事件」「医学略史」「歎願書」写本の綴り

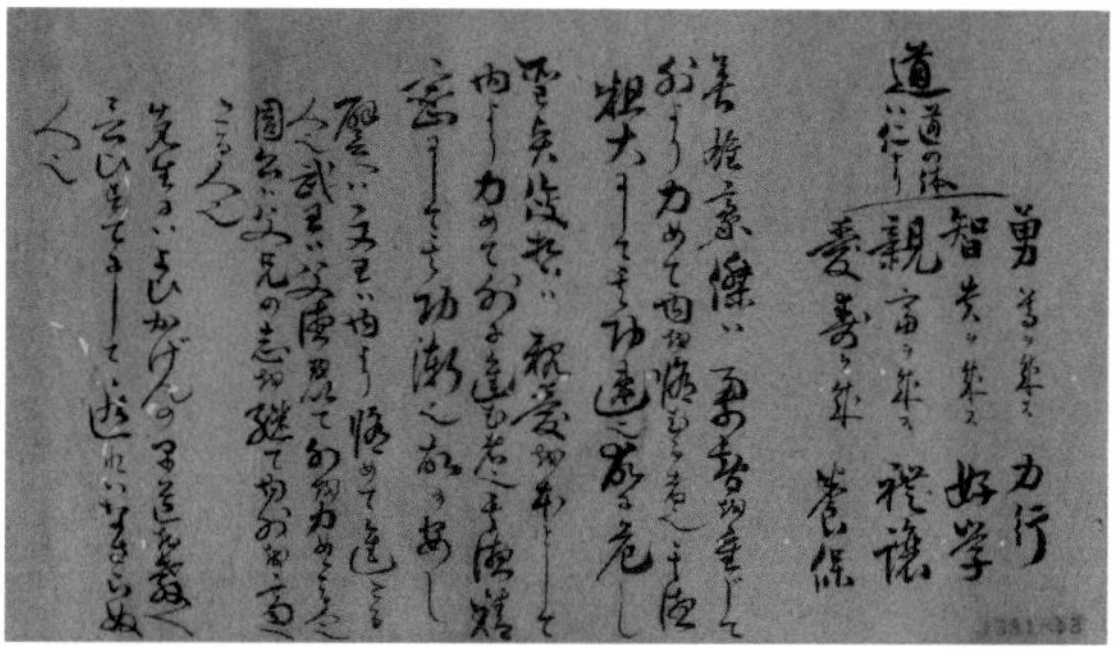
⑰心得

の医学の歴史を翻って大学東校の学則を定めた一篇である。明治二年の大学東校開設にあたっての学則案である。「医学略史」は佐賀県立図書館蔵相良家資料や相良家には遺っていない。三宅一族旧蔵コレクション中の写本は、右のような経緯で作成されており、相良家資料中に「医学略史」の存在が確認できないことを鑑み、本章後部に収めることとした。

⑯「覚」は、相良家の医家としての由来と知安の修学過程をまとめたものである。成立年次は不詳。

⑰「心得」は、子どもへの修学の心得を説いたもので、あるいは子息の安道へ与えたものかもしれない。

二　書翰について

書翰篇は来翰、発翰、参考書翰に分けて、原則として年次順に配列した。大木喬任宛書翰（発翰2）では、同郷で文部卿であった大木にむけて、医学校の建設について詳しく事情を述べて歎願している。

その他注目されるのは明治四年（一八七一）六月二十四日付け岩倉具視宛大久保利通書翰（参考書翰2）である。ここには知安の処罰を促す内容が記されており、大久保が知安の逮捕に関与していた可能性を示している。

知安の冤罪解除のため明治五年八月に文部省小博士佐藤尚中、大侍医岩佐純が知安の功績を申出て、それを添付して文部卿大木喬任が正院へ宥免願を提出（参考書翰3）、明治五年十一月二十七日に釈放され翌日大学校設立掛に任命された（辞令通達勲記16）。書翰と辞令通達勲記と対照して検討するとこの間の事情が見えてくる。

前述した三宅秀宛書翰（発翰5）は現在所在不明である。『桔梗――三宅秀とその周辺――』（福田雅代発行、一九八五年）に掲載されており、収録図版により翻刻掲載した。なお、図版未掲載の箇所については、同書翻刻を引用した。転載にあたり本書の体裁に則って修正した箇所がある。

江藤新平宛書翰（発翰8、9、10）は、佐賀城本丸クラシックス『江藤新平関係書翰』に収録された書翰を参考にして収録した。編者の星原大輔氏にこの場をかりてお礼を申し上げる。

知安に私淑していた峰源次郎の吊詞（参考書翰6）を本篇に収録した。峰の書翰には、知安の銅像を建立すべく長男の安道や石黒忠悳子爵らとの周旋に動く様子が確認できる（参考書翰8、10〜17）。

三　経歴資料

佐賀県立図書館蔵相良家資料には複数の履歴書が所蔵されている。本書には、作成時期や内容などを検討した上で七点を選んで掲載した。

「辞令通達勲記」は相良知安に下された行政文書などに類する資料を収録した。同1は藩政期のものと考えられる。知安の経歴を知ることができるだけでなく、知安の疑獄事件を画策する勢力と佐賀藩出身の司法卿江藤新平、文部卿大木喬任らの攻防を探る上でも参考になる。知安は明治二年十月一日に従六位に太政官から叙勲を受け、同年十月十日に右大臣三条実美から大学権大丞の任命を受けた。医学校設立の実質的責任者となったのである。その最中の明治三年九月十三日に弾正台からの取り調べを受け、十一月に入獄、十一月十四日に正六位記を廃された。

一年二ヶ月余の拘束のあと、佐藤尚中、岩佐純の嘆願によって大木喬任が正院に審議を求め、明治五年十一月二十七日に釈放された。すぐに十一月二十八日に大学校設立掛に任命され、明治六年三月二十四日に「医務局長兼務被仰付候事」を文部省から授かった。

しかし、同年三月に岩倉使節団に随行していた長与専斎が帰国すると六月十三日に二代目医務局長に就任し、知安はその職を解かれたけれども七月二十四日には文部四等出仕に昇格し、十月に従五位に叙せられている。一方、長与専斎は当時文部省五等出仕であり、知安の下僚であった。第一大学区医学校校長の職はいったん部下の長谷川泰に譲るも、また復活し同年九月三十日まで在職していた。明治七年十月四日に「奉職満二年以上ニ付為其賞目録」を下付され文部省を退官した。

「相良知安翁自記」「相良知安翁懐旧譚」はともに、知安の自伝という意味だけでなく、佐賀藩の医学史を考える上でも貴重な資料である。佐賀藩独自の医学制度の中で育まれた知安ゆえに明治政府で新しい医療制度が構築できたことが理解できる。そういう意味でわが国近代医学史の貴重な証言となっている。「相良知安翁自記」は明治三十三年『医事新聞』に連載された「相良知安翁（自記）」を底本とし、自らの著述であることから「経歴資料」に収めた。付録として収録した「相良知安翁懐旧譚」は明治三十七年『医海時報』に知安が口述し医海時報社社員が筆記し、「相良翁懐旧譚」として連載された。併せて参照いただきたい。ともに掲載号、発行日などは各々本文下注に示した。

本書によって近代医学史形成における相良知安の正当な位置が見えてくるだろう。

注

1　厚生省医務局編『医制百年史』資料編（ぎょうせい、一九七六年）三二一～三四頁。

収録資料一覧

収録内容		記述時期	所蔵／出処	資料名　記号
著述草案				
明治二年医学校取調に関わる意見書	①	［明治二年］	海の見える杜美術館	岩倉具視関係史料　相良知安意見書
主意	②	［明治二年］	佐賀県立図書館	主意　54-1662
東京医学校教師教務規則案	③	［明治七年ころ］	佐賀県立図書館	教師・教務規則案　54-1585
衛生事件	④	［明治二～三年ころ］	佐賀県立図書館 東京大学総合研究博物館	略言　54-1586 三宅一族旧蔵コレクション　衛生事件
御尋に付愚見書	⑤		佐賀県立図書館	御尋ニ付愚見書　54-1587
医学校構造ノ方向	⑥	［明治二年］	佐賀県立図書館	医学校構造ノ方向　54-1588
薬剤取調之方法	⑦	［明治六年ころ］	佐賀県立図書館	薬剤取調之方法　54-1589
医制略則	⑧	［明治六年］	佐賀県立図書館	医制略則　54-1583
医制　永松記名本	⑨	［明治六年］	佐賀県立図書館	医制　54-1581
医制　大隈文書本	⑩	［明治六年］	早稲田大学図書館	日本医制案［書写資料］／文部省　イ14 A4204
勅語論釈	⑪	［明治二年ころ］	佐賀県立図書館	勅語論釈　54-1666
論道ス	⑫	［明治三年］	佐賀県立図書館	草案　江 068-001
祭之記	⑬	［明治三年以降］	個人	
歎願書	⑭	明治三十一年六月	東京大学総合研究博物館	三宅一族旧蔵コレクション　相良知安歎願書
医学略史	⑮	［明治二年ころ］	東京大学総合研究博物館	三宅一族旧蔵コレクション　医学略史
覚	⑯		佐賀県立図書館	覚　54-1664
心得	⑰		佐賀県立図書館	心得　54-1654
書翰				
来翰				
1 差出人不明書翰		［明治二年］一月二十三日	佐賀県立図書館	書簡　54-1660
2 加藤弘之書翰		［明治二年］七月一日	佐賀県立図書館	加藤弘之書簡　54-1614
3 □秀之書翰		［明治三年］六月四日	佐賀県立図書館	秀之書簡　54-1613
4 吉田直蔵桑原越太郎書翰		明治三年六月二十八日	佐賀県立図書館	吉田直蔵他書簡　54-1606
5 別当書翰		明治三年七月十二日	佐賀県立図書館	別当書簡　54-1616
6 清水崎太郎書翰		［明治三年］十一月五日	佐賀県立図書館	清水崎太郎書簡　54-1617
7 医学校当直書翰		［明治三年］六日	佐賀県立図書館	書簡　54-1618
8 ケンプルマン書翰		［明治五年］五月二十五日	佐賀県立図書館	ケンプルマン書簡　54-1633
9 石黒忠悳書翰		［明治十二年］四月十九日	佐賀県立図書館	石黒忠悳書簡　54-1638
10 石黒忠悳書翰		明治十七年一月二十八日	佐賀県立図書館	石黒忠悳書簡　54-1636
11 徳久恒範書翰		明治二十四年三月二十六日	佐賀県立図書館	徳久恒範書簡　54-1630
12 佐藤進書翰		明治二十四年四月三日	佐賀県立図書館	佐藤進書簡　54-1641
13 副島種臣書翰		［明治］三月三日	東京大学史料編纂所	中野健明氏寄託資料　副島種臣礼状　A2 26
14 ［副島種臣］書翰		［明治］二十六日	佐賀県立図書館	書簡　54-1615

発翰			
1 大隈重信宛書翰	［慶応］	早稲田大学図書館	相良知安（弘庵）書翰：大隈重信宛　イ14 B2943
2 大木喬任宛書翰	［明治五年］四月二十日	明治大学博物館	司法卿大木喬任文書　病院建築ニ付歎願書　2-ヨ-14
3 深川亮蔵宛書翰	明治六年九月二十八日	個人	
4 峰源次郎宛書翰	［明治二十七年］二月一日	個人	
5 三宅秀宛書翰	明治三十二年七月	不明	
6 田中□宛書翰	明治三十七年三月九日	不明	
7 石黒忠悳宛書翰	［明治］一月二十八日	国立国会図書館憲政資料室	石黒忠悳関係文書　知安書簡　1465
8 江藤新平宛書翰	［明治］	個人	
9 江藤新平宛書翰	［明治］	個人	
10 ［江藤新平］宛書翰	［明治］	佐賀県立佐賀城本丸歴史館	江藤家文書　309-222
参考書翰			
1 八木称平宛佐藤尚中書翰	［文久三年］四月十三日	佐賀県立図書館	佐藤春海書簡　54-1634
2 岩倉具視宛大久保利通書翰	［明治四年］六月二十四日	国立国会図書館憲政資料室	大久保利謙旧蔵文書　大久保利通書簡岩倉公宛　136-5
3 正院宛大木喬任書翰	明治五年八月	国立公文書館	佐賀県士族相良知安禁錮被免ノ件　任 A00009100
4 大隈重信宛石黒忠悳書翰	明治三十四年十二月十一日	早稲田大学図書館	石黒忠悳書翰：大隈重信宛　イ14 B0242 0009
5 大隈重信宛石黒忠悳書翰	明治三十四年十二月二十一日	早稲田大学図書館	石黒忠悳書翰：大隈重信宛　イ14 B0242 0008
6 峰源次郎弔詞	明治三十九年六月十三日	個人	
7 大隈重信宛伊東祐穀書翰	明治三十九年六月十九日	早稲田大学図書館	伊東祐穀書翰：大隈重信宛　イ14 B0538
8 峰源次郎宛相良安道書翰	［明治三十九年］十二月二日	佐賀県立図書館	相良安道書簡　54-1632
9 大隈重信宛副島種臣書翰	［明治］三月二十日	早稲田大学歴史館	大隈信幸氏寄贈大隈重信関係文書　書翰　4-(ト)-30
10 相良安道宛峰源次郎書翰	［大正十三年］十二月十日	佐賀県立図書館	峰源次郎書簡　54-1629
11 相良安道宛峰源次郎書翰	大正十三年十二月十六日	佐賀県立図書館	峰源次郎書簡　54-1619
12 相良安道宛石黒忠悳書翰	大正十四年一月二十日	佐賀県立図書館	石黒忠悳書簡　54-1635
13 相良安道宛峰源次郎書翰	［大正十四年］二月二十日	佐賀県立図書館	峰源次郎書簡　54-1631
14 相良安道宛峰源次郎書翰	大正十四年六月十一日	佐賀県立図書館	峰源次郎書簡　54-1620
15 相良安道宛峰源次郎書翰	大正十四年七月三十日	佐賀県立図書館	峰源次郎書簡　54-1621
16 相良安道宛石黒忠悳書翰	大正十四年九月一日	佐賀県立図書館	石黒忠悳書簡　54-1637
17 相良安道宛峰源次郎書翰	［大正十四年］九月二日	佐賀県立図書館	峰源次郎書簡　54-1622
18 相良安道宛峰源次郎書翰	［大正］十四年九月二十六日	佐賀県立図書館	峰源次郎書簡　54-1623
19 相良安道宛峰源次郎書翰	［大正］十四年十一月九日	佐賀県立図書館	峰源次郎書簡　54-1624
20 相良安道宛峰源次郎書翰	［大正］十五年一月四日	佐賀県立図書館	峰源次郎書簡　54-1625
21 相良安道宛峰源次郎書翰	大正十五年四月七日	佐賀県立図書館	峰源次郎書簡　54-1626
22 相良安道宛峰源次郎書翰	［大正］十五年四月二十七日	佐賀県立図書館	峰源次郎書簡　54-1627
23 相良安道宛峰源次郎書翰	［大正］十五年五月二十二日	佐賀県立図書館	峰源次郎書簡　54-1628
経歴資料			
日記	明治十八年十一月二十六日～十二月二十四日	佐賀県立図書館	日記　54-1645

収録内容	記述時期	所蔵／出処	資料名　記号
回想		佐賀県立図書館	回想　54-1663
相良知安翁自記	明治三十三年	日本医事新聞社『医事新聞』	
履歴書1・2・6		佐賀県立図書館	履歴書　54-1575
履歴書3		佐賀県立図書館	自記　54-1576
履歴書4・5・7		佐賀県立図書館	履歴書　54-1574
辞令通達勲記		「辞令通達勲記」の各々末尾に記載	
付録 相良知安翁懐旧譚	明治三十七年	医海時報社『医海時報』	
相良春栄系図	弘化四年四月	個人	
相良柳庵系図		個人	

相良知安の人と医療思想

青木歳幸

相良《さがら》知安《ちあん》は、天保七年（一八三六）二月十六日、佐賀郡八戸村（現佐賀市八戸）に、代々佐賀藩藩医を務める相良家の外科医柳庵《りゅうあん》長美の三男として生まれた。長兄は信一郎、次兄は助次郎、弟が貞四郎（のち元貞）。幼名は広三郎と称し、のち弘庵《こうあん》、知安と改めた。知安は、藩校弘道館に入学後、佐賀藩蘭学寮、同西洋医学校好生館で蘭学、西洋医学を学び、さらに佐倉順天堂塾へ遊学した。文久三年（一八六三）、長崎養生所でオランダ人軍医アントニウス・フランシスクス・ボードウィンに師事し、慶応元年（一八六五）に名を改めた精得館で頭取（館長）として助手を務めた。また長崎ではアメリカ人宣教使グイド・フルベッキに英語を学んだ。慶応四年に佐賀藩主鍋島直正の侍医となり、直正の健康管理に従事した。明治二年（一八六九）、三十四歳で医学校取調御用掛に任ぜられ、医学校におけるドイツ医学の導入や病院の建設などの急進的な医制改革を進めた。一時冤罪で逮捕されたが、復帰後は第一大学区医学校校長として、⑦「薬剤取調之方法」（以下番号は「収録資料一覧」を参照）、⑧「医制略則」など医制改革原案を起草した。しかし、明治六年に突如として医務局長兼築造局長を罷免させられた。その後、次第に表舞台から遠ざけられ、晩年は極貧のなか明治三十九年（一九〇六）六月十日に歿した。享年七十一歳。[1]

以下、本書に収録した文書を検討しながら医療についての知安の思想を概観してみたい。

一、知安の修学と思想形成

蘭学修養の背景

知安が生まれた相良家は代々紅毛流外科医で、「回想」（本書「経歴資料」）によれば佐賀藩鍋島家から本家と分家併せて合計六十四人扶持と四十石の扶持を得ていた。

佐賀藩十代藩主鍋島直正は、アヘン戦争（一八四〇～四二）における清国の敗北に衝撃をうけ、急速に西洋の軍事技術の導入に乗り出した。藩士の文武の向上と財政改革を企図して、嘉永三年（一八五〇）に文武課業法を定め、藩校弘道館において二十五歳までに文武課業での合格免状を得られない者には親の家禄を減額するという厳しい制度を定めた。相良家も石高を減額された。知安はこの年に十五歳で相良分家の相良春栄家の養子となった。

藩士への文武課業法に続いて、翌嘉永四年二月十七日に佐賀藩は領内の全医師に対して次のような命令を出した。[2]

御仕組所より医師之義に付、前々より委細被仰出候次第も有之、人命を預り大切之業柄に付、何卒格別之良医出来候通被御取計度義に候。惣て術方巧拙に依り家督等之吟味相成候様と之義は、御印帳御書載之旨も有之候に付、医師之義、向後家業未熟之間は組迦被召置、段々熟達之上、組付等被仰付候様候はは、若手之面々致奮発、一際差部術方熟達可相成、其内には格別之良医も出来、急度御趣意相貫候通可相成に付、大図左之通にも可被御取計哉

こうして佐賀藩領内の全医師は医学寮での試験や修業が義務づけられ、合格すれば開業免許証であ

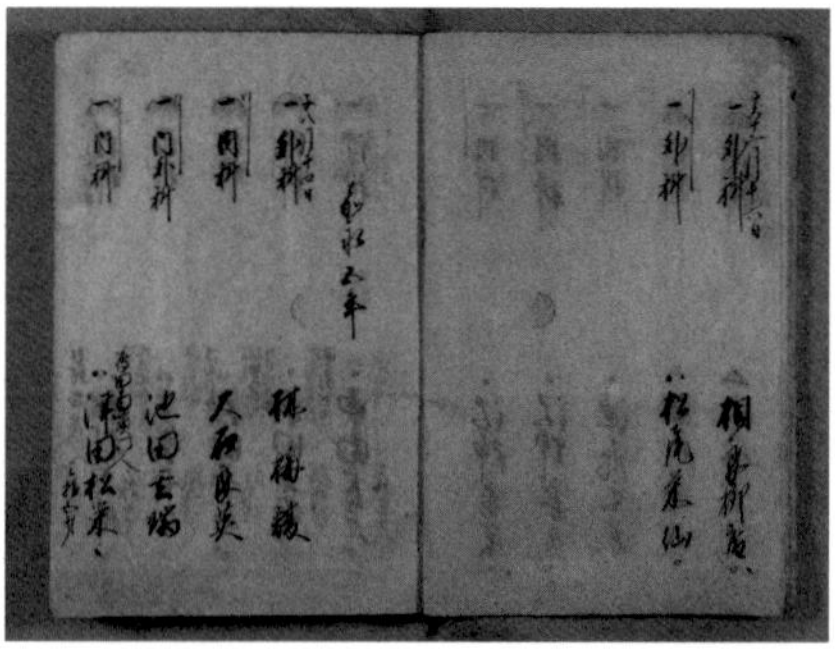

『医業免札姓名簿』／佐賀県医療センター好生館蔵）一行目に「相良柳庵」の名が見える

る免札が与えられた。江戸時代には医師は家業として捉えられていたから、医師の子にかぎらず有力農民の子が医師になることも一般的には自由であった。しかし、佐賀藩では藩が医師の開業に積極的に関与し、試験に合格したら免許を与えることとしたのだった。医師国家資格試験制度の先駆的な制度だった。

この実施記録が『医業免札姓名簿』で、嘉永四年十二月十六日から安政五年（一八五八）九月二十一日までの七年間に六四八名の免札医師名が記載されている。この数は当時の佐賀藩領で開業していたほぼ全医師数といえるだろう。

嘉永四年の免札受領者には御側医で内科、口科を専門とする水町昌庵を筆頭に、二番目に内科の牧春堂、三番目に外科の佐野孺仙、四番目に針科野口文郁など二十六名が記載されている。相良本家の相良柳庵（知安実父）は最初から二十五番目に「外科、相良柳庵」と記され、佐賀藩においても有力な外科医として位置づけられていたことがわかる。

嘉永三年に分家の家を継いだ知安は、十七歳で藩校弘道館に学び、十九歳で佐賀藩蘭学寮に転じた。蘭学寮は西洋科学技術の導入に積極的になった佐賀藩が嘉永四年に開設した蘭学教育機関で、蘭学者大庭雪斎と蘭方医大石良英（伊東玄朴門人、鍋島直正侍医）が頭取となって蘭学教育を進めた。大庭雪斎は、佐賀藩蘭学の開拓者である蘭方医島本良順に学んだあと、大坂へ出て中天游（緒方洪庵の師）に学び、その後同門で年下の蘭方医緒方洪庵の塾で学んだ。安政元年に佐賀藩校の弘道館教導となり、オランダ語の文法書『訳和蘭文語』前編（安政二年序文）、同後編（安政五年序文）を刊行し、学生にオランダ語文法学習の重要性を教授した。

佐賀藩は、西洋医学研修を推進するため、安政二年六月二十日に「同廿日、御側御医師之儀、漢方相用候者、以来和蘭医術相兼候様被仰出」という達しを出して、御側医で漢方医学を用いているものは以後西洋医学を兼ねることを命じた。[3]

安政四年にオランダ海軍軍医ヨハネス・ポンペ・ファン・メーデルフォールトが来日し、幕府の長崎海軍伝習所で医学伝習を開始した。幕府医師松本良順が医学生を統括する役割を担い、各地から医学生が集まった。ポンペの指導は、西洋医学の基礎となる物理学や化学、生理学、病理学、解剖学、内科、外科など医学七科といわれる自然科学教育を基礎として医学実習を行なうものであった(表1)。

	一八五八年		一八五九年	
	午前	午後	午前	午後
月	物理学	(化学)	病理学総論	化学→薬理学
火	解剖学	(生理学総論)	解剖学	生理学各論
水	物理学	(化学)	病理学総論	化学→薬理学
木	解剖学	(生理学総論)	解剖学	生理学各論
金	物理学	(化学)	病理学総論	化学→薬理学
土	解剖学	(包帯学)	解剖学	採鉱学

表1　ポンペの講義日程
午前1.5時間、午後1.5時間、(　)は曜日不明を示す。
『出島の医学』(長崎文献社2012)より。

佐賀藩は領内医師の研修のために、安政五年に医学寮を発展させた西洋医学校好生館を片田江(現佐賀市水ケ江)に開設した。教頭には大庭雪斎と大石良英、教導には島田南嶺、永松玄洋、相良柳庵(知安実父)らがなり、佐賀藩からポンペに学んだ渋谷良耳、宮田魯斎、井上仲民、島田東洋も教官となり、ポンペ由来の西洋医学教育である医学七科を教授した。

幕末頃の好生館医則には、「医之為道所以治疾患而保健康者也。苟欲学斯道者、必当明七科而従事於治術也。第一格物窮理、第二人身窮理、第三解剖学、第四病理学、第五分析学、第六薬性学、第七治療学」[4]とあり、従来の漢学塾の教科とまったく異なり、まさに西洋医学校というべきものであった。

教科書は、ドイツの医師クリストフ・ヴィルヘルム・フーフェランドの『医学必携』(*Enchiridion Medicum*、

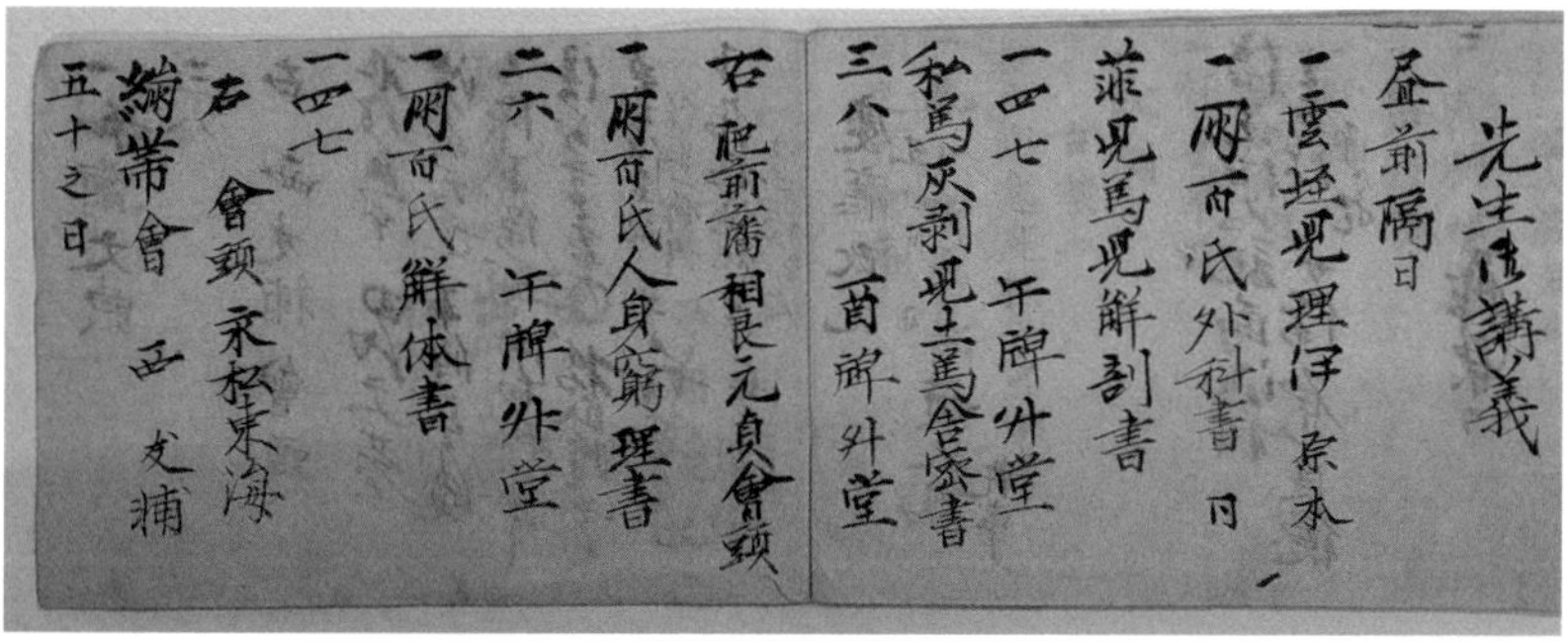

「順天塾社中姓名録」（慶応元年）末尾／順天堂大学医史学研究室

一八三六年）の蘭語版を、緒方洪庵と緒方郁が訳し大庭雪斎が校訂出版した『扶氏経験遺訓』（安政四年）や、ヨハネス・ボイスの著書（*Natuurkundig schoolboek*、一八二八年）を大庭雪斎が訳した自然科学入門書の『民間格致問答』（文久二年）他の蘭医書だった。[5]

好生館でドイツ医学を基とするポンペ由来の西洋医学七科を学んだ知安は江戸遊学を命ぜられ、安政六年に佐倉の順天堂塾に入門した。順天堂塾は蘭方医佐藤泰然が天保十四年（一八四三）に開いた塾で、知安入塾当時は泰然の養嗣子佐藤尚中（舜海）が運営していた。

慶応元年（一八六五）の「順天塾社中姓名録」[6]の門人一一〇人の末尾に、佐藤尚中の隔日の午前中での「雲垤児理伊」（カール・アウグスト・ウンデルリヒ、ドイツ人内科医）の洋書講義に続いて、「菲児篤児」（ヨーゼフ・ヒルトル、ドイツ人外科医）の解剖書と「私篤灰剌児士篤」（ユリウス・アドルフ・シュテックハルト、ドイツ人農芸化学者）の舎密書会読を、会頭で知安実弟の相良元貞が受け持ち、「朋百」（ポンペ、オランダ人医師）の人身窮理書と解体書は佐賀藩出身医師永松東海が担当していたことが記載されている。順天堂の西洋医学書も原著の多くはドイツ医学によっていた。

一方、ポンペは臨床的な医学教育を進めるため、医学校に付設する病院の建設を請願し、文久元年（一八六一）七月一日に風通しのよい場所に長崎養生所を開設するに至った。長崎養生所は一二四床を備えた本格的な西洋式病院であった。ポンペは文久二年に帰国し、後任にボードウィンが来日することとなった。頭取の松本良順も江戸に戻ることになり、後任の頭取に薩摩出身の八木称平を任命した。ポンペ由来の医学七科は良順が江戸医学所で採用し、以後江戸での西洋医学教育の基本科目となった。[7]

長崎留学

知安は順天堂から帰藩後、藩命により文久三年（一八六三）から長崎養生所で学ぶことになった。

佐藤尚中が八木称平へ知安を紹介した書翰が遺されている（参考書翰1）。ボードウィンは最新の神経生理学や近代眼科学を教えた。また物理学、化学を教えるために養生所に分析窮理所を設置し精得館と改称させ、頭取（館長）を相良知安が担い、ボードウィンの助手を務めた。[8] 知安は、長崎でフルベッキや大隈八太郎（のち重信）らとも交流している。慶応二年（一八六六）にクーンラート・ハラタマ（K.W.Gratama）が来日し教官となった。

なお、知安後の精得館頭取は竹内正信、池田謙斎、維新後の長崎府学校頭取医師は長与専斎が務めている。

ポンペとボードウィンに学んだ池田謙斎の回想録によれば、「精得館には、既に多少の医書が備はつて居たから、ストロンマイエルの外科書だの、ニーマイルの内科書などは、ここのを借りて読むで居た。併しこれらの書物は大抵独逸の原著について蘭人の自国語に翻訳したのじやつた」[9] とある。ストロンマイエルもニーマイルもドイツ人医師であるから、やはり精得館でもドイツ語原著の西洋医学学習が主であったと考えられる。

知安の長崎時代については、

私は当時ボードイン氏に請ふて新版の書籍を借ろうとすると、氏のいふには今日では蘭書に善いものは少ない、それは蘭国の医生は大抵独仏の原書に就て学ぶからである、日本でも今後の医学は仏か独逸に学ばねばならぬ、……仏蘭西びいきの傾向を示して居たに拘はらず、私共へは独逸学を勧めたのである。此ボードイン氏の独逸学奨励は、やがて後日に私をして我国の医学を独逸風に為さしめた基であつた。

……或日和蘭領事館で晩餐会を開かれ私は公儀のお医師連と共に招かれたが卓上色々の話に興を添

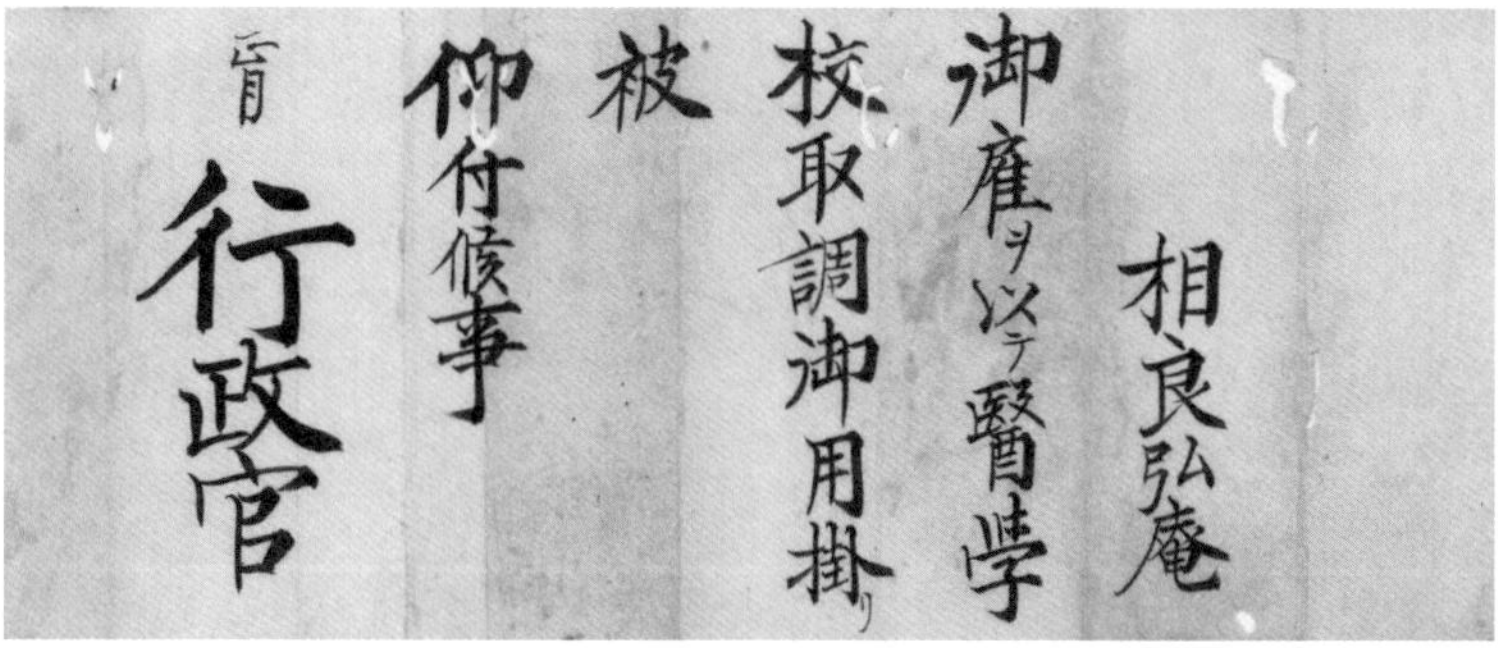

医学校取調御用掛辞令（「辞令通達勲記２」参照）／佐賀県立図書館蔵

へた折、ボードイン氏は、日本の医学も大分進歩して来るが、これが西洋と同等に成る迄には、今後尚ほ幾年月を費すべきかといふ問題を出した。スルと戸塚氏の云ふには、先づ百年とも云ひたい処ぢやが、八十年位にして置きたいとのこと、然らば相良の考へはどうかとボードインの問ひに、私は従来の如きやり方では只だ影を追ふばかりで仕方がないけれど、若し自分をして存分に経営さしたら、十四年位かゝれば先づ同等の種を作ると答へた。而かも之れを聞いた公儀医連はいづれも只無暗な広言とのみ嘲笑したが、独りボードインは曰く好しとばかりに首肯した。

（「相良知安翁懐旧譚」）

のように知安の医制改革にかける強い思いがうかがえるエピソードがある。

知安は慶応三年に佐賀藩主鍋島直正（閑叟）の侍医と好生館差次となり、翌慶応四年（明治元年）に直正の京都上洛に従った。京都に着いた直正が七月七日に健康を害したとき、直正の姉婿で宇和島藩主の伊達宗城の日記には、「閑叟（鍋島直正）ハ着翌日永玄（永井玄蕃）参候時ハ至而健気の処、其後服瀉、文海《戸塚》を樹公（将軍徳川慶喜）より被遣、日々診察執匕歟、実病ニ而閑之奸には無之由」[10]とあり、将軍慶喜が侍医戸塚文海を派遣し治療にあたったことがわかる。

直正の病状が回復しなかったため、知安は当時兵庫沖に停泊していたアメリカ海軍艇にいたサミュエル・ペールマン・ボイヤー医師と連絡をとり診察にあたらせた。ボイヤーの診療により直正の病状は劇的に回復したこともあった[11]。

翌明治二年正月二十三日、相良知安と旧福井藩士岩佐純が医学校取調御用掛に任命された。順天堂塾での同門であり、岩佐は元福井藩主松平春嶽、知安は岩佐および佐賀藩前藩主鍋島直正の推薦によるものであった。知安らが直面したのはまず外国人教師の採用問題だった。

ボードウィンとウィリスへの周旋

文久二年（一八六二）に、ポンペの後任として来日したボードウィンは、慶応二年（一八六六）九月までの長崎での任期終了後、幕府給費留学生の緒方惟準と松本鮭太郎らを伴い一時オランダに帰国し、翌年再び来日。幕府とのあいだで江戸での大病院や医学校設立の約束をして帰国し、器財、薬品、書籍などを購入し翌慶応四年に長崎に来日したが、戊辰戦争のさなかであり、横浜に着いた病院資材は新政府に接収されてしまっていた。戦火の静まるのをまって、ボードウィンは旧幕府との定約書の履行を新政府に迫った。新政府はボードウィンの門下生の一人であった知安をその交渉にあたらせることとした。幕府給費生としてボードウィンとともにオランダに渡った緒方惟準は、明治元年（一八六八）に帰国し、明治天皇の侍医となり、明治二年に浪華仮病院の院長としてボードウィンの協力を得て病院を運営した。

一方で、ウィリアム・ウィリスは、文久二年にイギリス公使館の領事館付医官として来日し、イギリス公使ハリー・パークスに従い生麦事件の負傷者治療にあたり、戊辰戦争時には敵味方なく治療に尽力し西郷隆盛や大久保利通の信頼を得た。ウィリスは新政府が接収した医学所を医学校と改称し、明治二年一月から教師としてボードウィンがもたらした医療器具を使って教育と治療を開始していた。

「相良知安翁懐旧譚」によれば、知安がウィリスを解雇してボードウィンを中心とする大医学校兼病院をつくると説得したら幕府との定約書を渡してくれたという。ボードウィンが器機を持っていないというので、ボードウィンがパリで知安のために買ってくれた眼科道具一式を渡し、すべて緒方惟準に相談するよう説いて、京都に戻った。

ドイツ医学の優秀性

岩佐と知安は医学校取調御用掛に任用されたとき、①「明治二年医学校取調に関わる意見書」を作成し、政府首脳に提出した。ここで「凡そ真之医道を学ひ候には、先つ医学校を設け病院を附属し、学則楷梯順序を定め、幼年より法之如く教導不致候ては、迚も真面之成業難相成、今般之御趣意実に皇国医道御一新之秋と深く感喜仕候」と述べ、西洋医学による医学校および病院の建設計画の大要を記している。

知安は明治二年五月に徴士大学権判事となった。権判事とは学校頭取相当官であり、医学校の設立運営に関する責任者である。彼は外国人教師採用にあたって、佐賀藩医学校好生館、佐倉順天堂、長崎精得館での西洋医学教育の経験、とくに将来的には独逸学に限るとのボードウィンの教えを受けて「西洋大学ノ盛ナル者ハ独乙ナリ。英仏ハ害アツテ利ナシ。蘭ハ小国日ヒニ衰ルノミ。蘭英ヲ斥ソケ独ヲ採ルベシ」（経歴資料「回想」）という信念をもち、ドイツ人医師を雇用する方針をすすめた。

石黒忠悳の回顧録によれば、知安は明治二年（一八六九）四月頃に、大学南校の教師として採用されたフルベッキを訪ね、医学はどの国が一番進んでいるかを承りたいと質問したところ、「今日医学といえば、独逸が宜しい」[12]との証言を得て政府要人に会い、建言書をもってドイツ医学の優秀性と新たな医学校の仕組みを訴えることになった。建言書の内容は、明治二年五月までにまとめたとみられる②「主意」や、後年の回想にあたる「相良知安翁自記」、⑬「祭之記」などに窺うことができる。

知安はドイツ人医師採用について、「今日詔勅ニ基ヒテ一時世界之医学ヲ求ムルニハ独乙国ト定ムベシ。……蘭ハ仏ニ依リ医薬器械等多クハ仏ニ採ル。又書籍モ直ニ独仏ノ新著ヲ読テ翻訳セズ。仏ハ華侈当ルベカラズ。独ハ質素ニシテ学者餘リアリ。而シテ従来蘭書多クハ独ニ出ツ。独乙ヨリ医学各科専門之教師ヲ雇フベシ」（「相良知安翁自記」）と、蘭書の多くの原著がドイツ医学書であり、その優秀性を強く主張し、ドイツ人教師の採用を切望した。

医学校構想

知安は②「主意」において、王政復古で知識を広く海外に求める方針があるから、技術に偏向した面が強い漢方ではなく、世界の智識を導入することで皇国の医道を速やかに確乎独立させるべきとし、ついで学科やドイツ医学導入などについて、「一学科、第一度算学、第二万有理学、第三化学学様、術様、有機、無機、第四植物学、第五動物学、第六鉱土薬物学、第七解剖学記画様、比較様、顕微鏡様、組織学、第八生理学、第九薬剤学、第十病体解剖学術、第十一毒物学、第十二病理学、第十三治療則内科術、外科術、産科術、婦嬰術、眼科、口中科、針科、越列幾術、黴毒科、古今経験学、健康摂生法、軍務医事」とし、これらの科目を広く学んだ後、専門科目を興して、教育にあたれるようにする課程を考えた。

書生（学生）は三百人とし、各藩から大藩は四人、中藩は三人より二人、小藩は一人ずつ、十六歳より十八歳迄の藩のなかでも優秀な学生を選び六ケ年間東京医学校で学ばせ、その学費、生活費は一人につき毎年金百両を藩から納めるようにするとした。試験を受けて等級を進めた学生は専門課程に入り、得業免状を得て帰藩させることとした。さらに「当医学校」は仮に設置したものであるから不十分であること、学校兼病院は必ず高燥広境の地に新築造営すべきこと、教師はドイツから壮年盛学で英学にも達する者を雇うべきこと、などのように述べている。

「当医学校」とは医学所のことで明治二年二月に藤堂屋敷の大病院に移し、大病院と合併して医学校兼病院とした[13]。医学部が主で附属病院を併設するという現在の医師養成の体制が初めて生まれた。高燥広境の地への医学校兼病院の構想は、ポンペによる長崎小島養生所の提言を意識したもので、上野山への移転構想につながるものであった。雇用するドイツ人医師について、英学にも達する者という条件を付すことは、イギリス人医師ウィリスの活動などにより広がりを見せていたイギリス医学や英学の支持者への配慮があった。

ドイツ医学の導入

知安はドイツ人医師採用の主張を知学事山内容堂に伝えるも、ウィリスに治療を受けたことのある容堂は賛意を示さなかった。また戊辰戦争時にウィリスの外科手術の高い力量を体験していた薩摩出身者もまたウィリスおよびイギリス医学の採用を推していた。腹痛に襲われた岩佐に代わって太政官での廟議に呼ばれた知安は、ドイツ医学の優位性を強く主張した。「相良知安翁懐旧譚」にはこの間の経緯が語られている。当初ウィリスの採用案が提示されたとき、ウィリスの功労は賞賜すべきものの、わが国の医学をイギリス医学で統べるのは否であると述べた。イギリス医学には外科などに優位性はあるが、医学全般についてはドイツ医学がより進展していることを説いて、ドイツ政府に医師の斡旋などについて契約することを要望した。この会議の際、ウィリス採用に固執する山内容堂を論駁しようとする知安に対し、旧藩主鍋島直正が「知安下レッ」と一喝して、矛をおさめさせたとも伝えられるが根拠が乏しい[14]。

新政府は七月八日に官制改革を行ない、教育行政官庁として大学校を設置し、長官として別当を置き、職員には大監、小監、大丞、小丞等の事務官と、大博士、中博士、小博士等の教官を置くこととした。知安は七月十八日に大学小丞に任ぜられた。大学別当には八月二十四日に岩佐の出身である福井藩主松平春嶽が着いた。さらに知安は十月二日に従六位に、十月十日に大学権大丞に任ぜられ、地位と立場を得て東京における医制改革を進めることになったのであった。

岩佐は十月に大学権大丞として、「大阪府医学校病院御取建[15]」のため大阪に派遣され、ボードウィン、緒方惟準とともに大阪医学校設立に尽力することになった。

ウィリスは同年末に東京医学校兼病院長を退職し、明治三年（一八七〇）に鹿児島の西郷隆盛や薩摩藩医師石神良策の招きに応え鹿児島医学校を創設し、医学教育や治療にあたった[16]。

医学制度の範をドイツにとる方針が定まると医学校改革も進展した。知安や岩佐の師匠であり佐倉順天堂塾を経営していた佐藤尚中（舜海）が招聘され、明治二年十二月五日付けで大学大博士に任命された。大学大博士は今で云う大学学長にあたる。それまでの医学校兼病院は同年十二月十七日に大学東校と改称された。

明治四年三月以降のものとみられる大学東校および病院の職員構成は、大丞岩佐純、権大丞相良知安、大博士佐藤尚中（学校病院掛）、中博士坪井為春（内科治療書翻訳）、少博士島村鼎（翻訳）、司馬盈之（通辯）、竹内正信（病院掛）、大学奏任出仕松本良順（兵部省病院掛）、中助教長谷川泰（解剖書翻訳）など、少助教石黒忠悳（舎務、治療書翻訳）など合計一〇六名から成っていた。[17]

知安らは、明治二年十一月に三十二章からなる医学校規則を制定した。第二章に「此校の教授は外国教師之を専任す、故に其教師は格別の定約に因りて適当の位置権力及び職務を保つ者たり」と外国人教師について記し、第三十章「医学校に於て五年の終り大試業を行ひ公議の上一等学士（ドクトル）の免状を与ふる者は医の真たる者にして学士の通義を具ふるものとす」と学生に五年の修学後、大試業後の学士号授与を定めている。[18]

大学東校と改称されると大学東校規則二十八条を定め、正則生と変則生に分け、正則生は五年で洋書を読み、予科、本科に分けて科目を学習し、それぞれ試験を受けて進級することとした。その科目は表2、3の通りで、②「主意」に記された学科を充実させている。[19]

医学校兼病院および大学東校から東校にいたる医療研究活動において、明治二年八月十四日に医学校内で「みき」という女性の病死体を、生前に同意を得て行なったことは、わが国最初の特志解剖とされ、以後医学校での解剖が公認されはじめた。また『日講紀聞』などの講義録が刊行された。東校時代の治験は『治験録』（東校医院、須原屋伊八、一八七二年）として出版された。

明治元年には旧幕府医学館が種痘館として牛痘接種を継続していたが、大学東校が規則を定めて明治三年四月に「大学東校種痘館規則」を公布した。大学東校内に種痘局が設置され種痘医免許と分苗業務を担当した。売薬の取締も明治三年十二月から明治五年七月まで、大学東校がその効能を検査し売薬を許可するとした。佐藤尚中門人とりわけ岩佐や知安らが医学校や大学東校の医療衛生行政をリードした。

豫科		三等上下	二等上下	一等上下	
洋書	授読　授業	単語　文典	格物学	化学	日々　二字間
訳書	授業		格物学	化学	隔日　字間不定
算術	授業	加減乗除　諸等分数	比例開平開立	尋常代数学	隔日　一字間
教師	授講		格物学	化学	日々　二字間

本科		三等上下	二等上下	一等上下	
洋書	授業　質問	解剖学　原生学	薬剤学　原病学	治則　雑科学	日々　二字間
訳書	授業	解剖学　原生学	薬剤学　原病学	治則　雑科学	隔日　字間不定
教師	授講	解剖学　原生学	薬剤学　原病学	治則　雑科学	日々　字間不定
病院			病床実験	病床実験　手術	日々　字間不定

表２（右）　大学東校豫科生徒等級科目　『医制百年史』資料編より作成。
表３（左）　大学東校本科生徒等級科目　同上。

上野山内への病院建設計画

明治三年二月、外務大輔寺島宗則らとドイツ北部連邦公使マックス・フォン・ブラントとの間で、ドイツ人教師雇い入れについて約束が交わされた。しかし、普仏戦争（一八七〇〜七一）が勃発して、ドイツから医師がなかなか来日しない事態となった。大学東校の生徒たちは不満をもち騒ぎ出したので、知安らは帰国準備のため横浜に滞在していたボードウィンに対して大学東校での短期間での講義を依頼した。ボードウィンは同年七月から帰国する閏十月頃までの四ヶ月ほどの間臨時に講義を行なった。

知安はその少し前から医学校兼病院の新設場所を探していた。旧藤堂屋敷地は低地であり市街地に密接していたため、卑湿、汚穢など衛生管理上の問題や火災の類焼の恐れもあった。それゆえ知安は石黒忠悳らの計画立案にもとづき、高燥の場所である上野山をその候補地として建設図面も描いていた。知安がボードウィンに医学校建設を相談したところ、上野の森の自然を壊さないようにと進言された。それでも知安は明治五年四月二十日の大木喬任宛書翰（発翰2）を見ても、なお上野山内地での建設にこだわっていたようだが、陸軍用地との利害関係などによって、結局上野の森での医学校兼病院建設は断念した。明治九年には旧加賀藩前田屋敷に移転し、明治十年に東京大学医学部となった。

皇国医学と護健使

諸改革に取り組んでいた知安のもとへ、平田派国学者の権田直助らが皇漢医道という建白書を持参して、大己貴命《おおあなむぢのみこと》を主神とする医道を興すべしと主張した。新政権の樹立は王政復古を旗印に尊王攘夷派らによって成しえた事業であったから、明治二年二月には大教宣布が出され、神祇官が太政官から独立し、宣教使によって皇道主義に基づく教化運動を開始していた。そこで、権田直助らは新政府の医学も尊王思想に則った医学にすべきと意気軒昂と押しかけてきたのであった。

建白書の表紙に皇漢医道とあるのを見て、知安は皇道と漢医学は新旧の差はあるものの医道としては一体であり、西欧の医学をも選び入れて独自の皇国医学を確立すべく、その方案草稿を示した。それが⑫「論道ス」であり、そこに「皇国神真ノ道タル高皇産霊《タカミムスビ》、神皇産霊《カンミムスビ》ノ二神、天地ヲ鎔造シ万物ヲ化育シ、而シテ人ニ授」けたものであり、この二魂が医道の本源であること、「乃チ今保護健全ノ義ニ本キ護健ノ字ヲ以テ之ニ当テ、而シテ護健道ヲクシノミチ、護健使ヲクスシト訓ジ、以テ医ノ名称ヲ廃スベシ」と大教宣布による宣教使にあたる護健使を置き、その学は「万物発育、運化死生及疾病ノ理ヲ究メテ精緻到ラサル所ナク」ものにして、「其法ニ於ルヤ常ニ飲食、起居、動静ノ法ヲ教ヘ、疾病ノ原本ヲ断チ、疫邪ノ流行ヲ防キ、以テ民ノ健康ヲ保護シ、又已ニ疾病アレバ之ヲ療シ、之ヲ除キテ健全ニ復サシメ、以テ其天命ヲ全フセシメンコトヲ要」すと述べ、大己貴命を主神とする皇国医学の独立を論じて権田直助ら平田派国学者らを納得させた。この草稿の末尾に「正六位大学権大丞藤原知安」とあるので、成立時期は明治三年十月に知安が正六位に叙せられた直後のものと考えられる。

明治四年八月、神祇官は神祇省に降格し、太政官のもと明治五年三月十四日に宣教使が廃止されることによって皇国医道運動は沈静化していった。攘夷家に対しても皇学独立のため西洋人を雇うのであるが、永世に雇うのではなく、決して夷狄に屈するのではないことを述べて説得した。

護健使という思想

⑫「論道ス」に示した護健使思想は、明治維新直後における知安の基本的な医療思想でもあった。父柳庵の遺命により相良家の歴史をまとめ祖神を祭るための⑬「祭之記」にも、相良家二百年の歴史を述べ、佐賀藩の医学校では藩内の医師を入学させドイツの学制に基づいて医学七科を学ばせていたことを記したあとで、医道の項で護健使について述べている。

それによれば、「保護健全ノ道ハ民命ノ係ル所、天徳ノ顕ハル、所、神化ノ明カナル所、其事理広大ニ渉ルヲ以テ、其名ヲ正クセスンハアルヘカラス」とし、「其名ヲ正クセント欲スルヤ、斯道ノ本源ヲ蘊《タツヌ》ルニ在リ」と皇国の本源は皇産霊神《みむすびのかみ》の徳をもって起こされ、大己貴命と少彦名命《すくなひこなのみこと》の二神が国土経営の方法を定めたとする。この皇道は治教とともに行なわれたので、その経営の職は示されなかった。「神功征韓ノ後、応神ノ朝ニ至リ、百済等」がわが国に「奉事」するようになって大陸の

「五経博士、暦数、天門、地理、方術ノ書ト彼ノ医書」がわが国に伝来した。大宝年間（七〇一〜七〇四）に至り、唐の制度に倣い其職として医師を設けた。それ以来、医師の職は「経久ノ法術」としてわが国に延蔓し、仏道においてもこれを扇動し、ついに医師は法術師の業と変じてしまった。ゆえに天徳をあらわす護健使をクスシと読んで医の名称を廃止すべきであると説く。

護健使の職はみずから神の天徳を体認して、わが億兆の民が「膏腴ノ地」（肥沃な地）に増えていくためのものである。ゆえにその学は「万物発育、運化、死生、疾病ノ理ヲ究メテ精緻到《チ》ラサル所ナク」して天地万物の理に詳しくなくてはならず、その方法は常に飲食や起居動静の生活のあり方を教え、「疾病ノ原本ヲ断《タ》チ、疫邪ノ流行ヲ防キ」、民の健康を保護するものであり、民が病を得れば之を治療することが神の天徳を全うすることになるとし、予防医学の道を進めている。

民の健康を保護することは民に対する使命にかなうものであるので、この道が治教とともに行なわれれば聖上の好生の仁徳が民にあまねく広まるので、すぐに宣教使とともに皇国の医道を普及する必要がある。ここに好生館の名前の由来となった「好生の徳は民心に洽し」（『書経』大禹謨）という民の生命を守る思想からの影響を見ることができる。

大学丞に任ぜられて医学校創立を命ぜられた知安は、医学の学則は「天地万物其相関係スル所、人ニ於テ最モ広且大トス。是ヲ以テ護健《クシ》ノ学ハ、深ク造化ノ功用ヲ悟リ、博ク物理ヲ究メスンハアルヘカラス」と物理の学を究めることが大事とする。よってその学は、皇国経典の外に、「第一数学、第二格致学、第三化学、第四動物学、第五植物学、第六鉱物学、第七解剖学、第八生理学、第九薬性学、第十病体解剖学、第十一毒物学、第十二病理学、第十三治療則」（注記略）ということになる。

王政復古を掲げ祭政一致をめざす尊王思想家への対応策という面もあったと考えられる。神道を国教化せんとする動きから明治六年神祇省に宣教使が設置されたものの実を結ばなかったことが、護健使の医官構想が進展を見なかったことに影響したと思われるが、民の護健と治療のための官省は、昭和十三年（一九三八）の厚生省および保健所の設置により実現にむかった。

突如とした逮捕

医制改革を進めていた知安が、明治三年（一八七〇）九月十三日に突如弾正台からの取り調べを受け、十一月二十七日に入獄させられた。部下の薩摩人森時之助の会計処理における旅費や英和辞書購入の不正請求による責任を問われたのだった。

知安が拘束されていた期間に多くの変革があった。新政府は財政難に苦しみ、大蔵大輔大隈重信が明治三年十二月十九日「全国一致之政体」の施行を求める建議を太政官に提案した。明治四年七月十四日に薩摩、長州、土佐の三藩と新政府の親兵を加えて廃藩置県を断行し、中央集権化を図った。

廃藩置県の四日後、太政官布告によって大学を廃し文部省が設置された。この文部省設立に尽力したのが中辨兼制度局長御用掛の江藤新平であった。初代文部卿に大木喬任が就任するまでの十日ほどの間に大丞に加藤弘之、町田久成、岩佐純、佐藤尚中を任命した。知安が入獄中でなければ、当然、大丞に任命されていただろう。なお小丞の一人に大学東校の教官であった長与専斎が任命されている。

明治四年七月にドイツからレオポルト・ミュルレルとテオドール・エドアルト・ホフマンが来日した。ミュルレルらは初代文部卿大木喬任の直属となり大学東校の全権を委ねられ、抜本的な改革を進めた。同年八月に大学東校は東校と改称された。

明治四年十一月には、大久保利通、伊藤博文ら岩倉具視兼米使節団が欧米視察に出発した。のちの二代目医務局長になる長与専斎もその使節団のなかにいた。大久保は六月二十四日付け岩倉宛書翰（参考書翰2）で、知安の免職や謹慎の処分を急ぎ執行するように伝えていることから、知安の逮捕にはなんらかの裏事情があったことが予想される。

大久保らが日本を離れている間に冤罪解除の動きが始まった。明治五年八月、文部省小博士佐藤尚中と大侍医岩佐純が知安の功績を文部卿の大木喬任に申し出て、それを添付して大木が正院へ宥免願を提出した（参考書翰3）。その結果知安は無罪として同年十一月二十七日に釈放された。

明治五年に学制が発布されたことにより、同年八月三日東校は第一大学区医学校となった。所在地は旧藤堂藩邸であった。知安は同年十月八日に文部省五等出仕として復職し、第一大学区医学校校長に就任し医制改革を再開した。さらに明治六年三月十九日付けで文部省出仕と築造局長の兼任、同三月二十四日付けで医務局長の兼任も命ぜられた。復活した知安は⑦「薬剤取調之方法」で薬剤師のあり方や「医制」の原案をまとめ、⑧「医制略則」を起草した。

しかし、なぜか明治六年六月十三日に医務局長、築造局長の職を解かれ、長与専斎が後任の二代目医務局長に就任した。

とはいうものの同年中はまったく発言力を失ったというわけではなく、七月二十四日には文部四等出仕に補せられ、十月に従五位に叙せられた。第一大学区医学校校長の職は、一旦部下の長谷川泰に譲るも、また復活し同年九月三十日まで在職していた[20]。佐賀藩出身永松東海が明治五年十月から知安の部下として第一大学区医学校教授として医制修正に関与し、明治七年四月に初代東京司薬場長に就任した。

長与専斎は明治七年八月十八日、「医制」七十六箇条を公布した。ときの文部大輔は田中不二磨で、岩倉具視使節団で長与と懇意になっていた。一方、知安の片腕となっていた長谷川泰が、明治七年八月二十七日に長崎医学校校長として栄転させられた。直後の九月三十日に知安は文部省出仕および第一大学区医学校校長を免ぜられ（辞令通達勲記25）、十月四日に文部省より「奉職満二年以上ニ付為其賞目録之通被下候事、目録金弐百五拾円」（履歴書7）を与えられ文部省を去ることになった。以降、医務局を衛生局と変えた長与が衛生局長となり、医療行政と教育体制を主導することとなった。

明治二年一月二十三日に医学校取調掛に任ぜられてから五年八ヶ月あまり、その間に弾正台による

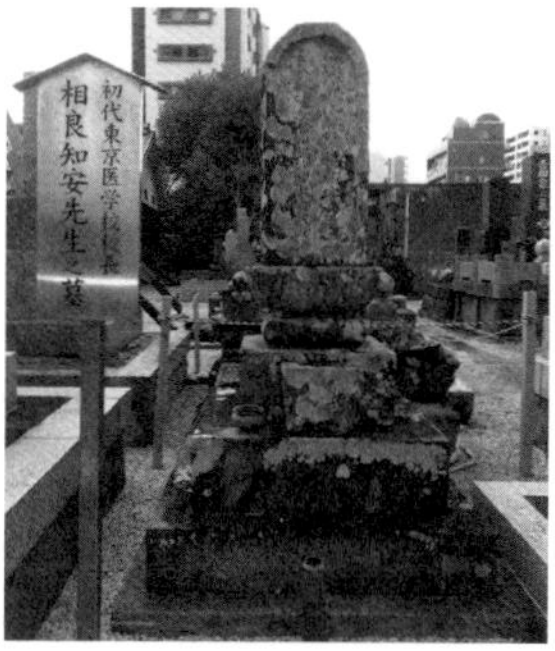

相良知安墓（城雲院）

一年二ケ月の未決勾留期間もあり、四年余の医制改革期間であったが、知安の播いたドイツ医学導入や医制改革の種は、その後長くわが国近代医学の発展に大きく貢献することとなった。

知安は明治十八年に文部省の編集局勤務を命ぜられたが、半年足らずで退職し、以後は一切の官職から退いた。彼の元同僚や後輩たちの多くが、わが国近代医学の創成期にその名を遺すことになったが、彼は一売卜者として市井の片隅で隠遁生活を送ることになった。

晩年になって池田謙斎、岩佐純、石黒忠悳ら十七名が知安の功績をたたえて叙勲願を文部大臣樺山資紀へ提出し、明治三十三年（一九〇〇）三月二十四日には、医学制度確立の功績により勲五等双光旭日章を授与された（履歴書7）。

知安は明治三十九年六月十日にインフルエンザに罹り七十一年の生涯を終えた。死去を悼んで明治天皇から祭粢料金百円を賜った。知安の遺骨は同家の菩提寺である城雲院（佐賀市唐人二丁目）に納骨された。昭和十年には東京帝国大学構内に石黒忠悳の題額、入沢達吉撰文による「相良知安先生記念碑」が建てられた。のち平成十九年六月に東京大学医学部附属病院の新入院棟A玄関前に移設され、後輩学生らを見守り続けている。

二、「医制」への道のり

薬剤制度への取組

明治五〜七年の一時期に復活した知安は、第一大学区医学校校長として⑦「薬剤取調之方法」をまとめた。第一大学区医学校の用箋に記述されているため、知安が校長時代の明治五年（一八七二）十月八日から、第一大学区医学校が東京医学校に改称される明治七年五月の間と想定され、内容を検討

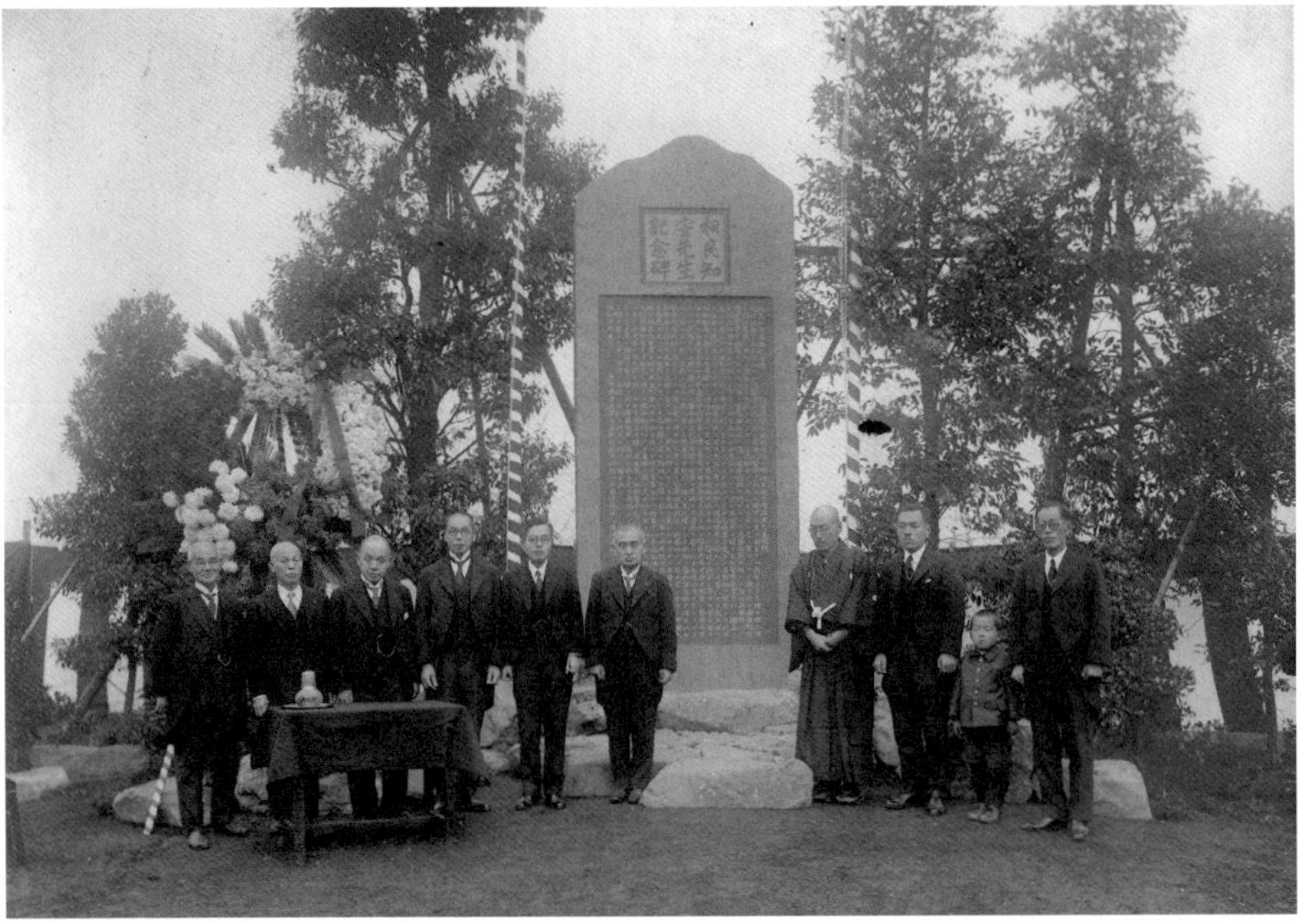

相良知安先生記念碑除幕式の様子（東京帝国大学構内）
右から
相良正（孫）
相良弘道（玄孫）
相良潤一郎（孫）
相良安道（嗣子）
松田源治（文部大臣）
島薗順次郎（東京帝国大学教授委員長）
石原誠（同教授）
入沢達吉（同名誉教授）
中島藤次郎（陸軍軍医）
富士川游（医学博士）

することにより明治六年春までには作成されたものと推察される。長与専斎が第一大学区医学校校長時代に「薬剤取調之方法」をまとめたという説もあるが[21]、先に述べたように知安は明治六年九月三十日まで第一大学区医学校校長だったことを考慮すれば、「薬剤取調之方法」は⑧「医制略則」に先立つ相良知安による文案と考えるのが妥当である。

序文に「今般医学校御雇教師ニ西洋諸国薬品ノ制度ヲ問合候処、国土民風相異リ俄カニ行ハレ難キヲ以テ当時行ハルベキ方法ヲ吟味取調候翻訳左ノ如シ」とある。つまりお雇い教師（ミュルレル、ホフマン）に西洋諸国の薬品制度を問うたところ、国土や民風も違うのですぐには実施できないだろうと言われた。そこで知安がわが国の国土民風にふさわしい薬品制度を勘案した上で翻訳したものが以下の条文である。条文は「日本国ニ於テ薬品買売之方法大略」と題して二十八条にまとめ、「医ノ略制」六条を付則している。

薬品買売の第一条には、薬舗は政府の営業許可を必要とするとした。

第二条は、薬舗には学術の有無を試験して必用の諸学と実地技術を通学させることによって初めて免許状を与えることとした。しかし現状は学術通暁の製剤家は得がたいので、先に免状を与えて何年かのちに試験をして、そのとき学術不備の者は免状を除去するとした。第二条の背景には、佐賀藩の医業免札制度があるだろう。佐賀藩は嘉永四年から医業免札制度を開始したのだが、実際は好生館ができるまでは、開業医には試験なしで免状を与えていたようで、好生館ができてからは修業したものには、前の免状を取り戻してから新たな免状を与えていた。その方法を医師だけでなく薬剤師にも適用したものと考えられる。

第十条は「後来医家ヨリ薬品ヲ売ルヲ禁止シ、医家ノ書記セル方書ヲ薬舗ニ送ルヘキ事」とあり、医師の売薬を禁じ、患者は医師の方書（いわば処方箋）を薬舗に送って薬を受け取るよう定める内容で、いわば医薬分業の取り決めである。

第十一条は「薬舗ハ日本国司薬局局方（未編輯）中ニ記載セル諸薬ヲ精撰シ貯蔵ス可キ事」とあり、すでに医薬の統一基準である日本薬局方の編輯をすすめていたことがわかる。司薬局は薬品の分析・検査を実施する機関である。

第十三条に「医家之方書ニ従テ調剤スル時ハ、各品定価表ニ因ルヘシ。其定価表ハ一月一日及ヒ七月一日ト年々二回前以テ普告シ置ヘキ事」とある。医薬分業の際に、薬舗は定価表通りに調剤すること。年二回薬価の改定を行なうことを定めている。知安は医薬分業にあたってこのように詳細な取り決めを考えていた。

第十九条では「薬舗ニ貯ヘタル諸薬品ハ総テ司薬局官員ノ注意シテ管轄スヘキ事トス」と司薬局の薬品管理のことを述べ、第二十条では「司薬局官員ハ薬舗中ノ諸品ヲ検査スルノ権アリ。殊ニ用ニ堪ヘサル物品或ハ偽品等ヲ買却ス疑ヒアルトキハ、臨時直ニ不意ニ起リテ検査ヲ施ス可キ事」と、司薬局の任務に諸薬品の検査、偽薬の摘発などがあるとする。

司薬局についての条文

司薬局についての条文はどのように変遷していったのだろうか。まず明治六年六月以前に成立した相良知安起草⑧「医制略則」の第五十二章には「東京府下ニ司薬局一所ヲ設ケ其支局ヲ便宜ノ地方ニ置テ、薬品検査及ヒ薬舗、売薬取締等ノ事ヲ管ス」とある。

次に⑨「医制」（永松記名本）は、明治七年三月十三日までに成立したものとみられる。「医制」（永松記名本）の第五十四条に「東京府下ニ司薬局ヲ設ケ便宜ノ地方ニ其支局ヲ置キ、薬品検査及ヒ薬舗、売薬等ノ事ヲ管知ス」とあり、ほとんど「医制略則」のとおりであった。

明治七年八月十八日公布の「医制」の「第四薬舗附売薬、第五十四条、東京府下ニ司薬場ヲ設ケ便宜ノ地方ニ其支場ヲ置キ薬品検査及ヒ薬舗売買等ノコトヲ管知ス、司薬場章程別冊アリ。第五十五条、調薬ハ薬舗主薬舗手代及ヒ薬舗見習ニ非サレハ之ヲ許サス。但シ薬舗見習ハ必ス薬舗主若クハ手代ノ差図ヲ受ケ其目前ニテ調薬スヘシ」と比較すれば、薬品分析や検査の司薬局の設置とその任務について、⑦「薬剤取調之方法」から「医政略則」、「医制」（永松記名本）、公布された「医制」と連続していることが明白である。

「医制」構想の原型

さらに重要なことは、「薬剤取調之方法」に付則された「医ノ略制」は、のちの「医制略則」や公布された「医制」の原型を示していることである。この第一条に「医師ノ等級ヲ立テ等ニ依リテ診察料ヲ定ムヘキ事」、第二条に「医師ハ自己ニ薬ヲ与フベカラズ」とあり、「医制略則」の第四十章に「医師タルモノハ自ラ薬ヲ鬻クコトヲ禁ス。医師ハ処方書ヲ製シテ病家ニ附与シ、相当ノ診察料ヲ受ヘシ」、公布「医制」の第四十一条「医師タル者ハ自ラ薬ヲ鬻クコトヲ禁ス医師ハ処方書ヲ病家ニ附与シ相当ノ診察料ヲ受クヘシ」のような考え方と一致していることを知ることができる。

第三条の「全国ノ常用薬品表ヲ半年毎ニ布告スヘキ事」や第五条の「全国常用方函ヲ定メ、免許状ト共ニ医師ニ相渡スヘキ事」は日本薬局方および医師開業免許につながる条文である。

第六条の「薬舗ノ税ヲ定ムヘキ事」は、「医制略則」の第七十五章「薬舗及ヒ製薬師ト配薬人ハ各一定ノ税ヲ収ムヘシ」などへつながる。

以上から、わが国医薬行政の法制は、相良知安と永松東海ら第一大学区医学校グループによって作成され、長与専斎はそれらをもとに第二代医務局長として成案を発表公布したと見るべきである。

三、「医制」に見られる佐賀藩医学教育の影響

長与専斎が語る「医制」

長与専斎は、回顧録である「松香私志」に「(明治六年三月)文部省中に医務局を置き、余はその局長に任ぜられ、医制取調べを命ぜられぬ。これぞ本邦衛生事業の発端なる。その事務みな新たに創定せらるるものにして、素より旧制慣例の拠るべきなし[22]」と述べ、自らが新たに「医制」と衛生制度を創設したと述べている。

「素より旧例慣習の拠るべきなし」とは、自らが近代医学の衛生制度の創設者であることを強調したいがための長与の回顧録なのだが、すでに明らかにしてきたように「医制」を構想したのは長与ではなく、その前段階に相良知安らが旧来の識見と欧米からの知識を取捨し、融合してわが国風土に適する新たな制度づくりをしていたと考えるべきである。

以下⑧「医制略則」を構想するにあたって大きな影響を及ぼしたと考えられる佐賀藩の医学教育について、医師の国家資格試験、医学七科、薬事制度に絞って見てみたい。

医師の国家資格試験制度

公布された「医制」第二十七条に「凡ソ教員タルモノ医学校ハ勿論病院私塾ト雖モ必ス教授免状ヲ所持スヘシ」とあり、教員に対して医師の教授免状所持を求めている。第三十七条に「医師ハ医学卒業ノ証書及ヒ内科外科眼科産科等専門ノ科目二箇年以上実験ノ証書従来所就ノ院長或ハ医師ヨリ出スモノトスヲ所持スル者ヲ検シ免状ヲ与ヘテ開業ヲ許ス」とあり、医師は試験に合格した証書、免状をもつ者にのみ開業を許可している。これが現在の医師の国家資格試験制度につながっている。

江戸時代以前から医師は家業と捉えられていたから、医師や武士、有力者の子弟などが、医師として著名な者のもとで修業するなどしてから医師になるというのが一般的で、幕府や藩が医師の資格や開業免許を与えるという制度はなかった。大宝令で医師の身分を規定して以来、試験によって医師の資格を付与し免状を交付するという制度は、わが国歴史上未曾有の大転換であった。

佐賀藩は天明五年（一七八五）から、藩医だけでなく領内すべての医師に弘道館での医学講義への参加を認めることとした。[23] しかし、領内の全医師へむけた強制力はなかったため、著しい成果にはつながらなかった。

鍋島直正は、天保五年（一八三四）に医学寮（住み込みの医師養成所）を設置し、藩医や領内の町医や郷医（村の医師）を調べ上げさせ、各人に医学寮での稽古を義務づけた。しかし、これを推進した藩儒古賀穀堂が歿したこともあり次第に衰退した。

急速に西洋の軍事技術を導入した佐賀藩は、嘉永三年（一八五〇）に人材育成を企図して文武課業法を施行して達成度に応じた登用を始めた。翌嘉永四年に医業免札制度を開始し、試験の合格者へのみ免札（開業免許状）を交付することとした。ただし移行措置として、当初は有力藩医や四十歳以上の開業医へは無試験で免札を与えた。

安政五年（一八五八）に西洋医学校好生館が設立されると、好生館は医学教育のみならず佐賀藩領内の医療行政全般、種痘の実施などの役割を担うことになった。安政七年には、好生館は開業免札のないまま配剤をしてはいけないという達を出した。多久役所には三月十三日に届いたことが確認できる。

一医師之義人命ニ預り大切至極之業ニ付、猥ニ配剤不致様医師一統御試之上、開業免札被相渡置候処、間ニは無其義執匙配剤いたし候向も有之哉ニ相聞、不可然義ニ候条急速差留相成候而、其段好

生館達出相成候様被仰付義ニ候条、此段筋々可被相達候。以上。
申三月九日[24]

さらに同年閏三月二日には、すでに免札を与えた医師へも西洋医学の再教育を行なうという命令が出され、領内の該当する医師を指名して西洋医学研修を命じた。[25] それでも従わない開業医がいたため、文久元年（一八六一）七月には文久三年までに西洋医学を修めない者は配剤を禁止する命令を出した。

医師一統西洋法相学び候様仰せつけられ候につき、最前相渡し置かれ候開業免札旧年御取り立てに相成り候について追々改めて相渡され候わで叶わざる処、今に学業一新いたしかね、一般相渡さるべき様これなきにつき、餘儀なく学業相改め候向々《むきむき》、当節相渡さる義に候、ついては御改築以来、毎々相渡され候次第もこれある処、今以て絶えて出席これなき向もこれあり、殊に一往開業差し免され候向は打追いの姿（今までの状態）にても苦しからざる哉に心得違いの向もこれある哉相聞え宜しからざる義に候条、即今より一際出精、向（来る）亥年（文久三年・一八六三）まで学術共吃《きっ》度《と》右年限中相改めざる向は配剤をも差し留め相成る義に候条、其心得これあるべき事。
酉七月二日　　好生館　附役中[26]

漢方のみによる医師の全面禁止である。この厳命によって佐賀藩領内の医師は西洋法を学ばざるを得なくなった。佐倉藩が佐藤尚中の建言を受けて慶応二年（一八六六）に藩医を洋方に限るとした例があるが、佐賀藩のように全領内の医師に西洋医学の修得を強制したのは全国に他に例を見ない。

知安は新政府において、この佐賀藩の開業免許の制度を踏まえ、ヨーロッパの医師開業免許制度とあわせて検討を行なった上で、「医制略則」に国家による医師免許制度の確立を構想した。これが

「医制」に引き継がれることになったのである。

佐賀藩におけるドイツ医学

では佐賀藩の西洋医学教育はどのようなものであったのか。佐賀藩は天保五年（一八三四）の医学寮創設時からオランダ医学の背景にあるドイツ医学の導入に積極的だった。[27] 表４の佐賀藩が所蔵した洋書の原典を調査した小澤健志氏によれば、佐賀藩のオランダ語の医書はオランダオリジナルが二十六部（全体の三十八％）で、他言語からの翻訳書のうちドイツ語からの翻訳書が二十七部で多数であった。洋書の購入数が天保七年（一八三六）以降急速に増加していることは、天保五年以後ドイツ語原典を通じた西洋医学化が進んだことを意味する。嘉永四年（一八五一）からオランダ語の医書が増加するが、これはオランダの教官ポンペやボードウィンの医学教育が本格化し、その教科書を使用したからである。

先に述べたように、好生館ではドイツ語原典の教科書が多数使用され、幕末から明治の好生館学則ではドイツ語学習が義務づけられていた。明治四年六月に作成された好生館規則全十六条[28]の第二条に「幼年輩は独逸語を学ぶべき事。但し、蘭語等相学び、独見の場に至りたるものは勝手扱たるべし。又中途において、みだりに転学を許さず」とあり、幼年者にドイツ語学習を課した。

好生館や順天堂でドイツ語原典の西洋医学を学び、ボードウィンからも以降はドイツ医学を学ぶことを奨められた知安にとって、ドイツ医学を医学校に取り入れることはごく当然のなりゆきであった。知安の配下であり、のちの陸軍軍医総監となった石黒忠悳も、「蘭学なるものは殆んど十の六、七は独逸書の翻訳と言ってよいくらいなのです。……私どもは医学はどうしても独逸に限るという信念を持っていたのです[29]」という考えによってドイツ医学導入を進めたのだった。

出版年	蔵書数	オランダ語	ドイツ語	フランス語	英語	ラテン語	合計部数
一八〇〇年以前	2	2	1	0	0	0	3部
一八〇一〜一八一〇	0	0	1	0	0	0	1部
一八一一〜一八二〇	1	0	0	1	0	0	1部
一八二一〜一八三〇	2	1	0	1	1	0	3部
一八三一〜一八三五	0	0	1	2	0	0	3部
一八三六〜一八四〇	12	2	4	2	1	1	10部
一八四一〜一八四五	4	0	3	1	0	0	4部
一八四六〜一八五〇	13	0	7	1	2	0	10部
一八五一〜一八五五	16	11	7	0	1	0	19部
一八五六〜一八六〇	16	9	0	0	0	0	9部
一八六一年以降	2	1	1	0	0	0	2部
出版年不明	0	0	2	1	0	0	3部
合計	68	26	27	9	5	1	68部

表４　オリジナル言語別の書籍出版年
松田清編『佐賀鍋島家「洋書目録」所収原書復元目録』（平成17年度文部科学省科学研究費特定領域研究「蘭学基礎資料の調査・研究」研究報告書より（小澤健志作成）。

医学七科

知安が医学校取調御用掛になってあらたな西洋医学校を創設することを構想するにあたり、佐賀藩の西洋医学校好生館が教育課程のモデルの一つとなっていた。ポンペの門人らが教授となった好生館では、格物窮理、人身窮理、解剖学、病理学、分析学、薬性学、治療学の西洋医学七科によって医学教育を行なっていた。算術（数学）は教導方差次の金武良哲が担当していた[30]。

江戸後期の幕府医学館の講義と比較してみると、「一・六、巳、格致餘論、三因方、杉浦玄德。二・

七、卯中、霊枢、福井立助。三・八、巳、素問、病源候論、多紀安長。四・九、卯中、本草綱目、田村元長。巳、傷寒論、本事方、吉田快庵。五・十、金匱要略、千金方、山本宗英[31]」とあり、「傷寒論」や「金匱要略」など、中国古典の医書の会読が中心であった。

有田郷（現伊万里市）出身の在村医峰源次郎が好生館に入学して西洋医学を勉強した。彼の遺した日暦によれば、

慶応四年（明治元年、一八六八）
六月二日　晴、好生館会業ヒュンケ生理書卒業
七月六日　晴、好生館試業ヒュンケ生理書也
十二月八日　晴、好生館会業「ギュンニング」化学書卒業
明治二年（一八六九）
四月十九日　晴、為阿兄訳ウーステルシン薬剤書中硝酸銀条
五月四日　晴、鈔訳ウキルンメール治療書
六月十九日　陰、好生館試業、午後診諸家、昇進一等
六月廿七日　雨、診諸家、永松書到自東京大学東校勧余東遊[32]

とある。ヒュンケ生理書の蘭語版は「*Budge, Ludwig Julius : Algemeene pathologie gegrond op physiologie, Utrecht*」一八四六年刊行本で、原書はドイツ語の「*Budge, Ludwig Julius : Allgemeine Pathologie als Erfahrungswissenschaft - basirt auf Physiologie, Bonn : Eduard Weber*」一八四五年刊である。ギュンニング化学書の蘭語版は「*Stöckhardt, Julius Adolph : De scheikunde van het onbewerktuigde en bewerktuigde rijk, Schoonhoven : Van Nooten*」一八五〇年刊で原書はドイツ語版、ウーステルン薬剤書の蘭語版は「*Oesterlen,*

Friedrich : Handboek der geneesmiddelleer, Utrecht : C. van der Post」一八四六年刊）で原書はドイツ語版である。[33]

明治期に好生館の教師を務めた沢野種親医師の履歴書がある。[34]

履歴書

佐賀県第一大区一小区松原名士族　沢野種親

一、安政六年己未九月ヨリ慶応三年丁卯三月迄都合七ケ年六ケ月間佐賀藩医学校ヱ寄宿　七科　究理学、化学、解剖学、厚生学、薬性学、病理学、治療学　得業仕候

一、慶応三年丁卯三月旧佐賀藩医学校寮長被命候

一、右勤務中　慶応四年戊辰四月同医学校当分指南役備缺兼勤被命候

一、右同々年八月羽州出張被命候ニ付解職　同十二月帰藩仕候

一、慶応四年戊辰十二月右同医学校寮長被命　明治三年庚午正月解職

一、明治三年庚午正月ヨリ向三ケ年為医術研究　東京其外遊学被命候ニ付大坂医学校ヱ入学寄留中同三月席長被命　同閏十月席長遂御断東京罷越大学東校ヱ入学医術修業罷在候半　藩政改革ニ付帰藩被命　明治四年辛未六月帰藩致シ則ヨリ松原名ニ於テ開業仕候

一、明治四年辛未六月旧佐賀藩医学校兼病院小寮監被命候

一、右奉職中　明治五年壬申正月中寮監ヱ転勤被命候

一、右同明治六年癸酉第一月病院部リ兼医学校四等医被申付候

一、右同明治七年甲戌第三月病院三等医薬局長兼副当直ヱ転勤被申付候

一、右同明治八年乙亥第三月病院二等医当直兼医学所兼勤被申付候

右之通相違無御座候段奉申上候也

明治八年第七月

沢野種親

沢野種親は好生館が開設された安政五年の翌年に入校し医学七科を学び得業していた。また『佐賀県医事史』に載る履歴書のうち、村岡安碩は大阪医学校に入学していたが、「（明治）二年旧藩好生館独乙学更張ニ付帰藩右場所入学」[35]とあるように、好生館でさらに拡張されたドイツ医学を修学するために帰藩している。好生館では設立当初から医学七科の教育課程を実施し、明治二年の段階でも明確にドイツ語学習を義務づけていた。

予科と本科

「医制略則」では、第八章で予科課目に「（甲）数学、（乙）独乙語学、（丙）羅甸語学、（丁）理学、（戊）化学、（己）植学大意、（庚）動物学及ヒ鉱山学ノ大意、右ノ学科ヲ卒ユルノ後ハ大試業ヲ遂ケ豫科卒業ノ証書ヲ与ヘテ本科ニ入ラシム」とし、第十章本科課目に「（甲）解剖学、（乙）生理学、（丙）病理学、（丁）薬剤学、（戊）内科、（己）外科、（庚）医学公法断訟法、医政等ヲ云フ」と定めている。

これが公布された「医制」では、第十三条で予科課目に「（甲）数学、（乙）独逸語学、（丙）羅甸語学、（丁）理学、（戊）化学、（己）植物学大意、（庚）動物学及ヒ鉱物学ノ大意、右ノ学科ヲ卒フル後ハ大試業ヲ遂ケ豫科卒業ノ証書ヲ与ヘテ本科ニ入ラシム」とし、第十四条で本科課目に「（甲）解剖学、（乙）生理学、（丙）病理学、（丁）薬剤学、（戊）内科、（己）外科、（庚）公法医学裁判医学及ヒ、護健法ヲ謂フ右ノ学科ヲ卒フル後ハ大試業ヲ遂ケ医学卒業ノ証書幷ニ医学士ノ称号ヲ与フ」とあるように、「医学略則」の予科、本科の学課目をほぼ踏襲している。

予科、本科について、好生館規則第三条では「学科を豫本の二種に分つ。豫科卒業の上、厳密に試験を行ひ、優等の者は本科に入るを許すべき事。但し、落第三度に及ぶ者は退校せしむべき事」とあり、同第四条に予科生徒等級科目と本科生徒等級科目が記載されている。表5と表6である。

豫科		初級	八級	七級	六級
洋書	授読 授業	単語編 通辯書	文典	格物学	化学
訳書	授業			格物学	化学
算術	授業	加減乗除 諸等分数	比例開平 開立	点竄	度学

本科		五級	四級	三級	二級	一級
洋書	授業 質問	解剖学	厚生学	薬剤学	厚生学	治則 雑科学
訳書	授業	右同	右同	右同	右同	右同
教師	授講	右同	右同	右同	右同	右同
病院				病床実験	病床実験	病床実験 手術

表5（右）　好生館豫科生徒等級科目　『佐賀県医学史』35ページより作成。
表6（左）　好生館本科生徒等級科目　同上。

一見してわかることは、明治二年（一八六九）十二月に制定された大学東校規則との類似である。大学東校予科生徒は三等級に分け洋書の授業には単語、文典、格物学、化学を日々二時間、明治四年六月の好生館規則では予科生徒は九等級に分け初級生徒の洋書の授業には単語編、通辯書、文典、格物学、化学を日々二時間の学習を義務づけている。

そもそも予科、本科の制は、戊辰戦争勃発によって長崎奉行らが退去して無政府状態にあった長崎精得館において始まったという。医学生らに館長に推された長与専斎と教師コンスタント・ゲオルグ・ファン・マンスフェルト、長崎府判事井上馨らが相談して、日本人医学生に科学教育の基礎を補うための予備科目の必要から予科、本科の制を定めたことが「これ明治元年中のことにして、本邦の医学教育において豫備学の課程を設け、学生の資格を正し学科の順序を定めたるは、実にこの長崎医学校を以て嚆矢とす」[36]と記されている。

西洋医学教育の基礎科目である医学七科は、安政五年（一八五八）の好生館設立当初から実施されており、長崎医学校（明治元年）で制定された予科、本科による医学教育カリキュラムが、明治二年には大学東校で、明治四年には好生館ですでに採用されており、「医制略則」（明治六年ごろ）で整備され、公布「医制」（明治七年八月）以降定着したのであった。

佐賀藩における医薬分析

十八世紀中頃以降、商品流通が活発化して医薬の需要が増加し、薬の特産物化を図る藩も現れた。佐賀藩もその一つで、寛政八年（一七九六）には上村春庵、久保三桂、西岡春益の三人の藩医に、練り薬の烏犀圓を調剤させ、代々佐賀の地で薬種業者を営んでいた野中忠兵衛にその処方を与え、製薬販売を許可した。

そのとき販売許可書に「今般御当役安房殿御申候、尤調合の時々ハ、御施薬方より立会、薬品之善悪・分量等之事迄吟味被請候様」[37]という文言があり、烏犀圓の調合のときは施薬方から立ち会い、薬品の善悪、分量のことまで、吟味するよう通達されている。こうして佐賀藩の名薬烏犀圓が生まれた[38]。

烏犀圓は中国の『太平和剤局方』に記載された「硫黄、水銀、附子、川芎、石斛、蟬殼、龍脳、朱砂、雄黄、肉豆蔲仁、牛黄、膩粉、当帰、烏犀、天南星、天麻、阿膠、川烏頭、陳皮、白花蛇、烏蛇、白殭蚕、半夏、羚羊角、乾蝎、羌活、藿香葉、萆薢、肉桂、麻黄、白附子、細辛、防風、槐膠、縮砂仁、沈香、麝香、晩蚕蛾、木香、白朮、桑螵蛸、厚朴、人参、天竺黄、乾薑、茯苓、藁本、蔓荊子、枳穀、敗亀、虎骨、何首烏、丁香、白芷、狐肝　以上五十八味」から調合され製薬された。

烏犀圓等の鑑定願は嘉永四年（一八五一）に薬種業者から医薬方に出され、このときは従来通り許可された。

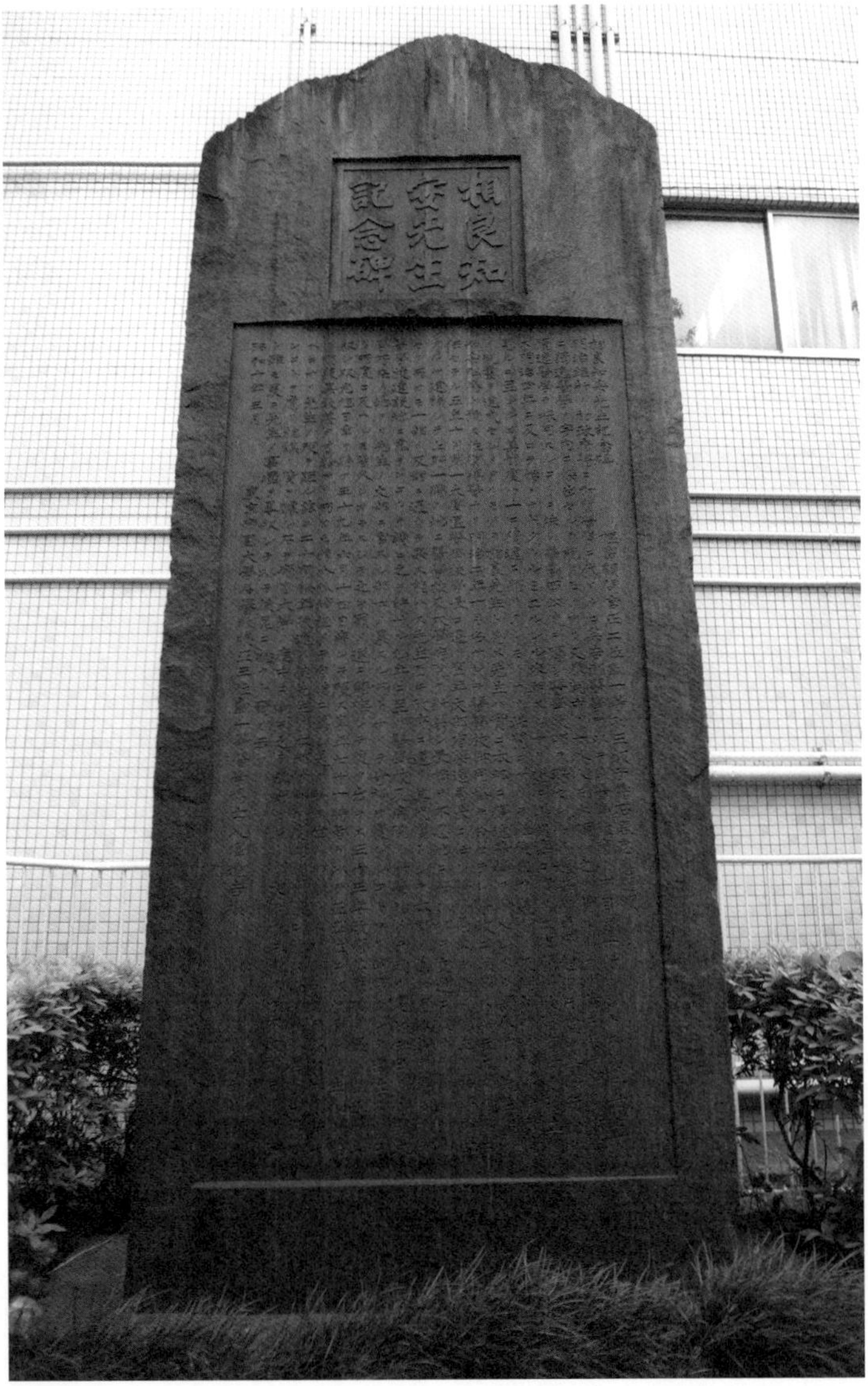

相良知安先生記念碑（現在は東京大学医学部附属病院の新入院棟Ａ玄関前に移設されている）

佐賀藩は西洋科学技術の積極的導入を進め、精煉方を造り、火薬のほか硫酸なども製造していた。精煉方は最新の西洋式理化学工場であった。また佐賀藩出身で奥医師となった伊東玄朴は、漢方薬を作っていた江戸城二の丸製薬所に、硫酸、硝酸、塩酸などの二十一種の薬品製造を文久元年（一八六一）に願出て許可され、西洋医薬製造所に改造した。[39] 佐賀藩好生館本科では西洋薬研究も進み、医薬局を設置し、売薬の分析鑑定を強化した。それをうけて薬種業者らは明治元年に次の願を出した。

烏犀圓・清心円・地黄丸・反魂丹

右書載之丸散、先年来鑑定差免置候処、当時医術一般西洋法ニ被相改候ニ付、何分鑑定難相整、被御取上候段、相達被置候処、薬方取捨打追鑑定被仰付度、其人共より願出相成、薬方逐吟味被相改候ニ付、如願鑑定被差免候、尤鑑定印突整相成義候条、以来右印形乞請候様被仰付儀ニ候、以上。

辰十一月廿九日　　　　　　　　久保庄兵衛　野口恵助　村岡勝兵衛

右之趣奉畏候。以上。

一　烏犀圓薬方の内、水銀、軽粉、白附子一、三品御除籍ニ相成候以上。[40]

烏犀圓の成分のうち水銀、軽粉、白附子を除くため鑑定を願出たのであった。医術一般が西洋法に改められるなかで、烏犀圓、清心円、地黄丸、反魂丹の丸散のうち、成分に毒性があると問題になったのは、烏犀圓五十八味中の水銀（硫化水銀）、軽粉（塩化第一水銀）、白附子（附子の一種、トリカブト）の三つで、これを除くことで、従来通り製造販売許可が与えられることとなった。

薬種業者側が生き残るために成分の取捨選択を願出たことにより、佐賀藩での売薬の品質管理、薬品検査が行なわれ、やがて司薬局の設置と日本薬局方での薬品の統一的基準づくりが必要と考えられるようになった。

ゲールツと永松東海

明治二年（一八六九）に長崎医学校予科教師としてオランダ人アントン・ヨハネス・コルネリス・ゲールツが来日した。薬品の定性定量分析の専門家であった。明治六年に、市場に出回る贋薬の取締のため薬品検査場の必要性を長崎県に要望した。ときあたかも文部省では相良知安、永松東海らが「医制略則」において薬品を分析するための司薬局の設置を条文化していた。七年三月二十七日に東京日本橋馬喰町に東京司薬場ができると、永松東海が初代場長となった。ゲールツは翌年に京都司薬場の試験監督となった。

八年には、ゲールツは日本薬局方の試案づくりを開始し、十三年に日本薬局方編集委員となり、永松東海、高木兼寛、柴田承桂らとともに日本薬局方の編集を進め、十九年に初版「日本薬局方」の公布に至った。ゲールツは初版の刊行をまたずに急逝したが薬品分析に関しての功績は大きい。

近代医学制度と相良知安

相良知安は、確固たる信念をもってドイツ医学の導入を実現した。ボードウィンとの対話において「十五年で追求すべし」と述べたという逸話からも、医制改革への強い熱意があったことがうかがわれる。⑦「薬剤取調之法」にみられるお雇い外国人との対話で紹介したように、医師の国家資格試験制度、医学七科、予科・本科制、薬品分析など西洋医学の制度と、たとえば佐賀藩の医学制度などわが国従来の歴史や文化、風土とを鑑みて構想を練り、司法省などの意向を諮りながら実現をめざした。こうした知安の尽力によって生み出された明治初頭の医制敷設は、その後の幾多の修正を経ながらもわが国近代医学の礎として重要な役割を果たしてきたのだった。

注

1　相良知安の伝記については、本書所収資料のほかに、富士川游「相良知安先生」（『中外医事新報』一二一八号、一九三五年、のち『富士川游著作集』第8巻、伝記二〈思文閣出版、一九八一年〉に所収）、鍵山栄『相良知安』（日本古医学資料センター、一九七三年）、羽場俊秀『相良知安――医と易――』（佐賀新聞社、二〇一四年）、相良隆弘「相良知安」（佐賀医学史研究会編『佐賀医人伝――佐賀の先人たちから未来への贈り物――』佐賀新聞社、二〇一七年）などがある。

2　「直正公御年譜地取」七（『佐賀県近世史料』第一編第十一巻、佐賀県立図書館、二〇〇三年）七四一～七四二頁。

3　同右八、八〇二頁。

4　『佐賀県教育五十年史』上篇（佐賀県教育会、一九二七年）二二三頁。

5　酒井シヅ「佐賀県立病院好生館所蔵書仮目録（幕末～明治初期）」（『日本医史学雑誌』第23巻2号、日本医史学会、一九七七年）二三六～二七一頁。

6　『順天堂史』上巻（順天堂、一九八〇年）二三八頁。

7　青木歳幸『江戸時代の医学――名医たちの三〇〇年――』（吉川弘文館、二〇一二年）二四七～二四八頁。

8　『長崎医学百年史』（長崎大学医学部、一九六一年）附録三、四～五頁。

9　同右一〇九～一一〇頁。

10　『伊達宗城在京日記』（日本史籍協会、一九一六年）、五四八頁。

11　サミュエル・ペールマン・ボイヤー『アメリカ海軍医ボイヤーの見た明治維新（1868―1869年の日本）――サミュエル・ペールマン・ボイヤーの日記――』（布施田哲也翻訳、デザインエッグ、二〇一六年）八〇～八一頁。

12　石黒忠悳『懐旧九十年』（岩波文庫、一九八三年）一七六頁。

13　東京大学医学部創立百年記念会、東京大学医学部百年史編集委員会編『東京大学医学部百年史』（東京大学医学部創立百年記念会、一九六七年）一〇三～一〇四頁では移転を五月十五日としている。

14　前掲『相良知安』一二一～一二三頁。

15　前掲『東京大学医学部百年史』一一七頁。

16　山崎震一『ウイリアム・ウイリス伝――薩摩に英国医学をもたらした男――』（書籍工房早山、二〇一九年）。

17　東京大学百年史編集委員会編『東京大学百年史』通史一（東京大学、一九八四年）二一八頁。

18 厚生省医務局編『医制百年史』資料編（ぎょうせい、一九七六年）二三～二五頁。

19 同右二七～三〇頁。

20 中野操『皇国医事大年表』（南江堂、一九四二年）の明治六年九月三十日条に「九月三十日、相良知安、東京医学校長ヲ免ゼラル、十月三日長与専斎之ニ代ル」とある。

21 根本曽代子『日本の薬学――東京大学薬学部前史――』（南山堂、一九八一年）九一～九五頁。

22 小川鼎三・酒井シヅ校注『松本順自伝・長与専斎自伝』（平凡社、二〇〇八年）一三六～一三七頁。

23 天明五年医学教育開始触条（鍋島家文書、鍋島報效会所蔵、佐賀県立図書館寄託資料）。

24 『佐賀藩多久領御屋形日記』（多久市郷土資料館所蔵）安政七年三月十三日条。

25 同右安政七年閏三月二日条。

26 『佐賀市史』第二巻、近世編（佐賀市史編さん委員会、一九七七年）四八三～四八四頁。

27 小澤健志「佐賀藩が所有していたオランダ語の医学書」（『佐賀大学地域学歴史文化研究センター研究紀要』第八号、二〇一四年）。

28 『佐賀県医学史』（佐賀県医師会、一九七一年）三四～三八頁。

29 前掲『懐旧九十年』一七四頁。

30 西留いずみ「金武良哲」（前掲『佐賀医人伝』）六四～六七頁。

31 町泉寿郎『幕府医学館と考証医学――日本近世医学史論考Ⅱ――』（武田科学振興財団、二〇二二年）六七二頁。

32 多久島澄子編『幕末維新の洋医・大隈重信の秘書　峯源次郎日暦――安政二年～明治二四年――』（岩田書院、二〇二三年）五九～六三頁。

33 小澤健志氏ご教示による。なお小澤健志『江戸時代輸入蘭書要覧――オランダ船持渡書籍銘書による――』第1、2巻（PUBFUN ネクパブ・オーサーズプレス、二〇二二年）を参照した。

34 吉見貞章編『佐賀県医事史』（郷土新報社、一九五七年）五九頁。原資料は佐賀県明治行政資料綴（佐賀県立図書館所蔵）にある。

35 同右六〇頁。

36 「松香私志」（前掲『松本順自伝・長与専斎自伝』）一二四頁。

37 野中烏犀圓家文書「永代日記」（明治元年）野中源一郎氏蔵。

38　同右「重刻太平和剤局方」（正保四年）野中源一郎氏蔵。
39　伊東栄『伊東玄朴伝』（玄文社、一九一六年）一八一〜一八五頁。
40　野中烏犀圓家文書「烏犀圓・清心円・地黄丸・反魂丹鑑定願」野中源一郎氏蔵。

寄稿

「医制略則」と「医制」の成立について

大手前大学国際日本学部教授　尾﨑耕司

一

明治維新以来、日本は伝統的な東洋医学を排し、西洋医学にもとづく教育や医療の仕組みの導入をすすめた。その最初の到達点として、医事、薬事、公衆衛生にわたり、教育、行政組織の面などに関して総合的にまとめられた法令が「医制」七十六ケ条であり、明治七年（一八七四）八月に東京、京都、大阪の三府に対して実施された。「医制略則」は、この「医制」の原案のひとつと考えられる。本解説では、１「医制略則」が発見された経緯について、２その大まかな内容と記載の特徴から推定される作成年代、３「医制略則」の他の「医制」原案について、そして４「医制」制定を主導したのは誰かなどについて概略することとしたい。

二

以下、本解説で述べるおもな「医制」関連諸資料を掲げる。

Ａ相良家本「医制略則」（佐賀県立図書館蔵「医制略則」54-1583）本書「著述草案」所収

Ｂ永松記名本「医制」（佐賀県立図書館蔵「医制」54-1581）本書「著述草案」所収

C大隈文書本「医制」（早稲田大学図書館蔵、大隈重信関係文書「日本医制案」イ14 A4204）本書「著述草案」所収

D相良家本「医制」（佐賀県立図書館蔵「医制」54-1582）

まず、「医制略則」が発見された経緯についてみてみよう。A相良家本「医制略則」は、文部省罫紙六十七丁に記されたものを一冊に綴じてまとめたもので、相良家の文書の中に残されていた。その作成を主導したのが相良知安であることは多くの研究者が認めるところである。これが研究のための歴史資料として世に出たのは昭和戦前期のことで、富士《ふじ》川《かわ》游《ゆう》（一八六五〜一九四〇）や山崎《さまざき》佐《たすく》（一八八八〜一九六七）ら日本近代医史研究の泰斗の尽力によるところが大きい。現在順天堂大学図書館の山崎文庫に保存されている「医制略則」の写本[1]には、裏面に「影写由来」として、次のような一文が山崎によって添えられている。

影写由来

医制制定ノ由来ニ付テハ未タ明カナラズ、〃何時ヨリ起案ヲ始メ、何人ガ関与立案シタルヤ全ク窺知スルヲ知ズ。先年偶々相良知安先生ノ孫良一郎氏ヨリ医制略則一冊及ヒ他ノ資料ヲ示サレタルモ、借用スルヲ許サレザリシ為メ詳読研究スルコトヲ得ズ、多年遺憾トナシタリ。本年十二月二十二日医史学会例会席上富士川先生ヨリ此相良知安本ヲ示サル。〃是富士川先生ガ長崎医科大学へ講義出張ノ途次相良家ヨリ借リ来リタルモノナリ。二十日ヲ約シ借リ来リ、所蔵ノ医制ト対照シ二十三日元亨社ニ命ジ原本ノマヽ影写セシム。二十六日ヨリ二十七日早朝其の一葉ヲ写真ニ撮リ、即チ富士川先生ニ返納ス。茲ニ於テ新ニ研究ノ資料ヲ得タリ。

他ノ一冊ハ、薬舗及ヒ薬品取扱ニ関スル草案並ニ監獄衛生ニ関スルモノ実ニ珍トナスヘシ。

昭和九甲戌年十二月二十七日

山崎　佐（花押）

医学や公衆衛生を含めた広く日本の「医史」の研究は、こうした諸先学の尽力なくして成り立たなかったことを、この一文は示している。

三

「医制略則」は、全八十五章[2]からなっており、内容毎の内訳は次のとおりとなる。

第一章〜第四章　全国の医事衛生に関する行政機構の規定
第五章〜第十五章　医学校に関する規定
第十六章〜第二十五章　病院に関する規定
第二十六章〜第三十五章　医学校教員および外国人教師に関する規定
第三十六章〜第五十一章　医師に関する規定
第五十二章〜第七十五章　薬舗および売薬に関する規定
第七十六章〜第八十五章　医務監督に関する規定

「医制」が、日本の医学教育の基軸にドイツ式のそれを据え、このドイツ式医学教育を受けずに新規に医師免許を得ることを認めなかったことはよく知られている。ただし、和漢医を含めて「医制」制定時点ですでに開業している医師には仮免許をあたえてそのまま営業を認める経過措置がとられたことも周知の通りであり、これらはすでに「医制略則」に記されているところである。

もちろん、両者には異同もある。このような異同の中で注目したいのは、A相良家本「医制略則」の第一章である。これは、「第一章　全国ノ医政即チ人民ノ健康ヲ保チ疾病ヲ治メ及ヒ医学ヲ興隆スル所以ノ事務ハ一切之ヲ文部省ニ統フ」と全国の医療行政の文部省による統括を示したところであるが、「医制略則」は、黒字で記された原案部分に後から朱書きで訂正が書き込まれている（口絵参照）。この第一章部分では、朱書きの訂正部分はその過程で原案を二章に分け、それぞれ「第一章　全国ノ医政ハ人民ノ健康ヲ保護シ疾病ヲ療治シ及ヒ其学ヲ興隆スル所以ノ事務トス。之ヲ文部省一省ニ統フ」、「第二章　医政ハ即チ人民ノ健康ヲ保護シ疾病ヲ療治シ及ヒ其学ヲ興隆スル所以ノ事務トス」とし、その後第二章を抹消している。一方、「医制」の成案は、「第一条　全国ノ医政ハ之ヲ文部省ニ統フ」「第二条　医政ハ即人民ノ健康ヲ保護シ疾病ヲ療治シ及ヒ其学ヲ興隆スル所以ノ事務トス」となっているのであり、ひとまず「医制略則」の原案（黒字部分）→同修正案（朱書き部分）→「医制」の順序で改められたことが伺え、A相良家本「医制略則」が「医制」の原案のひとつであるのは間違いなかろう。

それでは、「医制略則」はいつ頃作成されたのか。結論から言えば、明治六年（一八七三）五月下旬もしくは六月以降に脱稿されたものと考えられる。根拠となるのは、以下の諸点である。

第一に、「医制略則」の第四章は七つの大学区ごとに「保健局」を置くとしている。大学区は「学制」（明治五年）に定められたものであるが、その「学制」は明治六年四月に改正され、当初の八大学区制が七大学区制とされた。「医制略則」は、これに準拠しているのであり、このことから、「医制略則」の作成時期は明治六年四月以降とひとまず推測が成り立つ。[3]

第二に、他の条文の記述から、作成年代はさらに限定することができる。A相良家本「医制略則」の黒字原案部分のうち、陸海軍医の資格要件が定められた第十三章は、その但し書きに、「〔当分〕海陸軍医ヲ《ママ》採用スルニハ軍医部ニ於テ自ラ其方法アリト雖トモ軍医監必ス医監ニ協議シテ其等級ヲ定ムヘシ（以下傍点尾崎）」と記している。この中の「軍医部」とは、明治六年五月二十四日にそれまでの軍医寮が廃止され新たに陸軍省内に軍医部が創設されたことから、それ以来使用されるようになった語である。[4] したがって、A相良家本「医制略則」黒字原案部分の執筆はこの時以降ということになる。

第三に、「医制略則」は、第五十二章から第七十五章にかけて薬事の取締に関する事項を定めている。この薬事の取締については、文部省は当初医事に先行して内容の検討をすすめていた形跡がある。明治六年五月二十日の文部省申牒に別冊として付された「薬剤取調之方法」という文書には、第一大学区医学校所属の外国人教師の意見をもとに作成した「日本国ニ於テ薬品売買之方法大略」と、「医ノ略制」が添えられていたのだが、前者が二十八ヶ条と詳細に今後日本で取られるべき薬事取締法制の指針を示していたのに対して、後者の「医ノ略則」はわずか六ヶ条とまだ簡易なものでしかなかった。[5] これに対して同年六月九日、正院法制課が薬事取締のみ先行して法制化することに難色を示し、[6] 同十五日に医制の取調が文部省に通達され、医制の中に薬事法制を盛り込むことが指示されたという経緯がある。[7] これらを考え合わせると、「医制略則」の脱稿の時期はこの正院法制課から薬事単体の法制化を反対された明治六年六月以降とみるのが妥当と考えられる。

四

「医制略則」の成立年代を明治六年五月下旬もしくは六月以降としたところで、「医制」には、この他にも原案とみられるものがある。「医制略則」と同じく相良家資料に収められたものがB永松記名本「医制」[8]で、「医制略則」が八十五章であるのに対して七十八ヶ条からなっており、より絞り込まれたものとなっている。「医制」の成案は七十六ヶ条であるから、ここからさらに絞り込まれたものとなる。また、「医制略則」が第二章をはじめ「保健」の語を使用しているのに対して、B永松記名本「医制」は「衛生」の語を用い（第四条など）、これが「医制」成案に引き継がれている。ここからB永松記名本「医制」は、「医制略則」と「医制」成案との中間に位置するものと考えられる。

ここで本論からはやや逸れるが、「衛生」という語について触れる。従来この語は、長与専斎《ながよせんさい》（一八三八〜一九〇二）が訳出したもの、すなわち、その自伝『松香私志』の中で、彼が岩倉遣外使節に随行して欧州を歴訪した折にドイツなどでゲズントハイツプレーゲ（Gesundheitspflege）の語を知り、これに『荘子』の庚桑楚篇にある「衛生」の語を訳語にあてたと述べていることを根拠に、長与が今日通用している「衛生」の語の訳出者と理解されてきた。[9] しかし近年この説は覆されている。ルース・ロガスキーが明らかにしたように、この訳語は長与より早く、緒方惟準《おがたこれよし》（一八四三〜一九〇九）が明治五年に著した『衛生新論』の中で既に用いられているのである。[10]

議論をB永松記名本「医制」に戻そう。同案は、A相良家本「医制略則」とは違って条名を「第一条」「第二条」と、「条」の字を用いて表記しているのだが、しかしところどころに、たとえば第二十六条など、「第二十六条　黴毒院顛狂院等各種病院設立ノ方法ハ皆前章ニ則トルヘシ」と「条」字を使いながらも条文の中で「章」の字を誤って使用し後から朱書きで「条」の字に訂正しているところが見受けられ、「章」字から「条」字への過渡期に作成されたことが分かる。多くの法令がすでに条名に「条」字を当てていたなかで、「章」字を使った典型例が「学制」である。「医制」は大学区ごとに衛生局を置くとしているから「学制」に準拠していることが分かる。この「学制」は、明治五年八月三日（当時の西洋暦では一八七二年九月五日）制定当初の一〇九章に、明治六年三月から七月にかけて断続的に一〇四章が追加される。この追加された部分をひとまとめにして「学制二編」と称す。[11] この「学制二編」の中で、医学校を含んだ専門学校の規定が出てくることになるのであり、条名に「章」の字を当てたA相良家本「医制略則」もこの「学制二編」の制定と並行して作成されたようである。またその作成が「章」字から「条」字の使用の過渡期にあたることを示しているB永松記名本「医制」は、特にこの「学制二編」としての追加が終了する明治六年七月頃かそれ以降に作成されたものと考えられる。

さてB永松記名本「医制」には、表紙に朱書きで「永松」と記されている。「永松」は永松東海《ながまつとうかい》（一八四〇～九八）を指すものと考えられる。永松は、相良知安と同じ佐賀出身の医師で、明治二年（一八六九）に大学東校の前身である医学校の三等教授兼舎長となり、明治五年には京都の愛宕郡粟田口村（現、京都市左京区）に設けられた仮療病院の教員や陸軍で勤務[12]、その後六年八月に文部省に出仕、七年一月から東京司薬場の場長に就任した。『衛生局第五次年報』[13]の附録として掲載された東京司薬場の沿革には次の記録がある。

東京司薬場

沿革概略

本場ハ明治七年三月ヲ以テ創立ス。是ヨリ先キ明治六年三月正院ヨリ文部省ニ命シ始テ設立ノ議ヲ起サレ、七年一月ニ至リ文部省七等出仕永松東海ヲ以テ場長ト為シ、独乙国化学士「ゲヲロフ、マルチン」氏ヲ聘シテ教師ト為ス。遂ニ三月十八日ヲ以テ本場ヲ馬喰町ニ仮設シテ医務局ニ隷セシメラル。五月室内ノ狭隘ナルヲ以テ下谷医学校管内ノ地ヲ割キテ本場ノ位地ト為シ、十七日ヲ以テ移転ス。八月試験室落成ス。八年一月永松東海職ヲ辞ス。二月柴田承桂場長心得ト為ル。五月柴田承桂疾ヲ以テ職ヲ辞ス。六月文部省七等出仕島田泰夫場長ヲ兼ヌ。（下略）

「医制」は薬事についても詳しく規定しているが、B永松記名本「医制」にその名が記されているように、永松東海がその作成にかかわったのであろう。

医制の原案には、ほかに早稲田大学図書館所蔵の大隈重信関係文書の中にも七十六ヶ条にまで絞られた、B永松記名本「医制」よりさらに成案に近づいたと考えられるC大隈文書本「医制」[14]がある。

また相良家資料の中にも、ほぼこのC大隈文書本「医制」と同様七十六ヶ条に絞られたB永松記名本

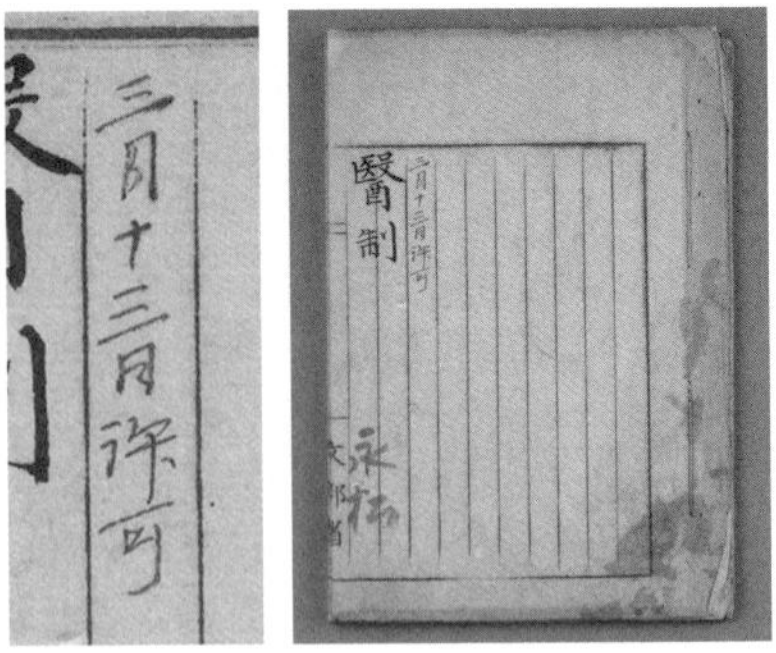

B「医制」（永松記名本）（表紙、日付部分）

「医制」修正版とでも呼ぶべきD相良家本「医制」がある。この二つは、いずれもB永松記名本「医制」の第六十三条（薬品の分類整理）、および第七十条（薬舗による劇薬の管理）を削除し、また第六十六条にあった薬舗側から医師に処方箋の誤記入に関する問い合わせを示した但し書き部分が削除されたもので、医薬分業がなされる場合には必要であったであろう医師に対する薬舗側の権限を抑えるような修正となっている。A相良家本「医制略則」、B永松記名本「医制」、C大隈文書本「医制」、D相良家本「医制」などの原案を経て、結局「医制」は明治六年十二月二十七日、成案七十六ヶ条が太政大臣三条実美宛に提出されることになる。[15]ただし、完成した成案も、実施にあたってはその後政府の左院で薬事に関する条項を中心に懸念が示され、東京、京都、大阪の三府に限定の上その実施が許可されるのはようやく翌明治七年三月十二日のこととなる。B永松記名本「医制」の表紙に鉛筆書きで「三月十三日許可」と記されているのは、この点が関わっているのであろう。さらに三府に実際の達が下されるのが、この年の八月十八日にまでずれ込むことは周知のとおりである。[16]

五

「医制」の制定を主導したのは誰かについては従来諸説があり、研究者の間でも意見が分かれてきたところである。戦前においては明治三十七年（一九〇四）の富士川游の『日本医学史』を筆頭としてもっぱら長与専斎が医制の立案者だと考えられた。[17]これが戦後になると、本稿の冒頭に述べたように富士川や山崎佐らの尽力で相良家の文書の中からA相良家本「医制略則」が発見され研究に供されることとなった。こうした中でその後大きな影響を与えたのがやはり山崎の研究で、彼は「医制略則」を相良知安が編纂したが、しかし相良が明治六年六月十三日に文部省を免官となったので、後を襲った長与専斎がこれを引き継ぎ「医制」が制定されたとの見解を示した。[18]昭和五十一年（一九七六）

に厚生省医務局が出した『医制百年史』もこの山崎の見解を継承した[19]。宗田一も山崎佐の見解を踏襲するとともに、政治史的手法を採り入れ、文部省内における相良知安ら「佐賀閥」と、岩倉遣欧使節団を経験した田中不二麿（一八四五〜一九〇九）、長与専斎ラインとの確執から、明治六年六月にそれまで省内に勢力をなしていた相良を退け医務局長となった長与が太政官から医制取調を命ぜられ、相良のまとめた「医制略則」に多少訂正を加え「医制」を公布したと論じた[20]。他方、山崎の見解とは違って、神谷昭典のように「医制」もその原案の「医制略則」もともに長与の手になるものとする研究もある[21]。

これに対して筆者は、「医制略則」から「医制」成案の立案に至るまで相良知安が一貫して主導したとの見解を発表した[22]。すなわち、山崎佐以来、多くの論者が明治六年三月に医務局長に就任した相良知安が同年六月にその席を長与専斎に譲るとする。確かに、相良家資料に収められている相良の履歴書の明治六年六月十三日の条には「第一大学区医学校学長被免候事」「医務局長兼勤被免候事」「築造局長被免候事」とあるものの[23]、その後決して相良は文部省を退いてはいない。同じ履歴書の同年七月二十四日の条には、相良が文部省四等出仕に補任されたとあり[24]、また国立公文書館所蔵の『職務進退・叙任録』にも、日付は七月二十三日と異なるものの、文部省五等出仕の相良を同省四等出仕に補任することが記されているから文部省出仕自体は継続されており、むしろ六月から七月にかけて彼は昇進を遂げている[25]。長与はこの時同省五等出仕であったから相良の下僚にあたることになる[26]。相良は、この年の十二月十二日に第一大学区医学校および病院の新築について文部少輔田中不二麿に提出した伺書では、「同（第一大学区医学校）学校長　文部省四等出仕」を名乗っているから、十二月までには医学校校長にも返り咲いていたのである[27]。

他方、長与専斎については、国立公文書館所蔵『職務進退・叙任録』の明治六年十一月十八日の条をみると、「文部省五等出仕従六位長与専斎　任工部少丞」という記事がある[28]。文部省から工部省への異動命令が下っているのである。この辞令に不満を持った長与の意を汲んで田中不二麿は、翌七年一月八日に太政大臣三条実美宛に次の上申をおこなっているが、長与の工部省転出の件が沙汰止みになるのはようやく一月九日のことである。[29]

文部省五等出仕長与専斎事、過ル十一月三日工部少丞被仰付其砌取扱掛之御用向有之差操出来兼候ニ付御請御猶豫之儀本人ヨリ相願置候処、右ハ当省ニ於テ目今必用之人物ニ付何卒右工部少丞御下命之儀御取消被成下候様仕度此段申上候也。

明治七年一月八日　　文部少輔　田中不二麿

太政大臣三条実美殿[30]

明治六年十一月から翌七年一月初旬まで長与の文部省内でのポストは空白となっており、「医制」の成案は、まさにこの長与にとっての空白期間に当てはまる明治六年十二月二十七日に提出されたのである。

このようにみてみると、「医制」の成案は、相良が主導して、第一大学区医学校のメンバーで同時に文部省本省出仕も兼任する司馬《しば》盈之《みつゆき》ら大学東校時代以来の古参の人々や、明治六年八月に文部省に入省し薬事を牽引して七年一月に東京司薬場長に就任する永松東海といった人々の協力のもとに作成されたと考えられる。「医制略則」から条文の修正や削減を見ながらも、その主旨を踏襲した「医制」が作成されたのは、これらを一貫して相良が率いたからとみるのが妥当なのである。

追記：本稿は、尾﨑耕司「明治『医制』再考」（『大手前大学論集』一六、二〇一五年）をベースとしています。本稿の中で特に注を記していないところも、同論文に依るものです。

注

1 「医制略則」（写本）順天堂大学図書館、山崎文庫6545。

2 「医制略則」は各条文を第一条、第二条などの条名ではなく、第一章、第二章と「章」の字を使って表している。

3 神谷昭典『日本近代医学のあけぼの――維新政権と医学教育――』（医療図書出版社、一九七九年）二一四頁。

4 陸軍軍医団編『陸軍衛生制度史』（陸軍軍医団、一九一三年）一五頁。

5 「文部省申牒」一八七三年五月二十日（「司薬局創立法及医制調査・二条」一八七三年三月二十八日〈国立公文書館、『太政類典』第二編、第一三五巻、保民四・衛生二、太00357100-002〉）。および「薬剤取調之方法」（佐賀県立図書館、54-1589）、本書「著述草案」所収。

6 「法制課議案」一八七三年六月九日（前掲「司薬局創立法及医制調査・二条」所収）。

7 「医制取調被仰付候事」一八七三年六月一五日（同右、所収）。

8 「医制」佐賀県立図書館、54-1581、本書「著述草案」所収（医制〈永松記名本〉）。

9 長与専斎『松香私志』（小川鼎三・酒井シヅ校注『松本順自伝・長与専斎自伝』東洋文庫三八六、平凡社、一九八〇年）一三九頁。

10 Rogaski, Hygienic Modernity : Meanings of Health and Disease in Treaty-Port China (Oakland : University of California Press, 2004), 147-50(note4).

11 井上久雄『学制論考』増補（風間書房、一九九一年）三七三頁。

12 『官員録』明治二年六月、および『京都府立医学専門学校創立三十年紀念沿革略史』（京都府立医学専門学校、一九〇八年）二頁。

13 『衛生局第五次年報』（一八七一年、国立公文書館）二二七〜八頁。なお、国立公文書館デジタルアーカイブのページからウェブ上で画像を閲覧することができる。

14 「日本医制案」早稲田大学図書館、大隈重信関係文書、イ14 A4204、本書「著述草案」所収（医制〈大隈文書本〉）。

15 「医制取調編成ニ付申上」一八七三年十二月二十七日（「医制編成上申」一八七四年三月〈国立公文書館、『公文録』明治七年・第一六八巻、明治七年三月、文部省伺、公01190100-008〉）。

16 「文部省ヨリ東京京都大阪三府ヘ達」一八七四年八月十八日（『法規分類大全』第三一、衛生門一、医事）二二二一〜二二三六頁。

17 富士川游『日本医学史』（裳華房、一九〇四年）巻末年表、一八七三年（明治六）三月の条。
18 山崎佐「西洋医学を受入れるための制度」（『第一三回日本医学会会誌』一九五二年）一五一頁。
19 厚生省医務局『医制百年史』記述編（ぎょうせい、一九七六年）一二頁。
20 宗田一「明治初期の医界事情II――ドイツ医学採用の前後――」（『医学史研究』二二号、医学史研究会、一九六六年）。
21 前掲『日本近代医学のあけぼの――維新政権と医学教育――』二一三～二一四頁。
22 尾﨑耕司「明治『医制』再考」（『大手前大学論集』一六、大手前大学、二〇一五年）。
23 「履歴書」佐賀県立図書館、54-1575、本書「履歴書6」。
24 同右。
25 『職務進退・叙任録』一八七三年一月～八月（国立公文書館、職00009100）。
26 同右。
27 「当校教師ミユルレル以下六名建言之次第御下問之儀ニ付伺」一八七三年十二月十二日（「医学校及病院建築ノ儀ニ付伺」一八七四年三月〈『公文録』国立公文書館、明治七年・第一六八巻、明治七年三月・文部省伺、公01190100-001〉）。
28 「明治六年十一月十八日の条」（前掲『職務進退・叙任録』一八七三年九月～十二月、職00010100）。
29 同右。
30 「長与専斎工部少丞御下命御取消之儀申上」一八七四年一月八日（『公文録』国立公文書館、明治七年・第一六六巻、明治七年一月、文部省伺、公01188100-005）。

著述草案

明治二年医学校取調に関わる意見書

今般[1]我々医学校取調御用掛り被仰付下坂仕、蘭医ボードインえ引合せ篤と吟味仕候処、凡そ真之医道を学ひ候には、先つ医学校を設け病院を附属し、学則楷梯順序を定め、幼年より法之如く教導不致候ては、迚も真面之成業難相成、今般之御趣意実に皇国医道御一新之秋と深く感喜仕候。弥御依托に相成候はは必勉励、西洋規範に従ひ担当教導可仕旨申述、直様学校及病院之規則精細相認遣候。其大要如左に御坐候。

一、学校幷に病院を建候には、地所を撰ひ候義最要之事に候。抑病院は世に永く相伝り候者にて、久しく年数を重候得は必不潔に相成、終には却て人体を害するに至り候故、右防禦之術多々有之中、地所を撰ひ候事最専一之義に御坐候。

一、医学校構造之地は東京を第一と奉存候。其訳は東京は皇国第一之都会、殊に当時行在被為在、其上是迄西洋医法他所よりは餘程被行候故、必容易に被行万端都合宜敷義と奉存候。

一、皇国是迄医学教導之途不相立、医之風習甚悪しく是れ畢竟物理学に暗き故と存候。依て即今学校を建、医学を研究し、醜風を除き候には、先つ三都之中一点に創候て幼少怜俐之才を撰ひ学科等級を為踏、已に成学之上は免許之印証を授け可申候。右幼少怜俐之書生を撰ひ候には、諸藩え御布告に相成、何歳より何歳迄大中小藩に応じ何人宛之人数を定、何年之間一ヶ年に何程之修業料を与え、何頃迄に東京え指出候様御達し御坐候様可有御坐、若又其年齢定法より少々過候共、其已前蘭学出来候輩は其次第委敷書記差出候得は、試業之上可然学科より為相始可申候事。但し廿歳を過候者と雖も篤志之人に御坐候得は、別段修業出来候様可有之候。

一、此度御構造に相成候医学校は、皇国医道之基礎たる大医学校に御座候得は、全備之上は尤も洪大に可有之候得共、即今は先つ浅近至要之部より造営し、年々次第に増倍し、数年を経候て終に十分全備之大学校相成候事肝要に御坐候。西洋各国当時如此壮大に至り候も、必一時に出来候事にては無之、永く年数を重候後、今日之壮成に至り候事故、此旨不明候得は必す永久保続難出来候。依て当時は先つ書生三百人、病人弐百人を員し造営可然義

1　巻子に表装され、多田好問による題に「勲四等相良知安、明治二年医学校取調時ノモノニ係ル」とあり、左下に「好問」「東蕪」の印が押捺されている。

に奉存候。

主意

〔表紙〕
主意
相良知安誌

抑皇国之医道は上古已に三神産霊尊 大己貴尊 少彦名尊親敷其端緒を垂玉ふと雖も、惜哉世を継て興起するに暇なくして、茲に漢国経久之医法伝来候て時人固く是を信し、遂に法術師之業と相成、後世益其途を失ひ、近晩漸く進歩之途は相開け候得共、要するに只西洋日新之学を追躡する而已にして、畢竟皇国之医道独立之目的不相立、永世外国人を引て膝を屈し彼に教を受るも実に慙愧切歯之至に御座候。

方今大に四方海外之医法を撰ひ至理を撮揚し、更に皇国之医道速に確乎独立し、遂に各国に超越すべきの途精々吟味取調候処、其目的大略左之如く体裁を定候はゝ、十年の後必彼の国の人を入れす、亦彼の書を用ひすして医道独立すべく奉存候。

一、学科
第一　度算学
第二　万有理学
第三　化学学様、術様、有機、無機
第四　植物学
第五　動物学
第六　鉱土薬物学
第七　解剖学記画様、比較様、顕微鏡様、組織学
第八　生理学
第九　薬剤学
第十　病体解剖学術
第十一　毒物学
第十二　病理学
第十三　治療則内科術、外科術、産科術、婦嬰術、眼科、口中科、針科、越列幾術、黴毒科、古今経験学、健康摂生法、軍務医事

右の学術循次に学ひ得て医に従事すべく候。然共右之一科に於ても其蘊奥を究候時は猶一生之学に御座候て、医学之広大なる一人一家の力にて学ひ尽し得べき者に無之候。是故に偏に一科を専門として益此道を興し、其要領を取て教る之人可有之候。又各科普く其要領を学ひ得て、治療に従事する人可有之候。然て人才差等に従て之を学ひ得る之法

は学校に在て存すべく候。

　一、書生凡三百人

右は先藩々に布告し定数年齢を限る、左之如し。

大藩は四人、中藩は三人より二人、小藩は壱人宛、十六歳より十八歳迄藩中最伶俐之才を撰ひ、六ケ年間東京医学校へ出さしむ。但し壱人に付毎年金百両を藩より可納候。右は衣服、飲食、住居、書籍、器械一切法に従ひ校より整候て厳敷玩物私財を可禁候。

一、三百之生徒学術循次に教へ、試業を以て等を進め、得業凡六年にして可成候。是の得業生之英粋を擢て更に専門之学を命し学校に住め、自餘は皆得業免状を授け藩え帰らしむ。

一、専門家は一生其科を業として普く各国之書を閲し、日々に試験経験して各科互に吟味し、全学之興起を標的として其得る処を著述して天下に布べし。是即皇国之医学にして、此我日新之文、西洋各国と互に出入して、我より出る処多き時は已に至らんとす。既に皇国之医、海外に冠たるなり。

抑＊皇国之医道は上古大己貴尊、少彦名尊之二神親敷基礎垂起し玉ひしと雖、可惜哉世を継て興起するに無暇して、茲に外国経久之医法伝来候て時人固く是を信し遂に全法術師之所業と相成、後世益其途を失ひ、近晩に至り漸進歩之途相立候得共、只西洋日新之学を追躡する而已にして、未皇国之医道独立之目的相立候場合には至兼候都合、実に恐懼慙愧之至に御坐候。是以て方今大に四方海外之医法を撰ひ至理を撮揚し、更に皇国之確然として速に独立いたし、遂に海外に卓絶仕候途精々取調候処、所詮左之通に無之候ては相叶間敷奉存候。

一、当医学校は元来仮病院を改め姑息に学校にいたし候得は、諸件真面之制は不相整、生徒も年長之者多く御坐候て、其年齢英凡に従ひ引分、脩学可致候様之仕掛難取行、未実は厳整之学則相立兼候得は未是我医道独立之目的には不相叶、去迚費は却て過多に相成候得共、来年限に一先御取止に相成候方可然候事。

一、学校兼病院は必高燥広境の地に於て当春御調候通、一切日新之規範に従ひ御築営相成度候事。

但し築営之向は先以帰却至要之部より建始置、漸次に築副相成候様之方組に御坐候。

一、教師は独逸国より壮年盛学之医英学に達候者を御雇相成度候事。

右は先壱ケ年両人を御雇相成候て、学業進歩之上、更に

＊別紙

三人御雇可相成候。一体独逸は医学万国秀絶いたし何れ国も規本を此に取り候訳に御坐候。

「東京医学校」用箋。

東京医学校教師教務規則案

一、外国教師ハ特ニ技藝ヲ教授スルノ任ナリト雖トモ、教官ニ至リテハ唯技藝ヲ教ユルノミナラス、生徒ノ勤惰ヲ督責シ風儀ヲ整正ルモ亦其任タルヘシ。故ニ生徒右等ノ挙動アレハ直チニ之ニ督責ヲ加エ、而シテ后チ之ヲ惣監事エ通達アリタシ。

一、惣監事教場上臨時ノ事件ニ付、校長ノ意ヲ稟ケ教師エ演説スルコトアルトキハ、教官之ヲ辨解シテ其意ヲ通達セシメンコトヲ請フ。

一、一定ノ教授時間外、教師ノ都合ニ依リ臨時講場ヲ開クコトアリ（縦令ハ外科手術演習、病体解屍ノ如シ）然ルトキハ其都度之ヲ其筋エ通達アランコトヲ請フ。

一、教師疾病等ニテ教授半途ニシテ休憩スルモ亦然リ。

一、生徒云々ニ付監事ニ談議ノ事件アラハ、必ス教官詰所又ハ監事局ニ於テス可シ。

一、小試問ノ時ニ方テ或ハ屢甲ニ問フテ乙ニ問ハサルコトアリ。之素ヨリ教師ノ権ニ在テ肯テ之ヲ批ス可ラスト雖トモ、生徒ハ之ヲ偏頗ト思慮シ不平ヲ鳴スコトアリ。縦令ヒ然ラサルモ人種異ナレハ、情意モ自ラ通達セサルコトアルヲ以テ、教師生徒ノ間ニ或ハ矛盾ヲ生スルコトアルモ知ル可ラス。如斯ハ教官ノ所見ヲ以テ辨明融解アランコトヲ請フ。

一、二等預科生一ノ部冬半期大試問後、当夏半期ニ於テハ預科第三期（即第二周年第二級）ノ学課ヲ踏ヲ当然ト相考候。然ルニ教師ヨリ述ル所ヲ以テ観レハ、第二期ニ当リ全ク一年ノ差ヲ生シ候ニ付、右事実不明教師エ辨解アランコトヲ請フ。

衛生事件

略言

衛生事件

○人生ヲ保衛スルノ事ハ左ノ数件ニ在リ。

疾患ヲ除ク　医師　病院

疫病ヲ防ク　開港場ノ防恙　種痘

食薬ノ制ヲ立ツ　輸入輸出ノ飲食品、薬品、河豚、阿片、其他毒物ノ制

製薬ノ学ヲ興ス　大ニ東海ノ薬品ヲ精煉ス

断訟医ヲ置ク　毒殺脱胎ノ裁判

摂生ノ法ヲ布クハ一般ノ事トス。

第一　医師

○現今全国ノ医師戸籍ニヨリテ数ルニ、按摩、針治、灸艾師、産婆、売薬、其他軽少ノ医ヲ除キ独立開業ノ者、内外科ヲ合セテ凡ソ三万戸アリ此三万ノ医ハ当分爵禄、年齢、学業、勤功ノ履歴ト配剤録ヲ取調ヘ、先ツ二等ノ仮免状ヲ。授クヘシ

○此三万ノ数ハ後来減少スベカラザル者[1]タルハ、開化日ニ進テ人自ラ生命ノ貴キヲ知ル一ナリ。後世民数ノ増加スベキ二ナリ。人民ノ富有スヘキ三ナリ。医学ノ進歩スル四ナリ。当時世禄世業ノ漢方医ノ如キ多クハ転業スル五ナリ。故ニ[2]後来医業免状ヲ授クルニ凡三万ヲ以テ定数トスヘシ。

○向後全国常ニ三万ノ医ヲ置クコトヲ預算スルニ、十六歳ニシテ医学ニ入レ、預科本科ノ学合セテ十年間ニシテ或ハ専門学ヲ命シテ教員ニ充テ、或ハ海陸軍医ヲ採用シ、或ハ全学ノ苦業ニ堪ヘズシテ、枝学末科ノ業ニ安ンシ、或ハ製薬師、調剤師トナリ、又ハ廃疾夭死等ニテ凡三分ノ二ヲ減スヘシ。又ハ二十五歳ニシテ開業免許ヲ与ヘ、五十五歳ニシテ三分ノ二ヲ減スヘク、六十五歳即チ四十年間ニシテ全ク亡シトス。是ヲ以テ凡二十五年間半ヲ減スルトシテ六万ノ免状ヲ出サヾルヘカラズ。故ニ十年間ニシテ弐万四千ノ免状ヲ出スベシ。即チ学期十年間ニ生徒三分ノ二ヲ減スルトセハ、七万弐千人ヲ入黌セシムヘシ。故ニ毎年七千弐百人ノ生徒ヲ入黌セシムヘキヲ要ス。

○全国常ニ在黌ノ医生七万弐千人ニシテ一人ノ学費一歳金百円トセハ、其費金一歳ニ七百弐拾万円ナリ。内十ノ八分ヲ私費トシ二分ヲ以テ官費トセハ、其金百四十四万円ナルヘシ。

○其算凡ソ是ノ如シ。故ニ急速其学ヲ興スヲ以テ先務トス。

1　東京大学総合研究博物館三宅一族旧蔵コレクション本（以下、「三宅本」）では「減少スベカラザル」を「増加」とする。

2　三宅本では「五ナリ。故ニ」を「ガ如キノ因アリテ、然リト雖トモ先ツ」とする。

○[3]衛生ノ学ハ最モ高上ナル一大学ニシテ、固リ数十年間ニシテ急速之ヲ起スノ道ナシ。故ニ暫ク外国ノ最モ此ノ学ニ長シタル人ヲ雇ヒ、漸次ニ学ヲ立ルノ方ヲ設ル左ノ如シ。

給養生徒

○毎年府県ヨリ十六歳最モ伶俐強健ニシテ、通常日誌体ノ文書ヲ得タル者三人乃至五人ヲ撰ヒ、医学寮エ出サシム。

右ハ衣食住相応ノ格ヲ以テ之ヲ給養シ、厳シク玩物私財ヲ禁シ、皆正泰寛優ノ風ニ居ラシメンコトヲ要ス。

○預科本科ノ学術順次ヲ逐ヒ、各科専門ノ独逸教師ヲ以テ之ヲ教授シ、普通得業凡ソ七年ニシテ成ルヘシ。○此ノ普通得業生ノ英粋ヲ抜擢シテ、更ニ一科専門ノ学ヲ命シ専門局ニ留メ、自餘ハ皆得業免状ヲ授ケ海陸軍医ニ採用スヘシ。

専門局

○此局ハ乃チ全学ヲ独立セシムルノ基礎ニシテ、普ク各国ノ書ヲ閲シ之ヲ実測ニ原ツケ歴試トスヘシ。

○向後全国常ニ三万ノ医ヲ置ク事ヲ預算スルニ十六歳ニシテ医学ニ入レ、預科本科ノ学合セテ十年間ニシテ、或ハ専門学ヲ命シテ学校ニ留メ教員ニ充テ、或ハ海陸軍医ヲ採用シ、或ハ全学ノ苦業ニ堪ヘズシテ枝学末科ノ業ニ安ンジ、或ハ製薬師、調剤師トナリ、又ハ廃疾夭死等ニテ凡ソ三分ノ二ヲ減スヘシ。○又二十五歳ニシテ開業免状ヲ与エ、五十五歳ニシテ三分ノ二ヲ減スヘク、六十五歳即チ四十年間ニシテ全ク亡シトス。○是ヲ以テ凡二十五年間ニ半ヲ減ストシテ六万ノ免状ヲ出サヾルベカラス。故ニ十年間ニシテ弐万四千ノ免状ヲ出スヘシトス。即チ学期十年間ニ生徒三分ノ二ヲ減スルトセハ七万二千人ヲ入黌セシムヘシ。故ニ毎年七千弐百人ノ生徒ヲ入黌学セシムヘキヲ要ス。

○全国常ニ在黌ノ医生七万弐千ニシテ、一人ノ学費一年金百円トセハ、其費金一年ニ七百弐拾万円ナリ。内十ノ八分ヲ私費トシ二分ヲ官費トセハ其金百四十四万円ナルヘシ。

衛生学

衛生学

○衛生ノ学ハ最モ高上ナル一大学ニシテ、固ヨリ数十年間ニシテ急速ニ之ヲ起スノ道ナシ。故ニ暫ク外国ノ最モ此学ニ長シタル処ノ人ヲ雇ヒ、漸次ニ学ヲ立ルノ方ヲ設クル左ノ如シ。

給養生徒

○毎年各府県ヨリ十六歳最モ伶俐強健ニシテ通常ノ文書ヲ

3　三宅本にはこの項の直前に「衛生学」の見出しがある。

得タル者三人乃至五人ヲ撰ヒ、医学寮エ出サシム。

右ハ衣食住相応ノ格ヲ以テ之ヲ給養シ、厳シク玩物私財ヲ禁シ、皆正泰寛優ノ風ニ居ラシメンコトヲ要ス。

○預科本科ノ学術順次ヲ逐ヒ各科専門ノ独乙教師ヲ以テ之レニ教授シ、普通得業凡七年ニシテ成ルヘシ。此普通得業生ノ英粋ヲ抜擢シテ更ニ一科専門ノ学ヲ命シ、専門局ニ留メ自餘ハ皆得業免許ヲ授ケテ海陸軍医ニ採用スヘシ。

専門局

○此局ハ乃チ全学独立ノ基礎ニシテ普ク各[4]国ノ書ヲ閲シ之ヲ実測ニ原ツケ歴試経験ニシテ各科互ニ吟味シ、常ニ欧米各国ニ往来シテ其学ヲ研究シ其得ル処ヲ著述シ天下ニ布キ、又其要領ヲ採ツテ生徒ニ講示シ、遂ニ博ク外国ノ学士博士ト学社ヲ結ンテ全学ノ進歩ヲ競ハシム。

	一等	二等	三等
解剖学			
生理学			
薬性学			
病理学			
治療学			
各　科			

此各科ニ長タル者ヲ教官ニ命シテ常ニ其科ノ独乙教師ヲ讃成シ、其日ニ講示スル処ヲ切ニ復講シテ生徒ニ服膺セシム。

此局ノ全ク成立スルヲ以テ皇学独立ノ期トス。是ノ時ニ至テ衛生ノ学務ト事務トヲ分ツヲ得テ、其学務ハ文部ニ属スルモ可ナランカ。慮有愚而近道事有要而似迂。

明治八年　知安[5]

4　底本とした相良知安自筆本には以下が欠落しているため、三宅本「衛生事件」によって補った。詳細は「相良知安関係文書解題」および「収録資料一覧」を参照。なお、本項の冒頭部は前頁の「専門局」の冒頭部と重複しているが、詳細は不明。

5　三宅本には、末尾に朱筆で「右ハ征韓論後木戸文部大臣トナリテ医学校費ヲ拾四円ニ制限ス。大久保上野ヲ取リ揚ゲントス。歎シテ以テ之ヲ書シ大隈ニ依テ大久保ニ達ス」との記載がある。三宅秀か近辺の人物が追記したものと考えられる。

一、囚獄邸中にて死刑之義御廃止有之度候。死刑場之近傍に病患出来候源因之一ケ条に御座候。

一、医師診察之節、獄舎中え立入候義以来御止度奉存[後欠]

御尋に付愚見書

御尋に付愚意左に申上候。

一、只今之獄舎製作にては空気不通悪臭可申様無之、自然病患多分に相成、殊に腐敗熱症伝染仕、比々と死亡仕候囚徒共は無拠義にも有之候得共、是に立寄候官員甚迷惑至極之義に候。御手入有之候て格子上より下迄相通し蔀戸相設け、寒暖に応し内にて開閉上下為致候はゝ空気交代可申、病患豫防之第一に御座候。

一、罪之軽重に従ひ等を分候て、牢室分配候はゝ自然稠密に無之、是又病患豫防之第一に[ソン]。

但し軽重を分候て御評論[ソン]主意と仕候処稠密に無之[ソン]て事足り申候。死罪にも無[ソン]へき義に御座候。

一、囚人共月六度位之浴湯為致候はゝ病患豫防之義に御座候。

但し此節暑気に趣候付浴湯被下候。向後共四季に通し被下候様仕度奉存候。

医学校構造ノ方向

○教職

一等ノ教授当今欠ルヲ以テ西洋人ヲ雇ヒ之レニ充ツ
先ツ三年ヲ限ルベシ。

西洋人五員独乙国ノ産ニシテ英仏ノ学ヲ兼タル彼国二等医、壮年盛学ノ者四人、同薬局師一人、皆学校病院ヲ兼勤ス。仮令左ノ如シ

西洋人一等教授一人

我カ一等教授、同二等教授一人　一人之ニ補タリ[1]

右ハ学校ニ於テ病理学、治療則、薬性学、毒物学、健康学、摂生法ヲ教ヘ、病院ニ在テ内部諸病ノ治療ヲ任ス。是レ教授ニ長タリ衆議其断ヲ待ツベシ。

一等教授一人

○書生　凡三百人

右ハ先ツ藩々ニ布告シ人員年齢ヲ限ル左ノ如シ。

大藩四人　中藩三人ヨリ二人　小藩一人

右十六歳ヨリ十八歳迄、藩中最モ伶俐ノ才ヲ撰ヒ六ケ年東京医学校ヘ出サシム。但シ一ケ年一人ニ付テ金百両ヲ納ルベシ。

右ハ衣食住、書籍、器械一切法ニ従ヒテ之ヲ整ヘ、厳シク玩物私財ヲ禁シ、而シテ皆泰正寛優ニ居テ其情ヲ舒ヘ得セシム。

抑モ医学ハ日新ノ学ナルヲ以テ其興廃ハ実ニ後生ノ進ミニ頼レリ。故ニ教導ノ任ハ、自ラ書生ニ先タチ専ラ其志ヲ一途ニ能ク操リ導クニ在トス。夫レ人少壮ノ時ハ一日以テ老者ノ三日以上ニ当ルベシ。其規模大ニシテ少モ其情ヲ得サレハ、慷慨シ又忙念雑慮ヲ生ス。是ヲ進学ノ毒トス。凡ソ人身ノ成長二十五歳ニ止ル。故ニ頭脳ノ生長亦タ二十五歳ニ至ル。知識ノ増進亦之レニ従フ。故ニ凡ソ学問之時二十五歳ヲ限ルヘシ。

右三百ノ書生学科階梯ヲ躡ンテ之ヲ教ヘ、試業ヲ以テ等ヲ進メ凡六年ニシテ成ルベシ。是ノ普通ノ生徒ノ英翠ヲ擢テ、更ラニ一科専門ノ学ヲ命シ、之ヲ学校ニ住メテ后ニ教職ニ充ツ。自餘ハ皆之レニ医業免状ヲ授ケ国ニ帰ラシム。後世府藩県皆医学校ヲ建、是例ニ傚フテ教職ハ互ニ相循環スルノ左ニ。

医学校構造ノ方向

学校三箇ノ大廈ヲ合セテ成ル。一ヲ学校トシ、二ヲ病院トシ、三ヲ書生及ヒ教職ノ寄宿トス。

△学校

1　この下に「伊東図書少允」の記載があるが抹消されている。伊東図書少允は、方成、伊東玄朴の養子。

学校ハ近ク病院ニ接スベク而、勉メテ病院ノ害感ヲ避ケンコトヲ要ス。仮令ハ流水ヲ隔テ、或ハ病院ヲ経過スル水ノ上際又ハ常風ノ上流ヲ撰フ等ノ如シ。

学校分ツテ二トス。一ハ究理分離ノ学校トシ、二ヲ本来ノ医学校トス。

第一　究理分離ノ部ハ、講堂、分離試験局、器械納所、天秤室等ヲ設クヘシ。別ニ図アリ。[2]

第二　本来医学校ノ部ハ、一講堂、二解剖室及ヒ解体上ニ就テ説辨所、三人身究理及ヒ顕微鏡、検訊場、四諸器械及ヒ病理学解剖ノ試験薬納所、五書籍室及ヒ教職書籍取調所、六書生自己学問所等ヲ設ク。別ニ図アリ。

△病院

病院ハ大別シ二トス。一ハ男子病院トシ、二ヲ婦嬰病院トス。又婦嬰院中妊婦ノ室ヲ別ニス。

此ノ構造ハ先病者三百人ヲ目シテ経始シ、後年漸ヲ以テ拡大シ、遂ヒニ数千ノ病者ヲ容ルニ至ルベシ。故ニ初ヨリ預メ其全成ヲ目シテ境内ヲ取ルヘシ。又始メ構造小ナル時ニ醜形ヲナサズ。後漸ニ増培スル。従テ障碍ヲ生セス。全成ノ時ニ厳正ノ形ヲナスヘキ方向ヲ素意トス。別ニ図アリ。

△教職書生幷ニ官吏ノ寄宿

此構造ト病院トノ間ヲ学校ノ建物ヲ以テ隔離シ《サヘキリ》、病院ノ害気ヲ避クヘキ方位ヲ取ルベシ。

此モ分ツテ二トス。一ハ書生幷ニ官吏ノ寝室、食室等ナリ。二ハ西洋教師ノ寄宿トス。此レ寝室、食室又附室臺所、浴室、廏等ナリアリ。其ノ方向別ニ図説アリ。

右三大廈ヲ一境内ニ都テ其間地ニ本草園及ヒ逍遥場ヲ設クベシ。

2　以下「図」についての記述があるが不詳。

薬剤取調之方法

薬剤取調之方法

抑モ薬品ヲ博ク申サハ身体ノ外万物皆薬ナラサルハナシ。又毒ニ非ルハナシ。而シテ人ニ率性ノ道アリ。脩道ノ理アツテ飲食、衣服、器械、住居ノ用、自然ニ具ルト雖トモ、其制度ナキコト能ハス。況ヤ毒薬ニ於テ其制一日モ曠スベカラザル儀ニ御坐候。依テ今般医学校御雇教師ニ西洋諸国薬品ノ制度ヲ問合候処、国土民風相異リ俄カニ行ハレ難キヲ以テ当時行ハルべキ方法ヲ吟味取調候翻訳左ノ如シ。

日本国ニ於テ薬品買売之方法大略

第一条

病者之為ニ用ユヘキ薬品ヲ買売スルハ、政府ヨリ許可ヲ得タル薬舗ニ限ル事。

第二条

製剤家ニ薬舗免許状ヲ与フルニハ、其人薬店ヲ保続シ得ヘキ学術之有無ヲ逐一試業シテ、薬舗必用之諸学幷ニ実地技術ヲ通学セシヲ見テ、始テ免状ヲ与フヘキ事。

但シ当今右之如キ学術通暁之製剤家ヲ得カタキ故ニ、先免状ヲ渡シ置、何年之後ヲ期シ試業ナシ、其時学術不備之者ハ免状除去ルナリ。

第三条

薬舗免状ハ其人存命中而已ニテ、死後ハ再ヒ政府エ返納シ、他人ヲ撰ミ免状ヲ与フ。若其実子或ハ相続人之中ニ薬舗相続ヲ願フ者有ル時ハ、業ヲ試ミ至当タラハ、其者エ免状渡スヘキ事。

第四条

既ニ製剤試業ヲ終リタル製剤家ニ薬舗ヲ譲渡スコトアラハ、其度毎ニ政府エ届出スヘキ事。

第五条

一区分中ニ免状ヲ分与スルハ、其地ノ広狭ニ依テ其数ヲ定ム。其数多キニ過クルハ不宜トス。其地小狭ニシテ一薬舗モ保続難成時ハ、隣郷合シテ一舗ヲ兼設ケ、小区ハ大区中之薬舗ヲ以テ足レリトスヘキ事。

第六条

諸県ニ於テ管轄セル区中ニ何箇之薬舗要用ナルカヲ委細ニ穿鑿シ、政府ニ於テ其数ヲ定ムヘキ事。

第七条

「第壱大学区医学校」用箋。

各舗ノ距離ハ定限有ルニ由テ、薬舗開店免許ヲ乞フ者アル時、必ス其地方幷ニ其区ノ戸数ヲ申出ツヘキ事。

第八条

薬舗免許ハ其地ノ事務タルニ由テ、開業、閉業共ニ公布シ、新ニ撰挙シテ其任ヲ満タスヘキ事。

第九条

一区中ニ開舗ヲ乞フ者アルトキハ、県庁ニ於テ普ク布告シ、既ニ試業ヲ経シ証書幷ニ薬舗保続之為要金アル之証ヲ呈ス可キ事。

第十条

後来医家ヨリ薬品ヲ売ルヲ禁止シ、医家ノ書記セル方書ヲ薬舗ニ送ルヘキ事。

但シ当今ノ形勢未タ医家ノ法則一定セサル間ハ、医師自ラ薬剤ヲ病者ニ与フルヲ許ルス。然レトモ医師政府ヨリ別ニ投剤免許ヲ受クヘシ。其後用ユル品々ハ免許アル薬舗ヨリ買入レ、其貯ヘタル品類ハ臨時検査ヲ受クルコト薬舗ニ貯フ者ノ如クナルヘシ。

第十一条

薬舗ハ日本国司薬局局方（未編輯）中ニ記載セル諸薬ヲ精撰シ貯蔵ス可キ事。

第十二条

日本司薬局局方附録中ニ記セル劇烈ナル諸品ハ、医家方書ニ因ル之外売買ヲ禁シ、但緩性之諸薬而已諸人ニ鬻クヲ許ス可キ事。

第十三条

医家之方書ニ従テ調剤スル時ハ、各品定価表ニ因ルヘシ。其定価表ハ一月一日及ヒ七月一日ト年々二回前以テ普告シ置ヘキ事。

但シ薬舗ニ於テ右定価表ヨリ高キヲ欲シ、或ハ低キヲ求ムルモ必ス許サス、若其禁ヲ破レハ共ニ罰金ヲ出サシム。只医家幷ニ薬舗社中間ノ売買ハ此限ニ非ス。

第十四条

製剤調合ノ料ハ薬品定価ノ外別ニ金若干ヲ納ム。右之表ハ薬品定価表布告ノ時附録トナシ出スヘキ事。

第十五条

薬価調剤料幷ニ盛薬器之価等合算シ方書ニ記シ、直ニ金ヲ不払者ニハ後証ノ為メ方書ヲ薬舗ニ止ム。金ヲ納ムルトキハ薬舗ノ印ヲ調シ方書ヲ戻スヘキ事。

第十六条

薬舗ニ於テ調剤セル諸方書ハ書写シテ一巻ノ書トナシ、順次ニ其番号ヲ方書ニ記上シ置クヘキ事。

第十七条

日本司薬局局方外之薬品モ貯ヘ置キテ、至当ノ人々エ売渡ス可キ事。

第十八条

日本司薬局局方中幷ニ局方外之薬品共総テ精品タル可キ事。

第十九条

薬舗ニ貯ヘタル諸薬品ハ総テ司薬局官員ノ注意シテ管轄スヘキ事トス。

第二十条

司薬局官員ハ薬舗中ノ諸品ヲ検査スルノ権アリ。殊ニ用ニ堪ヘサル物品或ハ偽品等ヲ買却ス疑ヒアルトキハ、臨時直ニ不意ニ起リテ検査ヲ施ス可キ事。

第二十一条

臨時検査之外、毎年一回威権アル官員来リテ点検ス可キヲ法トス。

第二十二条

諸品検査ヲ遂ケテ後、直ニ政府エ記表ヲ呈ス可キ事。

第二十三条

点検ニ由テ偽品タルカ或ハ難用腐敗薬アラハ司薬局ニ於テ再ヒ細密ノ穿鑿ヲ遂ケ、偽品ナラサルトキハ其品ヲ返シ与フ可キ事。

第二十四条

右検査ニ由テ真品ナラサルコト判然タルトキハ、其薬品ヲ引上ケ、其奸計ノ浅深ヲ審カニシ、罰金五十円ヨリ五百円迄ヲ出サシメ、再度奸ヲナストキハ免状ヲ取離ス可キ事。

第二十五条

当今日本薬舗ニ於テ品類ノ精麁ヲ辨識スル能ワサル間ハ、先東京ヲ始メトシ漸々諸国ニ及ボスベシ。凡外国ヨリ買入ノ薬品ハ前以テ司薬局ニ明細ニ記載シテ許可ヲ乞フ可シ。其輸入シタル薬品ハ総テ司薬局ニ於テ真偽ヲ検査シ、真ナル薬品ハ悉皆検印ヲ帖シ与フヲ法トス。若此局ノ検印ナキ薬品ヲ売買スル者ハ罰金ヲ出サシム。且検査料ハ預メ決定シテ普告シ置ク可キ事。

第二十六条

右之司薬局ニ於テ当分製剤ノ法ヲ教授シ生徒ヲ導キ、若薬舗ヨリ乞フコトアラハ物品ヲ試験シ与フ可キ事。

但シ此司薬局ニ於テ日本国内ニ生産スル諸品幷ニ外国ヨリ移植スル薬草等ノ含密功分ヲ験見シテ、其官員ヨリ成功ヲ政府ニ奉スヘシ。其他鉱物、植物薬用ニ供ス可キカ否ヲ明カニ辨ス可シ。

且外国ヨリ輸入スル薬種ハ風土ヲ撰ミ諸方ヘ分植シテ、其季候ニ馴ラシ功分ヲ増加セシムル等此局ノ任タル可シ。

此局ニ於テ医薬ノ外工業ニ有益ノ物品ヲ験シ其用法ヲ講

習ス。他日政府ヨリ求メアルトキ之ヲ詳説セハ亦勧工ノ一端ナル可シ。

第二十七条

製薬学術ヲ進歩セシメンニハ先東京中ニ一箇ノ製剤学校ヲ設クヘキ事。

第二十八条

薬舗必用ノ諸薬品貯蔵法并ニ日本局方外毒薬買売之方等、総テ薬舗ニ関セル規定ハ別ニ製剤家一般規則ニ就テ定メ置ク可キ事。

右之方法ヲ執リ行フニハ医ノ略制ヲ定ム可シ。

第一条

医師ノ等級ヲ立テ等ニ依リテ診察料ヲ定ムヘキ事。

右ハ各府県ヨリ戸長、里正ニ布告シ、医師ノ年齢、爵禄、学業ト勤業ノ履歴明細書并ニ明治元年戊辰以後ノ治療配剤録ニ依リテ病人ノ数ト死生トヲ取調ヘ、吟味ノ上仮免状并ニ等級ヲ授クヘシ（明細書ノ法□等級ノ表[1]冊）。

第二条

医師ハ自己ニ薬ヲ与フベカラズ。必処方書ヲ以テ薬舗ニ命ス可シ。薬舗ハ専ラ方剤ヲ売ルヘカラズ。必ス医師ノ処方書ヲ以テ調合スヘキ事。

但シ下等医師ハ願ニ依テ薬舗ヲ兼ヌルヲ許スヘシ。

第三条

全国ノ常用薬品表ヲ半年毎ニ布告スヘキ事。

右表外ノ薬品ハ輸入買売ヲ許サス。

但シ学用、軍用、工用品ハ此限ニアラス。

第四条

食物、薬物ノ差ヲ定メ酒ヲ許スノ説文ヲ布キ、摂生法ヲ教ユヘキ事。

第五条

全国常用方函ヲ定メ、免許状ト共ニ医師ニ相渡スヘキ事。

但シ免許料吟味ノ事。

第六条

薬舗ノ税ヲ定ムヘキ事。

1　文中の「表」は不詳。

医制略則

〔表紙〕

医制略則

医制略則

第一章）全国ノ医政ハ人民ノ健康ヲ保護シ疾病ヲ療治シ、及ヒ其学ヲ興隆スル所以ノ事務トス。之ヲ文部一省ニ統フ。

第三章）文部省中医務局ヲ置キ総医監、副医監、専ラ医政ヲ担当セシム。

第五章）各大学区ニ保健局一所ヲ設ケ保健ヲ置キ官員数名ヲ附属シ、本省ノ趣旨ヲ奉シ地方官ト協議シ、区中ノ医学校一切ノ病院、黴[1]毒院、癲狂院、棄児院、貧院、家畜医学校等ヲ督察シ、其他医師、薬舗ヲ流行病ノ防禦薬品ノ検査等区内一切ノ医務ヲ管理ス。

第六章）各地方ニ於テ医務ニ関スル事件ハ総テ保健局ニ協議スヘシ。

　但シ保健局完備セサルノ間ハ本省ニ申出ツヘシ。

第七章）地方ニハ医務専任ノ吏員一二名ヲ置キ管内ノ医事ヲ担任セシムヘシ。其人名ハ兼テ本省幷ニ保健局ニ届ケ置クヘシ。

　但シ地方官員ヨリ兼任タルベシ。

第八章）各地方ノ広狭人口ノ疎密ニ応シ医務取締ヲ置キ、専ラ管内人民健康ノ保護、摂生ノ法ヲ施シ、疫病ノ豫防且牛痘種続ノ方ヲ布キ、其他区内医師、薬舗等ノ取締ヲナサシム。

　但シ一中学区内医務取締一名ヲ定員トス。若シ流行病アリテ事務繁雑ナレハ臨時増員ハ妨ケナシ。

第九章）医務取締ハ地方官ニ於テ撰挙シ、保健局ノ議定ヲ受テ之ヲ命ス。其人名ハ更ニ保健局ニ届クヘシ。

　○第一　医学校

第五章）各大学区ニ医学校一所ヲ置キ病院ヲ属ス。

〔当分〕東京、長崎二ケ所ニ設ケ其他ハ地方ノ便宜ヲ度リ漸次ヲ以テ之ヲ設立ス。

第六章）医学校ノ教導ハ必ス独乙学ヲ主トス。

〔当分〕地方ノ病院、私塾ニ於テ英蘭等ヲ用ヒ一時改ム可カラサルモノハ、其主任タル者本条ノ旨趣ヲ体シ外国教師ノ雇替或ハ学課ノ満期ニ於テ漸ク改正ヲ加フヘシ。

「文部省」用箋。

1　底本は「癩」とするが、「医制」（永松記名本）に照らして以下「黴」に統一した。

第七章）医学校ハ豫科三年、本科五年ヲ以テ学課ノ満期ト定ム。

豫科入学ハ十四歳以上十八歳以下ニシテ小学卒業ノ証書ヲ所持スルモノヲ撰ミ体質ヲ検シテ之ヲ許ス。

但シ右ノ証書ヲ所持スルモノト雖トモ、教師学長ノ意見ニ因リテハ更ニ小学科ノ内医学ニ緊要ナル数科ヲ検スルコトアルヘシ。

入学免許ノ時期ハ毎年二次其月日ヲ定メ三ケ月前之ヲ公告スヘシ。

第八章）豫科課目

（甲）数学

（乙）独乙語学

（丙）羅甸語学

（丁）理学

（戊）化学

（己）植学大意

（庚）動物学及ヒ鉱山学ノ大意

右ノ学科ヲ卒ユルノ後ハ大試業ヲ遂ケ豫科卒業ノ証書ヲ与ヘテ本科ニ入ラシム（此試業ヲ本科入。学試業ト称ス）

〔当分〕二十歳以下ノ生徒ヲ撰ヒ、中小学ノ数科中（読書、算術、外国語学及ヒ理化学ノ大意等）其学ヒタル所ニ就テ之ヲ試業シ、年齢、体質ヲ較量シテ、才力ノ当否ヲ察シ豫科入学ヲ許スヘシ。

第九章）本科入学ハ二十五歳以下ニシテ豫科卒業ノ証書ヲ所持スルモノヲ許ス。

他ノ学校ヨリ転シテ本科入学ヲ請フモノハ、従来所就ノ学長ヨリ其趣意及ヒ本人ノ属籍、姓名、年齢ヲ詳記シ其入ラント欲スル所ノ学長ニ送ルヘシ。

本科入学ノ試業ハ毎年二次医学校所在ノ地ニ開キ、医監、学長、教官等五人至七人ヲ以テ試業掛トシ、医監、学長ノ内一人ヲ以テ其会長トス。但シ会長及ヒ試業掛ノ人員ハ開場毎ニ人撰ヲ以テ文部卿之ヲ命ス。

会長ハ地方ノ大医碩学ヲ請ヒ試業ニ与カラシムルノ権アルヘシ。

試業ノ時日、場所ハ三ケ月前本省ヨリ公告スヘシ。

〔当分〕本科入学ヲ請フモノハ、廿五歳以下ニシテ数学、独乙語学、羅甸語学及ヒ理化学大意ノ試業ヲ遂ケ之ヲ許ス（地方ノ医学校ハ其処置ヲ殊ニ。ス。第十一章ヲ参攷スヘシ）

第十章）本科課目

（甲）解剖学

（乙）生理学

（丙）病理学

（丁）薬剤学
（戊）内科
（己）外科
（庚）医学公法断訟法、医政等ヲ云フ

右ノ学科ヲ卒ユルノ後ハ大試業ヲ遂ケ医学卒業ノ証書並ニ医学士ノ称号ヲ与フ試業ノ法前。章ニ同シ

第十一章）東京医学校ニハ専門局ヲ属シ、医学卒業ノ証書ヲ得タルモノ特ニ一科ニ志シ、其才気大成スヘキモノヲ撰ヒ学資ヲ給シテ之ヲ入ル。
○専門科目ヲ入ル此ノ外別ニ家畜医学校一所ヲ設ケ、以テ。家畜医教導ノ地トス。其方法追テ査定シ
〔当分〕専門局ノ設ケナシト雖トモ、東京医学校ニハ各科専任ノ外国教師一人宛ヲ置キ専ラ其業ヲ講修セシム。


地方医学校ハ大学本部ニ設クル者。

豫科ノ学問ニ於テハ東京医学校ト差別ナカルヘシト雖トモ本科ニ至テハ或ハ其期限ヲ伸縮コトアルベシ。

地方医病院ニ於テ医学ヲ教授スル者ハ当分ノ試業ヲ要セス。二十五歳以下ニシテ従来医ヲ業トセシモノハ学長ノ見計ヲ以テ員外ノ生徒トシ、豫科ヲ経スシテ直チニ本科入学ヲ許スコトアルヘシ。

右ノ病院入学ノ者ニ限ラス偏ネク医生ノ出席ヲ許スヘシ。


第十二章）入学ノ生徒ハ学長ノ許可ヲ得ルニ非サレハ妄リニ出入スルヲ許サス第八章以下ハ各地医学。校規則ヲ参考スヘシ

第十三章）海陸軍務ノ医員ハ卒業免状ヲ所持スル者ニアラサレハ採用スルヲ許サス。

但シ軍中医法ノ練習ハ各其省ニ於テ設ケアルヘシ。

〔当分〕海陸軍医ヲ採用スルニハ軍医部ニ於テ各其方法アルヘシト雖トモ軍医監必ス総医監ニ協議シテ其等級ヲ定ムルヲ法トス。


第十四章）貸費生ハ其全数ヲ限リ毎年両度別段厳重ノ試業ヲ設ケ、従来修メタル所ノ学科ヲ検シ、其撰ニ当ラサルモノハ之ヲ除クヘシ。

第十五章）受業料ハ毎一期六ケ月ヲ一期トス開講前一時ニ之ヲ納ムヘシ。
事宜ニヨリ受業料ヲ増減セント欲スルトキハ、学長、地方医監協議ヲ遂ケ医務局ニ開申シ、半年前本省ヨリ之ヲ公告ス。
〔当分〕東京医学校受業料
豫科　一期　六円
本科　右同　九円
各大区医学校受業料

豫科　右同　四円
本科　右同　七円半
但シ地方病院ニ於テ医学ヲ教授スル者ハ其便宜ニ応シテ斟酌スベシ。

病院

第十六章）官費病院ハ医学校ニ属スルモノニ限ルヘシ。

第十七章）医学校附属ノ病院ハ院長或ハ副院長、当直医師、薬局長以下ヲ置ク。

但シ其員数ハ院長、其学長ニ議シ地方医、保健局、地方官協議ヲ以テ本省ニテ之ヲ定ム。

第十八章）院長ハ病院ノ公私ヲ拘ラス医術開業免状第三十六章ヲ所持スルモノニ非サレハ其職ニ任スルヲ許サス。

〔当分〕本科課目ノ大意ニ通シ旁ラ外国語学殊ニ独乙語ヲ能スルモノヲ撰テ之ヲ任ス。

第十九章）医学校附属病院ノ院長ハ専任或ハ学長、副学長ヨリ兼勤スルコトアルヘシ。

第二十章）院長ハ病院ノ公私ニ拘ハラス毎半年間療スル所ノ病客ノ員数、治癒、死亡病名等ノ明細表ヲ製シ、毎年二度三月一日、八月一日マテニ保健局、地方医監及ヒ地方庁ニ出ス可シ。

又難病、奇患ノ始末及ヒ諸経験等ヲ詳記シ、外国教師及ヒ自己ノ意見ヲ附シテ本省ニ出シ其許可ヲ受ケ上梓スヘシ。

第廿一章）医学校ニ属スル病院ノ費用ハ入院料、薬種料等ノ入額ヲ算シ、其不足ヲ三分シ一分ハ地方ヨリ給シ二分ハ文部省ヨリ給ス。入院料、薬種料ハ院長其学長、地方官及ヒ保健局ニ議シ本省ニ申達シテ之ヲ定ム。

〔当分〕入院ノ病客ヲ分テ三等或ハ五等トシ、地方ノ便宜ニ応シテ毎等相応ノ入院料ヲ収ム。極メテ貧窮ニシテ其実証アルモノハ納金ニ及ハス各地病院ノ規則。ヲ参攷スヘシ

但シ此病院ハ診察料ヲ収ムヘカラス。

第廿二章）医学校ニ属スル病院ニハ地方官庁ヨリ用度課ノ吏員一名ヲ出張セシムヘシ。

第廿三章）一府県或ハ有志ノ人民協同シテ病院等ヲ建設セント欲スルトキハ、先発起人、社中ノ人員、医師教官ノ属籍、姓名、履歴及ヒ会社ノ方法、資金ノ縁由、保続ノ目的ヲ記シ、学問ノ課程、病室薬局ノ規則ヲ附シテ地方官ニ出シ、地方官之ヲ保健局ニ議シテ文部省ニ達シ、以テ許可ヲ受クヘシ。

諸省使寮等ニテ病院ヲ設クルモノハ、医師、薬局掛ノ属籍、姓名、履歴及ヒ院内ノ諸規則若シ教授ヲ兼ルトキハ教師、教官ノ姓名、履歴及ヒ学則ヲ記シ、其長官ヨリ文部省ニ達スヘシ。

私設ノ病院ハ学科ノ条目、医師教員ノ撰挙等、総テ医学校及ヒ附属病院ノ規則ニ準フヘシト雖トモ、地方ノ状態ニヨリ一時照準シ難キ者ハ、其情実ヲ記シテ文部省ニ開申スヘシ。

第廿五章）梅毒院、癲狂院等各種病院設立ノ方法ハ皆前章[2]ニ則トルヘシ。

〇第二　教員附外国教師

第廿六章）凡ソ教員タルモノハ医学校ハ勿論私塾ト雖トモ必ス教授免状ヲ所持スヘシ。但シ家塾ニテ三人以下ノ子弟ヲ教授スルモノハ此例ニ非ス。

教授免状ハ医学卒業証書或ハ其専修ノ一科若クハ数科ノ卒業証書ニ行状証書従来所就ノ学長若クハ二年来所住ノ地方官ヨリ出スモノトスヲ添テ医監ニ出シ之ヲ受クヘシ。

医監異見アルトキハ更ニ其学科ヲ試業スルコトアルヘシ。

現今教員ノ職ニアルモノハ試業ヲ要セス。

第廿七章）教官医学校ニテ教員トナルモノヲ称スノ撰任ハ医学士之中ニ於テ其科ニ擢越シタル者ヲ採用スヘシ。

試業ヲ設ケ学業ノ深浅ヲ比較シ且ツ辞義簡明ニシテ説諭ニ篤ク推原ニ精シキモノヲ採用ス。

〔医制発行後凡十年〕ノ間教官ヲ撰用スルニハ其専任ノ科目二三条ヲ検査スヘシ。

第廿八章）教官中ノ一人ヲ推シテ学長トシ学校中一切ノ事務ヲ掌ラシム。

学長ハ医監教官ノ撰挙ヲ以テ文部卿之ヲ命ス。

学長ハ躬ラ教場ニ臨ミ教導ノ体裁、教官生徒ノ勤怠進否ヲ察シ、全校ノ風儀ヲ整フルヲ以テ目的トスヘシ。

学長ニハ学校内ニ於テ一宇ノ居家ヲ給スヘシ。若シ校内ニ相応ノ場所ナキトキハ接近ノ地ニ於テ之ヲ与フヘシ。

学校ノ事務ニツキ学長新タニ施行セント欲スルコトアラハ、必ス先ツ医監ニ議シ事ニヨリテハ教師ニ議スヘシ、小事ハ医務局或ハ地方保健局ニ決シ、大事ハ決ヲ文部卿ニ取ルヘシ。

学長ノ議若シ医監ニ協ハサルトキハ直チニ文部卿ニ申解スルヲ得ヘシ。

外国教師建議モ亦タ右ニ同シ。[3]

第二十九章）学長ハ前半年間修ムル所ノ学科ノ課程ヲ記シ、別ニ学校ノ事務ニツキ自己ノ意見アルモノハ之ヲ附シテ毎年二度二月、七月中保健局ニ送ルヘシ。

病院ニシテ医学ヲ教授スル者モ亦右ニ同シ。

第三十章）教官ノ員数及ヒ褒貶黜陟ハ医監、学長ノ協議ヲ以テ文部卿之ヲ定ム。

教官建議スル所アラハ必ス学長ニ申白スヘシ。直チニ文部卿医監ニ開申スルヲ得ス。

2　当初は「第廿三章」と記されていたが、第廿四章をすべて抹消後に、朱筆で「第廿三」を「前」と訂されており、「前章」は「第廿三章」を指すと考えられる。

3　この後行頭に「十七日」の朱筆書込あり。訂正を加えた日付と考えられる。

但シ文部卿及ヒ医監ヨリ学校ノ事ニ付キ訊問スル時ハ忌憚ナク其意衷ヲ悉スヘシ。

第三十一章）学長、院長、教官タルモノハ医学校、病院及ヒ私塾ヲ論セズ、懶惰ニシテ職務ヲ怠リ或ハ商賈ニ通シテ奸利ヲ謀ル等凡テ不行跡アルトキハ、免状ヲ取揚ケ教授ヲ禁シ且ツ科ノ軽重ニ従ヒ贖金ヲ課シ禁錮ヲ命シ其地方及ヒ文部省ニテ其罪由ヲ報告スヘシ。

外国教師

第三十二章）外国教師ハ免状豫科教師ハ中学教授免状、本科教師ハ開業免状所持ノモノニ非サレハ雇入ル、ヲ許サス。

但シ東京医学校教師右免状ヲ所持スルハ勿論親シク専門学科ヲ教授シタル者ニ限ルヘシ。

第三十三章）外国教師全国ノ医政学校ノ課程等ニツキ建議スルコトアラハ必ス先ツ其学長ニ議シ学長ヨリ医監ニ開申スヘシ第廿八章ヲ照考スヘシ。

第三十四章）外国教師ノ給料ハ一ケ月四百円ヲ越ユヘカラス。

但シ東京医学ニ於テ有名ノ碩学ヲ雇フ時ハ此限ニアラサルベシ。満期帰国ノ時ニ臨ミ其勤労ニ応シ医監学長ノ協議ヲ以テ文部卿ニ申解シ褒賞トシテ二ケ月及至五ケ月分ノ給料ヲ与フルコトアルヘシ。

〔当分〕在来ノ教師ハ其給料或ハ本条ノ定額ニ越ユルモノアリト雖トモ自今新タニ雇入ノ条約ヲ結ヒ或ハ雇継等ノ節ハ必ス本条ノ規則ニ準フヘシ。

第三十五章）地方病院ニテ外国教師ヲ雇フトキハ、此ノ規則並ニ本省教師雇入条約規則書ヲ参攷シテ条約擬案ヲ製シ、文部省ニ出シテ許可ヲ受ケ、然後条約ヲ結フヘシ。

但シ教師到着ノ上ハ必ス所持ノ免状ヲ保健局ニ出シテ点検ヲ受クヘシ。

〔当分〕在来ノ教師免状ヲ所持セサルモノアラハ更ニ雇継ヲ許サス。

○第三　医師

第三十六章）医師ハ医学卒業ノ証書及ヒ内科、外科、眼科、産科等専門ノ一科二年以上実験ノ証書ヲ所持スルモノヲ検シ免状ヲ与テ開業ヲ許ス右ノ実験証書ハ従来所就ノ院長或ハ医師ヨリ出スモノトス。

但シ其等級ハ追テ定ムベシ。

〔当分〕従来開業ノ医師ハ学術ノ試業ヲ要セス、唯其履歴ト治績トヲ較量シ姑ラク之ヲ二等ニ分テ仮免状ヲ授ク。

但シ文字ヲ解セス薬剤ヲ辨セス家伝自得ト唱ヘ単ニ一二ノ方薬ヲ以テ業ヲ営ムモノ、如キハ売薬師ト看做シ医師ニ算入セス。

〔医制発行後凡十年ノ間〕ニ開業ヲ請フモノハ左ノ試業ヲ経テ免状ヲ受クヘシ。

(甲) 解剖学大意

(乙) 生理学大意

(丙) 病理学大意

(丁) 薬剤学大意

(戊) 内外科大意

(己) 病床処方并ニ手術

即今開業ノ仮免状ヲ得タルモノト雖トモ三十歳以下ノモノハ毎三年必ス右ノ試業ヲ遂ケ其免状ヲ受クヘシ。但シ篤志ノモノハ年齢ニ拘ハラス試業ヲ請フコトヲ得ヘシ。

産科、眼科、口中科等専ラ一科ヲ修ムルモノハ各其局部ノ解剖、生理、病理及ヒ手術ヲ検シテ免状ヲ授ク。

天然痘病理治方ノ概略及ヒ牛痘ノ性状、種法ヲ心得タルモノヲ検シ種痘免状ヲ与ヘ施術ヲ許ス牛痘種法条。例別冊アリ

第三十七章) 典医、侍医ノ撰任モ何[4]章ニ異ナルコトナシ。

〔当分〕在職ノモノハ此例ニ非ス。

第三十八章) 典医、侍医ノ員数、等級、任免、黜陟ハ医監ノ議ヲ経テ文部宮内両省ノ長官之ヲ定ム。

第三十九章) 開業免状ヲ所持セスシテ病客ニ処方書ヲ与ヘ手術ヲ施スモノハ科ノ軽重ニ応シテ贖金ヲ課スヘシ。

但シ一時危急ニ臨ミ至情ヲ以テ看護介抱スルモノハ、此例ニ非ラス。

第四十章) 医師タルモノハ自ラ薬ヲ鬻クコトヲ禁ス。医師ハ処方書ヲ製シテ病家ニ附与シ、相当ノ診察料ヲ受ヘシ。

〔当分〕診察料ハ各地郷村、府県ノ貧富、人口ノ疎密、路程ノ遠近等ニ従テ大ニ差別アルヘシ。

但シ其大略ヲ取調、地方官ニ協議シ、便宜ニ応シテ定ムベシ。時宜ニ由リ診察料、手術料ヲ増減スル時ハ、保健局、地方官協議ノ上之を布告スヘシ。外科、眼科、産科、口中科等ハ手術ノ大小難易ニ由テ其料ヲ定ムヘシ。

○二等医師ハ願ニ由テ薬舗開業ノ仮免状ヲ授ケ調薬ヲ許ス調薬兼帯医師。心得別冊アリ

調薬兼帯ノ医師ハ他医ヨリ処方書ヲ投スルコトアラハ、丁寧ニ調合シ毫モ私意ヲ加フヘカラサルハ勿論、第五十七章、第五十九章、第六十二章、第六十三章、第六十四章、第六十五章、第六十六章、及ヒ第六十七章ノ規則ヲ守リ、薬舗主ノ所業ニ殊ナルコトナカルヘシ。

若シ右ノ規則ヲ犯スモノハ、科ノ軽重ニ従ヒ医術薬舗ノ開業ヲ禁シ、贖金ヲ課スヘシ。司法

4　「前」を「何」と朱筆で訂しているが意味不明。

調薬兼帯ノ医師ハ調薬ノ外ハ薬種ノ販売ヲ禁ス。

第四十一章）処方書ニハ病人ノ姓名、年齢、病名、薬剤分量用法ヲ記シ、其下ニ年号、月日及ヒ医師ノ姓名ヲ書シ印ヲ押スヘシ。

第四十二章）医師私カニ薬剤ヲ鬻キ或ハ薬舗ニ通シテ奸利ヲ謀ルモノハ、開業ヲ禁シ贖金ヲ課シ、文部省及ヒ地方庁ニテ其事由ヲ報告スヘシ。[5] 司法

第四十三章）医師行状悪シク懶惰ニシテ業ヲ怠リ危急ノ用ニ達セサルトキハ、医務取締、戸長ノ詮議ヲ以テ地方官、保健局ニ届ケ開業ヲ禁シ、地方庁ニテ其事由ヲ報告シヘシ。司法

第四十四章）施治ノ患者死去スルトキハ医師三日内ニ其病名、経過ノ日数及ヒ死スル所以ノ原由（虚脱、窒息等ノ類ヲ謂フ）ヲ記シ、医師ノ姓名、年号、月日ヲ附シ印ヲ押シテ医務取締ニ出スヘシ。

第四十五章）医師悪性流行病（疫病、「コレラ」、天然痘、麻疹ノ類ヲ謂フ）アルコトヲ察セハ、急速ニ医務取締及ヒ戸長ニ届ケ医務取締ヨリ保健局ニ報知スヘシ（流行病豫防別冊アルヘシ）。

第四十六章）医師他所ニ転シテ開業セント欲スル者ハ、所持ノ開業免状ヲ其地方ノ医務取締及ヒ戸長ニ出シテ更ニ許可ヲ受クヘシ。若シ医務取締、戸長其許可ヲ怠リ或ハ之ヲ拒ムトキハ、其医師ヨリ保健局、地方官ニ訴エ、尚ホ決セサルトキハ直チニ文部省ニ開申スヘシ。

第四十七章）病家診察料ヲ送ラサル時ハ医師ヨリノ申立ヲ以テ医務取締及ヒ戸長之ヲ取立ヘシ。

第四十八章）産科医ハ生児男女、死生及ヒ年月日ヲ記シテ医務取締ニ出スヘシ。

但流産モ三ケ月以上ノ者ハ右ニ同シ。

〔当分〕内外科ヲ論セス総テ妊婦ヲ取リ扱フ者ハ皆本条ニ準ス。

第四十九章）産婆ハ四十歳以上ニシテ婦人、小児ノ解剖生理及ヒ病理ノ大意ニ通シ、所就ノ産科医ヨリ出ス所ノ実験証書（産科医眼前ニテ、平産十人難産二人ヲ実験シタルモノ）ヲ所持スルモノヲ検シ免状ヲ与ヘテ営業ヲ許ス。

〔当分〕従来営業ノ産婆ハ其履歴ヲ質シテ仮免状ヲ授ク。但シ産婆ノ謝料モ第四十章ニ同シ（産医、産婆ノ法。追テ定ムヘシ）司法

〔医制発行後凡十年〕ノ間ニ産婆営業ヲ請フモノハ産科医或ハ内外科医ヨリ出ス所ノ実験証書（本条ニ同シ）ヲ検シテ免状ヲ授ク。若シ一小地方ニ於テ産婆缺亡シ其業ヲ継クモノナキトキハ、実験証書ヲ所持セサルモノト雖トモ医務取締ノ見計ヲ以テ仮免状ヲ授ケ営業ヲ許スコト

5　この後行頭に「十八日」の朱筆書込あり。訂正を加えた日付と考えられる。

アルヘシ。

第五十章）産婆ハ産科医或ハ内科医ノ指図ヲ受ルニ非レハ妄リニ手ヲ下スヘカラス。然レトモ事実急迫ニシテ医ヲ請フノ暇ナキトキハ躬ラ之ヲ行フコトアルヘシ。但シ産科器械ヲ用ユルヲ禁ス。且ツ此時ハ第四十七章ノ規則ニ従ヒ其産婆ヨリ医務取締ニ届クルヲ法トスヘシ。産婆ハ方薬ヲ与フルヲ許サス。

第五十一章）針治、灸治ヲ業トスルモノハ、内外科医ノ指図ヲ受ルニアラサレハ施術スヘシ。若シ私カニ其術ヲ行ヒ或ハ方薬ヲ与フルモノハ其業ヲ禁シ科ノ軽重ニ応シ贖金ヲ課スヘシ。司法

○第四薬舗　附売薬

第五十二章）東京府下ニ司薬局一所ヲ設ケ其支局ヲ便宜ノ地方ニ置テ、薬品検査及ヒ薬舗、売薬取締等ノ事ヲ管ス司薬局事務章程。別冊アルヘシ

第五十三章）薬舗主、薬舗手代代人カ及ヒ薬舗見習ニ非サレハ調薬ヲ許サス。

但シ薬舗見習ハ必ス薬舗主若クハ手代ノ指図ヲ受ケ其目前ニテ調薬スヘシ。

第五十四章）薬舗見習ハ十五歳以上ニシテ小学科目ヲ卒業シタルモノヲ撰ヒ、其薬舗主ヨリ医務取締ニ届ケテ之ヲ使用スヘシ。

第五十五章）薬舗手代ハ二十歳以上ニシテ豫科課目第八章ノ大意及ヒ処方学ノ試業ヲ遂ケ免状ヲ受クヘシ。

〔現今〕其用ヲ達スルモノハ学科ノ試業ヲ要セス。

〔医制発行後凡十年〕ノ間ニ薬舗手代タラント欲スルモノハ、算術、理化学ノ大意及ヒ薬物ノ名目品類ヲ試問ス。

第五十六章）薬舗主タルモノハ従来所就ノ薬舗主ヨリ本人ノ二ケ年以上薬舗手代ヲ勤メタル状ヲ具ニ医務取締ヨリ保健局ニ申達シ、左ノ試業ヲ経テ薬舗開業ノ免状ヲ受クヘシ。

（甲）術様化学

（乙）薬剤学ノ大意

（丙）製薬学

（丁）毒物学

但シ製薬学校ニテ卒業証書ヲ得タル者又ハ医学卒業証書所持ス者ニシテ薬舗主同手代タランコトヲ欲スルトキハ此例ニアラズ。

〔当分〕従来薬舗主タルモノハ学術ノ試業ヲ要セス履歴明細書ニ照準シテ仮免状ヲ授ケ開業ヲ許ス。

〔医制発行後凡十年〕ノ間ニ薬舗開業ヲ願フモノハ左

ノ試業ヲ経テ免状ヲ受クヘシ。

（甲）算術

（乙）理化学大意

（丙）薬剤学大意

（丁）処方学大意

[6]第五十七章）薬舗主薬舗手代ノ試業ハ保健局、医監、司薬局長ノ内一人ヲ以テ会長トシ、司薬局附属ノ吏員、医務取締、地方ノ医師、薬舗主等五人至七人ヲ撰テ試業掛リトシ、毎年二次之ヲ開クヘシ。

試業ノ時日、場所ハ三ケ月前文部省ヨリ報告スヘシ。

第五十八章）新タニ薬舗ヲ開カント欲スルモノハ薬舗開業免状及ヒ行状証書従来所就ノ薬舗主或ハ二年間所住ノ地方官ヨリ出スモノトスヲ医務取締ニ出シテ其検印ヲ受ケ、属籍、姓名、年齢、履歴ノ明細書ヲ添テ地方官ニ出シ許可ヲ受ヘシ。

医務取締其検印ヲ怠リ或ハ拒ムトキハ保健局ニ開申スルコトヲ得ヘシ。

第五十九章）免状ナクシテ薬剤ヲ調合シ或ハ薬種ヲ販売スルモノハ、科ノ軽重ニ応シ贖金ヲ課スヘシ。司法

第六十章）[7]

第六十一章）薬舗ニハ精微ノ秤量器及ヒ日本局方中ノ薬品純精ナルモノヲ撰テ、悉皆之ヲ備ヘ缺亡アラシムヘカラス薬用天秤ハ司薬局ニ於テ「ガラム」天秤ヲ製シ免許状ト共ニ授クベキカ。日本局方別冊アルヘシ

第六十二章）薬品ハ各其品類ヲ分テ行儀ヨク排列スヘシ。

薬舗ハ保健局、司薬局ノ吏員不意ニ点検スルコトアルヲ以テ仮令舗主不在タリトモ差支アラシムヘカラス。

但シ贋薬販薬ヲ貯蓄スル者ハ其事ヲ糾シ相当ノ贖金ヲ科スヘシ。

第六十三章）薬舗主、薬舗手代ハ必ス医師ノ処方書其外一定普通ノ薬方ヲ記シテ需ムルモノニ非サレハ調合スルヲ許サス。

但シ単味ノ品ハ劇薬ニ非サレハ医師ノ外タリトモ販売自由タルヘシ。

第六十四章）医師ヨリ投スル所ノ処方書ハ其方ニ従テ精細ニ調合シ毫モ私意ヲ加フヘカラス。

処方書中眼前有害ノ謬誤アルカ或ハ分量、用法等疑フヘキコトアラハ、先ツ其医師ニ質シテ調合スヘシ。若シ其住所遠隔ナレハ患者ノ緩急ニ因リ薬舗主或ハ薬舗助自ラ近傍ノ医師ニ質シ、病家ニ示談シテ調合スヘシ。

第六十五章）薬舗ニテ調合シタルトキハ薬剤ハ病人ノ姓名、薬名、分量、用法及ヒ年月日ヲ記シ薬舗ノ印ヲ押シ与フ。[8]

第六十六章）処方書ハ順次[9]ニ其本書ヲ貯ヘ一ケ月分宛一冊トシ二十年[10]ノ間一枚タリトモ紛失セシムヘカラス。若シ

6　右脇に「製薬学校ニテ免許状ヲ与フ調薬師之事」の記載あり。

7　本章の全文を抹消する。

8　この後行頭に「十九日」の朱筆書込あり。訂正を加えた日付と考えられる。

9　「順次」の右脇に「医師各銘ノ串ニ貫キ」の記載あり。

10　「二十年」の右脇に「『医務取締ニ納ムヘシ』テ如何」の記載あり。

薬舗主病死或ハ事故アリテ薬舗ヲ廃スルトキハ、其処方書ヲ束ネテ医務取締ニ出スヘシ。

〔第何章〕外国輸入ノ薬品ハ総テ司薬局ノ許可ヲ得ルニ非レハ直チニ買入ヲ許サズ。

第六十七章）劇薬ハ司薬局検印ノ品ニ非サレハ調合及ヒ販売スルヲ許サス。

但シ劇薬ハ総テ別櫃（劇薬櫃ト称ス）ニ蔵シテ之ヲ鎖シ、薬舗主常ニ其鍵ヲ所持シ、薬舗見習及ヒ妻子妾タリトモ決シテ之ヲ托スヘカラス。若シ舗主他出スルトキハ其鍵ヲ手代ニ托シ、帰宅ノ後劇薬出納ノ有無ヲ質シテ之ヲ請取ヘシ。

第六十八章）劇薬ハ医師ノ処方書ニ拠テ調合スルノ外ハ、同業ノモノ、化学家及ヒ調薬免許ノ医師ヨリ其需要ノ旨趣ヲ詳記シタル証書ヲ以テ求ムルニ非サレハ決シテ販売スルヲ許サス。

第六十九章）右ノ規則ニ従ヒ劇薬ヲ販売スルトキハ、之ヲ固封シ印ヲ押シテ表書薬名ノ傍ニ毒ノ一字ヲ大書スヘシ。劇薬販売ノ節ハ薬名、分量、代価、年月日及ヒ買人ノ姓名ヲ劇薬売上帳ニ記シ、買人ヨリ送ル所ノ証書ハ別ニ貯ヘ置テ二十年間紛失スヘカラス。

○売薬

第七十章）売薬ハ其薬味、分量及ヒ効能、用法及ヒ代価ヲ記シ、地方庁ヲ経テ保健局ニ出シ免許ヲ受ルモノニ非サレハ調製ヲ許サス。

但シ薬味、貧[11]量等有害ノモノ或ハ其効能書ニ照ラシ不都合ナルモノハ、調製、発売ヲ禁シ或ハ之ヲ改正セシムヘシ。

第七十一章）免許ヲ得ズシテ売薬ヲ製シ発売スルモノハ、其薬方及ヒ製剤ヲ没入シ、科ノ軽重ニ応シテ贖金ヲ課スヘシ。

第七十二章）売薬家ハ保健局或ハ司薬局ノ吏員等不意ニ来リ製薬ノ場ニ臨ミテ仔細ニ検査スルコトアルヘシ。若シ其検査ヲ拒ミ或ハ隠匿スル等ノ所業アルモノハ罰金ヲ課シ売薬ヲ禁ス。

第七十三章）配薬人ハ（売薬ヲ発売シ或ハ分配スルモノヲ謂フ）製薬師之ヲ撰定シ其属籍、姓名、年齢及ヒ開店ノ場所ヲ記シテ医務取締ニ届クヘシ。

第七十四章）凡ソ売薬ハ製薬師並其配薬人ヲ合シテ一社ト看做シ製薬師ヲ社長ニ擬ス。故ニ其社中贋薬、敗薬ヲ鬻キ或ハ押売スル等不正ノ所業アルトキハ其薬方ヲ没入シ科ノ軽重ニ応シテ贖金ヲ課スヘシ。

第七十五章）薬舗及ヒ製薬師ト配薬人ハ各一定ノ税ヲ収ム

11　「分」の誤記か。

ヘシ収税法別冊アリ。

医務監督第五

第七十六章）総医監、副医監、一等二等三等医監以下ヲ以テ一切ノ医政ヲ奉行セシム。

医監ハ時勢ヲ度リテ実際施設ノ順序ヲ定メ医政ノ普及、医学ノ大成ヲ以テ目的トスヘシ。

医監ハ医学卒業ノ証書ヲ所持シ旁ラ時務ニ明カナルモノヲ撰用ス。

〔当分〕医学ノ大意ニ通シ殊ニ時務ニ明カナルモノヲ撰用ス。

第七十七章）地方ノ医師ヲ撰テ医務取締トシ、地方官、地方医監ノ指図ニ従ヒ日常ノ医務ヲ取扱ハシム。

医務取締ハ地方官ニテ之ヲ撰挙シ医監ノ議ヲ経テ地方官ヨリ命ス。

医務取締ハ医師、薬舗等ヨリ出ス所ノ書類ヲ集メ、毎年二度三月一日、八月一日マテニ地方医監ニ出スヘシ。但シ臨時ノ願伺等ハ其時々地方官ニ地方医監ニ出タシ遅滞アラシムヘカラス。

第七十八章）流行病アリテ医師ヨリ届ケ出タルトキハ、医務取締急ニ躬ラ其病床ニ臨ミ病性ノ善悪流行ノ緩急ヲ審察シ、地方医監並ヒニ地方官ニ届クヘシ。

第七十九章）地方官ニ於テハ其吏員一二名ヲ撰テ医務掛トシ専任、兼任ハ其便宜ニ従フヘシ 管内ノ医務ヲ任シテ之ヲ辨理セシム。

但シ其姓名ハ地方官ヨリ文部省ニ届クヘシ。

第八十章）毎大学区一人ノ医監ヲ置キ、区内ノ医学校、病院其他一切ノ医務ヲ掌ラシム。

但シ地方出張ノ医監ハ其医務ヲ掌トルト雖トモ専断ヲ許サス、小事ハ地方長官、学長、院長ニ議シテ之ヲ決シ、大事ハ右ノ諸長官協議ノ上決ヲ医務局ニ取ルヘシ。然レトモ若其議協和セサルトキハ医監直チニ医務局ニ開申スルヲ得ヘシ。

第八十一章）地方医監ハ学長、院長及ヒ医務取締等ヨリ出ス所ノ書類ヲ集メ、前半年施行セシ医務ノ得失、医学校病院ノ盛衰、医師薬舗等ノ学術行状等ヲ察シテ之ヲ記シ、且ツ区内人民生死ノ全数ヲ比例シテ表ヲ製シ、後半年施設スヘキ目的費用ヲ附記シテ、毎年二次五月一日、十月一日マテニ之ヲ総医監ニ送ルヘシ。

第八十二章）所轄ノ地方ニ流行病アリテ医務取締ヨリ届ケ出タルトキハ、医監急ニ地方ノ大医、碩学及ヒ医務取締ト会シテ豫防救治ノ方法ヲ議シ、之ヲ医務局及ヒ近隣ノ府県ニ報告スヘシ。

又病性険悪ニシテ死亡常ニ越ユルトキハ、毎一週若クハ毎半月死亡表ヲ以テ医務局ニ届クヘシ。

第八十三章）総医監ハ医務局ノ長ニシテ全国ノ医政ヲ担任シ、地方官、地方医監、学長、院長等ヨリ出ス所ノ書類ヲ参攷シテ其得失ヲ勘察シ、後半年施設スヘキ事務ノ目的ヲ定メテ其費用ヲ算シ、之ヲ記シテ文部卿ニ啓ス。

第八十四章）総医監、副医監、地方医監ハ毎年一次必ス一所ニ会シテ医政ヲ議スヘシ。

集会ノ場所及ヒ時斯ハ文部卿ノ許可ヲ以テ二ケ月前総医監ヨリ地方医監ニ報スヘシ。

此集会ニハ文部卿輔及ヒ地方長官ノ臨席ヲ請フコトアルヘシ。

総医監、副医監ハ臨時地方ニ出テ地方官、地方医監、学長、院長、医師、薬舗等ト会議シ施設改正スルコトアルヘシ。

第八十五章）総医監或ハ副医監ハ其意見文部卿ニ協ハサルコトアラハ直チニ正院ニ抵リ論議辨駁スルノ権アルヘシ。

医制　永松記名本

〔表紙〕
三月十三日許可
医制

医制

第一条　全国ノ医政ハ之ヲ文部省ニ統フ。

第二条　医政ハ即人民ノ健康ヲ保護シ疾病ヲ療治シ、及ヒ其学ヲ興隆スル所以ノ事務トス。

第三条　文部省医務局中ニ医監、副医監ヲ置キ、専ラ医政ヲ担任セシム。

第四条　全国内ニ衛生局七所ヲ設ケ大中少ノ衛生ヲ置キ、文部省ノ旨趣ヲ奉シテ地方官ト協議シ、其区中一切ノ医務ヲ管理セシム。

第五条　各地方ニ於テ医務ニ関スル事件ハ総テ衛生局ト協議スヘシ。

〔当分〕衛生局完備セサル間ハ文部省ニ申出ツヘシ。

第六条　地方官ニ於テ医務掛ノ吏員一二名ヲ置キ管内ノ医務ヲ掌ラシム。其人名ハ兼テ文部省幷ニ衛生局ニ届ケ置クヘシ。

但シ地方官員ヨリ兼任タルヘシ。

第七条　地方ノ医師及ヒ薬舗主、家畜医等ヲ撰テ医務取締トナシ、衛生局地方官ノ差図ヲ受ケ部内日常ノ医務ヲ取扱ハシム。

第八条　医務取締ハ医師、薬舗主等ヨリ出ス所ノ書類ヲ集メ、毎年両度二月、七月中衛生局ニ出スヘシ。但シ臨時ノ願伺等ハ其時々地方官、衛生局ニ出スヘシ。

医務取締ハ各地ノ習俗幷ニ衣食住等ノコトニ付現ニ健康ヲ害スルコトアルヲ察セハ、衛生局ニ申出ツヘシ。

又流行病アリテ医師ヨリ届出タル時ハ、病性ノ善悪流行ノ緩急ヲ察シ速ニ衛生局幷ニ地方官ニ届クヘシ。

第九条　衛生局ノ長ハ区内ノ医務ヲ任スト雖モ、大事ハ地方官、学長、院長等ト議シテ其事実ヲ具シ、決ヲ文部省ニ取ヘシ。

第十条　衛生局ノ長ハ学長、院長及ヒ医務取締等ヨリ出ス所ノ書類ヲ集メ、前半年施行セシ医務ノ得失、医学校病院ノ盛衰、医師薬舗等ノ学術行状ヲ察シテ之ヲ記シ、且ツ区内人民ノ生死表ヲ製シ、後半年施設スヘキ目的費用ヲ附シテ毎年二度四月、九月中之ヲ医監ニ申送スヘシ。

「文部省」用箋。

表紙に朱字で「永松」の記名あり。永松東海と考えられる。

所轄ノ地方ニ流行病アリテ医務取締ヨリ届出タル時ハ、衛生局長急ニ医務取締及ヒ地方ノ大医碩学ヲ会シテ預防救治ノ方法ヲ議シ、之ヲ文部省及ヒ近隣ノ府県ニ報告スヘシ。

第十一条　医監、副医監ハ全国ノ医師、薬舗主及ヒ医学校病院等ヲ総括シ、医政施設ノ得失ヲ勘察シテ事務ノ順序ヲ定メ、其費用ヲ算シテ文部卿ニ啓ス。

○第一　医学校

第十二条　各大学区ニ医学校一所ヲ置キ病院ヲ属ス。

〔当分〕東京、長崎二所ニ設ケ其他ハ地方ノ便宜ヲ度リ漸ヲ以テ設立ス。

第十三条　医学校ハ預科三年、本科五年ヲ以テ学課ノ満期ト定ム。

預科入学ハ十四歳以上十八歳以下ニシテ小学卒業ノ証書ヲ所持スル者ヲ撰ヒ体質ヲ検シテ之ヲ許ス。

但シ証書ヲ所持スル者ト雖モ、教師学長ノ意見ニ因リ更ニ小学科ノ内、医学ニ緊要ナル数科ヲ検スルコトアルヘシ。

入学免許ノ時期ハ毎年二次其月日ヲ定メ三箇月前之ヲ報告スヘシ。

豫科課目

〔甲〕数学

〔乙〕独逸語学

〔丙〕羅甸語学

〔丁〕理学

〔戊〕化学

〔己〕植物学大意

〔庚〕動物学及ヒ鉱物学ノ大意

右ノ学科ヲ卒ユル後ハ大試業ヲ遂ケ豫科卒業ノ証書ヲ与ヘテ本科ニ入ラシム此試業ヲ本科。入学試業トス

〔当分〕二十歳以下ノ生徒ヲ撰ヒ、中小学ノ数科中読書、算術、外国語学及ヒ理化学ノ大意等其学ヒタル所ニ就テ之ヲ試業シ、年齢、体質ヲ較量シ、才力ノ当否ヲ察シテ預科入学ヲ許スヘシ。

第十四条　本科入学ハ二十五歳以下ニシテ豫科卒業ノ証書ヲ所持スル者ニアラサレハ之ヲ許サス。

他ノ学校ヨリ転シテ本科入学ヲ請フ者ハ、従来所就ノ学長ヨリ其趣意及ヒ本人ノ属籍、姓名、年齢ヲ詳記シテ其入ラント欲スル所ノ学長ニ送ルヘシ。

本科入学ノ試業ハ毎年二次医学校所在ノ地ニ開キ、医監、学長、教官等五人至七人ヲ以テ試業掛トシ、医監、学長ノ内一人ヲ以テ其会長トス。但シ会長及ヒ試業掛ノ人員

ハ開場毎ニ文部卿之ヲ命ス。

会長ハ地方ノ大医碩学ヲ請ヒ試業ニ与カラシムルノ権アルヘシ。

試業ノ時日、場所ハ三箇月前文部省ヨリ報告スヘシ。

〔当分〕本科入学ヲ請フ者ハ、二十五歳以下ニシテ数学、独逸語学、羅甸語学及ヒ理化学大意ノ試業ヲ遂ケ之ヲ許ス各大区ノ医学校ハ其所置ヲ殊ニス。第十五条〔当分〕ノ条ヲ参攷スヘシ。

本科課目

〔甲〕解剖学

〔乙〕生理学

〔丙〕病理学

〔丁〕薬剤学

〔戊〕内科

〔己〕外科

〔庚〕公法医学裁判医学及ヒ護健法ヲ謂フ

右ノ学科ヲ卒フル後ハ大試業ヲ遂ケ医学卒業ノ証書幷ニ医学士ノ称号ヲ与フ試業ノ法前条ニ同シ。

第十五条　第一大学区医学校ニハ専門局ヲ属シ、医学卒業ノ証書ヲ得タル者殊ニ一科ニ志シ、其才器大成スヘキ者ヲ選ヒ学資ヲ給シテ之ヲ入ル。

専門ノ科目

解剖科

生理科

病理科

薬剤科

内治科

外治科

公法医学科

此外家畜医学校一所ヲ属ス。

〔当分〕専門局ノ設ナシト雖モ、第一大学区医学校ニハ各科専任ノ外国教師一人宛ヲ置キ専ラ其業ヲ講脩セシム。

各大区ノ医学校預科ノ学問ニ於テハ第一大学区医学校ト差別ナカルヘシト雖モ本科ニ至テ或ハ其期限ヲ伸縮スルコトアルヘシ。

地方病院ニテ医学ヲ教授スル者、本科入学ハ当分学科ノ試業ヲ要セス。従来医ヲ業トセシ者ハ其長ノ見計ヲ以テ員外ノ生徒トシ、預科ヲ経スシテ直チニ本科入学ヲ許スコトアルヘシ。

右ノ病院ハ入学ノ生徒ニ限ラス偏ク医生ノ出席ヲ許スコトアルヘシ。

第十六条　入学ノ生徒ハ学長ノ許可ヲ得ルニアラサレハ妄

ニ出入スルヲ許サス第十三条以下ハ各地医学校、病院ノ規則ヲ参考スヘシ。

第十七条　貸費生ハ毎年両度別段ノ試業ヲ設ケ、従来脩メタル所ノ学科ヲ検シ、其撰ニ当ラサル者ハ之ヲ除クヘシ。

第十八条　受業料ハ毎一期六箇月ヲ一期トス開講前一時ニ之ヲ納ムヘシ。

事宜ニヨリ受業料ヲ増減セント欲スル時ハ、学長、衛生局協議ヲ遂ケ文部省ニ開申シ、半年前之ヲ報告ス。

第十九条　官費ノ病院ハ医学校ニ属スルモノニ限ルヘシ。

第二十条　医学校附属ノ病院ハ院長或ハ副院長、当直医師、薬局長以下ヲ置クヘシ。

但シ其員数ハ院長、其学長ニ議シ衛生局地方官ノ協議ヲ以テ文部省ニテ之ヲ定ム。

第廿一条　院長ハ公私病院ニ拘ハラス医術開業免状第三十七条ヲ所持スル者ニアラサレハ其職ニ任スルヲ許サス。

〔当分〕本科課目ノ大意ニ通スル者ヲ撰テ之ヲ任ス。

第廿二条　医学校附属病院ノ院長ハ専任或ハ学長、副学長ヨリ兼勤スルコトアルヘシ。

第廿三条　院長ハ公私病院ニ拘ハラス毎半年間療スル所ノ病客ノ員数、治愈、死亡病名等ノ明細表ヲ製シ、毎年両度二月、七月中衛生局及ヒ地方庁ニ出スヘシ。

又難病、奇患ノ始末及ヒ諸経験等ヲ詳記シ、教師及ヒ自己ノ意見ヲ附シテ文部省ニ出スヘシ。

第廿四条　医学校ニ属スル病院ノ費用ハ地方ヨリ其幾分ヲ給スヘシ。

但シ入院料、薬種料ハ院長、其学長、地方官及ヒ衛生局ニ議シ文部省ニ申達シテ之ヲ定ム。

〔当分〕入院ノ病客ヲ分テ三等或ハ五等トシ、地方ノ便宜ニ応シテ毎等相応ノ入院料ヲ収ム。極メテ貧窮ニシテ其実証アルモノハ納金ニ及ハス各地病院ノ規則ヲ参考スヘシ。

但シ此病院ハ診察料ヲ収ムヘカラス。

第廿五条　一府県或ハ有志ノ人民協同シテ病院ヲ建設セント欲スル時ハ、先ツ発起人、社中ノ人員、医師、教員ノ属籍、姓名、履歴及ヒ会社ノ方法、資金ノ縁由、保続ノ目的ヲ記シ、学問ノ課程、病室薬局ノ規則ヲ附シテ地方官ニ出シ、地方官之ヲ衛生局ニ議シテ文部省ニ達シ、以テ許可ヲ受クヘシ。

諸省使寮等ニテ病院ヲ設クル者ハ、医師、薬局掛ノ属籍、姓名、履歴及ヒ院内ノ諸規則ヲ記シ、其長官ヨリ文部省ニ議スヘシ。

海陸軍ノ外地方病院ハ学科ノ条目、医師教員ノ撰挙等、総テ医学校及ヒ附属病院ノ規則ニ準フヘシト雖モ、地方ノ情態ニヨリ一時照準シ難キモノハ、其情実ヲ記シテ文部省ニ開申スヘシ。
第廿六条　黴毒院、顚狂院等各種病院設立ノ方法ハ皆前条ニ則トルヘシ。

○第二　教員附外国教師

第廿七条　凡ソ教員タルモノ医学校ハ勿論病院、私塾ト雖モ必ス教授免状ヲ所持スヘシ。但シ三人以下ノ子弟ヲ教フル者ハ此例ニアラス。

教授免状ハ医学卒業ノ証書或ハ其専修ノ一科若クハ数科ノ卒業証書ニ行状証書従来所就ノ学長若クハ二年来所住ノ地方官ヨリ出スモノトスヲ添ヘ衛生局ニ出シテ之ヲ受クヘシ。

但シ衛生局ニテ異見アル時ハ更ニ其学科ヲ試業スルコトアルヘシ。

〔現今〕教員ノ職ニアルモノハ試業ヲ要セス。

第廿八条　教官医学校ニテ教員トナルモノヲ称スノ撰任ハ学士ノ中ニ於テ其学科ニ卓越シタル者ヲ採用ス。

〔医制発行後凡ソ十年ノ間〕教官ヲ撰用スルニハ其専任ノ科目二三条ヲ検査スヘシ。

第廿九条　教官中ノ一人ヲ推シテ学長トシ学校一切ノ事務ヲ掌ラシム。

学長ハ医監ノ撰挙ヲ以テ文部卿之ヲ命ス。

学長ハ躬ラ教場ニ臨ミ教導ノ体裁、教官生徒ノ勤怠進否ヲ察シ、全校ノ風儀ヲ整ルヲ以テ旨トス。

学校ノ事務ニツキ学長新タニ施行セント欲スルコトアラハ、必ス先ツ衛生局ニ議シ、大事ハ決ヲ文部卿ニ取ルヘシ。

学長ノ議若シ医監ニ協ハサル時ハ直チニ文部卿ニ申白スルヲ得ヘシ。

学長ニハ在職中学校内ニ於テ一宇ノ居家ヲ給スヘシ。若シ校内ニ相応ノ場所ナキ時ハ接近ノ地ニ於テ之ヲ給ス。

第三十条　学長ハ前半年間修ムル所ノ学科ノ箇条、生徒ノ員数、階級等明細表ヲ製シ、後半年ノ課程ヲ記シ、別ニ学校ノ事務ニツキ自己ノ意見アルモノハ之ヲ附シテ毎年両度二月、七月中衛生局ニ送ルヘシ。

病院、私塾ニテ医学ヲ教授スル者モ亦右ニ同シ。

第三十一条　教官ノ員数及ヒ褒貶黜陟ハ医監、学長ノ協議ヲ以テ文部卿之ヲ定ム。

教官建議スル所アラハ必ス学長ニ申白スヘシ。但シ学校ノ事ニ付文部卿及ヒ医監ヨリ訊問スル時ハ其意衷ヲ悉スヘシ。

第卅二条　学長、院長、教員タル者ハ医学校、病院及ヒ私塾ヲ論セス、或ハ懶惰ニシテ職務ヲ怠リ或ハ商売ニ通シテ奸利ヲ謀ル等総テ不行跡アル時ハ、免状ヲ取揚ケ教授ヲ禁シ其地方及ヒ文部省ニテ其事由ヲ報告スヘシ。

第卅三条　外国教師ハ免状豫科教師ハ中学教授免状、本科教師ハ開業免状所持ノ者ニアラサレハ雇入ル、ヲ許サス。

但シ第一大学区医学校ノ教師ハ右ノ免状ヲ所持スルハ勿論親シク専門学科ヲ教授シタル者ヲ撰フヘシ。

第卅四条　外国教師全国ノ医政学校ノ課程ニツキ建議スルコトアラハ必ス先ツ其学長ニ議シ学長ヨリ医監ニ開申スヘシ。

第卅五条　外国教師ノ給料ハ一箇月四百円ヲ越ユヘカラス。

但シ第一大学区医学校ニ於テ有名ノ碩学ヲ雇フ時ハ此限ニアラサルヘシ。

満期帰国ノ時ニ臨ミ其勤労ニ応シ医監学長ノ協議ヲ以テ文部卿ニ申白シ褒賞ヲ与フルコトアルヘシ。

第卅六条　地方病院ニテ外国教師ヲ雇フ時ハ、此規則幷ニ文部省教師雇入条約規則書ヲ参考シテ条約擬案ヲ製シ、文部省ニ出シテ許可ヲ受ケ、然ル後条約ヲ結フヘシ。

但シ教師到着ノ上ハ必ス所持ノ免状ヲ衛生局ニ出シテ点検ヲ受クヘシ。

〔当分〕在来ノ教師免状ヲ所持セサル者アラハ更ニ雇継ヲ許サス。

○第三　医師

第卅七条　医師ハ医学卒業ノ証書及ヒ内科、外科、眼科、産科等専門ノ科目二箇年以上実験ノ証書従来所就ノ院長或ハ医師ヨリ出スモノトスヲ所持スル者ヲ検シ免状ヲ与ヘテ開業ヲ許ス。
〔当分〕従来開業ノ医師ハ学術ノ試業ヲ要セス、唯其履歴ト治績トヲ較量シ姑ク之ヲ二等ニ分テ仮免状ヲ授ク。
〔医制発行後凡ソ十年ノ間〕ニ開業ヲ請フモノハ左ノ試業ヲ経テ免状ヲ受クヘシ。
〔甲〕解剖学大意
〔乙〕生理学大意
〔丙〕病理学大意
〔丁〕薬剤学大意
〔戊〕内外科大意
〔己〕病牀処方幷手術
即今開業ノ仮免状ヲ得タル者ト雖モ三十歳以下ノ者ハ毎三年必ス右ノ試業ヲ遂ケ其免状ヲ受クヘシ。但シ篤志ノモノハ年齢ニ拘ハラス試業ヲ請フコトヲ得ヘシ。
産科、眼科、整骨科及ヒ口中科等専ラ一科ヲ脩ムル者ハ各其局部ノ解剖、生理、病理及ヒ手術ヲ検シテ免状ヲ授ク。
種痘ハ天然痘病理治方ノ概略及ヒ牛痘ノ性状、種法ヲ心得タル者ヲ検シ仮免状ヲ与ヘテ施術ヲ許ス牛痘種法条例別冊アリ。

第卅八条　海陸軍ノ医員ハ医学卒業ノ証書ヲ所持スルモノタルヘシ。

〔当分〕海陸軍医ヲ採用スルニハ各其方法アルヘシト雖モ軍医監必ス医監ニ協議シテ其等級ヲ定ムルヲ法トス。

第卅九条　典医、侍医モ亦前条ニ同シ。

第四十条　開業免状ヲ所持セスシテ病客ニ処方書ヲ与ヘ手術ヲ施ス者ハ科ノ軽重ニ応シテ其処分アルヘシ。

第四十一条　医師タル者ハ自ラ薬ヲ鬻クコトヲ禁ス。医師ハ処方書ヲ病家ニ附与シ、相当ノ診察料ヲ受クヘシ。

〔当分〕診察料ハ各地方ノ貧富、人口ノ疎密、路程ノ遠近等ニ従テ自ラ差別ナキヲ得ス。故ニ先ツ衛生局ニテ其大略ヲ取調、地方官ト協議シ、便宜ニ応シテ之ヲ定ムヘシ。

外科、眼科、産科、口中科等ハ手術ノ大小難易ニ由テ其料ヲ定ムヘシ。

時宜ニヨリ診察料、手術料ヲ増減スル時ハ、衛生局、地方官協議ノ上文部省ノ許可ヲ得テ之ヲ報告スヘシ。

二等医師ハ願ニヨリ薬舗開業ノ仮免状ヲ授ケ調薬ヲ許ス。

調薬兼帯ノ医師ハ他医ヨリ処方書ヲ投スルコトアラハ、叮嚀ニ調合シ毫モ私意ヲ加ヘス、第六十一条、第六十三条、第六十五条、第六十六条、第六十七条、第六十八条及ヒ第六十九条ノ規則ヲ守リ、薬舗主ノ所業ニ殊ナルコトナカルヘシ。

調薬兼帯ノ医師ハ処方書、調剤ノ外ハ薬種ノ販売及ヒ売薬ヲ禁ス。

第四十二条　処方書ニハ病人ノ姓名、年齢、病名、薬剤分量、用法ヲ記シ、其下ニ年月日及ヒ医師ノ姓名ヲ書シテ印ヲ押スヘシ。

第四十三条　医師私カニ薬剤ヲ鬻キ或ハ薬舗ニ通シテ奸利ヲ謀ルモノハ開業ヲ禁シ、文部省及ヒ地方庁ニテ其事由ヲ報告スヘシ。

第四十四条　医師行状正シカラス或ハ懶惰ニシテ業ヲ怠リ危急ノ用ニ達セサル時ハ、医務取締、区戸長ノ詮議ヲ以テ地方官、衛生局ニ届ケ医業ヲ禁シ、地方庁ニテ其事由ヲ報告スヘシ。

第四十五条　施治ノ患者死去スル時ハ医師三日内ニ其病名、経過ノ日数及ヒ死スル所以ノ原由ヲ記シ虚脱、痙攣、窒息等ノ類ヲ謂フ医師ノ姓名、年月日ヲ附シ印ヲ押シテ医務取締ニ出スヘシ。

第四十六条　医師悪性流行病弟扶私、虎列刺、天然痘、麻疹ノ類ヲ謂フアルコトヲ察セハ、急速医務取締及ヒ区戸長ニ届クヘシ流行病預防法別冊アリ。

第四十七条　医師他所ニ転シテ開業セント欲スルモノハ、所持ノ開業免状ヲ其地方ノ医務取締及ヒ区戸長ニ出シテ更ニ許可ヲ受クヘシ。若シ医務取締、区戸長其許可ヲ怠リ或ハ之ヲ拒ム時ハ、其医師ヨリ衛生局、地方官ニ訴フヘシ。

第四十八条　病家診察料ヲ送ラサル時ハ医師ノ申立ヲ以テ医務取締及ヒ区戸長之ヲ取立ヘシ。

第四十九条　産科医ハ生児ノ男女、死生及ヒ年月日ヲ記シテ医務取締ニ出スヘシ。

但シ流産モ三箇月以上ノ者ハ右ニ同シ。

〔当分〕内外科ヲ論セス総テ産婦ヲ取扱フ者ハ皆本条ニ準ス。

第五十条　産婆ハ四十歳以上ニシテ婦人、小児ノ解剖生理及ヒ病理ノ大意ニ通シ、所就ノ産科医ヨリ出ス処ノ実験証書産科医ノ眼前ニテ、平産十人難産二人ヲ取扱ヒタルモノヲ所持スル者ヲ検シ免状ヲ与フ。

〔当分〕従来営業ノ産婆ハ其履歴ヲ質シテ仮免状ヲ授ク。但シ産婆ノ謝料モ第四十一条ニ同シ。

〔医制発行後凡ソ十年ノ間〕ニ産婆営業ヲ請フ者ハ産科医或ハ内外科医ヨリ出ス所ノ実験証書本条ニ同シヲ検シテ免状ヲ授ク。若シ一小地方ニ於テ産婆ノ業ヲ営ムモノナキ時ハ、実験証書ヲ所持セサル者ト雖モ医務取締ノ見計ヲ以テ仮免状ヲ授クルコトアルヘシ。

第五十一条　産婆ハ産科医或ハ内外科医ノ差図ヲ受クルニアラサレハ妄ニ手ヲ下スヘカラス。然レトモ事実急迫ニシテ医ヲ請フノ暇ナキ時ハ躬ラ之ヲ行フコトアルヘシ。

但シ産科器械ヲ用フルヲ禁ス。且ツ此時ハ第四十九条ノ規則ニ従ヒ其産婆ヨリ医務取締ニ届クヘシ。

第五十二条　産婆ハ方薬ヲ与フルヲ許サス。

第五十三条　針治、灸治ヲ業トスルモノハ、内外科医ノ差図ヲ受クルニアラサレハ施術スヘカラス。若シ私カニ其術ヲ行ヒ或ハ方薬ヲ与フル者ハ其業ヲ禁シ科ノ軽重ニ応シテ処分アルヘシ。

○第四　薬舗附売薬

第五十四条　東京府下ニ司薬局ヲ設ケ便宜ノ地方ニ其支局ヲ置キ、薬品検査及ヒ薬舗、売薬等ノ事ヲ管知ス司薬局章程別冊。アリ

第五十五条　調薬ハ薬舗主、薬舗手代及ヒ薬舗見習ニアラサレハ之ヲ許サス。

但シ薬舗見習ハ必ス薬舗主若クハ手代ノ差図ヲ受ケ其目前ニテ調薬スヘシ。

第五十六条　薬舗見習ハ十五歳以上ノ者ヲ撰ヒ其薬舗主ヨ

リ医務取締ニ届ケテ之ヲ用フヘシ。

第五十七条　薬舗手代ハ二十歳以上ニシテ豫科課目（第十三条）ノ大意及ヒ処方学ノ試業ヲ遂ケ免状ヲ受クヘシ。

〔現今〕其用ヲ辨スルモノハ学科ノ試業ヲ要セス。

〔医制発行後凡ソ十年ノ間〕ニ薬舗手代タラント欲スルモノハ、算術、理化学ノ大意及ヒ薬物ノ名目、品類ヲ試問スヘシ。

第五十八条　薬舗主タルモノハ従来所就ノ薬舗主ヨリ本人ノ二箇年以上薬舗手代ヲ勤メタル状ヲ具ヘ医務取締ヨリ衛生局ニ申達シ、左ノ試業ヲ経テ薬舗開業ノ免状ヲ受クヘシ。

〔甲〕実用化学

〔乙〕薬剤学大意

〔丙〕製薬学

〔丁〕毒物学

但シ製薬学校ニテ卒業証書ヲ得タルモノ又ハ医学卒業証書ヲ所持シテ薬舗主或ハ手代タランコトヲ欲スルモノハ此例ニアラス。

〔当分〕従来薬舗主タル者ハ学術ノ試業ヲ要セス履歴明細書ニ照準シテ仮免状ヲ授ケ開業ヲ許ス。

〔医制発行後凡ソ十年ノ間〕ニ薬舗開業ヲ願フ者ハ左ノ試業ヲ経テ免状ヲ受クヘシ。

〔甲〕算術

〔乙〕理化学大意

〔丙〕薬剤学大意

〔丁〕処方学大意

第五十九条　薬舗主及ヒ手代ノ試業ハ衛生局、司薬局長ノ内一人ヲ以テ会長トシ、司薬局附属ノ吏員、医務取締、地方ノ医師、薬舗主等五人至七人ヲ撰テ試業掛トシ、毎年二次之ヲ開クヘシ。

試業ノ時日、場所ハ三箇月前文部省ヨリ報告スヘシ。

第六十条　新タニ薬舗ヲ開カント欲スル者ハ薬舗開業免状及ヒ行状証書（従来所就ノ薬舗主或ハ二年以上所住ノ地方官ヨリ出スモノ）ヲ医務取締ニ出シテ其検印ヲ受ケ、属籍、姓名、年齢、履歴ノ明細書ヲ添ヘ地方官ニ出シテ許可ヲ受クヘシ。

医務取締其検印ヲ怠リ或ハ拒ム時ハ衛生局ニ訴フルヲ得ヘシ。

第六十一条　免状ナクシテ薬剤ヲ調合シ或ハ薬種ヲ販売スル者ハ、科ノ軽重ニ応シテ処分アルヘシ。

第六十二条　薬舗ニハ精微ノ秤量器及ヒ日本薬局方中ノ薬品純精ナルモノヲ撰テ、之ヲ備ヘ缺亡アラシムヘカラス（日本薬局方。別冊アリ）

第六十三条　薬品ハ各其品類ヲ分テ整列スヘシ。

第六十四条　薬舗ハ衛生局、司薬局ノ吏員不意ニ点検スルコトアルヘシ。

但シ贋薬敗薬ヲ貯蓄スル者ハ其事故ヲ糾シテ相当ノ所分アルヘシ。

第六十五条　薬舗主及ヒ手代ハ必ス医師ノ処方書其外一定普通ノ薬方ヲ記シテ需ムルモノニアラサレハ調合スルヲ許サス。

但シ単味ノ品ハ劇薬ニアラサレハ医師ノ外タリトモ販売自由タルヘシ。

第六十六条　医師ヨリ投スル所ノ処方書ハ其方ニ従テ精細ニ調合シ毫モ私意ヲ加フヘカラス。

処方書中眼前有害ノ謬誤アルカ或ハ分量、用法等疑フヘキコトアラハ、先ツ其医師ニ質シテ調合スヘシ。若シ其住所遠隔ナレハ患者ノ緩急ニ因リ薬舗主或ハ手代自ラ近傍ノ医師ニ質シ、病家ニ示談シテ調合スヘシ。

第六十七条　薬舗ニテ調合シタル薬剤ハ病人ノ姓名、薬名、分量、用法及ヒ年月日ヲ記シ印ヲ押シテ之ヲ与フヘシ。

第六十八条　処方書ハ順次ニ其本書ヲ貯ヘ一箇月分宛一冊トシ二十年ノ間紛失スヘカラス。若シ薬舗主病死或ハ事故アリテ薬舗ヲ廃スル時ハ、其処方書ヲ束ネテ医務取締ニ出スヘシ。

但シ調薬兼帯医師自箇ノ所方モ亦右ニ準ス。

第六十九条　劇薬ハ司薬局検印ノ品ニアラサレハ調合及ヒ販売スルヲ許サス。

〔当分〕劇薬ニ限ラス品ニヨリテハ検査スルコトアルヘシ。

第七十条　劇薬ハ総テ別櫃ニ蔵シ薬舗主居常其鍵ヲ所持シ、決シテ之ヲ他人ニ托スヘカラス。若シ舗主他出スル時ハ其鍵ヲ手代ニ托シ、帰宅ノ後劇薬出納ノ有無ヲ質スヘシ。

第七十一条　劇薬ハ医師ノ処方書ニ拠テ調合スルノ外ハ、同業ノ者、化学家及ヒ調薬免許ノ医師ヨリ其需要ノ旨趣ヲ詳記シタル証書ヲ以テ求ムルニアラサレハ決シテ販売スルヲ許サス。

第七十二条　右ノ規則ニ準ヒ劇薬ヲ販売スル時ハ、其品ヲ固封シ印ヲ押シテ表書薬名ノ傍ニ毒ノ一字ヲ大書スヘシ。

劇薬販売ノ節ハ薬名、分量、年月日及ヒ買人ノ姓名ヲ別帳ニ記シ、買人ヨリ送ル所ノ証書ハ二十年間紛失スヘカラス。

第七十三条　売薬ハ四十一条〔当分〕ノ条下ニ出ツ　其薬味、分量、功能、用法及ヒ代価ヲ記シ、地方庁ヲ経テ衛生局ニ出シ免許ヲ受クル者ニ非サレハ調製ヲ許サス。

但シ薬味、分量等有害ノモノ或ハ其功能書ニ照シテ不当ナルモノハ、調製、発売ヲ禁シ或ハ之ヲ改正セシムヘシ。

第七十四条　免許ヲ得スシテ売薬ヲ製シ発売スル者ハ、薬方ヲ禁シ調剤ヲ没入シ、科ノ軽重ニ応シテ其所分アルヘシ。

第七十五条　売薬家ハ衛生局或ハ司薬局ノ吏員等不意ニ来リ調薬ノ場ニ臨テ仔細ニ検査スルコトアルヘシ。若シ其検査ヲ拒ミ或ハ隠匿スル等ノ所業アル者ハ売薬ヲ禁シ相当ノ処分アルヘシ。

第七十六条　配薬人売弘所、取次所及ヒ売子等ヲ総称スハ調薬師ヨリ其属籍、姓名、年齢及ヒ開店ノ場所ヲ記シテ医務取締ニ届クヘシ。

第七十七条　凡ソ売薬ハ調薬師幷ニ配薬人ヲ合シテ一社ト看做シ調薬師ヲ社長ニ擬ス。故ニ其社中贋薬、敗薬ヲ鬻キ或ハ押売スル等不正ノ所業アル時ハ薬方ヲ禁シ調剤ヲ没入シ、科ノ軽重ニ応シテ其処分アルヘシ。

第七十八条　薬舗及ヒ調薬師、配薬人ハ各一定ノ収税アルヘシ。

以上七十八条

医制　大隈文書本

〔表紙〕
医制

医制

第一条　全国ノ医政ハ之ヲ文部省ニ統フ。

第二条　医政ハ即人民ノ健康ヲ保護シ疾病ヲ療治シ、及ヒ其学ヲ興隆スル所以ノ事務トス。

第三条　文部省医務局中ニ医監、副医監ヲ置キ専ラ医政ヲ担任セシム。[1]

第四条　全国内ニ衛生局七所ヲ設ケ大中少ノ衛生ヲ置キ、文部省ノ旨趣ヲ奉シテ地方官ト協議シ、其区中一切ノ医務ヲ管理セシム。

　但シ海陸軍陣病院ノ事務ハ此限ニ非ラス。

第五条　各地方ニ於テ医務ニ関スル事件ハ総テ衛生局ト協議スヘシ。

　〔当分〕衛生局完備セサル間ハ文部省ニ申出ツヘシ。

第六条　地方官ニ於テ医務掛ノ吏員一二名ヲ置キ管内ノ医務ヲ掌ラシム。其人名ハ兼テ文部省幷ニ衛生局ニ届ケ置クヘシ。

　但シ地方官員ヨリ兼任タルヘシ。

第七条　地方ノ医師及ヒ薬舗主、家畜医等ヲ撰テ医務取締トナシ、衛生局、地方官ノ差図ヲ受ケ部内日常ノ医務ヲ取扱ハシム。

第八条　医務取締ハ医師、薬舗主等ヨリ出ス所ノ書類ヲ集メ、毎年両度二月、七月中衛生局ニ出スヘシ。但シ臨時ノ願伺等ハ其時々地方官、衛生局ニ出スヘシ。

医務取締ハ各地ノ習俗幷ニ衣食住等ノコトニ付現ニ健康ヲ察セハ、衛生局ニ申出ツヘシ。

又流行病アリテ医師ヨリ届出タル時ハ、病性ノ善悪流行ノ緩急ヲ察シ速ニ衛生局幷ニ地方官ニ届クヘシ。

第九条　衛生局ノ長ハ区内ノ医務ヲ任スト雖モ、大事ハ地方官、学長、院長等ト議シテ其事実ヲ具シ、決ヲ文部省ニ取ヘシ。

第十条　衛生局ノ長ハ学長、院長及ヒ医務取締等ヨリ出ス所ノ書類ヲ集メ、前半年施行セシ医務ノ得失、医学校病院ノ盛衰、医師薬舗等ノ学術行状ヲ察シテ之ヲ記シ、且ツ区内人民ノ生死表ヲ製シ、後半年施設スヘキ目的費用ヲ附シテ毎年二度四月、九月中之ヲ医監ニ申送スヘシ。

「文部省」用箋。

1　底本はこの後六行の抹消あり。

所轄ノ地方ニ流行病アリテ医務取締ヨリ届出タル時ハ、衛生局長急ニ医務取締及ヒ地方ノ大医碩学ヲ会シテ預防救治ノ方法ヲ議シ、之ヲ文部省及ヒ近隣ノ府県ニ報告スヘシ。

第十一条　医監、副医監ハ全国ノ医師、薬舗主及ヒ医学校、病院等ヲ総括シ医政施設ノ得失ヲ勘察シテ事務ノ順序ヲ定メ、其費用ヲ算シテ文部卿ニ啓ス。

○第一　医学校

第十二条　各大学区ニ医学校一所ヲ置キ病院ヲ属ス。

〔当分〕東京、長崎二所ニ設ケ其他ハ地方ノ便宜ヲ度リ漸ヲ以テ設立ス。

第十三条　医学校ハ預科三年、本科五年ヲ以テ学課ノ満期ト定ム。

預科入学ハ十四歳以上十八歳以下ニシテ小学卒業ノ証書ヲ所持スル者ヲ撰ヒ体質ヲ検シテ之ヲ許ス。

但シ証書ヲ所持スル者ト雖モ、教師学長ノ意見ニ因リ更ニ小学科ノ内医学ニ緊要ナル数科ヲ検スルコトアルヘシ。

入学免許ノ時期ハ毎年二次其月日ヲ定メ三箇月前之ヲ報告スヘシ。

豫科課目

〔甲〕数学
〔乙〕独逸語学
〔丙〕羅甸語学
〔丁〕理学
〔戊〕化学
〔己〕植物学大意
〔庚〕動物学及ヒ鉱物学ノ大意

右ノ学科ヲ卒ユル後ハ大試業ヲ遂ケ豫科卒業ノ証書ヲ与ヘテ本科ニ入ラシム此試業ヲ本科入学試業トス。

当分二十歳以下ノ生徒ヲ撰ヒ、中小学ノ数科中読書、算術、外国語学及ヒ理化学ノ大意等其学ヒタル所ニ就テ之ヲ試業シ、年齢、体質ヲ較量シ、才力ノ当否ヲ察シテ豫科入学ヲ許スヘシ。

第十四条　本科入学ハ二十五歳以下ニシテ豫科卒業ノ証書ヲ所持スル者ニアラサレハ之ヲ許サス。

他ノ学校ヨリ転シテ本科入学ヲ請フ者ハ、従来所就ノ学長ヨリ其趣意及ヒ本人ノ属籍、姓名、年齢ヲ詳記シテ其入ラント欲スル所ノ学長ニ送ルヘシ。

本科入学ノ試業ハ毎年二次医学校所在ノ地ニ開キ、医監、学長、教官等五人至七人ヲ以テ試業掛トシ、医監、学長ノ内一人ヲ以テ其会長トス。但シ会長及ヒ試業掛リ人員ハ開場毎ニ文部卿之ヲ命ス。

会長ハ地方ノ大医碩学ヲ請ヒ試業ニ与カラシムルノ権アルヘシ。

試業ノ時日、場所ハ三箇月前文部省ヨリ報告スヘシ。

〔当分〕本科入学ヲ請フ者ハ、二十五歳以下ニシテ数学、独逸語学、羅甸語学及ヒ理化学大意ノ試業ヲ遂ケ之ヲ許ス各大区ノ医学校ハ其所置ヲ殊ニス。第十五条〔当分〕ノ条ヲ参攷スヘシ。

本科課目

〔甲〕解剖学

〔乙〕生理学

〔丙〕病理学

〔丁〕薬剤学

〔戊〕内科

〔己〕外科

〔庚〕公法医学裁判医学及ヒ護健法ヲ謂フ

右ノ学科ヲ卒ユル後ハ大試業ヲ遂ケ医学卒業ノ証書幷ニ医学士ノ称号ヲ与フ試業ノ法前条ニ同シ。

第十五条　第一大学区医学校ニハ専門局ヲ属シ、医学卒業ノ証書ヲ得タル者特ニ一科ニ志シ、其才器大成スヘキ者ヲ撰ヒ学費ヲ給シテ之ヲ入ル。

専門ノ科目

〔解剖科〕

〔生理科〕

〔病理科〕

〔薬剤科〕

〔内治科〕

〔外治科〕

〔公法医学科〕

此外家畜医学校一所ヲ属ス。

当分専門局ノ設ナシト雖モ、第一大学区医学校ニハ各科専任ノ外国教師一人宛ヲ置キ専ラ其業ヲ講修セシム。

各大区ノ医学校預科ノ学問ニ於テハ第一大学区医学校ト差別ナカルヘシト雖モ本科ニ至テ或ハ其期限ヲ伸縮スルコトアルヘシ。

地方病院ニテ医学ヲ教授スル者、本科入学ハ当分学科ノ試業ヲ要セス。従来医ヲ業トセシ者ハ其長ノ見計ヲ以テ員外ノ生徒トシ、預科ヲ経スシテ直チニ本科入学ヲ許スコトアルヘシ。

右ノ病院ハ入学ノ生徒ニ限ラス徧ク医生ノ出席ヲ許スコトアルヘシ。

第十六条　入学ノ生徒ハ学長ノ許可ヲ得ルニ非サレハ妄ニ出入スルヲ許サス第十三条以下ハ各地医学校、病院ノ規則ヲ参攷スヘシ。

第十七条　貸費生ハ毎年両度別段ノ試業ヲ設ケ、従来修メタル所ノ学科ヲ検シ、其撰ニ当ラサル者ハ之ヲ除クヘシ。

第十八条　受業料ハ毎一期（六箇月ヲ一期トス）開講前一時ニ之ヲ納ムヘシ。

事宜ニヨリ受業料ヲ増減セント欲スル時ハ、学長、衛生局協議ヲ遂ケ文部省ニ開申シ、半年前之ヲ報告ス。

第十九条　官費ノ病院ハ医学校ニ属スルモノニ限ルヘシ。

第二十条　医学校附属ノ病院ハ院長（或ハ副院長）、当直医師、薬局長以下ヲ置クヘシ。

但シ其員数ハ院長、其学長ニ議シ衛生局地方官ノ協議ヲ以テ文部省ニテ之ヲ定ム。

第二十一条　院長ハ公私病院ニ拘ハラス医術開業免状（第三十七条）ヲ所持スル者ニ非サレハ其職ニ任スルヲ許サス。

〔当分〕本科課目ノ大意ニ通スル者ヲ撰テ之ヲ任ス。

第二十二条　医学校附属病院ノ院長ハ専任或ハ学長、副学長ヨリ兼勤スルコトアルヘシ。

第二十三条　院長ハ公私病院ニ拘ハラス毎半年間療スル所ノ病客ノ員数、治癒、死亡病名等ノ明細表ヲ製シ、毎年両度二月、七月中衛生局及ヒ地方庁ニ出スヘシ。

又難病、奇患ノ始末及ヒ諸経験等ヲ詳記シ、教師及ヒ自己ノ意見ヲ附シテ文部省ニ出スヘシ。

第二十四条　医学校ニ属スル病院ノ費用ハ地方ヨリ其幾分ヲ給スヘシ。

但シ入院料、薬種料ハ院長、其学長、地方官及ヒ衛生局ニ議シ文部省ニ申達シテ之ヲ定ム。

当分入院ノ病客ヲ分テ三等或ハ五等トシ、地方ノ便宜ニ応シテ毎等相応ノ入院料ヲ収ム。極メテ貧窮ニシテ真実証アルモノハ納金ニ及ハス（各地病院ノ規則ヲ参考スヘシ）。

但シ此病院ハ診察料ヲ収ムヘカラス。

第二十五条　一府県或ハ有志ノ人民協同シテ病院ヲ建設セント欲スル時ハ、先ツ発起人、社中ノ人員、医師、教員ノ属籍、姓名、履歴及ヒ会社ノ方法、資金ノ縁由、保続ノ目的ヲ記シ、学問ノ課程、病室薬局ノ規則ヲ附シテ地方官ニ出シ、地方官之[ソン]衛生局ニ議シテ文部省ニ達シ、以テ許可ヲ受クヘシ。

諸省使寮等ニテ病院ヲ設クル者ハ、医師、薬局掛ノ属籍、姓名、履歴及ヒ院内ノ諸規則ヲ記シ、其長官ヨリ文部省ニ議スヘシ。

海陸軍ノ外地方病院ハ学科ノ条目、医師教員ノ撰挙等、総テ医学校及ヒ附属病院ノ規則ニ準フヘシト雖モ、地方ノ情態ニヨリ一時照準シ難キモノハ、其情実ヲ記シテ文部省ニ開申スヘシ。

第二十六条　黴毒院、癲狂院等各種病院設立ノ方法ハ皆前条ニ則トルヘシ。

○第二　教員（附外国教師）

第二十七条　凡ソ教員タルモノ医学校ハ勿論病院、私塾ト雖モ必ス教授免状ヲ所持スヘシ。但シ三人以下ノ子弟ヲ教フル者ハ此例ニ非ス。

教授免状ハ医学卒業ノ証書或ハ其専修ノ一科若クハ数科ノ卒業証書ニ行状証書（従来所就ノ学長若クハ二年来所住ノ地方官ヨリ出スモノトス）ヲ添ヘテ衛生局ニ出シテ之ヲ受クヘシ。

但シ衛生局ニテ異見アル時ハ更ニ其学科ヲ試業スルコトアルヘシ。

〔現今〕教員ノ職ニアルモノハ試業ヲ要セス。

第二十八条　教官（医学校ニテ教員トナルモノヲ称ス）ノ撰任ハ学士ノ中ニ於テ其学科ニ卓越シタル者ヲ採用ス。

〔医制発行後凡ソ十年ノ間〕教官ヲ撰用スルニハ其専任ノ科目二三条ヲ検査ス。

第二十九条　教官中ノ一人ヲ推シテ学長トシ学校一切ノ事務ヲ掌ラシム。

学長ハ医監ノ撰挙ヲ以テ文部卿之ヲ命ス。

学長ハ躬ラ教場ニ臨ミ教導ノ体裁、教官生徒ノ勤怠進否ヲ察シ、全校ノ風儀ヲ整ルヲ以テ旨トス。

学校ノ事務ニツキ学長新ニ施行セント欲スルコトアラハ、必ス先ツ衛生局ニ議シ、大事ハ決ヲ文部卿ニ取ルヘシ。

学長ノ議若シ医監ニ協ハサル時ハ直チニ文部卿ニ申白スルヲ得ヘシ。

学長ニハ在職中学校内ニ於テ一宇ノ居家ヲ給スヘシ。若シ校内ニ相応ノ場所ナキ時ハ接近ノ地ニ於テ之ヲ給ス。

第三十条　学長ハ前半年間修ムル所ノ学科ノ箇条、生徒ノ員数、階級等明細表ヲ製シ、後半年ノ課程ヲ記シ、別ニ学校ノ事務ニツキ自己ノ意見アルモノハ之ヲ附シテ毎年両度二月、七月中衛生局ニ送ルヘシ。

病院、私塾ニテ医学ヲ教授スルモノモ亦右ニ同シ。

第三十一条　教官ノ員数及ヒ褒貶黜陟ハ医監、学長ノ協議ヲ以テ文部卿之ヲ定ム。

教官建議スル所アラハ必ス学長ニ申白スヘシ。但シ学校ノ事ニ付文部卿及ヒ医監ヨリ訊問スル時ハ其意衷ヲ悉スヘシ。

第三十二条　学長、院長、教員スルモノハ医学校、病院及ヒ私塾ヲ論セス、或ハ懶惰ニシテ職務ヲ怠リ或ハ商売ニ通シテ奸利ヲ謀ル等総テ不行跡アル時ハ、免状ヲ取揚ケ教授ヲ禁シ其地方及ヒ文部省ニテ其事由ヲ報告スヘシ。

第三十三条　外国教師ハ免状（預科教師ハ中学教授免状、本科教師ハ開業免状）所持ノ者ニ非サレハ雇入ル、ヲ許サス。

但シ第一大学区医学ノ教師ハ右ノ免状ヲ所持スルハ勿論親シク専門学科ヲ教授シタル者ヲ撰フヘシ。

第三十四条　外国教師全国ノ医政学校課程ニツキ建議スルコトアラハ必ス先ツ其学長ニ議シ学長ヨリ医監ニ開申スヘシ。

第三十五条　外国教師ノ給料ハ一箇月四百円ヲ越ユヘカラス。

但シ第一大学区医学校ニ於テ有名ノ碩学ヲ雇フ時ハ此限ニアラサルヘシ。

満期帰国ノ時ニ臨ミ其勤労ニ応シ医監学長ノ協議ヲ以テ文部卿ニ申白シ褒賞ヲ与フルコトアルヘシ。

第三十六条　地方病院ニテ外国教師ヲ雇フ時ハ、此規則幷ニ文部省教師雇入条約規則書ヲ参攷シテ条約擬案ヲ製シ、文部省ニ出シテ許可ヲ受ケ、然ル後条約ヲ結フヘシ。

但シ教師到着ノ上ハ必ス所持ノ免状ヲ衛生局ニ出シテ点検ヲ受クヘシ。

〔当分〕在来ノ教師免状ヲ所持セサル者アラハ、更ニ雇継ヲ許サス。

○第三　医師

第三十七条　医師ハ医学卒業ノ証書及ヒ内科、外科、眼科、産科等専門ノ科目二箇年以上実験ノ証書従来所就ノ院長或ハ医師ヨリ出スモノトスヲ所持スル者ヲ検シ免状ヲ与ヘテ開業ヲ許ス。

〔当分〕従来開業ノ医師ハ学術ノ試業ヲ要セス、唯其履歴ト治績トヲ較量シ姑ク之ヲ二等ニ分テ仮免状ヲ授ク。

〔医制発行後凡ソ十年ノ間〕ニ開業ヲ請フ者ハ左ノ試業ヲ経テ免状ヲ受クヘシ。

〔甲〕解剖学大意

〔乙〕生理学大意

〔丙〕病理学大意

〔丁〕薬剤学大意

〔戊〕内外科大意

〔己〕病牀処方幷手術

即今開業ノ仮免状ヲ得タル者ト雖トモ三十歳以下ノ者ハ毎三年必ス右ノ試業ヲ遂ケ其免状ヲ受クヘシ。但シ篤志ノ者ハ年齢ニ拘ハラス試業ヲ請フコトヲ得ヘシ。

産科、眼科、整骨科及ヒ口中科等専ラ一科ヲ修ムル者ハ各其局部ノ解剖、生理、病理及ヒ手術ヲ検シテ免状ヲ授ク。

種痘ハ天然痘病理治方ノ概略及ヒ牛痘ノ性状、種法ヲ心得タルモノヲ検シ仮免状ヲ与ヘテ施術ヲ許ス牛痘種法条。例別冊アリ

第三十八条　海陸軍ノ医員ハ医学卒業ノ証書ヲ所持スルモ

ノタルヘシ。

〔当分〕海陸軍医ヲ採用スルニハ各其方法アルヘシト雖モ軍医監必ス医監ニ協議シテ其等級ヲ定ムルヲ法トス。

第三十九条　典医、侍医亦前条ニ同シ。

第四十条　開業免状ヲ所持セスシテ病客ニ処方書ヲ与ヘ手術ヲ施スモノハ科ノ軽重ニ応シテ其処分アルヘシ。

第四十一条　医師タルモノハ自ラ薬ヲ鬻クコトヲ禁ス。医師ハ処方書ヲ病家ニ附与シ、相当ノ診察料ヲ受クヘシ。

〔当分〕診察料ハ各地方ノ貧富、人口ノ疎密、路程ノ遠近等ニ従テ自ラ差別ナキヲ得ス。故ニ先ツ衛生局ニテ其大略ヲ取調、地方官ト協議シ、便宜ニ応シテ之ヲ定ムヘシ。

外科、眼科、産科、口中科等ハ手術ノ大小難易ニ由テ其料ヲ定ムヘシ。

時宜ニヨリ診察料、手術料ヲ増減スル時ハ、衛生局、地方官協議ノ上文部省ノ許可ヲ得テ之ヲ報告スヘシ。

二等医師ハ願ニヨリ薬舗開業ノ仮免状ヲ授ケ調薬ヲ許ス。

調薬兼帯ノ医師ハ他医ヨリ処方書ヲ投スルコトアラハ、叮嚀ニ調合シ毫モ私意ヲ加ヘス。第六十一条、第六十三条、第六十五条、第六十六条、第六十七条、第六十八条及ヒ第六十九条ノ規則ヲ守リ、薬舗主ノ所業ニ殊ナルコトナカルヘシ。

調薬兼帯ノ医師ハ処方書、調剤ノ外ハ薬種ノ販売及ヒ売薬丸薬、散薬、膏薬、煉薬等ノ如キ調剤ニシテ医家ノ方箋ニ拠ラス諸人ノ需ニ応シテ販売スルモノヲ謂フヲ禁ス。

第四十二条　処方書ニハ病人ノ姓名、年齢、病名、薬剤分量、用法ヲ記シ、其下ニ年月日及ヒ医師ノ姓名ヲ書シテ印ヲ押スヘシ。

第四十三条　医師私カニ薬剤ヲ鬻キ或ハ薬舗ニ通シテ奸利ヲ謀ルモノハ開業ヲ禁シ、文部省及ヒ地方庁ニテ其事由ヲ報告スヘシ。

第四十四条　医師行状正シカラス或ハ懶惰ニシテ業ヲ怠リ危急ノ用ニ達セサル時ハ、医務取締、区戸長ノ詮議ヲ以テ地方官、衛生局ニ届ケ医業ヲ禁シ、地方庁ニテ其事由ヲ報告スヘシ。

第四十五条　施治ノ患者死去スルトキハ医師三日内ニ其病名、経過ノ日数及ヒ死スル所以ノ原由ヲ記シ虚脱、痙攣、窒息等ノ類ヲ謂フ医師ノ姓名、年月日ヲ附シ印ヲ押シテ医務取締ニ出スヘシ。

第四十六条　医師悪性流行病弟扶私、虎列刺、天然痘、麻疹ノ類ヲ謂フアルコトヲ察セハ、急速医務取締及ヒ区戸長ニ届クヘシ流行病預防。法別冊アリ

弟扶私　チフス。

第四十七条　医師他所ニ転シテ開業セント欲スルモノハ、所持ノ開業免状ヲ其地方ノ医務取締及ヒ区戸長ニ出シテ更ニ許可ヲ受クヘシ。若シ医務取締、区戸長其許可ヲ怠リ或ハ之ヲ拒ムトキハ、其医師ヨリ衛生局、地方官ニ訴ヘシ。

第四十八条　病家診察料ヲ送ラサル時ハ医師ノ申立ヲ以テ医務取締及ヒ区戸長之ヲ取立ヘシ。

第四十九条　産科医ハ生児ノ男女、死生及ヒ年月日ヲ記シテ医務取締ニ出スヘシ。

但シ流産モ三ヶ月以上ノ者ハ右ニ同シ。

〔当分〕内外科ヲ論セス総テ産婦ヲ取扱フモノハ皆本条ニ準ス。

第五十条　産婆ハ四十歳以上ニシテ婦人、小児ノ解剖生理及ヒ病理ノ大意ニ通シ、所就ノ産科医ヨリ出ス処ノ実験証書産科医ノ眼前ニテ、平産十人難産二人ヲ取扱ヒタルモノヲ所持スル者ヲ検シ免状ヲ与フ。

〔当分〕従来営業ノ産婆ハ其履歴ヲ質シテ仮免状ヲ授ク。但シ産婆ノ謝料モ第四十一条ニ同シ。

〔医制発行後凡十年ノ間〕ニ産婆営業ヲ請フモノハ産科医或ハ内外科医ヨリ出ス所ノ実験証書本条ニ同シヲ検シテ免状ヲ授ク。若シ一小地方ニ於テ産婆ノ業ヲ営ムモノナキトキハ、実験証書ヲ所持セサルモノト雖モ医務取締ノ見計ヲ以テ仮免状ヲ授ルコトアルヘシ。

第五十一条　産婆ハ産科医或ハ内外科医ノ差図ヲ受ルニ非サレハ妄ニ手ヲ下スヘカラス。然レトモ事実急迫ニシテ医ヲ請フノ暇ナキトキハ躬ラ之ヲ行フコトアルヘシ。但シ産科器械ヲ用ユルヲ禁ス。且ツ此時ハ第四十九条ノ規則ニ従ヒ其産婆ヨリ医務取締ニ届クヘシ。

第五十二条　産婆ハ方薬ヲ与フルヲ許サス。

第五十三条　針治、灸治ヲ業トスルモノハ、内外科医ノ差図ヲ受ルニ非サレハ施術スヘカラス。若シ私カニ其術ヲ行ヒ或ハ方薬ヲ与フルモノハ其業ヲ禁シ科ノ軽重ニ応シテ処分アルヘシ。

第四　薬舗附売薬

第五十四条　東京府下ニ司薬局ヲ設ケ便宜ノ地方ニ其支局ヲ置キ、薬品検査及ヒ薬舗、売薬等ノ事ヲ管知ス司薬局章程。別冊アリ

第五十五条　調薬ハ薬舗主、薬舗手代及ヒ薬舗見習ニ非サレハ之ヲ許サス。

但シ薬舗見習ハ必ス薬舗主若クハ手代ノ差図ヲ受ケ其目前ニテ調薬スヘシ。

第五十六条　薬舗見習ハ十五歳以上ノモノヲ撰ヒ其薬舗主ヨリ医務取締ニ届ケテ之ヲ用フヘシ。

第五十七条　薬舗手代ハ二十歳以上ニシテ預科課目第十三条ノ

大意及ヒ処方学ノ試業ヲ遂ケ免状ヲ受クヘシ。

〔現今〕其用ヲ辨スルモノハ学科ノ試業ヲ要セス。

〔医制発行後凡十年ノ間〕ニ薬舗手代タラント欲スルモノハ、算術、理化学ノ大意及ヒ薬物ノ名目、品類ヲ試問スヘシ。

第五十八条　薬舗主タルモノハ従来所就ノ薬舗主ヨリ本人ノ二箇年以上薬舗手代ヲ勤メタル状ヲ具［ソン］医務取締ヨリ衛生局ニ申達シ、左ノ試業ヲ経テ薬舗開業ノ免状ヲ受クヘシ。

〔甲〕実用化学

〔乙〕薬剤学大意

〔丙〕製薬学

〔丁〕毒物学

但シ製薬学校ニテ卒業証書ヲ得タルモノ又ハ医学卒業証書ヲ所持シテ薬舗主或ハ手代タランコトヲ欲スル者ハ此例ニアラス。

〔当分〕従来薬舗主タルモノハ学術ノ試業ヲ要セス履歴明細書ニ照準シテ仮免状ヲ授テ開業ヲ許ス。

医制発行後凡十年ノ間ニ薬舗開業ヲ願フ者ハ左ノ試業ヲ経テ免状ヲ受クヘシ。

〔甲〕算術

〔乙〕理化学大意

〔丙〕薬剤学大意

〔丁〕処方学大意

第五十九条　薬舗主及ヒ手代ノ試業ハ衛生局、司薬局長ノ内一人ヲ以テ会長トシ、司薬局附属ノ吏員、医務取締、地方ノ医師、薬舗主等五人乃至七人ヲ撰テ試業掛トシ、毎年二次之ヲ開クヘシ。試業ノ時日、場所ハ三ケ月前文部省ヨリ報告スヘシ。

第六十条　新タニ薬舗ヲ開カント欲スル者ハ薬舗開業免状及ヒ行状証書従来所就ノ薬舗主或ハ二年以上所住ノ地方官ヨリ出スモノヲ医務取締ニ出シテ其検印ヲ受ケ、属籍、姓名、年齢、履歴ノ明細書ヲ添ヘ地方官ニ出シ許可ヲ受クヘシ。

医務取締其検印ヲ怠リ或ハ拒ムトキハ衛生局ニ訴ユルヲ得ヘシ。

第六十一条　免状ナクシテ薬剤ヲ調合シ或ハ薬種ヲ販売スル者ハ、科ノ軽重ニ応シテ処分アルヘシ。

第六十二条　薬舗ニハ精微ノ秤量器及ヒ日本薬局方中ノ薬品純精ナルモノヲ撰テ之ヲ備ヘ、缺亡アラシムヘカラス日本薬局方。別冊アリ

第六十三条　薬舗ハ衛生局、司薬局ノ吏員不意ニ点検スルコトアルヘシ。

但シ贋薬敗薬ヲ貯蓄スル者ハ其事故ヲ糾シテ相当ノ処分アルヘシ。

第六十四条　薬舗主及ヒ手代ハ必ス医師ノ処方書其外一定普通ノ薬方ヲ記シテ需ムル者ニ非サレハ調合スルヲ許サス。

但シ単味ノ品ハ劇薬ニ非サレハ医師ノ外タリトモ販売自由タルヘシ。

第六十五条　医師ヨリ投スル所ノ処方書ハ其方ニ従テ精細ニ調合シ毫モ私意ヲ加フヘカラス。

第六十六条　薬舗ニテ調合シタル薬剤ハ病人ノ姓名、薬名、分量、用法及ヒ年月日ヲ記シ印ヲ押シテ之ヲ与フヘシ。

第六十七条　処方書ハ順次ニ其本書ヲ貯ヘ一箇月分宛一冊トシ二十年ノ間紛失スヘカラス。若シ薬舗主病死或ハ事故アリテ薬舗ヲ廃スル時ハ、其処方書ヲ束ネテ医務取締ニ出スヘシ。

但シ調薬兼帯医師自箇ノ処方モ亦右ニ準ス。

第六十八条　劇薬ハ司薬局検印ノ品ニ非サレハ調合及ヒ販売スルヲ許サス。

〔当分〕劇薬ニ限ラス品ニヨリテハ検査スル事アルヘシ。

第六十九条　劇薬ハ医師ノ処方書ニ拠テ調合スルノ外ハ、同業ノ者、化学家及ヒ調薬免許ノ医師ヨリ其需要ノ旨趣ヲ詳記シタル証書ヲ以テ求ムルニ非サレハ決シテ販売スルヲ許サス。

第七十条　右ノ規則ニ準ヒ劇薬ヲ販売スル時ハ、其品ヲ固封シ印ヲ押シテ表書薬名ノ傍ニ毒ノ一字ヲ大書スヘシ。

劇薬販売ノ節ハ薬名、分量、年月日及ヒ買人ノ姓名ヲ別帳ニ記シ、買人ヨリ送ル所ノ証書ハ二十年間紛失スヘカラス。

第七十一条　売薬丸薬、散薬、膏薬、煉薬等ノ如キ調剤ニシテ医家ノ方箋ニ拠ラス諸人ノ需ニ応テ販売スルモノヲ謂フハ其薬味、分量、功能、用法及ヒ代価ヲ記シ、地方庁ヲ経テ衛生局ニ出シ免許ヲ受ルモノニ非サレハ調製ヲ許サス。

但シ薬味、分量等有害ノモノ或ハ其功能書ニ照シテ不当ナルモノハ、調製、発売ヲ禁シ或ハ之ヲ改正セシムヘシ。

第七十二条　免許ヲ得スシテ売薬ヲ製シ発売スル者ハ、薬方ヲ禁シ調剤ヲ没入シ、科ノ軽重ニ応シテ其処分アルヘシ。

第七十三条　売薬家ハ衛生局或ハ司薬局ノ吏員等不意ニ来リ調薬ノ場ニ臨テ仔細ニ検査スルコトアルヘシ。若シ其検査ヲ拒ミ或ハ隠匿スルノ所業アル者ハ相当ノ処分アルヘシ。

第七十四条　配薬人売弘所、取次所及ヒ売子等ヲ総称スハ調薬師ヨリ其属籍、姓名、年齢及ヒ開店ノ場所ヲ記シテ医務取締ニ届クヘシ。

第七十五条　凡ソ売薬ハ調薬師幷ニ配薬人ヲ合シテ一社ト看做シ調薬師ヲ社長ニ擬ス。故ニ其社中贋薬、敗薬ヲ鬻キ或ハ押売スル等不正ノ所業アル時ハ薬方ヲ禁シ調剤ヲ没入シ、科ノ軽重ニ応シテ其処分アルヘシ。

第七十六条　薬舗及ヒ調薬師、配薬人ハ各一定ノ収税アルヘシ。

勅語論釈

緒言

詩ニ云ク、他山之石、以テ玉ヲ攻ク可シ、[1]ト。夫レ五洲万国ノ学ハ、皆以テ我カ霊魂ヲ琢磨スルノ礪錯タル耳。然而シテ皇国ハ亜細亜洲ノ環海国ナリ。漢土ハ同洲大陸ノ旧国ニシテ最モ親近ノ大国ナリ。交通歳久ク既ニ其文字ヲ適用シ来ルコト数千年、殊ニ維新前数百年間専ラ宋朝儒学ヲ採用シテ国学トナレリ。故ニ儒学ハ明治父兄ノ精神タリ。抑モ漢土ハ信天革命国ニシテ只人倫五常ノ道ノミヲ執リテ、人ノ大性タル万物ノ性ヲ利用シテ天地ト参トルノ道ハ民事トシ行ル。若シ固ク之ヲ分ツ時ニハ、人倫ノ道ハ万古不易ニシテ、利用厚生ノ道ハ日新開明シ、万国普通ノ実学ニシテ亦タ宗教ト雷同セス。是ヲ以テ、方今勅語咸有一徳、奉シテ子弟ノ為メニ解釈センニハ、漢学ノ文書ニ採テ物理学ニ依ルコト適当タルヘキカ、今試ニ其大様ヲ草セントス。

○神

天地ハ常ニ動テ歇マス。動クヤ変ス、変スルヤ化ス。変化極リナクシテ生成弐同ナシ。其大ハ外ナク、其小ハ内ナシ。其始終推考スヘカラス。之ヲ為ス者ハ神ナリ。

天地変化極リナシ。故ニ歳々月々日々瞬間モ去テ還ラス。常ニ一元ヲ以テ生成繁殖ス。是レ万物相同シカラサル所以ナリ。○天神一ヲ以テ人ヲ生ム、人各々一ヲ稟ケ以テ生ス。之ヲ名ケテ誠ト云フ。帝舜曰ク、惟レ精惟レ一、[2]ト。伊尹曰ク、咸ナ一徳有リ、[3]ト。孔子曰ク、吾レ一以テ之ヲ貫ス、[4]ト。

○夫レ地ハ自転一週シテ昼夜ヲ作シ、月地ヲ環リテ一週一月ヲ作シ、地復タ月ヲ率ヒ日ヲ環リテ一週シ一歳ヲ作ス。日亦自転スト云フ。未タ其作ス所ヲ知ラス。○夜間天ヲ仰テ星ヲ算フレハ、凡ソ三千許ナルヘシ若シ望遠鏡ヲ用ユルトキハ、其数倍々セン。而シテ恒星アリ遊星アリ。又各々運動所作アルコト我カ地ト我カ日月トノ如クナルヘシ。然リ而シテ大宇宙間我カ地我カ日月ト此衆星トヲ総テ如何ナル大運動アルカ。未タ以テ知ルヘカラサルナリ。是レ其大外ナキナリ。

○人工微ヲ顕ハシテ鏡力千倍ニ至ルモ、視察尚ホ未タ極ラス。是レ其小内ナキナリ。

○今夫レ一日ヲ以テ一月ヲ待タハ長シトセン。一月ヲ以

「金花堂」用箋。本稿は、乱丁が有るため、文意が通じるよう並び替えて翻刻した。「祭之記」中に同様の内容を収める。

1 『詩経』小雅・鶴鳴の語。
2 『書経』虞書・大禹謨の語。
3 『書経』商書・咸有一徳の語。
4 『論語』里仁第四の語。

テ一歳ヲ待タハ永シトセン。一歳ヲ以テ一世ヲ待タハ久シトセン。若シ反テ一世ヲ以テ一日ヲ見ハ豈ニ短少ナラサランヤ。故ニ神ノ世ヲ観ルハ豈ニ一抄時ノ如クナラサルヲ得ンヤ漢土旧国ト云フモ、堯ヨリ今ニ至ル五千年ニ足ラス。是レ只地ノ日ヲ環行スルコト五千回ニ足ラサルノミ。人生モ露命。ナルナリ是レ其始終推考スヘカラサルナリ。茲ニシテ天神ノ通力畏敬スヘシ。

○世

神一時ヲ以テ人ニ授ク。之ヲ世ト云フ。

○神ノ人ニ世ヲ授クルハ一ニシテ、人之ヲ受クルハ同シカラス。是レ人相同シカラサレハナリ。故ニ各国其国体同シカラスシテ、神意亦タ為メニスル所アリ。

○天民ヲ生シ与フルニ慾ヲ以テス。民相争フテ止マス。故ニ亶トニ聡明ナル者、天ヲ信シ極ヲ立テ、惟タ人倫交際ノ道ヲ執ツテ民ヲシテ休寧ナラシム。天ヲ信スル者、之レヲ聖人ト云フ。漢土ノ如キ信天革命国是レナリ。

○人相約シ一ヲ信シ極ヲ立テ約束シ以テ行フ。之ヲ共和国ト云フ。米国ノ如キ是ナリ。

○神道ヲ以テ人ヲ生ミ諄々明ニ命シ、其統ヲ授クル者ハ我カ神州ニシテ、神ヲ信スル者之ヲ至人ト云フ。神真ノ道ヲ行フ。

○皇極即チ法原宝位

天地ノ徳ハ、円然タル至善ニシテ、固ヨリ四方上下、善悪邪正ナシ。人生レテ一ヲ信シ、中ヲ執リ極ヲ立テ、以テ行フ。之ヲ皇極ト云フ。人道茲ヨリ起ル、帝王神命ヲ受ケ皇極ニ位シ、中立南面シ、仰テ上ト名ケ伏シテ下ト名ケ、前ヲ南ト名ケ後ヲ北ト名ケ、左ヲ東ト名ケ右ヲ西ト名ケテ、上下四方生ス。皆ナ人ノ為メニ利ナル、之ヲ善ト名ケ、皆ナ人ノ為メニ害ナル、之ヲ悪ト名ケテ、善悪生ス。善悪ハ即チ利害ノ大理ナリ。善ハ人ノ好ム所、悪ハ人ノ悪ム所、其好悪スル所同シキハ吾人ノ誠ナリ。故ニ此善ヲ保護スルノ法ハ、実利法学ノ原ニ基クモノナリ。保極遵道之ヲ正ト名ケ、淫朋比徳之ヲ邪ト名ク。名ハ即チ天下ノ約束ニシテ、苟モスヘカラサル者ナリ。

名ハ即チ辞ナリ。辞ハ即チ事物動作ノ代表ニシテ、事物ナケレハ辞ナシ。行動ノ具ナリ。用テ言ヲ成ス。言ハ即チ文ナリ。文ハ必ス義理存ス。

○遵道

神命人物ニ稟ケテ之ヲ性ト云フ。此性ニ率カフ、之ヲ道ト云フ。而シテ同類即チ人倫相交ルノ道アリ。異類即チ万物ノ性ヲ利用シテ天地ト参ナルノ道アリ。能ク理ヲ窮メ性ヲ尽シテ、以テ命ニ至ルヲ務ムルハ人ノ道ナリ。

○人倫ノ大義五アリ。父子ナリ、君臣ナリ、夫婦ナリ、長幼ナリ、賓友ナリ。
○造物ノ作用三アリ。
○万物普通ノ性八アリ。
○万物大別二アリ。無機体単質、複質、有機体植物、動物、人物。
○元行五十餘気状物、流動物、固形物。

習学

夫レ天神万物ヲ化生スルハ、粗ヨリシテ精ニ至ルヘシ。蓋シ大地ノ始メテ生スルヤ、苔アリテ後ニ草アリ。草アリテ後ニ木アルヘシ。又虫アリテ後ニ魚アリ。兎鼠アリテ後ニ虎狼アルヘシ。若シ然ラサレハ、生活スヘキノ食物ナカラン。此故ニ人ノ始メテ生スルトキニハ、先ニ已ニ虎狼アリテ存スヘシ。而シテ虎狼ニハ強堅ノ爪牙アリ、生レテ数年ニシテ生長ス。人ハ其体脆弱ニシテ、生レテ二十五年ニシテ生長ス。然ル時ニハ、人ハ常ニ虎狼ノ為メニ食ハレテ、人類ハ尽キナン。其然ラサル者ハ、人ハ道理ヲ固有シテ相集リ、互ニ情意ヲ通シ、信ヲ立テ、相保護シ、以テ虎狼ヲ制スルノ法ヲ究ム。虎狼ノ性ハ牝牡ノ交リモ年中ニ只数時アルノミニシテ、常ニハ同胞相傷ヒ同類相食フ。故ニ虎狼ハ千百年只タ虎狼タリテ、各個ニ満足スル者ナリ。人ハ乃チ道理ヲ具足シテ満足スルコトナク、善ヲ好ミ悪ヲ悪ミ、数ヲ知リテ算ヲ立テ、言語ヲ約シ文字ヲ定メ、君ヲ立テ師ヲ立テ、五教ヲ敷ヒテ五倫ヲ正タシ、強弱列ヲ為シ、賢愚位ヲ序ヒテ、相治メ相保ンシ相養ヒ、水火ヲ用ヒテ飲食ヲ調ノヘ、衣服ヲ製シ、家屋ヲ造リ、牛馬ヲ服御シ、鶏豚ヲ畜ヒ、礼楽ヲ制シテ相親和シ、刑罰ヲ設ケテ不恭ヲ威ドシ、交易ノ道ヲ立テ、有無ヲ通シ、兵器ヲ作リテ不虞ニ備ヘ、舟車ヲ為リテ不通ヲ済シ、毒虫遠ク竭リ、悪鳥跡ヲ絶チ、猛獣阻隔ニ逃ル。開物成務ノ道、日ニ新ニ月ニ進ンテ今日ニ至ル。是レ吾人国家開闢以来ノ恩ナリ。此道ヲ習ヒ学ンテ、身ヲ立テ業ヲ営ミ、以テ力ヲ此恩ニ尽スハ人ノ役ナリ。是故ニ習学ノ要ハ己レヲ虚フスルヲ以テ貴トス。

○戦争

人ハ自ラ満足セス、只義是レ競フ、故ニ自ラ信スル所他ト相ヒ忤フトキ、急ナレハ争闘ヲ生シ、緩ナレハ訴訟ヲ起ス。又一国相信スル所、他ト相違フトキハ、論断以テ止ムヲ得サレハ、兵戈ニ依テ天ニ訴フヘシ。戦争ハ則チ訴訟ノ大ナルモノニシテ世ノ常ナリ。

○問フ戦争ハ世ノ常ト云フハ何ソヤ。曰ク、噫嘻人ノ始メテ生ル、ヤ、或ハ笑黙シテ生ル、モノニアラス。必ス叫唬シ天ニ訴フ此ノ天ハ胎。内ノ恩ナリ父母此訴ヲ聞キ、天ニ代リテ之ヲ撫育スルコト三年、人生三歳父母ヲ天トス。

其長スルニ及ンテ他ト相交リ、不平ナルトキハ還ツテ父母ニ訴フ（是レ父母即チ三歳ノ恩ニ訴フルナリ）。其人トナルニ及ンテ交際不平ナルトキハ、之ヲ君上ニ訴フ（是レ国家開闢以来ノ恩ニ訴フルナリ）。抑モ天ナケレハ恩ナシ、恩ナケレハ義ナシ。義ハ恩ニ生スルモノナリ。夫レ乳児咳笑シテ父母之ヲ喜ヒ、民人祭祀シテ天神福祥ス。是故ニ訴訟止マサレハ戦争止マシ。訴訟止ムトキハ天地モ止ミナン。

○夫レ、「朕カ躬罪アラハ万方ヲ以テスル無ケン。万方罪アラハ罪ハ朕カ躬ニ在リ」[5]トハ成湯革命ノ誓ヒナリ。孔子ノ志ハ「必スヤ訟ヘ無カラシメンカ」[6]ト云ヘリ。此レ皆一誠以テ自ラ尽ス所タルノミ。必スモ罪ナカラシメ訟ナカラシムルコト能ハス。○方今只優勝劣敗ノ世ト断言スルハ、知育ニ妨ケ無キモ大ニ徳育ニ害アリ。夫レ徳育ハ脩身ニ在リ。脩身ノ要ハ天恩ヲ知ルニ在リ。故ニ脩身成ル時ニハ優勝ハ常ニ我ニ在リ。何ソ劣敗ヲ懼レン。

○霊魂《ミタマ》

皇国神真《カンナガラ》ノ道タル高皇産霊《タカミムスヒ》、神皇産《カンミムスヒ》ノ二神、天地ヲ鎔造シ万物ヲ化生シ而シテ人ニ授クルニ、五ツノ霊魂《ミタマ》ヲ以テス。一ニ曰ク勇魂《アラミタマ》古ハ荒ノ、字ヲ用ユ、二ニ曰ク親魂《ニギミタマ》古ハ和ノ、字ヲ用ユ、三ニ曰ク知魂《ワザミタマ》古ハ術ノ、字ヲ用ユ、四ニ曰ク愛魂《サキミタマ》古ハ幸ノ、字ヲ用ユ、五ニ曰ク奇魂《クシミタマ》、所謂ル日本魂《ヤマトタマシヒ》性ト是レナリ彼ノ孟子仁義礼智ハ人生固有ト云モ、礼ヲ生来。固有スベキカ、礼ハ則チ親魂ノ用ナランノミ

皇国ハ固ヨリ遵道アツテ各道ナシ。其法言口耳相伝ヘテ其詳ヲ知ルナキハ、儒仏ノ二学ト漢学ヲ用ヒタルノ弊カ、然レトモ未タ嘗テ仁義礼智外ヨリ涅スルモ緇マス。道ハ古今ニ赫々タリ。

○孟子ノ前ニ仁義礼智ト言フ者ヲ聞カズ。蓋シ孟子乱世ニ生レテ経済ノ志アリ。時ニ周礼已ニ亡ヒテ、道ハ空シク施スヘカラス。故ニ自ラ振ヒ仁義ヲ説テ、君心ノ非ヲ正シ、其器ヲ仮テ以テ時乱ヲ治ントシテ能ハス。又経済ノ要ハ教ニ在ルヲ以テ、先ツ君父ヲ無ミシ、恩ヲ傷フノ邪説楊墨ヲ排シテ、孝悌忠信ノ道ヲ立ンカ為メ、乃チ吾カ一徳ヲ以テ仁義礼智ノ辞ヲ設ケ、之ヲ人ノ良心ニ徴シ以テ邪説ヲ排スルノ具トナセリ孟子ハ聖ニ非ス。其道学ニ功アルヲ以テ宋儒之ヲ尊テ四書ニ列シ、却テ孝。経ヲ除クカ如キハ迷惑タルベキカ

霊魂《ミタマ》ハ体ナシ。人身ヲ以テ体トシ、言行ヲ以テ用トナス。孔子曰、仁トハ人也。親ヲ親ムヲ大ナリト為ス。義トハ宜也。賢ヲ尊フヲ大ナリト為ス。親ヲ親ム之殺、賢ヲ尊フ之等ハ、礼ノ生スル所也[7]。礼トハ政之本也[8]、ト。

親ハ父子ナリ。賢ハ君臣ナリ。内父子ノ親之ヲ外君臣ノ尊知以テ之ヲ知リ、勇以テ愛ヲ殺ギ、親知以テ宜キニ適

5　『論語』堯曰第二十の語。
6　『論語』顔淵第十二の語。
7　『中庸』第二十章の語。
8　『孔子家語』哀公問政の語。

ハシム。乃チ知勇以テ親愛ヲ裁制シテ事理ニ適合シ、宜キヲ得ル、之ヲ義ト云フ。宜ヲ得テ尊賢ニ差等生ス、之ヲ礼ト云フ。親知勇愛ヨリ仁義生シ、仁義ヨリ礼生ス。礼ハ政事ノ本源ナリ（所謂ル恭敬ハ親魂ト愛魂ニ生シ、礼文ハ知魂ト奇魂トニ出ルコト知ルヘシ）

○是レ孔子其君哀公ノ問政ニ対ヘタル言[9]ニシテ、哀公ハ尸位弱冠ノ君ナリ。孔子ハ時ニ老ヒテ魯ノ大夫ニ加列ス。故ニ其宣ル処、道ノ本源ヨリ為政習学ノ全体ニ及ホシ至切ヲ極ム。始メ仁義礼ノ辞ノ出ル所ヲ云ヒ、次ニ君臣（孔子君ニ対フ故、ニ君臣ヲ先ニス）、父子、夫婦、昆弟、朋友、人倫ノ大義五ヲ挙ケ、之ヲ行フノ達徳、知仁勇ノ三徳以テ五倫ニ行フ所ノ者ハ、一徳ノ誠ヲ云ヒ、次テ生知安行、学知利行、困知勉行ノ品格ヲ云テ、其成功ハ一誠ナルヲ云フ（公固陋ナルヲ以テ成。スニ足ラスト問フ）此ノ三徳ニ達スルハ、好学ハ知ニ近ツキ、力行ハ仁ニ近ツキ、知恥ハ勇ニ近ツク。斯ノ三近ヲ知レハ、則チ以テ身ヲ脩メ人ヲ治メ、天下国家ヲ成ス所ヲ知リナムト云フ（公尚ホ以テ。不足トナス）次ニ天下国家ヲ為スニ九経アリ。脩身ナリ、尊賢ナリ（君ニ対ス故ニ尊賢ヲ先ニス）、親親ナリ、敬大臣ナリ、体群臣ナリ、子庶民ナリ、来百工ナリ、柔遠人ナリ、懐諸侯ナリト云フ（公又其事。ヲ問フ）次ニ順テ其事ヲ述ヘ以テ之ヲ行フ所ノ者ハ一徳ナルヲ云ヒ、次ニ言行ノ豫定先ツ身ヲ自反シテ誠アツテ、善ニ明カニシテ親ニ順カフテ、朋友ニ信セラレテ上ニ獲ラレテ、民得テ治ムヘキヲ云ヒ、誠ナル者ハ勉メスシテ中タリ、思ハスシテ得ル。従容ト道ニ中ルハ聖人ナリ。之ヲ誠ニスル者ハ善ヲ択ンテ固ク之ヲ執ル者ナリ（以下ハ孔子対君ノ語ニアラス、子思ノ補。文ナリ）之ヲ博学シ、之ヲ審問シ、之ヲ慎思シ、之ヲ明辨シ、之ヲ篤行ス。之ヲ学テ能セサレハ措カス。之ヲ問テ知ラサレハ措カス。之ヲ辨ヘテ明カナラサレハ措カス。之ヲ行フテ篤カラサレハ措カス。人一トタヒ之ヲ能スレハ己之ヲ百タヒシ、人之ヲ十タヒスレハ己之ヲ千タヒス。能ク此道ヲ果サハ、愚ナリト雖トモ必ス明カニ、柔ナリト雖トモ必ス強ナリト云フ。茲ニシテ孔子ノ至誠尽キタリ。

○夫レ孔子ハ衰世ニ生レテ尚ホ周ノ礼楽ヲ興シ、以テ天下ヲ経済セントシテ能ハス。故ニ古典ノ煩文、覧者ノ不一ヲ懼レ、吾カ一以テ之ヲ刪修シテ、惟タ堯舜ヲ祖述シ文武ヲ憲章ス。是レ人或ハ古典ノ一ヲ執テ、口実トセンコトヲ正シタルナリ。夫レ人ハ事ヲ作コスニ必ス名ヲ以テス。故ニ孔子ハ正名ヲ以テ先トス。是レ名教ノ以テ興ル所ナリ。

○孔子周ノ邦建季世ニ生レ、上ニ玄徳升聞ノ応ナク、身ハ時礼ニ居テ、但タ往ク者ハ追ハス来ル者ハ拒マ

9 『中庸』第二十章にあり。本項は概ね同章の内容を引いている。

ス。其問ニ因リ之ヲ教ヘテ費言セス。自然ニ三千ノ弟子ヲ来タシ、斐然トシテ章ヲ成ス。而シテ却テ之カ為メニ数シバ自ラ厄ニ値ヘリ。時勢行レサルヲ以テ弟子ヲ裁シテ各自ニ仕ヘシメ、其時勢群小ニ慍カリ。其自ラ作ルヘカラサルヲ以テ、古典ヲ修メテ堯舜ヲ祖述シ、文武ノ徳ヲ憲章ニシ尚書百篇詩三百篇、以テ乱階ヲ遏ム。是ヲ以テ尚書ハ帝典ヲ大ヒナリトス。然而シテ時已ニ弑逆ノ甚キアルヲ見テ、時乱ヲ懼レ已ム能ハス。遂ニ魯史ニ依リ自ラ断シテ春秋ヲ作リ、以テ史法ヲ垂ル。然ラハ則チ繁文ハ至誠ノ忌ム所タリ。

孔子曰、君子以テ身ヲ脩メスハアル可ラス。身ヲ脩ンコトヲ思ハ、、以テ親ニ事ヘスンハアル可ラス。親ニ事ヘンコトヲ思ハ、、以テ人ヲ知ラスンハアル可ラス。人ノ知ランコトヲ思ハ、、以テ天ヲ知ラスンハアル可ラス、[10]ト。

夫レ天ヲ知ルトハ天恩ヲ知ルナリ。天恩トハ人ノ楽ミ是レナリ。人ノ楽ミハ即チ神ノ愛ナリ。夫レ人ハ全地ニ住ムヘシ。禽獣ハ地方ニ生限アリ。人ハ生殖ニ時ナシ。禽獣ハ期限アリ。人ハ水火ヲ治メテ以テ物性ヲ利用ス。禽獣ハ斯ノ性ナシ。夫レ禽獣ノ五官四体ハ、只其軀ヲ守リ其体ヲ養フニ止ルノミ。人目ノ色ニ於ケルヤ、其楽ミ極ムヘカラス。人耳ノ声ニ於ケルヤ、其楽ミ極ムヘカラス。鼻ノ香ニ於ケル、口ノ味ニ於ケルモ亦然リ。而シテ山野ノ草木禽獣ナリ。人之ヲ飼蓄培養スル時ハ、其色沢、形状、其性ヲ変シテ以テ人ヲ悦ハシム。夫レ人倫ノ交情其楽ミハ言ヲ待タス。能ク万物ヲ克制シテ、上ハ万年ノ旧キヲ承ケテ、下ハ万年ノ久キニ伝フ。天神吾人ヲ殊愛シテ、万物ヲ適従セシメ、以テ此ノ地上ニ愛育ス。其楽ミ極ムヘカラス。是レ所謂ル貧ニシテ道ヲ楽ムノ楽ミタリ。此ノ無上ノ楽ミハ即チ無上ノ天恩ナリ。故ニ能ク天恩ヲ知テ人ノ以テ人タル所ヲ知リ、茲ニシテ「人トシテ而シテ」ト云フノ義生セン。乃チ勇以テ愛ヲ殺ギ、此ノ天意ヲ体シテ大義ヲ行フ。施スコト脩身ノ親ヨリ始テ、民ヲ親シミ治国平天下ニ至ル、所謂ル仁ナラン。是レ身ヲ脩ンヲ思ハ、、以テ天ヲ知ラサルヘカラサルナリ。

○夫レ孔子ノ言直チニ以テ我カ経タルヘカラス。孟子ハ学知ノ賢人ナリ。而シテ自ラ四十ニシテ心ヲ動カサスト言ヘリ。孔子ハ生知ノ聖人ナリ。而シテ自ラ四十ニシテ惑ハスト言ヘリ。然ハ則チ脩身亦タ得易カラサルナリ。然リト雖トモ宋儒ノ文煩、豈ニ敢テ我ヲ惑サンヤ。我国ハ固ヨリ放心離道ノ憂ナシ。若シ知ヲ以テ之ヲ言ハ、、孔孟ノ言モ他山ノ石ナリ。採テ以テ我カ霊魂《ミタマ》ヲ琢磨シ脩身

10　『中庸』第二十章の語。

ノ具トナス。亦タ便ナラスヤ。徳ヲ以テ言ハ、、孔子ハ同洲大漢ノ聖人ニシテ、其霊ハ乃チ天子ノ位ヲ得テ千古ニ赫々タリ。之ヲ尊敬スルニ其礼アルハ亜細亜親々ノ道ニシテ、以テ我カ徳ヲ崇スル所ナリ。

○夫レ作文造詩ハ文藝ナリ。餘力文海ニ遊ンテ志情ヲ遣リ、漢韻ニ通シテ以テ亜細亜洲交際ノ具トナス、亦タ仁ナラスヤ。

○欧書米言読テ以敏事ノ用トナス。亦タ知ナラスヤ。

○採文

利用厚生　尚書禹言

変化　易ニ採ル

生成弐同ナシ　中庸第二十六章　天地之道ハ一言ニシテ尽クス可キナリ。其ノ物為ル弐ナラス、則チ其ノ物ヲ生スルコト測ラレス。

其大外ナク、其小内ナシ　中庸第十二章　朱熹之註文

一ヲ誠ト名ク　中庸第二十章　哀公問政ノ義ニ依ル。全文下ニ載ス。

帝舜曰、惟精惟一。伊尹曰、咸有一徳。尚書

孔子曰、吾一以貫之　論語

漢土ノ国体　尚書　殊ニ仲虺之誥。

諄々明ニ命ス　孟子万章上第五章　天与之者、諄々然命之乎。

至人聖人賢人　素問　秦始皇詩書百家ノ書ヲ焼テ、医薬ト筮種樹ノ書ヲ去テス。素問ニ云ク、[11]「上古ニ真人ナル者アリ」次ニ「至人ナル者アリ」次ニ「聖人ナル者アリ」次ニ「賢人ナル者アリ」ト。夫レ漢土太古包犠氏始テ書契ヲ造テ文籍アリ。伏犠、神農、黄帝ノ書之ヲ三墳ト謂フ。大道ヲ言フナリ。少昊、顓頊、高辛、唐虞ノ書之ヲ五典ト謂ヒ、常道ヲ言フナリ。八卦ノ書ヲ八索ト謂ヒ、九州ノ志ヲ九丘ト謂フ。孔子其煩文覧者ノ不一ヲ懼レテ、之ヲ刪脩シ唐虞以下ヲ述フ孔安国。故ニ儒者堯以前ヲ論セス。惟リ聖人ノ道ヲ執ルノミ。然則チ所謂ル三皇五帝ノ世ハ真人至人ノ世ニシテ、民政ヲ重シタルコト易ニ於テ昭々タリ。是ヲ以テ我カ人皇ハ至人ノ世ト名ケ漢土ト分ツナリ。

皇極　尚書洪範

保極遵道淫朋比徳　尚書洪範

遵道　皇国ノ大体ハ各人ノ各道ナシ

神命　漢ノ天命

率性　中庸ノ首章

与天地参ナル　中庸第二十二章　唯天下ノ至誠、能ク其性ヲ尽ス。能ク其性ヲ尽セハ、則チ能ク人之性ヲ尽ス。能ク

11　以下『黄庭内経』上古天人論第一の語。

人之性ヲ尽セハ、則チ能ク物之性ヲ尽ス。能ク物之性ヲ尽セハ、則チ以テ天地之化育ヲ賛ク可シ。以テ天地之化育ヲ賛ク可ケレハ、則チ以テ天地ト参ナル可シ。
理ヲ窮メ性ヲ尽ス　易説卦ノ首章　理ヲ窮メ性ヲ尽テ以テ命ニ至ル。
習学　論語
安養　尚書帝典　皐陶曰在安民、禹曰政在養民。
開物成務　易
日新　易
哀公問政　中庸第二十章ト家語ト照会ス
貧ニシテ道ヲ楽ム　古渡論語

○章意

第一章ハ一中ノ出ル処ヲ物理ニ依テ説ク。第二章ハ各国一ヲ受テ国体同シカラサルコトヲ説ク。第三章ハ法原ヲ説ク。第四章ハ道ノ漢土ト異ナルヲ説ク。第五章ハ物理学ニ依リテ国家開闢以来ノ恩ヲ述テ、習学ハ義務タルヲ説ク。第六章ハ治ニシテ乱ヲ忘レス、戦ヲ常トシ一徳ノ以テ張ル所ヲ説ク。第七章ハ道理ハ固有ニシテ外カ文言ニ照ラシ、反テ之ヲ身ニ求メ、其一徳ヲ崇フスヘキヲ云フ。

○餘論

人或ハ云ク、如此ノ空論ハ条約改正等外交ニ妨碍ス。或ハ云フ、頑固窮屈ノ説ナリト。然ハ則チ此聖勅ヲ如何セン。此レ皆政事ニ奔走シテ教育ノ要ヲ知ラサル者ナリ。抑モ外国交際ハ其職アツテ存セリ。又政事ハ現務ナリ。一日二日ニシテ万機アリ。夫レ数百年鎖港ノ後チ、俄カニ欧米ノ学ヲ採テ斟酌スルニ暇アラス。亦タ半ハ維新ノ形勢ヲ助ケンカ為ニ、急ニ其表面ヲ務メタリ。教育ノ途ハ只タ知育ノミヲ務メテ徳育アルヲ遺ル、其弊ヤ所謂ル洋癖ナル者生ス。畏クモ此ノ勅ノ以テ下ル所ヲ仰テ、恐懼ニ堪ヘサルナリ。夫レ各人ノ交際積テ一国ノ交際タリ。茲ニ人アリ、自ラ能ク身ヲ敬スル者、能ク其父ヲ敬シ其君ヲ敬ス。故ニ人亦タ之ヲ敬スヘシ。夫レ人自ラ侮テ後ニ人之ヲ侮ラン。人其父ヲ遺テ、東隣ニ事ヘハ、西隣ノ人之ヲ何トカ云ハンヤ。人各其身ヲ敬セハ外交条約モ自ラ改正セン。夫レ政事ト教育トハ自ラ異ナリ。昔シ帝堯ハ独リ敷教ノ契ニ敬《ソン》ンテ寛ニ在レト命セリ。固ヨリ月日ニシテ其効アルヘカラス。然レトモ人幼少ノ時ハ日昇ノ勢アツテ、一日以テ老者ノ十日ニ当ルヘシ。是ヲ以テ教育ハ政事ヨリ難キ所アリ。夫レ政事ハ夫婦アツテ以上ノ現務タリ。今日左ニ失フモ明日之ヲ右ニ求テ可ナリ。教育ハ父子アツテ以下ノ豫務ニシテ経済ノ本トナル。若シ其期ヲ失フ時ニハ、俄カニ救済スヘカラサルナリ。抑モ教ナル者ハ老者ノ義務タリ。

而シテ惟タ戒ル所ハ得ルニ在リ。夫レ教育ハ徳育ヲ以テ体トシ、知育ヲ以テ用トナス。夫レ天下ヲ順ニシ、民以テ和睦シ、上下怨ナカラシムルノ要道ハ徳教ニ在リ。孔子曰ク、惟タ上智ト下愚トハ移ラスト。之ヲ移スニ道アリ、教アツテ類ナカルヘシ。

相良知安

論道ス

〔表紙〕
草案
「江藤」印

○論道ス[1]

療養護健道ハ民命ノ係ル所、天徳ノ顕ル、所、神化ノ明カナル所、其事理広大ニ渉ルヲ以テ、其名ヲ正クセズンハアルベカラズ。其名ヲ正クセムト欲スルニハ、斯道ノ本源ヲ尋ヌルニ在リ。

本邦上古皇産霊神《タカミムスビノカミ》天地鎔造ノ霊徳ヲ以テ其本ヲ起シ給ヒ、大巳貴《オヽアナムヂノミコト》、少彦名《スクナヒコナノミコト》ノ二神国土ヲ経営スル大徳ヲ以テ、人性ニ卒ヒ其道ヲ立テ給ヒシヲ権輿トス。故ニ其道治教ト共ニ行ハレ、数万年ノ間別ニ其職ヲ立ルコトナシ。中古唐制ヲ移シテ其職ヲ置キ、名ケテ医師ト云フ。又漢人云ク、医ハ病ヲ治スルノ工也、[2]ト。是其名実相異ナリテ大ニ政教ニ害アル所ナレハ、医ノ名称廃セズンバアルベカラズ。

凡天地間ノ物、其以テ食フベキト、以テ食フベカラサルト、食ヘバ生ヲ養フテ益アルト、食ヘバ生ヲ傷リテ害アルト、自ラ之ヲ辨識スルハ、是皆人心ノ常ナラズヤ。又熱ヲ執レバ必ズ冷シ、寒ニ遭ヘバ必温ミ、渇スレハ飲シ、飢レハ食シ、病メハ薬ス。是亦人ノ自ラ身ヲ保チ、生ヲ養フ所ノ常性ナラスヤ。此常性ニ循テ其道ヲ立テ、以テ斯性ヲ安ミスルハ聖上ノ大徳ナリ。

皇国神真ノ道タル高皇産霊《タカミムスビ》、神皇産霊《カンミムスビ》ノ二神、天地ヲ鎔造シ万物ヲ化育シ、而シテ人ニ授ルニ五ツノ霊魂ヲ以ス。一ニ曰、荒魂《アラミタマ》果敢勇断ノ出ル所、二ニ曰、和魂《ニギミタマ》寛厚仁慈ノ出ル所、三ニ曰、術魂《ワザミタマ》思慮智巧ノ出ル所、四ニ曰、幸魂《サキミタマ》良善幸福ノ生スル所、五ニ曰、奇魂《クシミタマ》奇異霊妙ノ在ル所トス。然シテ荒和術ノ三魂ハ専ラ体外ノ万物ニ接シ、幸奇ノ二魂ハ自体ヲ保養ス。今保護健全ノ道ニ就テ言ハ、疾病ノ自ラ愈テ疾苦夭扎ヲ免ル、者、豈幸魂ノ功ナラサランヤ。人身ニ百体ノ妙機アリテ、此自愈ヲ営ム者、豈奇魂ノ用ナラサランヤ。又治教ノ本ニ就テ論スレハ、民此奇魂ヲ安ミセサレハ、則チ蠱惑ヲ生シ易シ。而シテ此惑ヲ解ント欲スルニハ、唯其幸魂ニ頼リテ物理ヲ究メテ、以テ奇魂ヲ安ミスルノ道ヲ明カニスルニ在リ。故ニ大巳貴命、少彦名命ニ際会シ力ヲ戮セ、相共ニ国土ヲ経営シ、蒼生ノ疾苦夭扎ヲ救ンカ為ニ療病ノ道ヲ定メ給ヒシモ、皆此二魂ニ依リテ其功績ヲ立

1　この後に「医及医師ノ名称ヲ廃スヘシ」を抹消している。
2　許慎『説文解字』の語。

給ヒシナリ。是ヲ以テ少彦名命ヲ称シテ久斯能迦微《クシノカミ》ト白セシモ、亦其術奇霊ナルノ義ニ取ルナリ。蓋シ其本原此ノ如シト雖モ、上古ノ事ハ言意共ニ淳朴ニシテ、当今ノ事情ニ闊ナレハ、乃チ今保護健全ノ義ニ本キ護健ノ字ヲ以テ之ニ当テ、而シテ護健道ヲクシノミチ、護健使ヲクスシト訓ジ、以テ医ノ名称ヲ廃スベシ。其然ル所以ノ者ハ是国家大政ノ一端ニシテ、固ヨリ一家ノ技藝ニ非ズ、又一人以テ任ズベキ者ニアラザルヲ以テノ故也。

中古以来漢土経久ノ法術我ニ伝来シ時、人固ク之ヲ崇信シ、仏道子之ヲ煽揚訛扮シ、遂ニ転シテ法術師ノ業トナリ、又其武道ト趣旨ヲ異ニスルヲ以テ人益其業ヲ賤ミ、終ニ小人ノ手ニ落テ殆ント言フベカラザルノ悪風ニ変セリ。抑護健ノ道タルヤ、本好生ノ天徳ヲ体シ、民ノ疾患ヲ治シテ健康ヲ保タシメ、以テ夫ノ奇魂ヲ安ミセシムル所ノ者ナリ。故ニ斯道ヲ講明スル所以ノ学ハ大学ニ存スベシト雖モ、之ヲ行フ所以ノ事実ハ、元来民部ニ在ベキ也。

皇国ハ風土良好ニシテ、固ヨリ疾病アルコト鮮ナシト雖モ、亦其土俗物理ニ明カナラザルヲ以テ、飲食摂生ノ法ヲ謬リ、漸ク自賊ノ病多キコト日ニ一日ヨリ甚カラムトス。故ニ今之ヲ治ムヘキ基本ヲ建ザレバ、恐クハ将タ後世必ス施スベキノ術ナカラムトス。然リ而シテ民ニ陋習ノ風アリ。医ニ醜悪ノ弊アリテ、亦容易ク之カ基ヲ建ガタシ。方今皇綱一新シ既ニ法術師ノ僧官ヲ廃シ給ヒシ時ニ当リ、日新興起ノ実ニ基キテ其法制ヲ建テ、先近キヨリシテ漸ク遠キニ及シ、一世ノ久ヲ経テ成ルヲ待バ、豈亦甚ダ難カランヤ。

護健使

護健使ノ職タル、親カラ天徳ヲ体認シテ我億兆ヲシテ我膏腴ノ地ニ振々蕃息セシムル所以ノ者ナリ。故ニ其学ハ万物発育、運化死生及疾病ノ理ヲ究メテ精緻到ラサル所ナク、其法ニ於ルヤ常ニ飲食、起居、動静ノ法ヲ教ヘ、疾病ノ原本ヲ断チ、疫邪ノ流行ヲ防キ、以テ民ノ健康ヲ保護シ、又已ニ疾病アレバ之ヲ療シ、之ヲ除キテ健全ニ復サシメ、以テ其天命ヲ全フセシメンコトヲ要。是切ニ民命ノ係ル所ナレハ、斯道固ヨリ治教ト倶ニ行レ、而シテ聖上好生ノ仁徳ヲシテ子民ニ洽カラシメンニハ、即今宣教使ト共ニ其教ヲ広ク世ニ布テ、一日モ曠フスヘカラサル者ナリ。

正六位大学権大丞　藤原知安

祭之記

〔表紙〕
祭之記

○相良頼懐君 柳逸四代
○相良柳沢君 三代
相良柳印君 二代
相良柳蔭君 初代

◎相良長安君 元祖柳庵
○相良伊安君 二世柳庵
○相良博道君 宗祖養伯
○相良斯近君 少宗養元
○相良養仙 二世
○相良定斯君 二世養伯
○相良正安君 三世柳庵
○相良徳安君 四世柳庵
相良賢佐君 三世潤益
○相良安昌君 五世柳庵
相良福好君 四世春栄
相良長美君 六世柳庵
○相良知安 五世弘庵
○相良安定君 七世柳庵

先師ノ遺命ニ依リ、茲ニ我カ家二百餘年相伝ノ秘書ヲ封シ、以テ宗家祖神ノ位ニ配シ祭ルノ記。

我カ家ハ先祖長安君《ナガヤスノキミ》長崎ニ遊ヒ、始メテ紅毛、南蛮二流ノ外科医時ニ内科ハ未タ伝ルヲ許サスヲ伝習シ明暦ヨリ寛文ノ間タ十餘年ナリ、一子相伝ノ免許ヲ政府ニ得テ時ニ喜利支丹宗門厳禁ノ故ナリ佐賀藩士ト成リ、代々ニ繁昌シテ四家トナル。即チ相良柳庵家三十四人扶持ナリ、同柳蔭家地行四十石ナリ、同養伯家二十人扶持ナリ、同養元家十人扶持ナリ是レナリ。然リ而シテ柳蔭君ハ固ヨリ養子タリ。本家柳庵五世ニシテ子無シ三世正安君《マサヤスノキミ》歳十三ニシテ始メテ振袖ヲ着ケ、以テ代診ヲ行フト。云フ。時世想フヘシ　養伯家二世ニシテ子無シ。養元家二世ニシテ衰フ。吾カ父君六世柳庵、養子ヲ以テ少フシテ家君五世柳庵ヲ失フ時ニ、悉ク家書ヲ授ケ遺命シテ、汝チ固ク家伝ヲ守ルヘシ。其口伝精細ノ如キハ養元ニ受ケテ自得入神スヘシト。依テ伝ヲ養元君ニ受ケ玉ヘリ。○抑モ明暦ヨリ此時ニ至ルマテ幾ント二百歳ニシテ、世ハ開明ヲ常トス。素ヨリ代々賢哲ニシテ、且ツ鍛錬ノ功ヲ積ムモ、一子相伝タルノ編キ所アルヲ免レス。此ノ時ニ至リ、世ハ已ニ花岡《ハナヲカ》、楢林《ナラハヤシ》等ノ諸流アリテ大ニ行ハル。父君自ラ安ンセス、或ハ長崎ニ遊ヒテ諸家ヲ叩キ、或ハ時ノ碩学古賀安道氏朝陽先生ノ門ニ入リテ内科ヲ学ヒ、博ク時ノ巨擘ヲ友トシテ大ニ研究スル所アリ。此ノ時ニ当テ政府ハ已ニ蘭方内科ヲ学フヲ許シテ、宇田川、坪井、伊東ノ諸大家勃興ス伊東玄朴ハ元ト仁比《ニヒ》山ノ馬医ノ子ナリ。十三四歳針治野口槐庵ニ随身ス。槐庵云ク、子ハ敏捷、針科ニ過タリト。引テ蘭方創業ノ島本氏ニ託ス。次テ長崎ニ至リ和蘭文典ヲ得テ江戸ニ上リ、遂ニ諸家ヲ圧シテ幕府ニ出テ法印ニ登ル。我カ藩主閑叟公、夙トニ蘭方ヲ信シテ、伊東玄朴ヲ士列ニ挙ケ、侍医ヲシテ就テ学ハシム。速成スヘカラサルヲ以テ更ニ大石良英ヲ挙ケテ一ニ之ニ任ス。○吾レ十七歳父君召シテ曰ク、汝試ニ蘭学スヘシト。時ニ藩始メテ火術研究ノ為メニ蘭学寮ヲ建ツ。吾レ乃チ入学ス。其後伯兄七代柳庵モ亦タ入ル。吾レ二十二歳、藩始メテ一般漢方医ヲ廃シ、更ニ医学校ヲ建テ国中ノ医ヲ入学セシメ、独逸ノ学制ニ基ヒテ医則ヲ立テ曰ク、医之道為タル、以テ疾患ヲ治シテ、而シテ健康ヲ保ツ所ロノ者ノ也リ。苟モ此ノ道ニ志ス者ハ、必ス七科之学ヲ脩メテ、而シテ医ニ従事ス可キ也。第一窮理学、第二分析学、第三解剖学、第四人身窮理、第五薬性学、第六病理学、第七治療則大己貴命《オヽアナムヂノミコト》ヲ医祖神ニ祭リ、校名好生館ト云。此ノ時ニシテ一藩一家ノ秘伝ハ廃スト云フヘシ。吾レ二十五歳、江戸遊学ヲ命セラル。三年続テ長崎蘭医伝習ヲ命セラル五年、王政維新ス。斯ニ於テ釈然トシテ覇政ノ僧官タルヲ免カル。明治元年閑叟公ニ供シテ上京シ徴士トナリ、医学校取調ヲ命セラル。固ヨリ以テ他ニ求ムヘカラス。是ニ於テ孝敬誠一父祖代々ノ精神ニ遡洄《ソクハイ》シ、道ノ本原天神ニ出ルヲ以テ、国体ニ随テ建議スル所左ノ如シ。

医道[1]

夫レ保護健全ノ道ハ民命ノ係ル所、天徳ノ顕ハル、所、神化ノ明カナル所、其事理広大ニ渉ルヲ以テ、其名ヲ正クセスンハアルヘカラス。其名ヲ正クセント欲スルヤ、斯道ノ本源ヲ蘊《タツヌ》ルニ在リ。皇国上古皇産霊神《ミムスヒノカミ》天地鎔造ノ霊徳ヲ以テ其本ヲ起シ給ヒ、大己貴命《オヽアナムチノミコト》少彦名命《スクナヒコナノミコト》ノ二神、国土経営ノ大徳ヲ以テ其方法ヲ定メ給ヒシヲ権輿トス。故ニ此ノ道治教ト共ニ行ハレ、数万年ノ間タ別ニ其職ヲ立ルコトナシ。其諄朴簡易他ヲ押シテ知ルヘキナリ。神功征韓ノ後、応神ノ朝ニ至リ、百済等我ニ奉事シ、阿直岐、王仁ヲ貢遣セシヨリ、五経博士、暦数、天門、地理、方術ノ書ト彼ノ医書、倶ニ随テ我ニ伝来シ、大宝ニ至ルニ及ンテ遂ニ唐制ヲ移シテ其職ヲ置キ、名ケテ医師ト云フ。爾来彼ノ経久ノ法術我ニ延蔓シ、時人固ク之ヲ崇信シ、仏道子輩之ヲ煽揚訛扮シ、遂ニ転シテ法術師ノ業トナリ、又其武道ト趣旨ヲ異ニスルヲ以テ人益其業ヲ賤ミ、終ニ小人ノ手ニ落チテ殆ント言フヘカラサルノ悪風ニ変セリ。彼レ云ク、医ハ病ヲ治ルノ工也ト。是レ国体自ラ相異ナレハ、其名実モ随テ甚タ相ヒ違フ。依テ大ニ政教ニ害アレハ、医ノ名称廃セスンハアルヘカラス。○抑モ天地ノ間有血気ノ類、其以テ食フヘキト以テ食フヘカラサルト。食ヘハ生ヲ養ヒ、食ヘハ生ヲ傷ルト。又熱ヲ執レハ必ス冷シ、寒ニ遭ヘハ必ス温ミ、渇スレハ飲シ、飢

1　以下「保護健全意見書」（13頁参照）から断続的に引用されている。「相良知安翁懐旧譚」（本書付録）によると、草稿は知安が作成したとする。なお▼から▲までは「保護健全意見書」には欠。

レハ食シ、病メハ薬ス。是レ皆ナ自ラ身ヲ保チ、生ヲ養フ所ノ常性ナリ。此ノ常性ニ循テ其道ヲ立テ、以テ斯ノ性ヲ安ンスルハ聖上ノ皇徳ナリ。

皇国神真ノ道タル高皇産霊《タカミムスヒ》神皇産霊《カンミムスヒ》ノ二神、天地ヲ鎔造シ万物ヲ化育シ、而シテ人ニ授ルニ、五ツノ霊魂《ミタマ》ヲ以テス。一ニ曰ク荒魂《アラミタマ》果敢勇断ノ出ル所、二ニ曰ク和魂《ニキミタマ》寛厚仁慈ノ出ル所、三ニ曰ク術魂《ワサミタマ》思慮智巧ノ出ル所、四ニ曰ク幸魂《サキミタマ》良善幸福ノ生スル所、五曰奇魂《クシミタマ》奇異霊妙ノ在ル所トス。而シテ荒和術ノ三魂ハ専ラ体外ノ万物ニ接シ、幸奇ノ二魂ハ自体ヲ保養ス。即チ保護健全ノ道ニ就テ言ハ、疾病ノ自ラ愈テ苦煩夭扎《クハンヨウサツ》ヲ免カル、者、豈ニ幸魂ノ功ナラスヤ。人身ニ百体ノ妙機アリテ、此自愈ヲ営ム者、豈ニ奇魂ノ用ナラスヤ。又治教ノ本ニ就テ論スレハ、民ミ此ノ奇魂ヲ安ンセサレハ則チ蠱惑《コワク》ヲ生シ易シ。而シテ此惑ヲ解カント欲スルニハ、唯ダ其幸魂ニ頼リテ物理ヲ究メ、以テ奇魂ヲ安ンスルノ道ヲ明カニスルニ在リ。故ニ大己貴命《オ、アナムチノミコト》、少彦名命《スクナヒコナノミコト》ニ際会シ、力ヲ戮セ相共ニ国土ヲ経営シ、蒼生ノ疾苦夭扎ヲ救ハンカ為ニ療病ノ方法ヲ定メ給ヒシモ、皆此二魂ニ依リテ其功績ヲ立給ヒシナリ。是ヲ以テ少彦名命ヲ称シテ久斯能迦微《クシノカミ》ト白《モウ》セシモ、亦其ノ術奇霊ナルノ義ニ取ルナリ。蓋シ其本原此ノ如シト雖モ、上古ノ事ハ言意共ニ諄朴ニシテ、其法言口耳相伝ヘ其詳ヲ知ルナシ。今マ茲ニ皇国神真ノ道ヲ体シ、乃チ保護健全ノ義ニ基キ、護健ノ字ヲ以テ之ニ当テ、而シテ護健道ヲクシノミチ、護健使ヲクスシト訓シ、以テ医ノ名称ヲ廃スヘシ。其然ル所以ノ者ハ、名正カラサレハ言順ハス、言順ハサレハ事成ラス、是レ大政ノ一端ニシテ、固ヨリ一家ノ技藝ニ非ズ。又一人以テ任スヘキ者ニアラサルヲ以テノ故也。

抑モ護健《クシ》ノ道タルヤ、約シテ之ヲ言ヘハ、本ト好生ノ天徳ヲ体シ、民ノ疾苦ヲ治シテ健康ヲ保タシメ、以テ夫ノ奇魂ヲ安ンセシムル所ノ者ナリ。故ニ斯道ヲ講明スル所以ノ学ハ大学ニ存スヘシト雖モ、之ヲ行フ所ノ事実ハ元来民部ニ在ルヘキナリ。○皇国ハ風土良好ニシテ、固ヨリ疾病アルコト鮮シト雖モ、亦其土俗、物理ニ明カナラサルヲ以テ、奇魂大ニ惑ヒ飲食摂生ノ法ヲ謬《アヤマ》リ、漸《ヤヤ》ク自ラ賊フノ病多キコト日ニ一日ヨリ甚シカラントス。故ニ今之ヲ治ムヘキ基本ヲ建テサレハ、恐クハ将タ後世必ス施スヘキノ術ナカラントス。然リ而シテ民ニ頑陋ノ風アリ、医ニ醜悪ノ弊アリテ、又容易ク之カ基ヲ建テ難シ。方今皇綱一新ス。此ノ時ニ当リ古ヲ稽ヘ今ヲ徴シ、日新興起ノ実ニ基キテ其法制ヲ建テ、先ツ近キヨリシテ漸ク遠キニ及ホシ、小ヨリ弥々大ヲ致シ、一世ノ久シキヲ経ハ、我カ億兆ノ蒼生ヲシテ仁寿ノ域ニ渉ラシメンコト、豈又甚タ難カラン乎。

護健使《クスシ》

護健使《クスシ》ノ職タル親《ミツカ》ラ天徳ヲ体認シ以テ我カ億兆ヲシテ、我カ膏腴ノ地ニ振々蕃息セシムル所以ノ者ナリ。故ニ其学ハ万物発育、運化、死生、疾病ノ理ヲ究メテ精緻《チ》到ラサル所ナク、其法ニ於ケルヤ常ニ飲食、起居、動静ノ法ヲ教ヘ、疾病ノ原本ヲ断《タ》チ、疫邪ノ流行ヲ防キ、以テ民ノ健康ヲ保護シ、又已ニ疾病アレハ、之ヲ療シ之ヲ除キテ健全ニ復サシメ、以テ其天命ヲ全フセシメンコトヲ要ス。是レ実ニ民命ノ係ル所ナレハ、斯道固ヨリ治教ト倶ニ行ハレ、而シテ聖上好生ノ仁徳ヲシテ民人ニ洽カラシメンニハ、即今宣教使ト共ニ其教ヲ広ク世ニ布テ、一日モ曠フスヘカラサル者ナリ。

続テ大学ノ丞ニ任セラレ医学校創立ヲ命セラル、依テ学則ヲ制スル左ノ如シ。

▼神命、人物ニ稟《ウ》ケテ性ト云ヒ斯ノ性ニ率フ、之ヲ道ト云フ。能ク理ヲ究メ其ノ性ヲ尽シテ、命ニ至ルヲ務ムルハ人ノ道ナリ。而シテ人倫相ヒ交ルノ道アリ、万物ノ性ヲ利用シテ天地ト参《サン》ナルノ道アリ。是ヲ以テ人能ク道ヲ弘ムベシ。其本ハ須ク学ニ在ルヘシ。▲

医学

天地万物其相関係スル所、人ニ於テ最モ広且大トス。是ヲ以テ護健《クシ》ノ学ハ、深ク造化ノ功用ヲ悟リ、博ク物理ヲ究メスンハアルヘカラス。故ニ遠キハ日月星辰ノ体象、運行及ヒ感応ヲ挍リ、近キハ山川風土及ヒ気候ノ変更ヲ詳カニシ、水火、金石、草木及ヒ虫魚、禽獣ノ性質変化消長ヲ知リ、其原ヲ推シ其用ヲ覈《カク》シ、是レニ由テ人生ノ宜ヲ得ル所以ノ本ヲ論シ、又人身百体ノ功用ヲ審カニシ、是ニ由テ其生成、活動、思慮及ヒ五官ノ妙機、実ニ万物ノ霊タル所以ト生死疾病アル所以ノ理ヲ講明スヘシ。然シテ斯ニ二端アリ。一ハ人未タ病マサル時ニ於テ、預メ防護禁戒シテ厄ヲ除キ、以テ健康ヲ保タシムル者、是レ則チ斯道ノ本色ナリ。一ハ人既ニ疾アレハ、変通薬術ヲ施シ、病ヲ治メテ健全ニ復シ、以テ天命ヲ全フセシムル者、之ヲ上ノ一端ニ比スレハ、至畢斯道ノ餘枝タリ。夫レ斯道ハ、本ト天意ヲ体シテ億兆ノ化育ヲ助クル者ナレハ、其関係大ニシテ、固ヨリ仁政ノ一部ニ属ス。抑モ天斯道ヲ立ツルハ宇内一定ノ理アリテ、世トシテ欠《カ》クルナク国トシテ存セサルハナシ。然レトモ唯タ世ト共ニ盛衰アルノミ。今ヤ隆運ニ遭遇シテ学将ニ日新興起セントス。苟モ斯道ニ志ス者ハ、其学藝左ノ次序ヲ躡ンテ得ルニ至ルヘシ。勉メスンハアルヘカラス。

皇国経典ノ外

第一数学度量学　第二格致学天文地理　第三化学

第四動物学　第五植物学　第六鉱物学以上豫科ニ属ス

第七解剖学記載解剖、顕微鏡検査幷比較解剖、外科解剖、解剖技術　第八生理学

第九薬性学　第十病体解剖学説試験

第十一毒物学　第十二病理学内外病理総論、同各論

第十三治療則処方学、診断法、内科臨床講議、内科、産科及ヒ婦人病、臨床講議、眼科臨床議、外来内外科及ヒ眼科臨床講議、外科手術、同演習、整骨学、繃帯学、外科臨床講議、産科婦嬰科、眼科学、同手術学、眼鏡用法、口中科、鍼科、電気科、黴毒科、軍務医事、断訟医事及医律、古今経験及摂生法、以上皆本科ニ属ス

以上十三科循次ニ之ヲ学ヒ得テ、以テ漸ク其極ニ至ルヘシ。然レトモ医学広大ナレハ、仮令《タトヒ》一科ノ学ト雖モ亦タ其ノ蘊奥ヲ究メンニハ猶ホ畢生ノ業トス。況ンヤ其学術該備スルニ至リテハ、是レ固ヨリ一人ノ能ニアラス。一家ノ技ニアラサルコト自ラ明ケシ。故ニ専ラ一科ノ学ヲ業トシ之ヲ歴試経験シ、其実用ヲ採《トッ》テ教ユル人アリ。又各科普ク其要領ヲ学ヒ得テ行フ人アリ。此ノ両途人材差等ニ従テ学ヒ得ル所ノ法ハ、学校ニ在テ存スル所ノ者ナリ。

此レ我カ七世伊尹曰ク、七世之廟以テ徳ヲ観ル、可シ。万夫之長以テ政ヲ観ル可シトノ精華発シテ、以テ天下ノ法ヲ為シタル者ナリ。吾レ惟タ孝敬以テ其事ヲ奉シタル耳《ノミ》。〇吾レ少時伯兄ト共ニ家伝ヲ先師ニ受ケタリ。先師曰ク、吾レ正シク家伝ヲ汝等ニ授クルモ、経久二百餘歳解釈スル誠ニ難シ。汝等兄弟成業ノ後、議シテ之ヲ封シ祖神ニ配シ祭テ、以テ祖先ヲ辱ムルコト勿レ。吾ハ先師ノ遺命アリ、敢テ自ラ為サヾルノミト。後数十年ニシテ廃藩置県トナリ、伯兄宮内侍医ニ挙ケラレ、少時《シハラク》ニシテ卒ス。其子二人新吾安興アリ。吾レ親シク之ヲ教ルモノ二十年、共ニ病アリテ成ラス。斯ニ於テ吾レ先師ノ遺命ヲ懐ヒ、家伝ヲ封シテ祖神ニ配シ祭リテ、七世ノ霊ヲ鍾《アツ》メ以テ子孫ノ幸福ヲ祈《モト》ムル者ナリ。詩ニ云ク、豈弟ノ君子福ヲ求テ回《タガ》ハス、[2]ト。茲ニ又タ吾カ得ル所ノ学途ヲ併セ、序シテ以テ後世子孫我カ家ヱ伝授ノ心法ヲ失ハス、文武ノ道ヲ脩メテ、祖先ヲ辱シムルコト勿レト云爾ス。詩ニ云ク、夙トニ興キ夜ハニ寐テ爾ノ所生ヲ忝ムル無レ、[3]ト。

学途

孟軻曰ク、仁義礼智外ヨリ我ヲ鑠《シャク》スルニアラス、我レ固ヨリ之レアリ、[4]ト。孔子曰ク、仁ニ当テハ師ニダモ譲ラス、[5]

2　『詩経』大雅・文王之什の語。
3　『詩経』小雅・小旻之什の語。
4　『孟子』巻第十一告子章句上の語。
5　『論語』衛霊公第十五の語。

ト。詩[6]ニ云ク、他山之石、以テ玉ヲ攻ク可シ、ト。夫レ五洲万国ノ学ハ、皆以テ我カ霊魂《ミタマ》ヲ琢磨スルノ礪錯《サク》タル耳《ノミ》。昔シ孔子封建ノ世（孔子周ノ封建季世ニ生レ、上ニ玄徳升聞ノ応ナク、身ハ時礼ニ居テ、但タ往ク者ハ追ハス、来ル者ハ拒マス、其問ヒニ因テ之ヲ教ヘテ言ヲ貴ヤサズ。然シテ終ニ三千ノ弟子ヲ来タシテ、却テ之カ為メニ数シバ自ラ厄ニ値ヘリ。時勢行レサルヲ以テ弟子ヲ放テ各仕ヘシメ、其自ラ作ルヘカラサルヲ以テ堯舜ヲ祖述ス。故ニ尚書ハ帝典ヲ大ナリトス。遂ニ時乱ヲ懼レテ已ム能ハス。乃チ魯史ニ依テ春秋ヲ作ル。孔子ノ大ナル、素ヨリ時世ニ縛セラレ徒ラニ過ク可カラサルモノナリ）ニ生レテ自ラ作ル可カラス。故ニ殊ニ堯舜ヲ祖述シ文武ヲ憲章ニス。然レトモ遂ニ自ラ断シテ春秋ヲ作リテ、後世ノ史法ヲ垂ル。○今ヤ憲典上ニ明カニ言論下ニ得タリ。火ノ始メテ然《モ》ヘ、泉ミノ始メテ達スルカ如シ。嗚呼熾ナル哉ナ。維新ノ皇徳臣民ハ只其心力ヲ尽スニ在ルノミ。

○神

天地ハ常ニ動テ歇《ヤ》マス。動クヤ変ス、変スルヤ化ス。変化極リナクシテ生成弐同ナシ。其大ハ外ナク、其小ハ内ナシ。其始終推考スヘカラス。之ヲ為ス者ハ神ナリ。

　天地変化極リナシ。故ニ歳々月々日々瞬間モ去テ還ラス。常ニ一元ヲ以テ生成繁殖ス。是レ万物相同シカラサル所以ナリ。○天神一ヲ以テ人ヲ生ム。人各々一ヲ稟ケ以テ生ス。之ヲ名ケテ誠ト云フ。帝舜曰ク、惟レ精惟レ一、ト。伊尹曰ク、咸ナ一徳有リ、ト。孔子曰ク、吾レ一以テ之ヲ貫ク、ト。

○夫レ地ハ自転一週シテ昼夜ヲ作シ、月地ヲ環リテ一週一月ヲ作シ、地復タ月ヲ率ヒ日ヲ環リテ一週シ一歳ヲ作ス。日亦自転スト云フ。未タ其作ス所ヲ知ラス。○夜間天ヲ仰テ星ヲ算フレハ、凡ソ三千許ナルヘシ。而シテ恒星アリ遊星アリ、又各々運動所作アルコト我地ト我日月ノ如クナルヘシ。然リ而シテ大宇宙間我地我日月ト此衆星トヲ総テ如何ナル大運動アルカ。未タ以テ知ルヘカラサルナリ。是レ其大外ナキナリ。

○人工微ヲ顕ハシテ鏡力千倍ニ至ルモ、視察尚ホ未タ極ラス。是レ其小内ナキナリ。

○今夫レ一日ヲ以テ一月ヲ待タハ長シトセン。一月ヲ以テ一歳ヲ待タバ永シトセン。一歳ヲ以テ一世ヲ待タハ久シトセン。若シ却テ一世ヲ以テ一日ヲ見ハ豈ニ短少ナラサランヤ。故ニ神ノ世ヲ観ルハ、豈ニ一抄時ノ如クナラサルヲ得ンヤ。是レ其始終推考スヘカラサルナリ。茲ニシテ天神ノ通力畏敬スヘシ。

○世

神一時ヲ以テ人ニ授ク、之ヲ世ト云フ。

○神ノ人ニ世ヲ授クルハ一ニシテ、人之ヲ受クルハ同シカラス。是レ人相同ジカラサレバナリ。故ニ各国其国体同シカラサル所以ニシテ、神意亦タ為メニスル所アルナリ。

6　以降、「勅語論釈」に概ね同様の内容を収める。

○天民ヲ生シ与フルニ慾ヲ以テス。民相争フテ止マス。故ニ允トニ聡明ナル者、天ヲ信シ極ヲ立テ、惟タ人倫交際ノ道ヲ執ツテ民ヲシテ休寧ナラシム。天ヲ信スル者、之レヲ聖人《ヒジリ》ト云フ。支那ノ如キ国体是ナリ。

○人相約シ一ヲ信シ極ヲ立テ約束シ以テ行フ。之ヲ共和国ト云フ、米国ノ如キ是ナリ。

○神道ヲ以テ人ヲ生ミ諄々明ニ命シ、其統ヲ授クル者ハ我カ神州ニシテ、神ヲ信スル者之ヲ至人《スメラミコト》ト云フ。万国ノ首冠タリ但シ子民其力ヲ尽スニ在ルナリ。

○皇極即チ法原帝座

天地ノ徳ハ、円然タル至善ニシテ、固ヨリ四方上下、善悪邪正ナシ。人生レテ一ヲ信シ、中ヲ執リ極ヲ立テ、以テ行フ、之ヲ皇極ト云フ。人道茲ヨリ起ル。帝王神命ヲ受ケ皇極ニ位シ、中立南面シ、仰テ上ト名ケ伏シテ下ト名ケ、前ヲ南ト名ケ後ヲ北ト名ケ、左ヲ東ト名ケ右ヲ西ト名ケテ、上下四方生ス。皆ナ人ノ為メニ利ナル、之ヲ善ト名ケ、皆ナ人ノ為メニ害ナル、之ヲ悪ト名ケテ、善悪生ズ。善悪ハ即チ利害ノ大理ナリ。善ハ人ノ好ム所、悪ハ人ノ悪ム所、其好悪スル所、同シキハ吾人ノ誠ナリ。故ニ此善ヲ保護スルノ法ハ、実利法学ノ原ニ基クモノナリ。保極遵《シュン》道之ヲ正ト名ケ、淫朋比徳之ヲ邪ト名ク。名ハ即チ天下ノ約束ニシテ、苟モスヘカラサル者ナリ。

○遵道

神命人物ニ禀ケテ之ヲ性ト云フ。此性ニ率カフ、之ヲ道ト云フ。而シテ同類即チ人倫相交ルノ道アリ。異類即チ万物ノ性ヲ利用シテ、天地ト参ナルノ道アリ。能ク理ヲ究メ性ヲ尽シテ、以テ命ニ至ルヲ務ムルハ人ノ道ナリ。

○人倫ノ大義五アリ。父子ナリ、君臣ナリ、夫婦ナリ、長幼ナリ、賓友ナリ。

○造物ノ作用三アリ。

○万物普通ノ性八アリ。

○万物大別二アリ。無機体単質、複質、有機体植物、動物、人物。

○元行五十餘気状物、流動物、固形物。

○習学

夫レ天神万物ヲ化生スルハ、粗ヨリシテ精ニ至ルヘシ。蓋シ大地ノ始メテ生ズルヤ、苔アリテ後ニ草アリ。草アリテ後ニ木アルヘシ。又虫アリテ後ニ魚アリ。兎鼠アリテ後ニ虎狼アルヘシ。若シ然ラサレハ、生活スヘキノ食物ナカラン。此故ニ人ノ始メテ生スルトキニハ、先ニ已ニ虎狼アリテ存スヘシ。而シテ虎狼ニハ強堅ノ爪牙アリ。生レテ数年ニシテ生長ス。人ハ其体脆弱ニシテ、生レテ二十五年ニシテ生長ス。然ル時ニハ、人ハ常ニ虎狼ノ為メニ食ハレテ、人類ハ尽キナン。其然ラサル者ハ、人ハ道理ヲ固有シテ相集リ、互ニ情意ヲ通シ、信ヲ立テ、相保護シ、以テ虎狼ヲ制スルノ法ヲ究ム。虎狼ノ性ハ牝牡ノ交リモ年中ニ只数時アルノミニシテ、常ニハ同胞相傷ヒ同類相食フ。故ニ虎狼ハ千百年只ダ虎狼タリテ、各個ニ満足スル者ナリ。人ハ乃チ道理ヲ具足シテ満足スルコトナク、善ヲ好ミ悪ヲ悪ミ、数ヲ知リテ算ヲ立テ、言語ヲ約シ文字ヲ定メ、君ヲ立テ師ヲ立テ、五教ヲ敷ヒテ五倫ヲ正ダシ、強弱列ヲ為シ、賢愚位ヲ序ヒテ、相治メ相保ンシ相養ヒ、水火ヲ用ヒテ飲食ヲ調ノヘ、衣服ヲ製シ、家屋ヲ造リ、牛馬ヲ服御シ、鶏豚ヲ畜ヒ、礼楽ヲ制シテ相親和シ、刑罰ヲ設ケテ不恭ヲ威ドシ、交易ノ道ヲ立テ、有無ヲ通シ、兵器ヲ作リテ不虞ニ備ヘ、舟車ヲ作リテ不通ヲ済シ、毒虫遠ク竭《サ》リ、悪鳥跡ヲ絶チ、猛獣阻隔ニ逃ル。開物成務ノ道、日ニ新ニ月ニ進ンテ今日ニ至ル。是レ吾人国家開闢以来ノ恩ナリ。此道ヲ習ヒ学ンテ、身ヲ立テ業ヲ営ミ、以テ力ヲ此恩ニ尽スハ人ノ役ナリ。是故ニ習学ノ要ハ己レヲ虚フスルヲ以テ貴トス。

○戦争

人ハ自ラ満足セス、只義是レ競フ。故ニ自ラ信スル所他ト相ヒ忤フトキ、急ナレハ争闘ヲ生ジ、緩ナレハ訴訟ヲ起ス。又一国相信スル所、他ト相違フトキ、論断以テ止ムヲ得サレハ、兵戈ニ依テ天ニ訴フヘシ。戦争ハ則チ訴訟ノ大ナルモノニシテ世ノ常ナリ。

○問フ戦争ハ世ノ常ト云フハ何ソヤ。曰ク、噫嘻人ノ始メテ生ル、ヤ、笑黙シテ生ル、モノニアラス、必ス叫唬シ天ニ訴フ（此天ハ胎内ノ恩ナリ）。父母此訴ヲ聞キ、天ニ代リテ之ヲ撫育スルモノ三年、人生三歳父母ヲ天トス。其長スルニ及ンデ他ト相交リ、不平ナルトキハ還ツテ父母ニ訴フ（是レ父母即チ三歳ノ恩ニ訴フルナリ）。其人トナルニ及ンデ交際不平ナルトキハ、之ヲ君上ニ訴フ（是レ国家開闢以来ノ恩ニ訴フルナリ）。抑モ天ナケレハ恩ナシ、恩ナケレハ義ナシ。義ハ恩ニ生スルモノナリ。夫レ乳児咳笑シテ父母之ヲ喜ヒ、民人祭祀シテ天神福祥ス。是故ニ訴訟止マサレハ戦争止マジ。訴訟止ムトキハ天地モ止ミナン。

弘庵相良知安知（花押）（印）

歎願書

歎願書

小生元佐賀藩ニシテ、元禄年間ヨリ七世西洋外科医（紅毛南蛮）一子相伝ノ家ニ生レテ固ク他ノ門ニ入ルベカラズ。亦タ他ノ子弟ヲ取ルヲ許サズ（邪宗禁制ノ為ナリ）。小生ガ身ニ及ンテ世運漸ク進テ勧学大ニ興リ、官新ニ諸学校ヲ設為ス。小生七歳小学（新立）ニ入リ、十六歳大学（新立）ニ入リ、十八歳蘭学校（新立）ニ入リ、廿一歳医学校（新立）ニ入リ、廿五歳江戸其他ニ遊学命セラレ、廿七歳長崎蘭医伝習命セラレ、始テ聴講実見ニ非レハ医学成ラザルヲ知ル。慶応三年蘭医ボードインニ随ヒ西洋留学命セラレ行ヲ果サズ。明治元年帰藩。鍋島閑叟公ノ侍医トナリ医学校教導ニ任ス。是ニ於テ従来ノ洋書講読ノミヲ以テ世界日新ノ医学ヲ求ルハ只影ヲ追フノ愚タルヲ以テ、新ニ病院ヲ建テ洋人ヲ雇ヒ、日新有形ノ実学ヲ立ント欲シ、大ニ費金ヲ募ル。于時藩政多端其費ニ勝ヘサルモ、小生新立ノ学制ヲ順次ニ履ンテ成長シタルヲ以テ、公然其所論ヲ擯ル能ハス。卒カニ同公ノ供奉ヲ命セラレテ上京ス。明治二年正月徴サレテ医学校取調御用掛仰付ラレ、続テ徴士トナリ、下谷大病院ノ蹟ヲ承テ医学校病院設立ヲ命セラル。于時王政復古神祇官、太政官ニシテ、祭政一ナリ。又外務ニハ条約改正ノ難事アリ。世尚ホ攘夷家アリ、皇漢医道アリ、然而シテ横浜開港以来英米ノ医学流行シテ江戸ノ医学亦タ英学トナレリ。茲ニ又英蘭従軍ノ医ヲ競ヒ、英医ウリース強ヒテ従軍シ、蘭医ボードイン旧約ヲ以テ京師ニ訴フ。斯ニ於テ先ツ神祇官之儀ニ順ヒ、医学ノ名実ヲ述テ、皇漢医ヲ鎮メ、語学ト医学トヲ分明シ、ウリースヲ退テ一旦ボードインヲ進メテ厚遇シ、一生ノ賞典ヲ賜ヒ龍顔ヲ拝スルヲ得テ帰国セシメ、新タニ独乙医学ノ採用ヲ上請シ、普国ニ各科専門ノ教師ヲ雇ヒ、少壮ノ医学生ヲ撰テ各科専門ヲ命シテ普国ニ留学セシメ、上野ノ地ヲ請テ医学校病院ヲ建築セントス。于時普仏戦端起テ来朝ノ独乙医猶豫ヲ請ヒ、上野ノ建築職工乏フシテ大阪造幣局ノ工事畢ルヲ待タントス。不幸ニシテ属官利ヲ争ヒ狂生アツテ弾正臺ニ訴フ。初メ単身東下シ大病院ノ後トヲ承ケ、属官ノ如キハ旧ニ依リ徐々ニ之ヲ改メント欲シ、実ハ未タ其至情ヲ知ラス。故ニ謾ニ一身以テ之ヲ受ケ、既立ノ東校ヲ全フセント欲シテ其要領ヲ得ズ。留臺期年弾臺廃シテ司法省ニ渡リ禁固ヲ蒙ル。此間ニ形勢一変シテ閑叟公薨シ（公実ニ奨学ノ主ナリシ）、廃藩置県トナリ、岩

ボードイン　アントニウス・フランシスクス・ボードウィン。
鍋島閑叟　直正、斉正。
ウリース　ウィリアム・ウィリス。
岩倉　具視。

倉、木戸、大久保ノ諸公大使トシテ欧米ニ出テ、留学生罷メラレ或ハ転業ス。普仏戦歇テ普医已ニ来レリ。茲ニ特旨禁固ヲ免サレ、再ヒ官ニ復シテ普医ヲ賛成シ、上野ノ地ヲ復シ学校病院ヲ建ントス。于時征韓論破レテ内閣変動シ、木戸公文部卿トナリ、東校費ヲ拾四万円ニ定限シ、後亦タ大久保公上野ノ地ヲ揚ケント欲ス。此時ニ文部之力点ハ南校ヲ載点トシ東校ヲ障点ニ置クノ傾キアルカ如シ。是ニ於テ医学日進独立ノ規模立タサルヲ以テ、別紙時ノ草稿ノ儘ナリ給養生軍医生ニ非レハ給養スベカラズ方法ヲ認メ、大隈伯ニ依リ大久保公ニ述ルモ旨子ヲ得ズ。夫レ政務ハ臨機応変アルモ、学務ハ所信ヲ易ユベカラズ。抑モ維新以来洋学漸ク盛ニシテ、医学実ニ其先途ニ立テリ。廃藩置県ノ後チ士族四十万家皆南校ニ向ヒ、医家ハ僅ニ三万餘ニシテ、有力者多クハ已ニ転業ス。形勢大ニ変シテ文部亦タ時ニ全学ノ普及ヲ務メ、医学特進ノ途ヲ失フ。是ニ於テ退官私カニ医学之隆盛ヲ祈ル。今ニ於テ二十餘年ナリ。今ヤ憲政成ツテ挙国皆兵トナリ、日清戦勝テ条約モ改正シ、万民自由ヲ得テ、大中小学大ニ興リ、各科ノ生徒皆其性ニ従ツテ自ラ進メリ。小生前述ノ如ク藩政ノ学校ニ成長シ、所謂ル車馬的ニシテ世情ニ疎ク、朋友故旧已ニ亡テ、窮乏日ニ迫リ幾ンド餓ニ瀕シ、今ヤ自由ノ聖世ニ於テ明治医学ノ史ヲ汚ガサンコトヲ恐ル。是ニ於テ敢テ歎願ス。諸君医学ノ史ヲ顧ミ小生聊カ天然ノ生ヲ保テ医学生徒ノ後ヘニ従ヒ、千九百年代ノ医学ヲ傍聴シ、二十餘年ノ進歩ヲ称讃スルヲ得セシメンコトヲ。誠惶頓首。

明治三十二年六月　相良知安

岩佐純殿
池田謙斎殿
三宅秀殿
大沢謙二殿
各位

木戸　孝允。
大久保　利通。
大隈伯　重信。
岩佐純
池田謙斎
三宅秀
大沢謙二

医学略史

医学略史

夫レ医道ハ純文坤順ノ者ニシテ、上ハ天意ヲ承ケ下ハ国憲ニ順ヒ人倫交際ノ外ニ在テ、固ヨリ宗教ト関セス済生ノ一道タリ。其学ハ万有窮理ニ基ヒテ、世ニ疆界ナク万国普通ノ一大学ニシテ、世界ノ人文ニ随テ日新開明ス其進行ハ只タ試験ト経験ノ両途アルノミ。易ニ云ク、坤道ハ其レ順乎。天ニ承テ而時ニ行フ、[1]ト云フ者カ。皇国ハ往古固有ノ医道アツテ存スルモ、中古漢学入テ其道ヲ失ヘルカ如シ。然リト雖トモ此レ日本ノ医学ハ其疆界ヲ拡メテ亜細亜ノ医学ト成リタルモノナリ。王政衰へ覇府起テ終ニ邦建鎖国トナリテ、此ノ道大ニ廃ル革命ノ真武ハ医業ヲ擯斥ス。漢高、那翁ノ如キ東西皆然リ。是レ躬ラ犠牲ニ供シ天ニ盟フタル者タルベシ元和ノ偃武以来文事漸ク起リテ、享保二十年ニ養生所ヲ建テ、宝暦六年ニ済寿館医学校神農ヲ祠ル。寛政三年医学館ト改目スヲ立ルモ、人ハ世禄世官ニシテ、学ハ信古ノ漢学ナリ。弘道ノ途ナシ。易ニ云ク、嚢ヲ括ル、咎モ旡ク、誉モ旡シ、[2]ト云フ者カ。昇平数百歳文学大ニ進ミ、大義名分漸ク明ニシテ王政復古シ、茲ニ維新ノ開国トナリ、汎ク世界ノ知識ヲ求テ大学ヲ興シ、孔子神農ノ廟ヲ廃ス。是ニ於テ乾元陽九ノ徳ヲ承ケ此ノ道始テ立チ、学ハ大学ニ位シ事ハ内務ニ在テ行ル。易ニ云ク、先ニ迷ヒテ道ヲ失ヒ、後ニ順テ常ヲ得タリ、[3]ト云フモノカ。

始メ西洋学ノ入ルヤ、元和ノ初メ厳シク耶蘇教ヲ禁シテ、惟タ外科医方ノミ有効無害ナルヲ見テ、殊ニ一子相伝トナシテ之ヲ許セリ紅毛、南蛮ノ二流アリシナリ。爾后長崎和蘭通商ニ於テ、新来ノ薬品器械其功用ヲ通詞ニ就テ私カニ之ヲ学ヒシモ、後チ漸ク其医書ヲ読ミ、其人ニ就テ其術ヲ習ヒ伝ルコトヲ許セリ。其間幾ント二百年ナリ此ノ間進歩遅々タルハ邦建ニシテ交通容易ナラズ。又世間秘伝秘法ノ陋習アリ。殊ニ邪宗禁制ノ厳法アッテ猜忌甚シキヲ以テノ故ナリ。亦タ西洋日新ノ医学ト雖トモ二百年前ハ至テ粗ナリシ。弘化元年和蘭使節来朝以来、西洋火術、兵法等ヲ武士ノ学フ所トナルモ、多クハ蘭語ヲ医ニ学ヘリ伊東玄朴和蘭文典ヲ長崎ニ得テ江戸ニ上リ大ニ鳴ル。学生多ク集ル。緒方洪庵。次テ大阪ニ於テ門生三千アリト云フ。安政四年[4]始テ蕃書調所嘉永六年米国使節来朝以来、英語学漸ク行ハルヲ江戸ニ建ツ後ニ大学南校ト。云。開成校ナリ。安政六年横浜開港以来英学最モ盛トナル。是ヲ以テ言ハ、和蘭ハ洋学伝導師ニシテ医ハ其高弟タリ。是故ニ維新ノ前後医中往々要路ニ採用セラル。又廃藩ノ際ニ転業スル者多シ弘化元年ヨリ明治四年廃藩ニ至ル二十八年ナリ。

夫レ邦建ノ世ハ世禄世官世業ニシテ、民間ノ人才出頭ノ途ナシ。只儒ト医トノ二途アルノミ。

1　『易経』坤卦の語。
2　同右。
3　同右。
漢高、那翁　漢の高祖とナポレオン・ボナパルト。
4　実際は安政三年に洋学所を番書調所と改称。
伊東玄朴
緒方洪庵

而シテ幕医ノ如キ自ラ旗士ト称スルモ僧官ニシテ、若年寄支配タレハ、其実ハ番匠、鋳師モ同列タリシ。

明治二年大学ニ於テ医学ヲ立ツ。大学東校ト云フ。其学制左ノ如シ。

以下略。

覚

吾家元禄年間長崎ニ於テ紅毛、南蛮ノ二流ノ外科医ヲ伝ヘテ、世佐賀藩医トシテ本支二家トナリ、世禄五十四扶持ヲ食ム。吾レ本家ノ三男ナリテ、十四歳末家ニ養子トナル。但シ実子アルモ家系絶ヘタルヲ以テ名ノミナリ。十五歳養父卒ス。此ノ年藩新法ヲ設ケテ、吾輩医士ノ世禄二千石中ニ於テ半千石ヲ減ス。吾ガ家三十六石中二十石餘ヲ奪ハル。此ノ時養家ヲ去ラントスルモ、身家ノ血統タルヲ以テ去ルベカラズ。藩士風ヲ負テ医ヲ軽侮スルコト言フベカラズ。十七歳西洋火術研窮ノ為メ蘭学校建ツ。吾十八歳父命ニ依テ蘭学ニ入ル。故アツテ学ヲ勉メズ遊惰ヲ究ム。二十三歳初テ学ヲ力ム。二十四歳藩始テ医学ヲ起シ、七科ノ学則ヲ設ケテ国中ノ医生ヲ入学セシメ、漢医ノ官ヲ廃シ国中漢医ヲ禁ス。是ニ於テ初テ生徒ノ長トナリ先輩皆仰グ。二十六歳江戸遊学シ、又学ヲ勉メズ只観世スルノミ。二十八歳長崎ニ至リ蘭医ニ親就シ、始テ医学ノ大様ヲ知ル。然シテ先輩皆一時ニ相継ヒ死ス。家父亦タ卒ス。而シテ超然三四等ヲ抜擢セラレテ閑叟公ノ侍医トナリ、医学教諭官トナル。而シテ始テ知ル、学校ノ費金皆吾ガ輩家禄減奪ノ外ニ出ザルヲ。時ニ天下多務此ノ時ニ乗シ、政府ヲ振動シテ病院ヲ作リ、医家世禄ヲ復セシメ、時ニ維新トナリ政府ニ怨ヲ報セントス。藩政亦タ吾ヲ容ル能ワス。卒然徴士トナ[ソン]学校取調ヲ命ゼラル。于時自計ルニ、今漸ニ藩士ヲ屈服セシムルモ、天下ノ武士医ヲ侮ドリ金ヲ与フルベシ。故ニ先ツ王覇ヲ辨シテ此ノ道ヲ王政[ソン]属シ、此ノ学ヲ大学ニ位セシメ、永久正税ヨリ費ヲ受ケザルベカラズト論ズベシ此ノ時福沢氏ノ西洋事情大ニ助ケアリ。而シテ地方各所ニ医学校病院ヲ作スベシ。西洋医ヲ政府ヨリ定約セシメ国[ソン]独[ソン][1]定メ、天下ノ学途ヲ一ニスベシ。政府[ソン]メ攘夷家多シ。洋医[ソン][2]ノ期限ヲ定ムベシ。医家ノ[ソン]ヲ貴フシテ[ソン]貴フシ、学医ヲ貴ンテ医学ヲ貴カラシメン。[ソン]医ノ字カ悪ムベシ除クベシ。

蘭医　アントニウス・フランシスクス・ボードウィン。
福沢　諭吉。

1　「国論独逸ニ付」か。
2　「雇人」か。

心得

道 道の体は仁也

- 勇 尊を成す 力行
- 智 貴を成す 好学
- 親 富を成す 礼譲
- 愛 寿を成す 養保

英雄豪傑は勇智を重じて外より力めて内を脩むる者也。其徳粗大にして其功速也。故に危し。

聖賢俊哲は親愛を本として内より力めて外に進む者也。其徳精密にして其功漸也。故に安し。

譬へは文王は内より脩めて進たる人也。武王は父徳を以て外を力めたる人也。周公は父兄の志を継て内外を斉へたる人也。

先生にはよひかげんの早道を教へ言ひすてにして遁れはなさらぬ人也。

文王
武王
周公

書翰

来翰

1 差出人不明書翰 ［明治二年］一月二十三日

急々下坂蘭医ホードインえ引合可申事。
但下坂之上先以大坂府え釣合委細相尋候事。
　辨事千種殿より被相達。
正月廿三日

2 加藤弘之書翰 ［明治二年］七月一日

拝呈。倍御清寧奉南山候。然は当校教師コルンス儀、一昨日筑地船没一件にて即死いたし候処、小児幷乳母怪我いたし候に付、三浦へ托度候得共、不容易事に付、何卒御校にて上等諸君之内、何卒早々御参校に御従乗被下候様いたし度、此段御頼申進候也。

七月一日　弘之

相良先生

〔巻封表〕相良先生　加藤大丞

3 ［　　］秀之書翰 ［明治三年］六月四日

益御多祥奉悦喜候。陳は別紙開拓使え掛合之草稿書差上候間、よろしく御叱正被下度、何れ其内参堂拝承仕度、上野一条御多忙之御義奉恐察候に付、御手許迄差上置候間、御閑暇之節、御加筆御願申上候。敬白。

六月四日

〔巻封表〕権大丞様　秀之拝

4 吉田直蔵桑原越太郎書翰 明治三年六月二十八日

今般於管内病院取設申候に付、阿蘭陀ロイドル相雇申渡段、外務省御役所え奉願御聞届相済候間、此段御届申上候。以上。

庚午六月廿八日　岡山藩　吉田直蔵
桑原越太郎

東学校御役所

5 別当書翰 明治三年七月十二日

過刻は面尽大慶存候。明日は参朝可相成哉難計に付、明日上野見分は延引可致候。此段申入候也。

---

1 ホードイン　アントニウス・フランシスクス・ボードウィン。
千種　有正。

2 コルンス　エドワード・コーンス。
三浦
加藤大丞　弘之。

3 秀之

4 ロイドル　ロイトル・ボードウィン。
吉田直蔵
桑原越太郎

5 別当　明治三年当時の大学別当は松永春嶽。

庚午七月十二日　　別当
相良権大丞殿

6 清水畸太郎書翰　〔明治三年〕十一月五日

別紙御沙汰書壱通、長松中辨より相達候に付、右写にて差進申候。御落握有之度候。此段申上候也。

十一月五日　　宮中　清水畸太郎
医学校権大丞衆御中

7 医学校当直書翰　〔明治三年〕六日

只今宮中清水畸太郎より書状壱封参候に付、即刻御昇申上候也。

六日
（巻封表）相良様　御執事中／医学校当直

8 ケンプルマン書翰　〔明治五年〕五月二十五日

御校御雇入教師フンク氏事毎々諸払方等遅滞致候に付、諸方より当館へ訴出候者有之候に付、当館に於ても百方配慮致候得共、何分行届兼候間、向後御校に於て月給御下渡し有節、同人月給は御差押置、当館へなり又はミュルレル氏へなり御渡し被下度、左すれは之にて同人諸債消却之方相立可申候。何れなりとも御校御都合宜敷方にて御回答奉待入候。先は右得貴意度如斯御坐候。敬具。

五月廿五日　　独逸公使代理　ケンプルマン
東校長官御中

9 石黒忠悳書翰　〔明治十二年〕四月十九日

来々二十二日当部開業式御臨幸被為在候間、同日十一時迄に礼服にて御出頭。御式場より御列し相成度此旨故に申進候也。綜理心得。

四月十九日　　石黒忠悳
相良知安殿

10 石黒忠悳書翰　明治十七年一月二十八日

昨日顚狂院え正中井常次郎と面会候処、同人申候には文友□□義、近日追々快方、昨今之景況にては御宅え御引取之上、庭除之世話位之事は充分用立可申、且左候はゝ御当人

6 長松中辨　清水畸太郎
7 清水畸太郎
8 「東京医学校」用箋。
フンク　ヘルマン・フンク。
ミュルレル　レオポルト・ミュルレル。
ケンプルマン　ペータ・フランツ・ケンペルマン。
9 当部開業式　明治十二年四月の東京大学医学部整備の開業式。
石黒忠悳
10 中井常次郎　石黒忠　忠悳。

心持も可宜と之事を小生より先生へ御話申呉様被相頼候間、一寸参上縷々申述度処、昨今不得止取込居候間、以書中申上候。何とか中井へ御一答御遣被下度候也。

一月廿八日　石黒忠

相良先生

封筒表 *府下本郷区弓町とび坂の上　相良知安様　直披

封筒裏 牛込揚場町　石黒忠悳

11 徳久恒範書翰　明治二十四年三月二十六日

時下益御優勝奉謹賀候。扨迂生も去る十三日出京致候得共、生憎翌十四日より発病。未た軽快之場合にも不到、于今平臥罷在候へは、若し御序も御座候節は御立寄被下度奉希冀候。

三月廿六日　恒範

相良賢臺

封筒表 浅草元鳥越町九番地　相良知安殿

封筒裏 *京橋区三十間堀壱丁目六番地石田久米方　徳久恒範

12 佐藤進書翰　明治二十四年四月三日

拝啓。益御多福。然は来十日御光来被下由承知仕候。当日副島儀、御同伴相成候て不苦候間、御本人え可然御致声被下度願上候、書外譲拝眉候。草々不尽。

四月三日　進拝

相良知安様　机下

封筒表 *浅草元鳥越町九番地上野区　相良知安殿　親展／佐藤進

封筒裏 四月三日

13 副島種臣書翰　〔明治〕三月三日

吾平生諸君子無恙。陽春方至鳥歌花咲、嗚呼大丈夫嘸々不飲酒之斎乎。請択日以出郊、上野之下濹水之上、唯諸君所命一瓢在腰、短笻相随、諷咏唱酬、我憂先忘不亦可乎。三春看過百年命終日緩々々。

三月三日　種臣再拝

相良中野　文友兄臺下

*消印　東京・一七・一・二八・ニ。

11
恒範　徳久恒範、恒太郎、又蔵。

*消印　武蔵・東京・廿四年三月二十六日・ニ便。

12
副島　種臣。
佐藤進

*消印　武蔵・東京駒込・廿四年四月四日・ホ便。

13
種臣　副島種臣。
相良　知安。
中野　健明。

14 ［副島種臣］書翰 ［明治］二十六日

炎暑如燬御坐[ソン]処益御清祥奉敬賀候。御庇に病気漸々快方に御坐候条、乍餘事御休意被成下奉願候。然は近来伝聞するに先生方出入人力屋にて悪疫に罹り三人死亡せし由、其外新聞上にて散見仕、甚た神配仕候。且又米人リゼンドルよりも致注告候位に付、万一之事共有之候ては為邦家不容易事に付、何とか避病之道無御坐哉。乍去迚先生へ直接に避病云々申聞候時は却て反対之論有之やも難図候間、何卒其辺宜御工夫可成下と奉願度、肯問老臺以如何とす。

念六日　　　　　　　　　　　　　　　　剣君拝具

相良様

二白。先夜御話之島田結婚一条、乍御面倒御聞合奉懇願候也。

14　リゼンドル　チャールズ・ウィリアム・ジョセフ・エミール・ルジャンドル、リセンドル、李仙得、李善得。
島田　芳橘の長男完吾と考えられる。

発翰

1 大隈重信宛書翰 〔慶応〕

口上

明日天気宜敷御坐候はは漁猟御出被成間敷哉。朝五ツ時分より船を出し、晩八ツ半時分帰り可申候。明日南風起候はは大捷之機と申事に候条、御閑隙に候はは、朝御飯後早々御出可被下否や、此者へ御口上奉希候也。則拝伺。

弘庵

大隈様 侍史

2 大木喬任宛書翰 〔明治五年〕四月二十日

甚乍草卒不快平臥候間、前略摂要御内々御願申上候。上野地願立に付、昨日主簿を指上候処、右は薩人戦功之勇士不文に候間、甚失敬申上候由、小子より御詫申上候。昨晩御宅へ両度参上候得共、御留守故帰候路落馬候間、今朝参殿不相叶、不得止草略申上候。

一、病院構造之法則、外国に於て存外に弥ケ間敷者にて、其訳は病院は百代不易を大目的に致候。仮令は後世動もすれは不潔を生し却て病を生するの場所と相成候得は、不得止或は三十年にして崩れ、或は五十年にて破れ、或は七十年にて廃候。此皆礎地境内に関係致し候事にて、数百年にて少も弊を見さるを開成第一之功にいたし、三十年にして崩れ候時は病人壱人に付数十金を費候。百年にして廃すれは弐朱金に不充候。是故に少も苟且不叶候。

一、病人を病院に招候には、御布告にて来る者に無之、縛来候て療る者に無之、只可願は全形勢に御坐候。

一、当府病院構造之目的は当時入費壱ケ年六万金に候間、向十ケ年六拾万金に之目安を以商社を結ひ、年々親近至要之部より構造、一大学校を可成目算に御坐候。西洋人到着候得は必最初より急立礎地弥ケ間敷可申候。始より万端彼に先を被執候ては始終苦情申述権を求め、所詮皇学遂に独立之目的を失候間、態と御雇相成候英医をも相除き、政府より本国へ定約相成候様に致し、其時間に当今已に四万金餘相備候て、西洋人到着候先に至要之部より取懸り候積りに御坐候。

一、此節願出図面朱引之分、山王臺本覚院地は全至要之地にて、黒門外門前町家抔は必御思召も可有之候処、過分

1 大隈　重信。

2 大木　喬任。
薩人戦功之勇士　英医　ウィリアム・ウィリス。

之申立之様に御坐候得共、前段之通にて火災之防方等色々子細御座候て、全体病院は地方之者に御坐候間、土地之民情に依候はて不相叶、去春以来申立種々反故、終に今日に到再三願返候様御坐候ては恥ケ敷次第に御坐候。固より書生之望を失ひ候は勿論、所詮奉職難相成候。於然は乍過当一朝に紛乱候得は跡より手断無之、東校第一之事件候条御洞察被成下朱引之通御渡し可被下奉願候。尤も東京御利益に相成候様致候はては人気も形勢も立不申、小子見込には藪医諸丸散、薬店其外手を付候抔、追々御願之筋御坐候も皆以上野地辺之繁昌、東京之利と相成、医之益と可相成、其子細追て参上可申述、先以朱引之分は、是非御下ケ渡も下候様御思召も如何に候得共、只管一途に歎願候義に御坐候也。

四月廿日　　弘庵

大木様

二白。御覧後、御火中可被下。已上。

3 深川亮蔵宛書翰　明治六年九月二十八日

証

一、金千円也

右金正に借用申処実正也。返済之義は月々壱分之利子相副、毎月金百円以上宛向十ケ月間に無滞返納可仕候。尤右為引当拙者所持罷在候本郷弓町壱丁目拾壱番屋敷家作とも地券御預申候間、約定異変等有之節は何時にても御引渡可申候。為後日屋敷書入金子借用証書依て如件。

明治六年九月廿八日　　相良知安（印）

深川亮蔵殿

4 峰源次郎宛書翰　［明治二十七年］二月一日

一月廿五日御細書二月一日忝拝誦致候。時下厳寒之砌、愈御健勝奉賀候。偖て中外医事新報三百三十一号は一月五日発行之者、石黒氏より送来候得共、未た廿日之次号は閲見不致候。先年来石黒其他当時勅任に登候医官は皆以て、且旧友先輩も爰切貴族院議員之周旋被致呉候得共、不徳生今以て埒不申候。又二十年来蟄居致候間、車に乗らずしては轣轆も不致候。若し不当にも貴族議員を辱したる暁には直に松浦潟に下り養老之地を相求度候間、宣敷御頼み申上候、其折には前以委細可申上、先は匆々拜復。

二月一日　　知安

峰様梧下

3 深川亮蔵

4 石黒　忠悳。峰　源次郎。三宅頼助

＊消印　□年二月四日・□□。

二白。三宅頼助事、宣敷御頼申上候。〇此迄二十年之閉蟄も本と医士之直段を上け、且つ嫉妬を避る為に有之、是亦々道之為に相務候処に有之候。早や老生も当年は五十八歳罷成候間、此より諸君へ御無沙汰払も可致、面白き世の中に御坐候。草々不宣。

封筒表 *佐賀県西松浦郡二里村　峰源次郎様　要用平信

封筒裏 東京芝神明町廿五番地　相良知安

5 三宅秀宛書翰　明治三十二年七月

[前缺]

明治卅二年七月　　百拝　知安

三宅様　侍史

尚以て此の自由之世に如何にも不才之者と可申御思召候得共、本紙申述候通り小生前後之人は自由を得候へども、小生に限り馬車馬的にて父母兄弟朋友故旧皆以て医学之外にゆるし不申、田舎成長は難義之躬にて廃藩時代の嫉妬も有之、御推察奉願候。且又白髪之老翁が医学生徒之後へに随ひ千九百年代之医学傍聴とは斯学を信せさるの俗子狂人とも可存候間、左に其一二を可申上候。

一、少壮の一年は老人の五年にも可相当、随て少壮成業心の五年の長きは老人無欲の一年に可感候。少壮は勉強にて老人は楽しみに有之候。

一、先輩の後輩を視るには後ろに立たざれは見へ不申候。然るに在官者は後ろに立たれず候。

一、初は少壮者怪み候ても、若年の後は心易く可相成候。小生長崎伝習之折りには七十歳の老人も有之候へども、皆人あやしまず候。

一*、若し幸にして一学期を存命し候はゞ校長の見能はざる所を忠告可致やもしれず、又近来先輩へ衝き□との悪風も有之候よし、一老人誠実に謙虚恭黙せば矯風の一端かとも存候。

一、父の子を視るは厳父とか申して正面より厳然と構へ候得共、祖父の孫を視るにはさあ先きへ行きなされと、後ろより視ざれば見へず候。

右之外山々有之候。又々其中に閻魔之廟に行き候ても、千九百年代の医学講義を聴きたると先輩への栄誉に可有之候条、朝に聞ひて夕に死るも可也。聖人の様に御座候。呵々。

就て懺悔あり

昔日、官立学校に□□も候へば、医師西洋学者に関はらず身は武士と心得候ゆへ、自然尊王攘夷と相成候。維新前長

5
三宅　秀。
ボードイン　アントニウス・フランシスクス・ボードウィン。
本書翰は所蔵が不明であるため、前半は『桔梗――三宅秀とその周辺――』（福田雅代、一九八五年）に収められた図版より翻刻を行ない、＊以降は同書翻刻文を引用掲載した。
戸塚文海
佐々木東洋
ホフマン　テオドール・エドアルト・ホフマン。

崎和蘭領事館へ公儀御医師御連中に陪し夜食に被招、酒酣してドクトルボードイン、従容問て云く、日本医学近年は大に進候処、西洋今日の所迄追及するは向ふ幾年なるべきやと。戸塚文海老曰く、百年は餘り永ひが、まづ八十年位ならんと。ドクトル云く、相良は如何と。小生曰、二十年を出でず、十五年にして追及すべしと。一座皆笑ふ。ドクトルは笑はず。小生心には家塾生や若先生が何も識るものかと。爾後七年を出でずして江戸の豪傑佐々木東洋先生はドクトルホフマン氏に一々勝たんと候す。右は早や卅餘年之大分の先生可有之候。可畏おそるべし。匆々敬具。

[封筒表]小石川竹早町八十一番地　三宅秀様　侍史

[封筒裏]八月初三岩佐氏に書類を渡す

芝神明町廿五番地　相良知安

6 田中□宛書翰　明治三十七年三月九日

拝啓。大戦に相成り皇軍之勢力世界を震動す。雀躍御同慶奉存候。偖て小生去春貧血已に頻死之処、北里氏之仁術注射を以て更に活発今日に至を得候。然るに今又時節柄貧血に陥り、又々頻死候条、今日北里博士を頼候処、長崎出張之由に御坐候、就ては甚々申上兼候得共、右拾五円丈御注射御求置被下間敷哉奉願上候。若し天幸ありて快復を得候は丶、万謝奉誓候。匆々百拝。

卅七年三月九日　　相良知安（印）

田中様机前

7 石黒忠悳宛書翰　［明治］一月二十八日

辱拝誦仕候。早速引取候様可致候。何れ其中参上万謝可申述、先は奉復匆々如此御坐候。拝上。

一月廿八日　　知安

石黒様

8 江藤新平宛書翰　［明治］

委曲拝承仕候。二字退校三字帰宅可仕候。若し御宅え参上可然候は丶、退出後には早過候は丶被仰付次第参上可申候。此段拝答。草々。

即

[巻封表]江藤様　拝答／弘庵

6 北里　柴三郎。
田中

7 石黒　忠悳。

8 江藤　新平。

9 江藤新平宛書翰 ［明治］

昨夜為養生漁猟致候処仕合候故、御物笑迄入御覧候也。

則　　　　　　　　　　　　　相良弘庵

江藤様　御内

10 ［江藤新平］宛書翰 ［明治］

野副義は宜敷御頼申上候。

右大隈には先日申置候也。

又別紙二名元弾正之志望を申にて、乍恐至情御頼申上候也。

［巻封表］拝上／弘庵

9 江藤　新平。

10 野副　有勤、弥三郎。大隈　重信。

1 八木称平宛佐藤尚中書翰 ［文久三年］四月十三日

拝啓仕候。薄暑之節に御座候所、弥御安泰欣喜之至奉存候。小生無事罷在候。御放念可被成下候。然は昨年は御面倒奉願候所、早速被遣難有、殊に反物縞から等至極結構に奉存候。御厚礼奉申上候。

一、薬性論四冊是亦御贈被下難有拝受仕候。代料上納之儀、延引奉恐入候。従仰壱部弐朱つゝ引、壱両弐分弐朱之割合にて上納仕候。此便差上申候。御落掌可被成下候。

一、此者は佐賀之藩相良弘庵と申者に御坐候。拙塾に罷在候所、此度君命にて長崎修行に申付罷出候。宜敷御教育被成下度奉存候。

一、御約束之南部製鉄瓶、此頃は拙地へ参り不申候に付、甚延引恐入奉存候、此品は下作にて御用には相成不申候へ共、四五年前小生取入置候品にて、且手置も不宜敷候間、追々悪敷相成候へ共献上仕候。枉て御用にも相成候はゝ大慶不過之、其内上作物見当り次第献上可仕奉存候。

一、御地之形勢且病院之様子、猶又承知仕度奉存候間、乍御世話様被仰聞度、此段奉願候。卑地抔は主人之奥向不残、国住宅と相成、誠に繁勤不得寸暇只々当惑次第に御坐候。

右故大無沙汰恐入奉存候。委曲は後音可奉申上候。先は御礼旁、草々頓首拝。

四月十三日　　春海

称平様　侍史

［巻封表］称平宛　佐藤春海
［包紙表］薩州　八木称平様
［包紙裏］佐藤舜海　金子七両壱分添　四月十三日出

覚*

一、金六両三分　薬性論四部
但し壱分壱両弐分弐朱つゝ之割
一、金弐分　　願上候反物不足分
〆金七両壱分

昨年奉願上候反物代金不足。御国相場八〆文壱両之積に候へは、弐分丈も不足之様に奉存候。猶御不足之分は無御遠慮被仰聞度奉願候、以上。

四月十一日

1
春海　佐藤春海、尚中、舜海。
称平　八木称平。

*別紙。

2 岩倉具視宛大久保利通書翰 ［明治四年］六月二十四日

利通

岩倉殿

謹上昨夜来委曲申上候通、今般之御改革是迄之弊害一洗仕候丈け御英断無御坐候ては其詮不相立而已ならす、大に天下人心失望に至り候事は顕然に候。仍て諸省之冗員を済し邪正黜陟之事は十分長官に被任実行相挙、従前之三分一にも減省いたし、一定之規則取調可申出様被仰付度、成程功を急候ても中々国家之政如此際に当りては、速に卒業は難求は勿論之事に有之。且大小之吏人悉く純粋之人物と申事もまた出来候訳に無御坐、其辺は所謂賢者在位能者在職と申ことくそれ〳〵分に応して御召仕相成候事、実に当然に御坐候。乍去今日迄之弊害といへは畢竟人撰乱雑定則不相立処より、天下之笑を来し候儀不少一時弊を矯候には、曖昧姑息に出候ては中々根株を鋤去る事出来不申候。況乎今日如此之大弊に至ては無申迄事と奉存候。仰願くは纔に眼前之官員中之物議に無御拘普く全国人心之得失如何んを御注意あらまほしく奉伏希候。西郷にも此条不被行候得は、御請難申上と断然申居候。

一、相良大丞以下免職之事、其後暫時不参にて承不申候。いかゝ之御運に相成居候や。若未其まゝならは明日免職藩え御預にて謹慎にても被仰付候方御都合可然と奉存候。

一、政府右大臣納言参議両人と相成候得は、御調草稿とは旨趣相替り候付、猶御添削有之度、仍て今晩よりにても江東え御含め被成候方可然と奉存候。諸省卿輔は行政之権而已にてよろしく候半。

一、諸省卿輔は一人宛に御定員相成候方可然奉存候。

一、外務省は諸省之第一等に被居置候方可然。即今外国にても右之運に候由。尤仏も此度之新政府にて外務を頭に立候由承候。

一、納言は彼是論も有之。猶此節之御据りに相成候得は、矢張諸省卿に相成候方、体裁よろしく候半と愚考仕候。実に外務会計《大蔵也》中務之如きは納言之内より卿に御居り之方よろしく候半、厚御勘考有御坐度奉存候。

一、是迄華族知事或は長官等之処は、姑息を御離れ断然免職不相成候ては相済申ましく、誠に恐縮之至に候得共無忌諱申上候。

一、外務之処は他省とは違ひ候付、卿丈之免職にて宜舗は有御坐ましくや。乍去一日置て神速に被仰付候得は、格別も有之ましく此に不都合無之様奉祈念候。

一、兵部省は山県を太輔に被任御まかせ可然と奉存候。

右は僭越之次第恐惶至極に候得共存付申上候付、御見合之一端にも相成候得は幸甚不過之奉存候。頓首百拝。

2 「大久保家」用箋。筆写。
岩倉 具視。
利通 大久保利通。
江東 江藤新平。
西郷 隆盛。
山県 有朋。

六月廿四日　　　利通

正院御中

岩倉公

秘啓

一、一身進退之事奉願も恐縮奉存候へ共、万々一諸省之内に御撰に預り候はゝ是非太輔之処にて被仰付候様、神懸て祈願仕候。敢て謙遜辞譲而已に無御坐、大に一省に手も延ひ可申、旁御為に可然と奉存候。極内々大蔵云々のこと拝承仕候得共、是のみは真に目的相立兼候付、何卒御憐察を蒙り外に御任し被下度内願を申上候得は、中務太輔之辺ならは十分尽し見度と奉存候。幾重にも奉歎願置候也。

3 正院宛大木喬任書翰　明治五年八月

相良知安之儀に付、佐藤少博士、岩佐大侍医より別紙之通申出候に就ては、今般学制之儀も御決定相成候上は不差置、尚又種々改正等仕候はては不相済に付、然処右知安儀は医学招起厚知之人に有之候得は、格別之御詮儀を以て同人御譴責御宥免相成候道は有之間敷哉。左候はゝ東校に採用仕度候条、宜敷御詮議被為在候様此段申上候也。

壬申八月　　大木文部卿

＊別紙

*相良知安儀医道衰頽する事年久しく、殆地に墜ち其弊習勝て言ふ可らさるを平生深く慨歎し、医道を興起して其弊習を一洗せん事を以て己か任とせしが、盛運循環廟政維新百事悉起の時に会し、奮然として官に就き平生の宿志を暢んと欲し、小臣等と議して医学の制を按し医道の基本を定め幾年の后各国と駢立して譲さるの目的を立黽勉止さりしが、豈図んや中途事故あり罪を得たり、抑知安為人卓量小節に拘らず、一途に医道を振起するを以て己の任とし、故に思志他事に及ず。又俗務は平生慣習する事に非さるを以て、遂に疎漏の過を成せしは誠恐誠懼固り言詞を絶す。然とも今日医道大に皇張し駸々進歩して、後年各国と駢立し更に譲さるの目的略定れりしは、全く始め知安の基本を定め方向を立るの勲労にあり。且今般学制改革教育の事務更に皇張の機に当り、知安の如きは真に医道を興起するを以て己の任とする、実に有志のものなれば此際極めて必用にして闕べからざるの人なり。其人の存亡道の盛衰に関するを以て痛惜止ず。誠に以て道を担当するの至情黙止するに堪さる処なり。仰願くは前段の事情厚く御汲察在せられ、非常の御評議を以

3
「文部省」用箋。表紙に「佐賀県士族相良知安。特命ヲ以禁錮被免候事」（「太政官」用箋）、末尾に「元大学権大丞相良知安。禁錮一年半。右未十一月五日伺出」の記載がある。
佐藤少博士　尚中、舜海、春海。
岩佐大侍医　純、仲成、又玄。
大木文部卿　喬任。

て只管寛典の御処置被仰付度、官の為め道の為め万死を犯し奉哀訴歎願候。誠恐誠懼頓首死罪。

文部少博士　佐藤尚中

大侍医　岩佐純

4 大隈重信宛石黒忠悳書翰　明治三十四年十二月十一日

別紙之通相良知安君より中来候間、右書状持参々堂可仕と存候得共、議会開会中にも有之、御多用之処へ参上候ても却て恐入候間、書中申上候。よろしく御諒察相願候。謹具。

三四十二月十一日　石黒

大隈伯爵閣下

［封筒表］＊市ケ谷左内坂／大隈伯爵閣下　侍史御中

［封筒裏］石黒忠悳

歎願＊

参上可奉願候処、老軀却て為御煩と憚候間、御海恕被下度候。陳は御蔭に無異消光罷在候処、御存知之生計にて乍微細月々家賃物屋払等漸々相滞、今日に至りて三拾円許りも無之候ては越年困難と相成候。然処旧藩邸深川亮蔵病気にて二三ケ月も引居候て、是の上之相談も難出来、乍弥ケ上大隈伯へ御相談御救助被下度、敢て不顧御多忙奉歎願候。頓々首々百拝。

十二月十一日　知安

石黒様机前

前後失敬之始末、諺に貧すれは鈍す、餘義なきは法を破る。又半は老耄と御海容可被下候。匆々頓首。

5 大隈重信宛石黒忠悳書翰　明治三十四年十二月二十一日

月迫御多用被為在候事と奉敬察候央へ、如此些事申上候て不相済候得共、相良氏被参先日書面を以て相願置候件、何卒小生に昇堂直ちに相願金員御交付を乞呉度、不然は殆餓候と之事に有之、去りとて御用多候処え如此事にて参上候もと存候間、尚又書中申上候。速に御恵み被遣度、小生よりも相願候。謹具。

三十四年十二月廿一日　石黒忠悳

大隈伯爵　閣下　侍曹

［封筒表］市中牛込区市ケ谷左内坂　大隈伯爵閣下

［封筒裏］牛込揚場町　石黒忠悳

4　石黒　忠悳。大隈伯爵　重信。

＊消印　□.12.11。住所印「東京市牛込区揚場町十七番地／石黒」。

＊別紙。知安筆。文中の「書状」にあたる。

深川亮蔵

5　石黒忠悳　大隈伯爵　重信。

＊消印　□□牛込・34.12.21・□6-2/6。

6 峰源次郎吊詞　明治三十九年丙午六月十三日

吊詞

明治三十九年丙午六月十三日。正五位勲五等相良知安先生逝矣。源得訃驚悼不覚涙涕交横也。夫明治維新大学東校之医学為英学。当是時先生与岩佐氏同為大学大丞。而先生主張独逸学政府容其議。先生之名翹然起。明治四年有弾正臺之阨罷免。同五年再入大学。始衛生局之興也。先生首唱之与長与氏俱主其事。先生之名再顕。而先生性狷介与世不諧。無幾又罷職。爾来不復出数年而家計窘迫。故旧或勧仕進不応。而一葛一裘晏如也。蓋以出処進退不可苟也。先是陸軍々医総監石黒男爵語人曰、我邦苟以独逸為医学之表準、則宜医科大学楼上祀相良知安氏之銅像矣。当先生之大名収声之時、聞此痛快之論。可謂差強人意者然爾来先生亦漸老矣。而終以病歿。何其不幸哉。雖然先生所主張之独逸学、今也儼然為我邦医学之表準。先生所首唱之衛生法亦与医学俱見日進月歩之盛。則先生亦以可瞑也。嗚呼哀哉。滴涙和墨草此文。尚饗。

明治三十九年六月　峰源次郎再拝

7 大隈重信宛伊東祐穀書翰　明治三十九年六月十九日

拝啓。先般来伯父相良知安之義に付一方ならさる御配慮を煩し奉鳴謝候。陳は本日別紙写之通宮内省より辞令御下賜相成候間、不取敢御高覧に供候。早々謹言。

明治三十九年六月十九日　故知安甥　伊東祐穀

伯爵大隈重信様　閣下

写*

故正五位勲五等　相良知安

曾テ本邦医学制度草創ノ時ニ当リ群議ヲ排シテ学制ノ基礎ヲ立テ其功績不尠ニ付、特旨ヲ以テ祭粢料金百円下賜候事。

明治三十九年六月十九日　宮内省

8 峰源次郎宛相良安道書翰　［明治三十九年］十二月二日

拝啓。亡父之件に付、不敬之愚書差上候処、反て御懇切なる尊翰を辱ふし感佩罷在、特に老母は非常に喜悦致候。誠に難有存上候。爰に謹て篤く御礼申上候。今度御申越に倚る亡父の死去年月日等は左記の通に御坐候。

天保七年二月十六日生

6
岩佐　純、仲成、又玄。
長与　専斎。
石黒男爵　忠悳。
峰源次郎

7
伊東祐穀
大隈重信
*別紙「神谷製」用箋。

8
老母　多美（たみ）。
相良安道

正五位勲五等　相良知安
右明治三十九年六月十日死亡
先は御答旁御礼申上度、如此に御坐候。敬具。
十二月二日　　相良安道

9 大隈重信宛副島種臣書翰 ［明治］三月二十日

拝啓。時下益御多祥奉大賀候。偖此程相良知安氏被参、兼て鍋島邸より補助に相成居候手当金、本月限にて相尽申候処、何分貧困にて立行不申候に付、引続き救助相受候様の事に運動相願度旨被申出候。就ては此迄も全く閣下の御尽力にて出来申居候事に御坐得は、此際乍御迷惑今一応御心配被成下、当分救助相成候様、同邸へ向け御相談被成下度老生より呉々御願申上候。自然御多用中同邸へ御出向被成下候御閑隙も不被為在は、愚息道正を以て御名代として深川氏迄相談為致候ても宜敷御坐候。実は右御願旁御都合為相伺度両度程同人差出申候処、御留守中に被為在候趣に付、乍失礼以書中此段得貴意候也。敬具。

三月二十日　　副島種臣

伯爵大隈重信殿　閣下

10 相良安道宛峰源次郎書翰 ［大正十三年］十二月十日

拝復。十二月九日附尊書、今十日正に拝受仕候。時下向寒之候に御坐候処、愈々御多祥御奉大賀候。扨爾来打絶御無音缺礼罷過候。回顧すれは三十年前帰郷衣食奔走、今は頽然老朽と相成申候。壮年好生館同学は皆々物故し、副島仲謙一人魯霊の如し。今也少壮の人は皆々上国に移転候得は、勿論尊君も京阪地へ御遷喬之事と存居候処、今日只今突然尊書に接し実に喫驚候事に御座候。然るに尊君には不相変御旧邸水ケ江独行小路御住居、御母上様にも御健在被游候事、第一の慶事に奉賀候。何卒宜敷御一声願上候。故先生へ御贈位之御事も是又始て承り驚喜奉賀候。故先生の御事に就ては石黒氏度々小生へ文通相成、先達も御写真請求されましたなれとも持合無之、処々捜索するも見懸り不申、然るに某雑誌に御壮年時のもの拝見候。出処不明なるも或は副島仲謙氏を介して尊家より石黒氏へ御送付のものにては無之哉とも相考候。此段御尋申上候。別に御写真御所持相成候はゝ御一報被下度御願申上候。

得御面晤種々御話申上度事御坐候得共、小生最早八十一歳其上蒲柳の質にて今は大抵臥牀のみに御坐候得は佐賀出府も一寸無覚束御坐候。

日本医学の始め蘭学へそれより英学となり現今独乙学とな

9　大隈重信
副島種臣
道正　副島道正。
深川　亮蔵。

10　副島仲謙
御母上　多美（たみ）。
石黒　忠悳。
峰源次郎
相良安道

りたることに関しては実に故先生の建議に基くことにて、此事に関しては医科大学に於て没す可らさること、銅像をも建設すへきこととは、石黒氏の常々唱道せらるゝことに御坐候。実は記伝をも遺し度鄙意に御座候。若し佐世保辺御用の序も御坐候はゝ、御立寄被下度、此段願上置ます。小生住居は有田伊万里線の夫婦石駅より二十丁許り作井手と申す所也。
尚々、時節柄御自愛被成下度願上候。将又御母上様へも御老体御自被游度願上ます。先つは右為可得貴意。匆々頓首。

十二月十日　峰源次郎

相良安道様　貴下

［封筒表］佐賀市水ケ江町独行小路　相良安道様
［封筒裏］西松浦郡二里村　峰源次郎　十二月十日

11 相良安道宛峰源次郎書翰　大正十三年十二月十六日

拝復。一昨日は初に御光来被下、殊に四十九年振御拝顔候処、何の御挨拶も出来不申候。愧入申候。御沙汰之通り四十九年前の旧話の事とて話す事も前後し言ふへき事も言はす錯乱を極候事、是又久闊叙情之常態にて懐旧之深情不得已事に御坐候。尊君御来訪之事は小生よりも直ちに石黒子爵へ一報致置候。
故先生横浜行小生御供之事尊君御記憶なりしや。横浜行は彼の「ウイルス」辞職後、大学東校に洋人の教授なし。尤政府に於ては既に故先生の建議を容れ、独乙に留学教授傭聘申込相成居候も、目下急に間に合はす、其来着迄東校の洋人教授空位なるに依り一日も医学の空すへからさるを思し召され、如何せんと御苦心中、幸に長崎病院養生所在勤の彼の「ボードイン」（和蘭人）満期帰国の序に横浜へ来遊し居るとの報に接し玉ひ、独乙医の来着迄二三ケ月間にても傭聘し置かんかとの御企図なりしか如し。
其節小生御供致し横浜へ参り、故先生が彼の「ボードイン」を其旅館に御訪問相成御談話なされたるをも小生は其傍側に侍立して能く聴聞し居候。「ボードイン」長崎病院にて故先生とは格別の交誼ある事とて、御申込みの趣無弐儀直ちに承諾し其れより大学東校に勤務する事と相成候。其時の横浜行の用向は此事に御坐候。先つ以右御返事迄。匆々頓首。

十二月十六日　峰源次郎

相良安道様　貴下

尚々、はんべん少々ながら御母上様へ差上度、今日郵送申上置候間、到着候はゝ何卒御笑被下度願上候。

11
石黒子爵　忠悳。
ウイルス　ウィリアム・ウィリス。
ボードイン　アントニウス・フランシスクス・ボードウィン。
峰源次郎
相良安道
＊消印　伊万里・13.12.17・后0-3。

封筒表 *佐賀市水ケ江町独行小路　相良安道様　貴下
封筒裏 西松浦郡二里村　峰源次郎　十二月十六日

12 相良安道宛石黒忠悳書翰　大正十四年一月二十日

益御多祥大賀候。先般は写真御遣被下恭謝仕候。拝見候処、あの分は当方にも有之候間、大切之御品に付即日返上仕候。御落手と存候も尚御一報被下度候。○御亡父之事に付、相考候事も有之候間、左件御取調早々御返事有之度候。

相良知安

一、明治政府へ初登出身時之年月日幷其時の辞令写
二、大学に於て受け候辞令の写
三、弾正臺え拘留され候年月日
四、弾正臺から帰され候年月日
　此時何か申渡文等あれば其文
五、更に文部省へ出勤候時の辞令年月日
六、文部省を被免候年月日辞令写
七、先に位階は奪はれたるや不
八、其後文部省に出たる時に位階はいたゝきたるや不
九、死時位階はありしや、あれば何位か
十、叙勲の時の勲記写
十一、死年月日、葬りたる墓所の地名

右御記載早々御廻有之度候也。

大正十四年一月廿日　石黒忠悳

相良安道殿

封筒表 *佐賀市水ケ江町四十五　相良安道殿　平信
封筒裏 石黒忠悳

12　石黒忠悳
＊消印　后9-10。
＊住所印「東京市牛込区揚場町十七番地／石黒」。

13 相良安道宛峰源次郎書翰　〔大正十四年〕二月二十日

拝復。時下猶春寒に御坐候処、御母上様御始皆々様御多祥奉慶候。扨御申越之故先生東京での御履歴数件石黒子爵より被申遣候由の数件拝読仕候。右は五十年前の事とて往事渺茫如夢、只々懐旧落涙の事のみに御坐候。僅に簡単の日記に依り三四件付箋申上候。是もほんの卒爾の日記にて当てにはなりません。其御積りにて御覧被成下度願上ます。石黒氏の誠意可謝、又為国家可慶也であります。先つは右御返事迄。匆々頓首。

二月廿日　峰源次郎

相良安道様

尚々、春暖に相成候はゝ土曜日より御一泊の御積りにて御来車被成下間敷哉。緩々御話承度存候。乍筆末母上様へよ

13　御母上　多美（たみ）。
故先生　相良知安。
石黒子爵　忠悳。
峰源次郎
相良安道
＊消印　□□□・14.2.21・后0-3。

ろしく御一声奉願上候。拝具。

封筒表 ＊佐賀市水ケ江町四五　相良安道様
封筒裏 西松浦郡二里村　峰源次郎　二月廿日

14 相良安道宛峰源次郎書翰　大正十四年六月十一日

拝復。時下入梅之候に相成候処、御地御母上様御始皆々様愈々御多祥奉大賀候。

故先生御書七律一篇、誠に稀有之御品御投与被成下難有奉謝候。然し是は石黒氏の手に在らは故先生御事跡調査上必要のもの、且又記伝に上り後世に伝るものゝ一とも可相成、徒に小生が秘蔵せんよりは尊兄送付の事を書添て同氏へ送付可仕候。同氏も定て嘉納可相成奉存候。○故先生事跡調査之事、何程迄相進み居候事歟。小生にも存し不申候。元より是れは石黒氏の胸臆より出たる事なれは決して油断は有之間敷候得共、結局は同氏一人之意にも任せぬ事なれは、自然長引く事と思はれ申候。

右は直様御返事可申上筈之処、生憎当方混雑之事有之延引仕候。何卒御海恕被成下度奉希候。匆々頓首。

六月十一日　峰源次郎

相良安道様　貴下

封筒表 ＊佐賀水ケ江町独行小路　相良安道様
封筒裏 西松浦郡二里村　峰源次郎　六月十一日

15 相良安道宛峰源次郎書翰　大正十四年七月三十日

拝啓。大暑中之処、御母上様御始め皆々様愈々御多祥奉大賀候。さて過般御遣し被下候副島伯詩故先生書、暑見舞書状之序に石黒氏へ送付候処、右書返却（不用の意乎）之書状到来仕候。其書状即ち爰に封入の別紙也。此別紙にて是迄石黒氏之尽力之事、幷に事件之成行きの事も大略明白故、尊下へ御一見に供候。御一見後は此書状は御面倒ながら小生へ御返却被下度願上候。先つは暑中御伺旁。匆々頓首。

七月卅日　峰源次郎

相良安道様

封筒表 ＊佐賀水ケ江町独行小路　相良安道様
封筒裏 西松浦郡二里村　峰源次郎　七月卅日

16 相良安道宛石黒忠悳書翰　大正十四年九月一日

尊書敬読。御母堂始御揃益御健栄大賀候。さて老大人追賞之儀、大に尽力候も先年既に官途を難有、数年之後、特に

14
御母上　多美（たみ）。
故先生　相良知安。
石黒　忠悳。
峰源次郎
相良安道
＊消印　伊万里・14.6.11・后6-9。

15
副島伯　種臣。
石黒　忠悳。
峰源次郎
相良安道
＊消印　伊万里・14.7.31・后6-9。

16
御母堂　多美（たみ）。
忠悳　石黒忠悳。
相良安道
大隈　重信。

思召を以て叙勲相成候事故、尚其是といふ事は又新に功績なきわ恐は御詮議難相成事に有之。先年之叙勲も実は小生八方に奔走訊解以て送り些にて候事故に、前途之通り重ねてと之事強く難申張中止候事に候。老生々涯にはせめて大学医学部へ先大人之肖像額とも残し度と存居候も今の人々は先大人之名も不知輩に付何分にも無致方候。

○拙書御需愧入候も其内何か相包候て差上候。御受可被下候。○先は御返事まで申述度、御母堂殿へもよろしく被仰通被下度候。拝復。

大正十四年九月一日　忠悳

相良安道殿

二白。先大人末路に芝神明町に被居候節、老妻と両人にて知音少くたま〳〵音信なしといふとも密々内々こつそりと僅少之金を机の下に入れて帰候といふ仕義、其頃いまた旧藩旧知も居候も大隈始め少も不省、而て其叙勲相成候。当日小生の馬車に先大人を同乗せしまゝ大隈へ参り、数年ふりにて面会為致候て、小生は大隈に向ひ「是迄は相良も人に不被知しか、今般特に叙勲相成なれは、佐賀藩の士は医学に大物ありと噂し、特に叙勲になりし人は大隈とも積年の親友てありしをかれるは人皆之知事故に、是迄はたまたま小遣銭も送りて居候が、此後は鍋島家と貴家に月々食ふ料位は貢かれ度趣に候。今日は同伴して参たり」と申たるに、大隈はいさい承知した、今月よりは鍋島家と相談して宜く仕らせむとて、それより月に二十円餘を支給した□□なり。

17　御母上　多美（たみ）。
石黒　忠悳。
老生　峰源次郎。
相良安道

17　相良安道宛峰源次郎書翰　［大正十四年］九月二日

＊消印　□.□.2・后3-6。

八月卅日附の御華墨正に落手仕候。如仰頃日非常之残暑に御座候処、御地御母上様御始め皆々様御健勝奉大賀候。石黒氏書面御返却被成下御手数之程奉謝候。拙書御下命之上は拙ながら喜んで承知仕候。其中御一粲に奉入可申候。老生も今一度出佐賀仕度心願には御坐候得共、何分両足不自由にて駅の橋渡りに困却致候。大兄様にも今少し秋冷相成候て、佐世保へ御用向之御序も御座候はゝ、土曜日より御一泊の積りにて御立寄被下度、此段御願申上置候。先つは右為可得貴意。匆々頓首。

九月二日　峰源次郎

相良安道様　貴下

寄懐

一剣飄然出遠陬。帝都勝地作従遊。
吾猶年壮君年少。屈指匆々五十秋。

又

五十年前在京日。名園到処莫言賒。
思君憶起墨江畔。乱発秋風天竺花。
博一粲

封筒表 *佐賀水ケ江町四五　相良安道様
封筒裏 西松浦郡二里村　峰源次郎　九月二日

18 相良安道宛峰源次郎書翰 〔大正〕十四年九月二十六日

拝啓。去る廿三日附貴書正に拝受仕候。如仰近日秋冷相成候処、御地御母上様御始め皆々様愈々御多祥奉慶候。扨拙書御下命なれは拙劣ながら一揮可致御坐候。

石黒子爵之書其中拝見致度候。子爵は中々搢紳中有数之達筆に御座候。

来月当り御閑暇あらば弊地御賁臨可被下との御事嬉しく奉存候。何卒御差操り被下度願上ます。実は来る十月廿三日は弊地方くんち（秋祭）なれは廿二日の午後より御入来御一泊被下廿三日は終日緩々寐たりころんだりして種々今昔の懐旧談雑話などして興を催し度御座候。左れとも尊君には御勤務の御事土曜日曜でなけれは御操合せ出来ぬ事かも知れません。それならは十月廿四日の土曜か廿五日の日曜に御操合せ下さいませんか。然し是れは小生が都合を申す事にて尊君には御繁忙の御事、当方の注文通りには願はれません。十月十八日の日曜杯は如何に御座候哉、御伺申上候。先つは右為可得貴意。匆々頓首。

九月廿六日　　峰源次郎

相良安道様

封筒表 *佐賀水ケ江町四五　相良安道様
封筒裏 西松浦郡二里村　峰源次郎　九月廿六日

19 相良安道宛峰源次郎書翰 〔大正〕十四年十一月九日

芳翰拝見。朝夕は大分秋冷相募候処、御母上様御始皆々様愈々御多祥奉慶賀候。扨過日は久振御光来被成下候処、何の御挨拶も出来不申候。缺礼之至に奉存候。

然るに御鄭重なる御謝辞に預り汗顔の至に御座候。是れには御懲りなく佐世保御序も御座候はゝ、又々御尊来被成下度願上候。誠に四五十年之旧話隔生之感ありて、懐旧之情に堪へす喜悲交至り君と一日の歓話にて十年の生命を延たるか如き感あり。誠に興趣限りなき一日にて御座候。

御願申上置候鳴呼行西英太郎氏へ御依属之由、忝奉存候。

18
御母上　多美（たみ）。
石黒子爵　忠悳。
峰源次郎
相良安道

*消印　14.9.26・后3-6。

19
御母上　多美（たみ）。
西英太郎　西里。
井上
峰源次郎
相良安道

*消印　14.11.9・后3-6。

西氏は小生にも一面識ある人に御座候。御序も御座候はゝ宜敷御一声御伝へ被下度願上候。井上一件は誠に天道相当之事と被存候。快哉、又快哉。

時分柄御自愛被成下度願上候。先つは拝復迄。匆々頓首。

十一月九日　峰源次郎

相良安道様

封筒表 ＊佐賀水ケ江町四五　相良安道様
封筒裏 西松浦郡二里村　峰源次郎　十一月九日

20 相良安道宛峰源次郎書翰 ［大正］十五年一月四日

拝啓。目下祁寒に御座候処、愈々御多祥奉慶候。御母上様にも御寒中りもあらせられず奉慶候。扨旧臘新聞掲載御願申上候。嗚呼行五十部印刷御送付相成候件に付、旧臘御尋申上候処、何たる御回答を得す、始めは或は御留主中にては無之哉と存し、後には歳末御多忙中なるへしと存し、御回答催促差控へ居りました。然し最早少しは御手明きも出来たるべしと存し、爰に一書奉呈仕候。

即ち右五十部御送付相成候。尊君の御意旨は如何なる御意なりしや、其れを御尋申上ます。

其御意旨が判然しませんから御送付の五十部は上封のまゝ于今開封せず保存して居ります。御面倒様にても至急右御送付の御意旨を御報知被下度願上ます。

尚々、祁寒之候御自愛被成下度奉希候。先つは右御願迄。

匆々頓首。

一月四日　峰源次郎

相良安道様　侍史

封筒表 ＊佐賀水ケ江町　相良安道様
封筒裏 西松浦郡二里村　峰源次郎　一月四日

21 相良安道宛峰源次郎書翰 大正十五年四月七日

御申越により故先生表彰に関し石黒氏へ書状せんと執筆文句を考按中不図して一の差支へあるを思出しました。其れは昨年何月であつたか月は忘れましたが、子爵より相良知安氏の為めには曩年以来種々力を尽したるも意の如くならず、之れが一人にて為すことに非らざれは如何ともする事能はず。終に不結果に終はり最早此上は刀尽て仕方なしと云ふか如きの報知来り居れることなり。

又昨年は同氏より今よりは是迄様々社交上の文通はせずとも断はり来り居れることあり（是れは子爵も最早八十一歳老臺の為めなるへし）。

20 御母上　多美（たみ）。
峰源次郎
相良安道
＊消印　伊万里・15.1.5・后0-3。

21 故先生　相良知安。
石黒　忠悳。
＊消印　15.4.7・后0-3。
峰源次郎
相良安道

此等来書の事を小生忘却し居たりしを今日思出してみれは、此の報を受て居る小生より頼み状を遣すと云ふは如何かと思はれます。

又貴下より直接か又は他の方面より御頼込みの方がましではないかとも思はれます。

尤も故先生表彰のことは本々子爵の本意に出たることにて他の依頼に出たることに非す。左れは一応手は尽きたるも機会さへあれは子爵必す憤起あるへしと思はれます。

特に大演習の如き稀有の事ある際、諸県下に於て地下の志士俊人の表彰に逢ふ例も往々あることなれは、今回のことは子爵も意中には必す好機也との意も可有之思はれますから、何れの方面よりしてか子爵へ此の願意を申込み置くも宜しかるべく思はれます。其れはそれとして、又思ふに、今回のことは本県下のことゆえ、明治初年故先生が佐賀藩よりの徴士として朝廷に徴せられ玉し廉を以て県庁を動かしては如何なるや。今回の如き際に地下人物表彰を宮内省当局へ申請することは、或は地方官職責中の事にてはなきやとも思はれます。

其れに故先生が独乙医学に功労あらせられたることは、第何回かの日本医学会雑誌（好生館にあるへし）に於て石黒氏の縷々数百言の演説記あり。此演説記を以て県官に申込みたらは県官も此際のことゝて、まさか我不関焉としては居られぬではありますまいか。

右は小生が卑見敢て告貴下、貴下の御意見は如何なるや猶御熟考被成下度奉希候。

春前より在病蓐運筆不如意乞恕之。匆々拝具。

四月七日　　峰源次郎

相良安道様　侍史

［封筒表］佐賀水ケ江町四五*　相良安道様
［封筒裏］西松浦郡二里村　峰源次郎　四月七日

22 相良安道宛峰源次郎書翰 【大正】十五年四月二十七日

拝啓。陳は先月故先生表彰請願一条に付、愚意申上て貴意相伺置候末、未た御回答なし。如何の御思召なるや。可否は兎もあれ回答はして下さい。

其後愚息直次郎（西松浦郡医会長をして居ます）へ先般貴下へ通信したるものと同様の文意を申し含め、其出佐賀の節、県医会長金武氏にも小生が愚意を申し通する様申し置候処、十日許前出佐賀、金武氏へ面会し委細陳述候処、金武氏も同情なりし如なり。愚息は其足にて貴下を百六銀行に尋ねたるも御出頭なかりしよし。因て同行大串氏とかに

22
故先生　相良知安。
直次郎　峰直次郎。
金武　良夫。
大串
峰源次郎
相良安道

＊消印　不明。

面会し、委細を貴下へ伝へ呉られる様頼み置き、愚息は其れより県庁へ往き当局の掛員に面会し、一体にかゝる時の表彰の様子を尋ねたれは、掛員の談にては一体は贈位は陛下臨幸時のみに限れることにて摂政宮の時にはなきことの由なり。

然し其等の事に付き、現今県庁より宮内省に何とか交渉中の内なれは追て何分の事わかるへし。県人とし県人の表彰に逢ふは可喜事なれは県庁も医師会も同情しては居るへきものゝ、宮内省の規定には如何とも為す能はす。

尤も宮内省への交渉が好結果となれは故先生の表彰も好都合なれとも、其れが不結果となるにしても、此の如き事は又と云ふことがあるから、今回右請願書面を当局に出してをけば、其書面がたとへ今回は不用となりても次回の時には屹度役に立つべし。故に兎に角に書面を出し置くが宜しかるべしとの県庁掛員の懇切なる談なりし由なり。

此談をきいて小生は落胆と喜悦と交々でした。其れで兎も角も其書面を作製せんと思ひますから、御手許にある丈の故先生に関する御履歴書類一切、至急御送付被下度候也。

右書類に着手することとなれは、此事は石黒子爵へ報告し尚子爵の意見をも相願可申、為存に御座候。

四月廿七日　　峰源次郎

相良安道様

[封筒表] ＊佐賀水ケ江町四五　相良安道様

[封筒裏] 西松浦郡二里村　峰源次郎　四月廿七日

23
石黒子爵　忠悳。
峰源次郎
相良安道
＊消印　15.5.22・后3-6。

23 相良安道宛峰源次郎書翰 【大正】十五年五月二十二日

拝啓。故先生表彰贈位請願は先般申上候通り県庁掛り員の言に依り、成否は兎も角も願書は本日提出致候（西松浦郡医師会を経て）。故先生独乙学御主唱御尽力之事に付ては、材料不足なるも小生記憶丈の事を記して願書を作りました。此事は石黒子爵へも直ちに報告し、猶援助を乞い度事を付言して置きました。拝具。

五月廿二日　　峰源次郎

相良安道様

[封筒表] ＊佐賀水ケ江町四五　相良安道様

[封筒裏] 西松浦郡二里村　峰源次郎　五月廿二日

経歴資料

日記　明治十八年十一月廿六日～十二月廿四日

明治十八年十一月廿六日 木曜 晴 富士比白 十月廿日乙酉　上圃　浴
出勤 井上 井出 野口 高桑 加瀬
中野より凱令院様五十年忌使来る。北村来る。

同廿七日 金曜 快晴 夜雨 雷鳴 十月廿一日丙戌
出勤 井上 井出 野口 高桑 加瀬
宮崎蘇庵来る。お愛下痢。退出懸け中野へ至る。僧五人、伊東、石尾、中島、文太夫其外、供養叮嚀也。中野へカステラ一円餘分香典三十銭遣す。

同廿八日 土曜 晴風 十月廿二日丁亥
出勤 井上 井出 野口 高桑 加瀬
宮崎来る。北村来る。秀島来る。洋服裁縫屋来る。

同廿九日 日曜 晴風強し 十月廿三日戊子　上圃
蘭土培ふ。無事。

同卅日 月曜 晴 十月廿四日己丑
出勤 井出 加瀬 野口　井上、高桑両人所労不勤。
午時より宮崎蘇庵来る。西牟田豊親書状来る。返報す。

同十二月一日 火曜 晴 ふじ見事 十月廿五日庚寅　浴
出勤 井上 井出 野口 加瀬
鳥尾、谷洋行。長谷川今日帰ると云う。佑穀硯墨を借りに来る。貸す。

同二日 水曜 半晴 十月廿六日辛卯　圃
出勤 井上 井出 野口 高桑 加瀬
東京府庁より金禄公債利子渡りの呼出し来る。霊岸島第卅銀行代理委任状共遣す。

同三日 木曜 曇 十月廿七日壬辰
出勤 井出 野口 高桑 加瀬　井上所労不勤。
退出懸け大塚へ行く。山口、中野、並木、向井来る。夜八時過帰る。

同四日 金曜 快晴 十月廿八日癸巳
出勤 井上 井出 野口 高桑 加瀬
黒川氏へ印刀を頼む。中野来る。同氏母見舞に行き夜十時帰る。

同五日 土曜 快晴 ふし見ゆ 十月廿九日甲午
出勤 井上 井出 野口 高桑 加瀬
前田来る。市村来る。北村来る。来る十四日浜尾送別会の廻章来る。

同六日 日曜 風吹 十月晦日乙未

井上
井出　勝三。
野口　貞一。
高桑　徽典。
加瀬
中野　健明。
凱令院
北村
宮崎蘇庵　元立。
伊東
石尾
中島
文太夫
秀島
西牟田豊親
鳥尾　小弥太。
谷　干城。
長谷川
佑穀　伊東祐穀。
山口
並木
向井
黒川
前田
市村
浜尾　新。

永松来る。

同七日月曜 晴 ふし見ゆ 十一月朔丙申

出勤（井上 井出 野口 高桑 加瀬）

退出懸け楠田へ見舞。帰り中野へ見舞。夜食世話になる。留守也。石尾在り。昨日深川倅怪我し死する話し。帰宅。永松より右之葬式之報来る。〇洋服仕立屋来る。梧竹来り書状置て帰る。

同八日火曜 曇 富士見ゆ 十一月二日丁酉

出勤（井上 井出 野口 高桑 加瀬）

梧竹書銘出す。深川送礼名代安興を立つ。

同九日水曜 晴暖 富士不見暇 十一月三日戊戌

出勤（井上午后断引。井出 野口 高桑 加瀬）

浜尾送別会十四日午後四時向両国中村楼。大島三四郎、青山保。

同十日木曜 午后雨 十一月四日己亥

出勤（井上 井出 懸合なし。高桑 加瀬）

出勤前三宅秀洋行の暇乞に来る。出勤遅刻。秀島、牧来るよし。伊東兄来る。

同十一日金曜 雨 十一月五日庚子

出勤（井上 井出 野口 高桑 加瀬）

履歴書出す。

同十二日土曜 半晴 十一月六日辛丑

出勤（井上 井出 野口 高桑 加瀬）

中野来る。鍋島幹来訪。

同十三日日曜 晴 十一月七日壬寅　上圃

洋服屋来る。今泉断出来。霊岸島え到る。五条父子、本田某、瀧野、中村。

同十四日月曜 晴 富士見事 十一月八日癸卯

出勤（井上 井出 野口 加瀬 高桑所労。）　朝島田長庵倅来る。

冬服着す。長谷川来るよし。午後四時中村楼に於て、浜尾送別会に到り酒飲過す。以後いましむへし。

同十五日火曜 曇 十一月十日甲辰

出勤（井上 井出 野口 高桑 加瀬）

副島書表具へ頼む。留主。留守、森永来るよし。

同十六日水曜 曇 富岳不見 十一月十一日乙巳

出勤（井上 井出 野口 高桑 加瀬）

出勤懸け雉子橋外河岸に牛に衝当り人力車倒れ、自ら飛ひ出し怪我なし。永松来る。深川氏え金談頼み置く。長谷川来り夜食す。十時帰る。

同十七日木曜 晴 十一月十二日丙午　圃

出勤（井上 井出 野口 高桑 加瀬）　月給受取る。

北村来る。宮崎蘇庵工部省電信局四等属拝命之由来る。

永松　東海。
楠田　英世。
梧竹　中林梧竹。
深川
安興　相良安興。
大島三四郎
青山保
三宅秀
秀島
牧
伊東兄　武重。
鍋島幹
今泉
五条父子
本田
瀧野
中村
島田長庵
森永　友健。

同十八日金曜　晴　富士見事
十一月十三日丁未

出勤井上　井出
野口　高桑　加瀬

浜尾、三宅洋行送て停車場に行く。帰途石丸安世子病に付見舞。途上中野に逢。白頭翁鳥を射る。

同十九日土曜　曇　午後雪降る、積一二寸
十一月十四日戊申　髪を鋏む

出勤井上　井出
野口　高桑　加瀬　　野口、黒川、田原手当金二十円賜ふ。

北村来る。高桑来る。

同廿日日曜　晴
十一月望己酉　　圊　浴

牧亮四郎来る。市村来る。

同廿一日月曜　晴　寒甚し
十一月十六日庚戌

出勤井上　井出
野口　高桑　加瀬

朝畳屋来る。午後三時副島へ行き、其後西村、鍋島、中野同様郷友義会へ出席。会議長く夜に入り帰る。

同廿二日火曜　晴　富士見事
十一月十七日辛亥　　冬至　䷢二爻変

出勤井上　井出
野口　高桑　加瀬

太政官を廃し内閣を設く。総理大臣兼宮内大臣伊藤伯。内大官三条公。外務井上伯。内務山県伯。大蔵松方。陸軍大山。海軍西郷。司法山田。文部大臣森有礼。農商務大臣谷干城。逓信大臣榎本武揚。元老院議長大木。宮中顧問官六人川村、福岡、佐々木、寺島、佐野、山尾。元老院議官○福羽、○山口、○宍戸、○土方、○鶴田、○安場、○清岡公張、○高崎、○田中光顕、○中村弘毅、○尾崎、○林清康、○渡正元、○大迫。警視総監三島。塩田全権公使。

石丸安世
田原
牧亮四郎
副島　種臣。
西村

同廿三日水曜　晴　富士見事
十一月十八日壬子　　印刀出来二本五拾銭。

出勤井上　井出
野口　高桑　加瀬

高木墨屋より濯魄氷壺、長峰宿陳、羊毫壱本を求む。牧来る。

同廿四日木曜　曇　午後雨夜強し
十一月十九日癸丑　　圊

出勤井上　井出
野口　高桑　加瀬

文部大臣閣下より廿八日午後七時上野東四軒寺町新築館に於て晩餐之案内状来る。中野来る。

同廿五日金曜　晴　富士見事
十一月廿日甲寅　　浴

出勤井上　井出
野口　高桑　加瀬

晩前田来る。

同廿六日土曜　曇
十一月廿一日乙卯

出勤井上　井出
野口　高桑　加瀬

同廿七日日曜　晴
十一月廿二日丙辰

出勤井上　井出
野口　高桑　加瀬

同廿八日月曜　曇
十一月廿三日丁巳

出勤井上　井出
野口　高桑　加瀬

回想

吾レ今ハ五十一歳、将サニ都下ヲ退キテ旧里ニ隠レントス。熟ラ思フ、茲ニ三十五年ナリ。惟フニ吾ガ生固ヨリ粗陋ニシテ医業ニ適セス。而シテ我カ家ハ旧佐賀藩ニ於テ明暦以来二百餘年、紅毛、南蛮二流ヲ一子相伝シテ、世禄世業ノ外科医ニシテ、本支四家合セテ六十四人扶持ト四十石ナリ（実家三十四人扶持。吾家二十人。小城柳逸四十石。深堀幾三十人。）。然リ而シテ吾レ本家ノ三男ニシテ、支家二十人扶持ノ家ヲ継ケリ（此ノ時天下邦建宗子ヲ重ンス。殊ニ吾家一子相伝ノ家ニシテ、宗子ノ重キコト兄弟モ他姓ノ門弟ヲ禁ス。故ニ。主従ノ如キ家風ナリ）。○吾レ十六歳藩政改令アリ。略ニ云ク、医ハ藩祖ノ憲ニ長袖[1]ニシテ世禄ノ者ニ非ス。故ニ相続禄十ガ二ヲ与ヘテ軍役ヲ免ンシ、医業ヲ止メ医学校ヲ興コシ、学術卒業二十五歳ニシテ開業流行ヲ監察シ、家禄十カ七ヲ与ヘテ軍役ヲ命シ、又徳業大ニ行ハレ弟子数多アツテ后チニ侍医格ニ命シ全禄ヲ与ヘ、侍医欠員ノ時ニハ役米二三石（外ニ薬種料アリ）ヲ与ヘテ侍医ニ命スト云ナリ。時ニ殊トニ□医学校ヲ設ケス、嗚呼時ニ亦タ儼ナル哉（時ニ医家七十餘家ニシテ、世禄凡ヘテ二千石ノ内千石ヲ削リテ積ムコト十年、吾カ二十。三歳ニシ始メテ医学校ヲ建ツ）。○十七歳藩学ニ入リ不徳ニシテ意ヲ得ス。○十九歳夏父命ニ従ヒ蘭学校ニ入リ、此ノ冬家兄二十七歳亦タ蘭学校ニ入ル。故アツテ吾レ学ヲ勤メス。懶惰無法ナルコト三年、父兄亦タ之ヲ責メス。○二十三歳家兄漸ク大阪遊学ヲ命セラル。吾レ此ニ於テ少シク学ヲ勤ムト雖トモ只放校ヲ恐ル、ノミ。此ノ歳冬始メテ医学校建ツ。由テ寄宿ヲ命セラレ教官ノ備欠トナル。○此ニ於テ始メテ真ニ勤学ス。二十五歳江戸其外遊学ヲ命セラル。三年佐倉佐藤ノ門ニ入ル。時ニ父君公ニ供従シテ江戸ニ在リ。吾ヲ召テ云ク、吾レ汝ニ三難事ノ頼ミアリ。第一ニハ汝若シ兄ニ先ダチテ侍医ノ命アル時ニハ必ス兄ニ譲ルヘキナリ。答テ曰ク、此ノ如キハ児未タ以テ自ラ信スル能ハサル也。曰ク、吾徴知スル処アリ。第一江戸遊学此レナリ。又只宜シク記憶スヘシ。五年ヲ出サルベキナリ。時ニ吾ガ心ニ只父ノ老ヲ傷ムノミ。而シテ亦タ学ヲ勤メズ。○二十七歳更ラニ長崎遊学ヲ命セラル。而シテ未タ相続米ニシテ開業免許ヲ受ケス。時ニ先輩侍医牧氏、島田氏、大石氏、永松氏等皆斃レテ父モ亦没ス。○二十九歳侍医長松隈氏吾ヲ召テ曰ク、此度松尾氏免ス、子侍医ノ内命アリ如何。吾レ初テ父命ノ耄ナラサルヲ覚リ、答テ曰ク、吾方サニ研究未タ自ラ信スル能ハス。松尾氏代ノ如キハ愚兄長セリ、敢テ私アラズ。松隈曰、吾レ正シク内命ヲ伝フルノミ、子カ言フ処吾

1 「技藝ノ僧長袖」の上四文字を抹消している。

牧　春堂。
島田　南嶺。
大石　良英。
永松　玄洋。
松隈　元南。
松尾　徳明。

亦タ私カニ感スル処アリ。後数日ニシテ家兄侍医トナル。而シテ吾レ格外常ニ内庭ニ出入シテ老公ノ厚恩ヲ受ケタリ。○三十一歳西洋遊学ヲ命セラル。遂ニ行ヲ果サス退崎ヲ命セラル。○三十三歳王政復古ス。感慨ニ堪ヘズ。京摂遊学ヲ願フ許サレス。又従軍ヲ願フ許サレス。此ノ年正シク侍医トナリ、老公ニ供奉シテ上京ス。三十四歳徴士トナリ医学校ヲ専任ス。時ニ自考ルニ、医ハ純文ニシテ和戦ノ大義ニ与カラズ。七百年来武士権ヲ執テ医ヲ賤ンシ、医モ亦タ自ラ賤ンシテ至ラザル処ナシ。此ノ弱兵ヲ卒ヒテ亦タ寸義ヲナスベカラズ。憶フニ此一新ハ大義名分ヨリ起テ本大学ニ胎セリ。而シテ医学ハ大学ノ外ニ在ラテ未タ本位ナシ。方サニ今洋学盛ナルベキ形勢アッテ医学其先途ニ立テリ。此ノ時ニ当テ自ラ医ヲ止メ漢学ヲ排撃シ、医学ヲ大学ノ上位ニ置キ、衛生事務ヲ民部ニ設ケサル時ニハ、盛者必滅ノ期アルベシ。是レ労シテ功ナキ也。又西洋大学ノ盛ナル者ハ独乙ナリ。英仏ハ害アッテ利ナシ。蘭ハ小国日ヒニ衰ルノミ。蘭英ヲ斥ソケ独ヲ採ルベシ時ニ独カ仏ヲ破リタルハ全ク大学生ノカナリ。此ニ於テ百方終ニ其志ヲ達シテ医生ヲシテ大学ノ上流ニ置キタルハ、自ラ和戦ノ大義ニ与カラシメントナリ。此レ伊東、佐藤ガ知ル処ニアラザル也。吾惟タ一家ノ世業ヲ挙ケテ、王政ノ一端ニ附シ、祖先ヲ忝メサレハ吾カ事足ルナリ。吾今知命退ヒテ農業ニ帰シテ天徳ヲ楽マントス。別レニ臨ンテ些カ徒労ヲ記シテ、父兄ハ難フシテ学業ノ易キヲ証シ、後生ノ責ヲ免レンコトヲ欲スル。

伊東　玄朴。
佐藤　泰然。

相良知安翁自記

相良知安翁（自記）
『医事新聞』（日本医事新聞社）五六八、五六九、五七一～五七四、五八〇（明治三十三年）／七一二号（三十九年）

▽人アリ。来テ余カ履歴ヲ問フ。答テ曰ク。今日ニシテ小生ガ履歴ヲ云フトキハ、先ツ旧藩之特殊ナル処ヲ言ハザルヲ得ズ。然ラザレハ小生好ンテ天下ノ医学ヲ難《ムツカシ》フシ、独リ自ラ世人ノ悪ミヲ受ル事ヲ為シタルガ如シ。小生固ヨリ左程ノ力アルニ非ルナリ。

○佐賀藩ハ元ト地下人ヲ以テ起リ弘治、永禄ノ際一時ハ五州二島筑前肥ノ後、豊後、壱岐、対馬ヲ合セ、豊臣、徳川ヲ歴テ本地ヲ変セズ。而シテ固ク他邦ノ人ヲ入レズ。

奇談アリ。足利ノ末世国固ヨリ偏鄙ニシテ蠟燭ヲ知ラズ。上方武士ハ大根ニ火ヲ点ス「キリシタン」ナリト云ヒ、或ハ鉄ノ磨キ轡ヲ見テ上方武士ハ銀ノ轡ヲ用ユト云ヒ、不都合多シ。故ニ上方浪人稲垣某ヲ挙テ二百石ニ用ユ。

▽第五六八号（明治三十三年六月二十五日）。

稲垣

治茂　鍋島治茂、泰国院。

閑叟公　鍋島直正、斉正。

古賀精里

古賀朝陽　健道、仲安。

国人悦ヒズ藩主ノ菩提所手水鉢ニ落書シテ曰ク、「血塗《チミドロ》ニ成テ得難キ地行ヲバ異《イ》ナ餓鬼ガ来《キ》テ二百石ゾ取ル」ト。藩主見テ曰ク、「吾レ過テリ。吾レ固ヨリ不都合ヲ以テ我ガ家風トセンノミ」ト。乃チ厚ク遇シテ稲垣ヲ退ク。惟タ医師ノミハ藩主之大病ニ当テ数々《シバ〳〵》京都ヨリ優禄世業ヲ以テ徴用セリ。

故ニ文事多クハ医ニ存セリ。少将治茂（閑叟公ノ祖父）ノ代ニ大ニ文学ヲ勤ム。此ノ時ニ古賀精里出ツ。時ニ又医学校ヲ建テ古賀朝陽ヲ学頭トナス。

後ニ世禄世業ノ医士七十餘家アリ家禄合セテ二千石餘ヲ食ム。

○又朝鮮陣ニ始メテ医ヲ従軍セシム。爾来医皆軍隊ニ籍ス鍼治ヲ半俗トシ、戦時ハ槍ニ属ス。内治ヲ上席トシ眼科次キ外科次キ産科ヲ下トシ留守組ニ入ル。

○旧藩ハ代々福岡藩ト共ニ長崎之関ヲ番守ス。故ヲ以テ洋学ハ諸藩ニ先ンス。

抑々漢方内科ハ無形ニシテ世俗其力ヲ見ルニ由ナシ。只其書ト詩文ニ在ルノミ。故ニ内治家ハ書ト詩文ニ務メ、容貌辞気ヲ飾リ、古キヲ貴ヒ自ラ高フシ、無為ヲ勉テ自然病家ニ不親切トナリテ医力進マズ。其弊或ハ党派ヲ立テ、勢ヲ得ントシ、或ハ家禄ノ饒ナルニ安ンシテ業ヲ務メズ責任ナシ。

外科ハ元ト兵法ニ属シ、後チ多クハ南蛮紅毛ニ出ツ。而シテ其力有形ニシテ自ツカラ世人ノ見ル処ナリ。故ニ政府蘭方ノ伝ヲ許スハ外科ヲ先トナス。外科ハ秘伝ヲ重ンシ手術末伎ヲ務テ文書ヲ習ハズ、新ヲ争ヒ奇ヲ競ヒ、其弊或ハ無識卑野ニ流ル。

島本龍嘯ナル者アリ文化。之比始テ蘭方内科ヲ開ク伊東玄朴、大石良英等皆其門ニ。出ツ新規ノ方法吐剤、阿片、刺胳、新製薬、塗擦、浴法等ヲ用ヒテ急病漢方手ヲ束ネタル者ヲ済フテ奇効アリ。世人終ニ卒直事ヲ済スヲ蘭方ト云フニ至ル。漢医見テ以テ麤暴人命ヲ軽ンスト為シ、大身富有者亦タ自重ンシ未タ用ヒズ。○福地道林ナル者閑叟公ノ幼時ヨリ江戸邸ニ侍シ、公之入府ニ供奉シ帰テ侍医長タリアリ。時ニ疱瘡流行シ自己数人之子ヲ同時ニ亡フ。歎シテ曰ク、吾「普ク和漢天竺之書ニ渉ツテ拙劣此ノ如シ。何ノ面目カ亦タ人ノ愛子ヲ療セン。吾未タ蘭方ヲ知ラズ」ト。乃チ紋服十徳ヲ著シ束脩ヲ入レ、島本ニ就テ蘭学ス。同僚耆宿以テ狂ト為シ罵詈誹謗至ラサルナシ。道林乃チ其謗言ヲ明記シ名ケテ天語トナシ、「是レ臣ガ脳病ナリ。以テ大切ノ典薬ヲ勤ムベカラズ。敢テ辞ス」ト自ラ辞表ヲ側頭ニ持チ出ツ。公其雅性枉クベカラサル事ヲ知ル。故ニ一旦之ヲ許シ、更ニ再勤ヲ命ス。

○直正公贈従一位閑叟公。公ハ江戸生レナリ本ト読書ヲ好ム。自ラ翻訳医書ヲ看テ蘭方ノ長スルヲ知ル。且ツ彼レノ火術、兵制、製薬、工藝等ヲ知ラント欲ス。先ツ侍医ヲシテ蘭学セシム。皆老ヲ以テ辞ス実ハ時ノ大身権家皆。好マサルヲ以テナリ時ニ伊東玄朴和蘭文典ヲ長崎ニ得テ江戸ニ上リ大ニ鳴ル。公江戸ニ於テ之ヲ侍医ニ挙ク。壮年ノ医生ヲ選テ玄朴ニ就テ学ハシム。公益々蘭方ヲ信ス。本ト信然シテ医士ノ頑然移ラサルヲ見テ亦タ之ヲ悪マス。古ハ人ノ美徳ナレハナリ。○弘化元年医制ノ新法ヲ立ツ原田某医制ノ新法ヲ進ム。公之ヲ。酷ナリトス。強ヒテ而シテ後行フ略ニ曰ク、医ハ藝術ヲ以テ仕ル者ナリ。大ニ家業ヲ研窮スベシ。向フ七年ノ後チ未熟ノ者ハ軍役ヲ免シ世禄ヲ削ルヘシ云々人以テ酷ナリトス。儒官大園某曰ク、「女大学ハ男ガ作ル故ニドウモナラヌ」ト。人以知。言トナス時ニ種痘法始テ開ケ漸次全藩ニ施ス。蘭方稍ク世俗ニ信セラル。○福地道林、公之参勤供奉途中急カニ死ス。公大石良英ヲ長崎ヨリ徴シテ侍医ニ命シ、一ニ之レニ任ス他ハ只当直。員タルノミ○嘉永四年新法ニ依リ、医士ノ世禄中千石ヲ削ル積ム事数年ニシテ医。学校ヲ建テントス茲年余十五歳。養父卒シテ無免状ナルヲ以テ家禄三十六石中二十二石ヲ削ラル。道林ガ子福地文安モ亦タ同シ。人之ヲ惨トス。

○公亦タ海軍ヲ作コサント欲ス。軍艦ヲ和蘭国ニ注文シ、先ツ蘭学校ヲ建ツ。大庭雪斎、渋谷良次等ノ医士ヲ以テ教師トナス。藩士数十人ヲ選テ蘭学ヲ命ス小生福地文安ト共ニ。此校ニ入テ蘭学ス

▽○安政五年医学ヲ国学トシ政府之直轄ヲ以テ医学校ヲ建ツ。

島本龍嘯　良順。
伊東玄朴
大石良英
福地道林
原田
大園
福地文安　広居、良敏。
大庭雪斎　景徳。
渋谷良次　良治、良耳。

▽第五六九号（明治三十三年七月十日）。

鍋島安房　茂真。
中野数馬
横尾文吾
牧春堂
島田南嶺
城島淡堂　禎庵。
野口文郁
西牟田玄才
林梅馥
松隈元南
相良柳庵　長安。
以下、相良家の人物については、付録「相良春栄系図」「相良柳庵系図」

大己貴命ヲ医祖神（従来漢家ハ神農ヲ祀リ、蘭家ハ「ヒポカラテス」ヲ祀ル）ニ祀リ、学制ヲ立テ、曰ク、「医之道為ル、疾患ヲ治テ、以テ健康ヲ保ツ所ロノ者也。苟モ此道ニ志ス者ハ、七科之学ヲ脩テ、以テ医ニ従事ス可シ。第一窮理学、第二分析学、第三解剖学、第四人身窮理、第五薬性学、第六病理学、第七治療。則右須ク竅知スベシ」（然シテ復タ撲。蘭ヲ云ハズ）○悉ク漢方医ノ在官者ヲ免シ、蘭方医ヲ以テ之レニ盈テ、従来ノ開業免状ヲ廃シ、皆就学シ更ニ免許ヲ受ケシム。校ヲ好生館ト名ケ、頭人（時ノ執政タル、鍋島安房兼ヌ）、相談人（時ノ参政ノ一人中野数馬）、附役（政府附役ノ一人横尾文吾）、以下事務官政府ヨリ兼ヌ。教官ハ教頭（二人）教導方（四人）同差次同掛ク合（以上ハ上局ニシテ、皆侍医ヨリ兼ヌ）、指南役、同差次、同備缺（以上ハ次局ニシテ庶子付或ハ種痘方或ハ海軍医ヲ兼ヌ。備缺ハ学生ヨリ挙ク）、舎長二人寮内ヲ鑑ス。

●教頭　○大庭雪斎、大石良英。●教導方　×牧春堂、×島田南嶺。●同差次　×城島淡堂、○渋谷良次（鍼治）、×野口文郁、×西牟田玄才（外科）、×林梅馥。●同掛リ合　×松隈元南、×相良柳庵。以上ハ上局也。先生ト唱フ。●指南役　□浅田宗春、□宮田魯斎、□永松玄洋、□上村春庵。●同差次　□島田東洋、○朝日楊庵、□楢林蒼寿、□金武良哲、□井上仲民、×高木玄哲、×高木玄堂、×大中春良、×島田芳橘。●同備缺　福地文安、相良弘庵。以上ハ次局也。而シテ原書家アリ、訳書家アリ、原書中江戸即伊東学アリ、大坂即緒方学アリ。○印ハ大坂。□印ハ江戸。×印ハ訳書。真先生ハ大石一人也。今ヲ去ル四十三年前也。

学徒千餘人（訳書ハ通学ニシテ七百許、原書生ハ寄宿三百許アリ。町医郷医ハ、訳書ニテ可ナリ。御直ノ医士ハ三十歳以下必ス原書ヲ読ムベシ）、館内之席次ハ医学之等級順タルベシ（但シ学問ノ間ハ長。幼爵位ヲ忘ルベシ）。試業法ハ学制ニ順ヒ一科ノ書ヲ読了ツテ其事ヲ記憶スベシ。試問ニ応シ其事ヲ暗講スベシ。医ハ実業ナリ。笈ヲ負テ施療スベカラズ。

時ニ福地文安ト小生二人ヲ上局ニ召シテ曰ク、二子ニ相談アリ。御苦労ナガラ新立ノ等級ヲ践ンテ生徒ノ手本タラン事ヲ。福地答テ曰ク、我カ輩家禄ヲ削ラレ町医、郷医ト席ヲ同シ、弥ガ上ニ初級ニ下リ試業ヲ受ケテ生徒ニ示セト。御規則当ニ然ルヘキ者タラバ何ゾ御相談ニ及ハンヤ。城島曰ク、吾カ輩ハ所謂ル陳渉呉広ニシテ蓆旗ヲ以テ先生ノ員ニ備ルモ、両子ハ錦ノ旗ヲ揚ケテ真ノ王者タラザルベカラズ。福地曰ク、私共ハ医者ニサヘ成リタラバ可ナランノミ。何ゾ旗揚シタリ王者ヲ学ブニ及ハンヤ。一座黙然タリ。横尾文吾曰ク、二子ハ好生館ノ嚆矢ナリ。其任ヤ重シ。先ツ席ノ事ヲ告ケザルヘカラズ。本ト弘道館モ国学トシテ立チシモ、身格長幼席タルヲ以テ三家ノ家来席ノ争ヨリ来ラズ。今ニ至テ国学ノ実ヲ失ナ

□を参照。
浅田宗春
宮田魯斎
永松玄洋　至伸。
上村春庵
島田東洋
朝日楊庵
楢林蒼寿
金武良哲
井上仲民　貞経。
高木玄哲
高木玄堂
大中春良
島田芳橘
陳渉　陳勝。
呉広
緒方洪庵

へリ。故ニ此ノ黌国学タラザルベカラズ。政府ト教導方熟議ノ上ニ定マレリ。医師ノ故ニ圧シ付ケタニ非ル事ニ子能ク含ンデ置クベシ。二人退ク。牧春堂曰ク、「文安ハ道林ニ似テ雅ナ様子」ト。福地余ニ議シテ云ク、大庭モ大石モ真ノ鳥ハ居ラス。蝙蝠先生ノミナリ。如何ンセンヤ。余曰ク、原書先生ニモ議シタル上ノ事ナルベシ。原書先生ハ我ガ輩ヲ贔屓シテ、読書ノ力ハ已デニ指南役中二人ニ及フモノ無シ。是レハ御相談デナケレハト云フタルベシ。故ニ彼レ此ノ如ク出テタルナリ。窮理書ハ暗ニ講シ易シ。「ボツク」ノ解剖書ハ些ト困ルガ、試問者ハ大石ナルベシ。困マラセル気遣ヒナシ。マタ人身窮理ハ講シ易シダ。福地曰ク、左様ヤルベシ〳〵ト。先ツ窮理科ヲヤルニ、福地エレキヲ問ハレ、消極積極ヲ数シバ云フ故ニ「ポスチーフネケチーフ」ト云フ。城島曰ク、「原語出シテハナラヌ」ト。福地退テ云ク、彼ノ陳渉呉広ノ実ニ悪ムベシ。時ニハ小生福地ト共ニ「スプリンゲル」ヲ大石ニ会読ス。指南役中皆傍聴ス。井上仲民城島ガ実弟ナリ。城島仲民ヲ叱責シ云ク、汝何ゾ両子ト同シク講習シ加ハラザルヤ。仲民已ムヲ得ズ籤ヲ取テ一ヲ得、文安二ヲ得、余三ヲ得タリ。文安仲民ヲ詰問ス。仲民赤面益々窮ス。余大石ガ好マザルヲ見テ、仲民サン私カ代ハロウト云フ。大石曰、ソレガヨイ、サツサトヤラネバ今日ハ私モ急グベシ。文安退テ余ヲ責テ云ク、今日ハ彼ノ城島又例ノ推参ヌカス故、吾ガ折角仲民ヲト思フ処ニ相良ガ助ケルカライカン。余曰ク、仲民ハ兄ト違ヒ名ノ如ク実ニ仲民也。君ハ書面ヲ見テ知ラズ。吾レ大石ガ苦々シキ顔ヲ見タルユヘニ助ケタルナリ。随分城島モ覚ヘ付タ様子デ有タ。福地曰ク、「何ンノ大石先生モ城島ヲ大嫌ヒダソーダ」。表面ハ一時広大ナル設立ナレトモ、上下皆不平ニテ其情実ハ右ノ如シ。

時ニ直正公臨校アリ。大石良英講解ス、講習相良弘庵。福地文安

○大石良英

青木周弼

伊東玄朴ニ継テ起ル者、緒方洪庵備中足守、青木周弼長州、大石良英肥前、之ヲ坪井之三傑ト称ス。長崎ニ於テ雪月花ノ三字ヲ分ツテ共ニ天下ニ名ヲ揚ケン事ヲ盟フ。然シテ緒方ハ性寛ナリ。能ク衆ヲ容ル。大阪ニ門ヲ開テ門生日ニ盛ンニ三千餘ニ至ル。青木ハ国難ニ遭遇シ自由ヲ得ズ。維新後宮内ノ侍医タリ今之外相ノ。養父ナリ。大石ハ学力優ナルモ、人ヲ教ルヲ好マズ長崎ニ開業ス。直正公出崎ニ当テ能ク蘭書ヲ読ヲ聞キ、藩邸ニ召シ新渡ノ窮理書ヲ講セシメ、大ニ悦ヒ従カヘ帰テ侍医ニ挙ク。○抑モ此ノ校ヲ起スニ尽力シタル者ハ牧ト島田ナリ。大石ハ君命ニ依テ勤ムルナ

リ。小生本ト福地ト共ニ蘭学校ニ学フ。大庭、渋谷ハ大阪学ナリ。月旦評ニテ凡テ適塾ニ同シ。大石曰ク、緒方ハ書生遠方ヨリ来テ急ニ蘭書ヲ読ム事ヲ学テ帰ル故、然ルベシ。此ノ医学校ハ皆地ニ著タル医生ナリ。日々其科ノ書ヲ読ムベシ。序文総論ノ読ミ難キハ後ニシテ可ナリ。名文ハ必ス簡ナリ。譬ヘハ雲龍ノ画ノ如シ。只龍眼ト髯ト爪トヲ画ヒテ餘ハ黒ク塗ル。龍ノ全形ト其性ヲ知ル者ハ直チニ以テ善シトセン。解剖書ノ如キハ読ミ易キ者ハサツサト読ムベシ云々ト。其言一々至情ニ適スルモ行レズ（此ノ時原書家ハ譬ヘバ麺包ノ如ク、訳書家ハ米飯ノ如ク然リ）今ヲ以テ考レハ、此時ノ勢ヲ以テ病院ヲ建テ訳書先生ニ任シ、大石ト渋谷ヲシテ日ニ解剖書ト生理書ヲ講セシメ、午後ニ福地、小生ヲシテ之ヲ復講セシメ、之ヲ筆記シテ訳書先生ニ読マシメ、順ヲ追テ三年ヲ進マハ恐ラクハ佐賀藩ノ医学ハ全国ニ冠タリシナラン。

▽大石云ク、抑モ医学ハ万有窮理ニ基ヒタル有形学ナリ。仁義礼智ノ文学ト異ニシテ、無用ノ想像ヲ忌ミ不要ノ憶念ヲ嫌ヒ、卒業後施療ノ際モ固ク憶断ヲ禁スルナリ。然ルニ大阪流ハ殊サラニ力不相応ノ文章ヲ月ニ六回会読シ、一二葉ノ文ニ四五日ノ憶想ヲ費シ、恰モ僧ノ坐禅頓悟ノ如ナルハ、其一年ニシテ得ル処知ルヘキナリ。夫レ少壮ノ時ハ其学業日々適度ニ進マザレハ遠キニ泥ンテ慷慨ヲ起シ、或ハ邪僻ニ流レ或ハ自暴自棄ニ陥ルハ一般ナリ。抑モ家塾ハ人々自ラ求テ来ル者ナリ。当校ハ国学ナリ。来ラザルベカラズ去ルベカラズ。其任自ラ大ナルベシ。又タ此校始テ立テ諸先生従来漢方信古学ノ遺習アツテ教導懇切ナラス。試業ハ試問ニ非ズ詰問ナリ。夫レ教授懇切ナラサレハ生徒ニ恩ナク、試問ノ詰問トナルハ教師ノ罪ナリ。宿弊急済スベカラズ。二子之ヲ務メヨ。

○翌年不幸ニシテ「コレラ」大ニ流行ス。開業医缺乏シ、而シテ蘭方亦皆必ス名医ト云フニアラズ。漢方亦従テ之ヲ譏ス。監察俗吏亦迷惑シ政府モ亦困ス。校勢大ニ沮ム。

○此年幕府長崎ニ於テ養生所ヲ立テ、蘭医ポンペヲ雇ヒ松本良順ヲシテ伝習セシム。時ニ渋谷良次、宮田魯斎、永松玄洋、井上仲民等ポンペニ伝習命セラル。○初メ此ノ校造立之際ハ病院附属ノ議定ルモ、爾来種々ノ障碍生シ来テ漸次姑息ニ流ル。

○万延元年冬余向西歳ヨリ三年、江戸其外遊学命セラル。此時江戸諸塾皆衰フ。又家情アツテ江戸ニ在ルヲ欲セス。下総佐倉佐藤泰然之門ニ入ル。三年蹉跎為ス処ナシ。○茲ニ吾が身封建ノ世加ルニ一子相伝七世ノ外科医之家ニ生レテ、世之大変革ニ遭遇シタル一夢ヲ語テ、今日之進歩ヲ賀

▽第五七一号（明治三十三年八月十日）。

ポムペ　ヨハネス・ポンペ・ファン・メーデルフォールト。

松本良順　蘭疇、楽痴。

佐藤泰然

センカ。

○吾カ家世々一子相伝「キリシタン」禁制ニ由ル之外科医ニシテ紅毛南蛮、ノ二流也本支二家トナル本家三十四人扶持、支家二十人扶。持ナリ。五世ニシテ家勢稍ヤ衰フ固ク他之門ニ入ルベカラズ。又他之子弟ヲ教ルヲ許ルサズ。余三子ニ生レ十五歳支家ヲ継ク伯兄正七位故宮内少侍医相良安定。次ハ正五位。故大蔵大書記官伊東武重。次ハ小生弟相良元貞固ヨリ伯兄ヲ越ユベカラズ封建ノ世此ニ一子相伝ノ。餘風。宗子ノ権尤高シ○時ニ侍医中ニ福地、松隈ノ二党アリ一ハ福地道林漢ヨリ蘭ニ移ル者、。一ハ松隈甫庵漢ノ古方家ナリ而シテ実父ハ道林党ニシテ、養父ハ甫庵党ナリ。道林没シテ甫庵党一時ニ盛ナリ後ニ甫庵歿シテ医学校立チ、。道林党克ツテ純蘭ト成ル時ニ佐野儒仙外科医長楢林流。佐野伯ノ養父ナリ其門下林梅馥ヲシテ実父ヲ越テ侍医ニ進ム。且ツ伯兄長崎遊学ヲ願フテ許サズ時ニ余カ養父。不意ニ病死ス父大ニ失望シ急カニ佐賀ヲ退キ伊万里ニ移ル。○父余ニ命シテ曰ク、汝先ツ兄ノ豫報トシテ試ニ蘭学スベシ此ノ時未タ医生一人。モ蘭学スル者ナシ父命黙止シ難ク蘭学校ニ入リ寄宿ヲ命セラル。次テ伯兄亦タ入校シ、福地文安道林之子亦タ入ル蘭学校ハ月旦評ニ。シテ等級席ナリ伯兄已デニ晩学ニシテ進ミ遅シ。父余ヲ戒メテ曰ク、聞ク雪斎大庭汝ヲ引テ一途ニ進メントスルヲ。汝暫ク僻学シ之ヲ避ケ、惟リ兄ノミナラズ福地文安ガ下ニ就クベシ。文安ハ父ノ遺徳ニ依テ贔屓多シ。医ハ俗人ト異ニシテ御匙ノ外更ニ進路ナシ。而シテ外科ハ二員ニ過ギス。今急ニ特進スル時ハ人和ヲ失フテ後チニ大害アリ縦トヒ養家ノ親類彼是レ云フ時ハ今引取レハ幸ナリ。雪斎ニ曳ルレハ硬骨紙鳶トナリテ揚。カラス。恐ルヘシト余始テ世路ノ難キヲ知リ怠惰三年、而シテ父二子ヲ蘭学セシムト云ヲ以テ召還。侍医ニ任ス儒仙歿シ子栄寿還俗命セラレテ栄。寿左衛門トナル。今ノ佐野伯ナリ伯兄亦タ大阪遊学命セラル。是ニ於テ余始テ勉学ス。○時ニ医学校新タニ立テ、文安余ト共ニ超然書生ノ上位ニ昇ル時ニ大庭中風ニ罹リ勤ムル。能ハズ。二人大石ニ会読ス余文安カ下ニ在ルヲ以テ衆ノ嫉妬ヲ受ケズ。亦タ暗ニ文安ヲ保護ス。文安知ラズ文安性雅也。余カ父命ニ依テ謙スルヲ知ラズ。三年ノ久シキ以テ性ト為ス。近ゴロ勉学急カニ力其右ニ出ルヲ忌ム。余心ニ之ヲ笑フ。後ニ其事情ヲ。告ケント欲テ文安死シテ果サス

▽○余カ先輩四五人アリ弘道館ハ長幼席ニシテ、儒学ハ徳学ナレハ郷党朋友自カラ其順ヲナセリ。医学校立テ二人ノ下ニ降リ通達ノ途ヲ。失フ相議シテ云ク、文安カ勢ハ弘庵カ後援ナリ。文安ハ与シ易シト。私カニ文安ヲ曳テ囮トシ遊学ヲ企ツ。其辞ニ云ク、病院構造モ前程遠シ。先ツ遊学セシムベシ。文安、弘庵相当ナレトモ両人一時ニ闕ケハ教授ニ差支アリ。先ツ文安一人ヲ出シ冬ニ至テハ後輩亦タ進マン。次テ弘庵ヲ出スベシ且ツ弘庵ハ実兄モ。未タ遊学中ナリ附テハ大須賀道貞家禄百五拾石中百二拾石ヲ削ラレタル人ニシテ、牧春堂カ婿ニテ目、的人古賀元才、花房元淑三人ハ年齢モアリ大身ナレハ、道貞、元才ヲ文安ニ附ケ、元淑ヲ弘庵ニ附ケン。是レ全ク牧春堂カ私ナリ。大石其姑息ヲ悪ム。其心ニ云ク、春堂カ大須賀等ヲ出サハ出スヘシ。折角予カ楽テ之ヲ教ヘ、二人亦タ日々ニ進学ヲ歓フ者ヲ、暴ニ其一人ヲ奪フハ亦タ奇ナラズヤト。余後ニ文安カ母ニ聞ク。

佐野儒仙　常徴。
栄寿　佐野常民。
▽第五七二号（明治三十三年八月二十五日）。
大須賀道貞
古賀元才
花房元淑　元済。
野口　良陽。
外記

余之ヲ知ルモ意トセス、只文安拝命ノ日マテ予ニ秘スルヲ屑ヨシトセサルノミ。○冬ニ至テ事務官野口某余ニ告クルニ、大阪遊学之上申アルヲ以テス。余其ノ無益ヲ論ス。野口曰ク、予ハ俗吏ナリ、学事ヲ知ラズ。子之レヲ大石ニ論スベシ其意大石ニ向テハ論ス能ハスト為スナリ。余云ク、生今日当直ナリ。暫ク大石ニ至ル可ナランカ。云ク、可シト。直チニ大石ニ至テ曰ク、野口私カニ遊学ノ上申アルヲ告ク。小生無益ナルヲ断ハル。野口答テ、学事ハ先生ニ述フベシト云フ。故ニ煩スト云フ。大石曰、其旨如何ン。余曰ク、生カ家ハ外科ナリ。緒方ニ入門ハ無益ナリ。大石曰、「今日外科、内科ヲ云フニ及ハズ。緒方ハ書ヲ読習フニ適ス。子ハ已テニ独看株ナリ。緒方ニ入ルニ及バス。唯夕御褒美ニ学文之時ヲ賜ハルノミ子其時ヲ好マザルカ。予ハ之ヲ羨ムナリ。内ニ在レハ自然家持子持チトナル。況ヤ子ハ養子ニシテ自由ナラザルベシ。妻子世情ハ学文モ其迄ナリ何ソ其地ヲ定メンヤ。吾明日政府ニ出テ江戸其外遊学トナスベシ。日本国中適意ノ所ニ在テ書ヲ読ムベシ。豈結構ノ事ナラズヤ。還テ野口ニ告ケヨ。子ハ学職ナレハ別ニ手紙ニ及バズ。宜シク云ベシ」ト。余雀躍シ帰テ野口ニ告ク。野口驚テ曰ク、怜《ウマ》ヒ哉〳〵。吾久ク茲ニ在テ熟《ヨク》々知レリ。今日ニシテ館中上下一人モ大石ニ向テ言《モノ》ヒ得ル者ナシ。且ツ当時医生ノ遊学ハ大阪ニ限ル者トナレリ。加之ナラズ学費幾ント倍ス。賀スベシ野口ハ余カ養母ノ知人ナリ。母ノ為ニ賀スト云。後一日花房ト同シク命ヲ承ク。

花房ハ大阪ニシテ、余ハ江戸其外ナリ。花房以テ達シノ過ト為ス。吾レ昨夜外記殿参政ニシテ花房縁家ヨリ確カニ聴ケリ。余心ニ笑テ曰ク、只江戸ナラハ間違モ有ラン。其外トマデ加ル筈ナシ。花房信セズ、共ニ書記ニ行テ調ント云フ。之ニ従フモ過ニ非ズ。花房尚ホ迷惑ス。花房ハ養家ノ親類ニシテ禄九拾石妻子アツテ、元ト開業免許ヲ早ク得テ流行セリ。養家ノ者今日尚ホ余ヨリ上等ノ人ト思ヘリ。是ニ於テ余七年間ノ鬱屈始テ伸ヒテ爽然タリ。翌年二月急ニ発セス。以テ花房ヲ圧ス発国、大阪ニ到ル。福地等来リ会ス。曰ク、入塾何日ニ定メンカ。答テ曰ク、予ハ大石ヨリ独看ナレハ随意ノ地ニ在ルヲ許サル、然者《サレハ》窮屈ナル適塾ハ入ルヲ欲セズ、只兄ヨリ緒方ヘ贈物アリ。優名ノ先生諸君ノ紹介ヲ以テ一見ヲ得ハ幸ノミ。皆信セス。余切手旧藩疆ヲ出ルニ必受厳重書也ヲ出シ示ス。衆愕然タリ。其夜文安独悄然トシテ来ル。曰ク、吾一朝牧党ニ瞞著セラレテ君カ年来ノ交義ニ背キシヲ慙ル也。懺悔今日ニ至テ切ナリ。敢テ願クハ、君釈然復旧ヲ聴サン事ヲ。余云ク、君牧ヲ求ムル勿レ。牧カ君ヲ賺シ残フタルニ非ス。只君カ重ヲ借リテ彼ノ二三子ヲ救援シタルノミ。抑モ百難ヲ排シ心力ヲ尽シテ好生館ヲ興シタル者ハ牧ト島田ナリ。大石ハ与カラズ。而シテ島田ハ新家ニテ俊才ナリ。牧ハ旧家ニテ温徳ナリ。故ニ南嶺ハ人ノ子ヲ顧ミザルモ、春堂ハ常ニ君カ名ヲ言ハス。必ス道林カ子ト云ヘリ。彼ノ二子ノ如キモ牧カ旧故ノ子ナリ。余カ父ハ牧カ友ナリ。予カ伯兄ニ蘭学ヲ勤メタルモ牧ナリ。父ヲ伊万里ヨリ召還シタルモ牧ナリ。伯兄ヲ好生館建立前ニ遊学セシメタルモ牧ナリ。余カ養父ハ甫庵党ナリ。故ニ伯兄ヲ先ニシ、余ヲ後ニス。順ナリ。其言ニ云ク、「柳庵ハ長子未タ大阪ニ在リ。三男ハ帰後ニシテ可ナラン」ト。大石ハ建立後ノ大石ニシテ教頭ナリ。訳書先生カ原書生ニ与管姑息スルヲ嫌フナリ。又新参ナレハ或ハ己レヲ軽ンスルト為スナリ。故ニ今度ハ先生一人ノ腕ヲ示シタルナリ。文安蕭然タリ。余又云ク、余ハ只タ初メ君カ彼等ト密交シ、拝命ノ日マテ乾顔以テ事ヲ秘シタルヲ悪ミタルノミ。文安曰ク、サア其ノ所ガ実ニ。余云ク、今ハ則チ恬澹虚無ナリ。曰ク、其言ヲ聞テ始テ安セリ。時ニ元ノ如ク二人一所ニナル策ハ如何ン。余云ク、秋ニ至テ大石供奉シ上ルヘシ。其時ニ独リ大石ニ行テ訴フベシ。彼等ト年齢遙ニ隔タリ、随テ志モ自然ニ違ヒ、又進ンテハ塾法ニ束縛セラレ読書意ノ如クナラス云々、ト。文安曰ク、夫レハ第一ニ独テ大石ニ逢フ難シ今独リ来ルサヘ。尤モ難キ処ナリ。又秋ヲ待チ難シ。

吾レ実ハ君カ大ニ含ミヲルナラント思ヘリ。有様昼初テ逢フタル時、江戸行ト知ラサル故ニ、君カ気勢何トナク高カリシナリ。然ルニ今夜君カ平生ノ言ヲ聞テハ、一日モ彼等西岡父子、花房マテ加ワル実ニ悪忌ニ堪ヘス。余云ク、夫レハ君カ自恣ナリ。左右人ヲ悪ムモノニアラス。曰ク、予ハ君カ如ク君子作リハ出来ス。余曰、大増俄カニ切込テ来タナ。予ト雖トモ実ハ今以テ大ニ含ミヲルナリ。只江戸ヘ去ルカラ好ヒ加減ニ云ヒヲルノミ。曰ク、否々吾レ最初ノ言バハ会読スル如ク聴キ得タルヲ以テ間違ナシ。実ニ忝シ。余云ク、好シ吾レ江戸ニ行キ永松ニ談シ、亦君モ永松ヘ頼ムベシ云々。

是ニ於テ天下ニ敵無シノ勢ヲ以テ直チニ東海道ヲ下ル。江戸ニ到テ忽チ頓挫ス。

夫レ一小医生日本百分一ノ国ニ生レ、微々タル軀ヲ以テ此ノ如キ意気トナルモノハ、閑叟公学校設立之恩ナリ。

▽時ニ実父若公ニ供奉シ江戸邸ニ在リ同僚宮田魯斎、永松玄洋、又養家ノ伯父犬塚某小姓頭ヲ勤メ在リ父ニ謁ス。父甚ダ悦ビス。曰ク、何ヲ以テ江戸ニ来ル。云ク、遊学ス。曰ク、遊学ハ大阪ニ限ルベシ。云ク、伯兄ノ勤メヲ以テ大石ニ請ヘリ。曰ク、夫レハ寛斎己カ跡ヲ汝ニ聞カレン事ヲ畏レテナラム。云ク、何ソ然ルベキヤ。大阪ハ只書ヲ読ムノミ。外科ハ手ヲ研グベシ。下総佐倉ニ於テ佐藤泰然養子舜海ナル者ヲ以テ蘭書任セノ手術ヲ行フト聞

▽第五七三号（明治三十三年九月十日）。

若公　鍋島直大。

舜海　佐藤尚中、春海。

水町三省

高柳楠之助　致知。

ク。予モ往カント欲シテ能ハス。汝大石先生ニ請フベシト。由テ大石ニ請フ。大石曰ク、泰然ハ予カ知己ナリ。其父富有ナリシ。予曾テ恩ニナレリ。而シテ予モ亦タ此事ヲ聞ケリ。宜シカルベシト。懇々以テ諭ユ。是ヲ以テ江戸其外ト命セラル。父曰ク。夫レダ其大石ダ。先ヅ汝伯兄ヲ超越シテ御匙トナルベカラズ。吾レ只大石ヲ畏ル、ニアラズ。其後シロハ即チ大殿ナリ。余レ事ヲ知ラス、茫然タリ。父曰ク、汝未タ知ラズ。吾レ甚タ心痛セリ。我等実ハ遠キ事ニ思ヒ居タルニ、今俄カニ大殿御隠居、若殿御家督トナル。就テハ我等外科二人トナル故ニ、今井上仲民ヲ茲ニ出セハ三ノ丸松尾栄仙跡ニ兄寛斎ヲ出スベシト宮田、永松ニ談ス。二人曰ク、否ラズ。三ノ丸ニハ弘庵出ツベシ。其証ハ此ノ江戸遊ナリ。大石ニ非レハ能ハス。又タ我カ輩久シク大石カ弘庵ニ目ヲ懸ケタルハ皆知ル処ナリ。君今老ヲ以テ退隠スヘシ。我等直ニ寛斎ニ斯ニ出スベシト云フ。国デナラ免モアレ、今斯ニテ俄カニ退隠モ成シ難シ。今汝ニ託ス。早晩必ス汝ニ御匙来ルベシ。且ラク之ヲ兄ニ譲リ呉ン事ヲ吾レ元ト養子ナレハ、予カ代。ニ家格ヲ墜スベカラザルナリ 寛斎一旦汝ニ超サレハ復タ浮フ瀬ナシ。汝ハ終ニ内外兼治ノ格タルベシ。余云ク、「大人過慮スル勿レ。児固ヨリ其分ナリ。児先年恩教ニ依テ大庭ノ難ヲ逃レ、文安ノ下ニ就テ好生館造立ノ際躍然医生ノ上ニ立ツモ、衆ノ嫉妬ヲ免レタリ。今ハ大ニ得ル処アリテ、一身ノ分ヲ守ルハ亦タ易ケン」ト。

○時ニ予為謂ラク、御匙ナドトハ四十五十歳ノ事ナリ。然ルニ宮田等父カ老ヲ厭ヒ此機ニ乗シ父ヲ退ケントス其造言悪ムベシトス。

父曰ク、汝カ学事ノ如キ魯斎、玄洋ニ問フベシ。

宮田魯斎、永松玄洋ハ余カ先輩ニシテ、二人共玄朴門人ニテ、一時名ヲ等フスル事余カ文安ニ於ルカ如シ。然シテ永松ハ福地道林カ甥ニシテ、少時ハ道林ニ養ハル。而シテ今ハ大石カ妹ヲ娶ル。亦タ父カ実家ノ縁者ニシテ、父ノ旧恩アル者ナリ。

時ニ二人来テ必ス伊東ニ入塾スヘキヲ云フ。余云ク、大石ニ約アリ。伊東ノ門ニ入ルベカラス。先生云ク、抑モ江戸遊学ノ故障ハ伊東ニ在リ。皆ナ初ハ過分ノ称揚ヲ受ケ、帰期ニ至テ必ス悪評ヲ得テ帰ル。

大事ノ身ニ畢生ノ傷ヲ蒙ル。現ニ水町三省ノ如キ是レナリ。

夫レ人壮若ノ時ニシテ木石ニ、アラス 孰カ瑕瑾ナカランヤ。書ヲ読ミ得ザレハ社伊東ニ入ラン。

子ハ已デニ独看[1]タリ。伊東之門ニ入ル可ラズ惟タ適意ノ地ニ在テ読書スベシ。殊ニ先ツ解剖ヲ暗記スベシ。外科手術。ノ如キハ習フニ及ハストナリ 宮田曰ク、固ナル哉。大石夫レ武

1　第五七四号に「独看（学位ナリ）。大石ガ言中、子ハ独看ト之レアルハ、当時藩学ニ於テ有声ナル学位ノ名ニ之レアリ。前号独身トアルハ誤植ナリ。依テ辨スル如件」との付記が掲載されている。これにより修正を加えた。

人ハ江戸ニ来テハ辻切サヘ為スナリ。医此地ニ遊フハ他邦無縁ヲ手習反故ニスル為ナリ。腕ヲ鍛ハサレハ医ト成ルベカラス。又タ書ヲ読ムハ箱根ノ切手ヲ得ンカ為ナリ。已テ江戸ニ来リテハ第二ノ玄朴タランノミ。何ソ一田舎ノ佐倉ニ隠レテ窮士ヲ学ビンヤ。永松ハ筆ヲ採リ扇面ニ書シテ曰ク、飛鳥殿山花日新。艶陽三月湧荒塵。請君暫抛蟹書箋。試探揚州南北春。説聞活人在殺人。漢医豈識蘭医真。肱労三折能究力。仁術亦応自入神古袁武云、克殺人者。克活人。第五句故及。予近頃癇発シ、口論以テ当ル能ハスト云フ。余一誦シ其懇篤ヲ謝シ、且ツ曰ク、両兄ノ教ル処ハ是レ覇道ナリ。吾カ一個ノ為ニ励マスハ好シ。只タ吾レ力足ラズト辞センノミ言ハ各自ヲ己レノ力ヲ示スノミ。以テ人ヲ導ク処ニ非ト。以テ大石ヲ解クベカラズ。方ニ今好生館新タニ立ツ。政府日新医学ノ大体ヲ識ラズ。謾ニ信古ノ漢学ニ比シテ堂々之学制ヲ立テ、以テ国学トシ行フ。而シテ大石ガ述ベタル処ノ科学ハ、只タ是ヲ以テ削禄漢方医ヲ圧服スルニ足ルト為シタルノミ。又タ其費用ノ如キハ削禄以テ足レリト為セリ言ハ房州惟タ削禄ノ医。制ヲ成功スト為スノミ。然而シテ科学ハ世界之実学ナリ。日新開進シテ已マス。僅カニ四年ノ経過ニシテ費用已デニ困ス。十年ノ後ハ医之全禄ヲ揚クルモ恐クハ及ハザラン。又タ那《ィ》カニ医師ナレバトテ、既ニ爵禄ヲ削リ充満ノ勢ヲ以テ発シタル学制ヲ復タ廃スルノ道ナケン。而シテ校内我輩以下ノ少年ヲ顧レハ、駸々日ニ進テ吾カ足ヲ踏マントス。仰テ諸先生ヲ望メハ牧、島田ハ已ニ用ヲ為サヽルカ如シ。西岡、松隈、城島ハ彼ノ如シ。今日ニシテ大石一身之責任ヤ大ナリ。故ニ大石ノ我輩ニ分担セシムル処重シ。今両兄之諭ニ従ハンカ。出国遁亡アルノミ。返テ大石ニ告ルニ両氏ノ言ヲ以テセハ、大石ハ云ハン、若殿様御附ハ寔トニ気楽ナル君達ナリト。永松、宮田ヲ視テ曰ク、負ケタ余其扇子ヲ戴キ之ヲ収ム。宮田尚ホ驢虞如タリ二人帰ル。父曰ク、口ハ中々ノ上達ヂヤ。彼等折角親切ニ諭ス処、正論ヲ以テ弾キ戻ストハ、亦タ拙庸ナラズヤ。余云ク、玄洋ハ好シ、彼ノ魯斎カ大石ヲ悪口シタルカ故ニ、遂ニ尊前ヲ憚ラス云々。父曰ク、吾モ実ハ好ヒ気味デ在タ。

汝カ彼ヲ軽ンスル如ク、彼レ亦タ吾カ老ヲ軽易セントス。併シ其勢デハ迚モ兄サンハ六ケ敷シ。余云ク、児克ク彼レニ悪マル、ハ伯兄ノ益ナラズヤ。父黙然タリ。余以為ラク、父実ハ二氏ニ託スルニ前説ヲ以テセシナラン。永松カ詩ヲ閲スル即作ニ非サルカ如シ。時ニ、余ハ廿五歳ニシテ実父六旬ニ近ク二氏ハ四十二三ナリシ。

爾後ニ宮田云ク、玄朴ハ大石ノ禁スル処ニシテ、寛斎ハ患者モ少シ年モ若シ。読書モ好キナリ。先ツ且ラク江戸ニ在テ可ナランカ。予聞ク、舜海今ハ長崎ニ在テ来春ハ帰ルト。

抑モ江戸ヲ通過シ直チニ田舎入モ亦タ奇ナラスヤ。余云ク、敢テ強力《リキ》ムニ非ス。其跡阿媚ニ似タリ。是レ大石カ殊ニ喜ハサル処ナラン。然リト雖トモ好意且ラク之レニ随ハント。由テ伊東法眼ノ門ニ入ル（宮田カ長子江戸ニ従ヘ来テ共ニ寛斎ノ門ニ在リ。○旬餘塾頭高柳楠之助辞シテ函館ニ行ク。其跡ヲ託セラル）▽旬餘ニシテ永松病起タスシテ没ス（切ニ可惜人ナリシ。殊ニ文安失望可知ナリ）月餘ニシテ父ヲ見ル。父曰、今日ハ外廓ヲ一週セント欲ス。汝従フベシト。往テ八代洲河岸ヲ行ク。向ヨリ板倉侯来ル。駕側ヨリ新島某走リ来テ余ニ一礼シ去ル。父驚テ曰ク、誰ソ。余云ク、彼ハ板倉ノ臣ニシテ、児ニ蘭書ヲ習フ者ナリ。已ニシテ帰ル。

客アリ。父語テ云ク、今日ハ三男ヲ連テ外廓ヲ一週ス。向ヨリ大名来ル。駕籠脇ヨリ立派ナ武士カ予ニ向テ走リ来ル。予悔リシ、何ニカ無礼ドモハト顧ル内、予カ前ニ来リテ低頭海老ノ如ク曲リ、手先膝下ヨリ下ケ一礼ス。三男カ佐賀流ノ答礼スルヲ見テ心安ンス。士ハ直ニ走リ去テ復タ駕ニ附ク。夫レ他邦人ノ厚礼ナルヤ驚クベシ。我等供奉中何人ノ来ルモ目動キモセス。況ヤ二人ノ医師ナルヲヤ。客云ク、其レ何人ソ。父曰ク、更ニ驚ク。三男先月出府シ来テ先日伊東之門ニ入リシカ、早ヤ塾頭トナリ。彼ハ蘭書ヲ習フ者ナリト云フ。初メ自分ヲ連レテ行ク心ナリシカ、何ツノ間ニカ連ラレ行クナリ。昼食ハ此ノ鰻屋然ルベシト云フ。上品ニシテ低価ナリ。先日猿若ヘ行キ「ウヅラ」ニ居テ、向フノ高桟敷ニ聞馴レノ声ト見レハ三男ナリ。二三人ノ首ニ居ル。今日聞ケハ我々ノ芝居見ハ、百文テ高桟敷ノ後シロ口半間戸ノ所ヨリ立チ見シ、終リニ至テ前ニ明キ間アレバ席ヲ敷キ、茶ヲ持チ来ル時茶代百文都合天保二枚ニテ立派ナ客也ト云フ。客曰、夫レハ書生ニハ勝タヌ。殊ニ御三男ハ豪傑トノ評判ダモノ。客去ル。

父余ヲ召テ曰ク、汝カ大石ニ諭サル処前後合セ考ルニ、ナカナカ現ニ親ヤモ及バズ。然ルニ約ニ反キ江戸ニ在テ伊東ニ入レハ、予カ私セルカ如キ嫌アリ。玄洋死シタレハ大石ニ申訳人ナシ。且ツハ先日玄朴老ニ犬塚ノ伯父ガ、切リニ汝カ事ヲ例ノ如ク頼ミヲル。玄朴老云ク、唯ヤ委《イ》細寛斎ヨリ聞ケリ。本ハ十分読メル由ナリ。先ツ暫ク江戸馴レネバ、其上デハ愚老ガト花ノ如キ談ナリ。予蔭ニテ半ハ聞ケリ。是レ亦タ恐ルヘキ事ナリ。汝約ノ如ク佐倉ニ行クベシ。玄洋ガ居レハ汝ハ江戸ニ長在ノ道アリシナリ。彼レハ玄朴ノ流行達ニハ大分加勢シタル者ナレハ、亦タ玄朴ノ短所モ能ク知レリ。故ニ彼カ在レハ魯斎ハ憑ムニ足ラス云々。

伊東法眼　玄朴。
宮田カ長子
▽第五七四号（明治三十三年九月二十五日）。
板倉侯　勝殿。
新島　襄。
ボードイン　アントニウス・フランシスクス・ボードウィン。

余云ク、宮田ガ寛斎ヘ若何ニ話シ込ミタルヤ。今急ニ去リ難シ。緩ニ都合能ク遁レンノミト。秋ニ至テ佐倉ヘ遁ル。封建ノ世ハ人多ク家ヲ思テ身ヲ思ハズ。父ニシテ余カ栄達ヲ好マサルニ非ス。家ヲ思フ事切ナレハナリ。○余思フニ父不運ニシテ多年轗軻シ、老後初テ江戸ニ上ル。而シテ伯兄体弱、孫子不肖ニシテ違意多シ。故ニ余常ニ父ノ暢意ヲ念テ却テ心労セシメン事ヲ憚ル。以後更ニ気ヲ下ダシ、其安心ヲ務メント。○夫レ少壮気ヲ損スレハ同志ヲ得ズシテ孤独トナリ。只夕過不及ノミヲ慮リテ敢テ為サヽル処トナル。是ニ於テ蹉跎トシテ日ヲ送ルノミ。翌年舜海長崎ヨリ帰ルモ、亦更ニ得ル所アラス。此年麻疹流行ス。○時ニ尊王攘夷論漸ク盛ナリ。又実父供奉シ帰国ス。余大坂ニ下ラント欲シテ大石ニ江戸ニ逢フ。曰ク、大阪衰ヘタルヲ以テ皆江戸ヲ望メリ。緒方モ江戸ヘ徴サル、噂サアリ。先ツ暫ク見合スベシト。依テ止ム。二年餘ニシテ得ル所無シ。○文久三亥歳召還セラレテ、長崎遊学蘭医エ伝習命セラル。

六月佐賀ニ帰ル。○時ニ同行スベキ福地文安阪地ニ黴ヲ得テ帰リ、余カ之ヲ其病休ニ問フタル時ハ楊梅瘡ヲ発シ居ル。余先ツ其病勢ヲ慰諭シ、緩々療養スベシ。予ハ一旦出崎シ数日ニ帰リ来テ談スベシ。文安云ク、「君ガ言ハ嬉レシヒガ、向フノ三省殿達ノ勢ト云フ者ハ当リヲ払フタモノデ」。云ク、左右カ彼レハ才子デ我ガ輩ト一概ニハユカヌ。先ツ病気ニ当テハナラヌ云々。去ル後数日ニシテ没ス。夫レ道林供奉中ニ頓死シ、数子痘ニ夭シ、末子乙吉種痘ニ成長シ削禄ニ遇ヒ、其母辛苦養育、学業成ルニ垂ントシテ没シ、爾後災禍相次キ家幾ント滅絶ス。嗚呼夫ノ天道ヲ知ラズ。

此時攘夷論盛ニシテ、幕医悉ク退崎シ、我輩専ニ伝習スルヲ得タリ。

余初テ江戸ヨリ帰ル。好生館ニ於テ試業ヲ受ク。宮田魯斎自己ポンペ伝習講義書写ヲ出シテ反射交感ノ条ヲ(Repletiefgmpathie) 問フ。余其文ヲ読ミ、此文面丈ニテハ了解シ能ハズ。其義如何ント云フ。宮田云ク、我等解セサルカ故ニ江戸学者ニ問フ処ナリ。余心ニ思ヘラク、「自己長崎ニ於テポンペニ親習シテ解セス。之ヲ四年ノ後ニ江戸遊学生ノ試問ニ出ス。亦タ奇ナラスヤ」ト。是ニ於テ直チニボードインニ問フ。「同氏蛙ヲ執リ来ラシメ、乃チ紙ニテ蛙頭ヲ包ミ首ヲ切リ、其左手ニ塩ヲ点スレハ、右手ヲ以テ之ヲ払フ」。「是レ即チ脊髄ノ反射交感ナリ。又其脊髄ヲ横断シ、顕微鏡ニ示シテ云ク、中点ノ孔ハ中心孔ナリ。其周囲微紅色ノ所ハ淡黒髄ニシテ、即チ神系「セル」ノ在ル所ナリ。其外ノ白色ノ所ハ白髄ノ横断ナリ。其前ノ二神系ハ知覚神系ナリ。其後ノ二神系ハ運動神系ナリ。知覚神系ノ感カ来テ中ノ神系「セル」ニ反射シテ運動神系ニ及ボシ、運動ヲ起スナリ。凡ソ神系「セル」ノ在ル所皆然リ云々」。余之ヲ仔細ニ書シ、宮田ニ投シテ云ク、「長崎ノ事ハ江戸ニ問フベカラス。長崎ナラ直ニ反射スルナリ」ト。「先輩ノ伝習推シテ知ルベキノミ」。○此ノ時ボードイン浪士ヲ怖レテ出ル能ハズ。故ニ余自ラ日々送迎ス。而シテ時ノ急務、銃創且ツ従軍ノ医務ヲ聞ク。

是ニ於テ従来読書ノ憶像一時ニ釈然トシテ、始テ医学ノ真面目ヲ知ル事ヲ得タリ。而シテ亦タ聴講実見ニ非レハ医学容易ニ成ラザル事ヲ知ル。

▽明年実父没シ、佐賀ニ帰リ、忌明大石ニ面シ伝習ノ大体ヲ告ケ、且其親カラ一観セン事ヲ求ム。此年、大石老公之病間ナルヲ以テ暇ヲ賜ヒ、出崎ヲ得ルヲ以テ其宿所撰定ヲ託シ来ル。楽ンテ之ヲ待ツ。発スルニ臨テ肺病ニ係リ起タス。嗚呼封建鎖国之時ニ真ニ医学ヲ信スル者、佐賀先輩中独大石アルノミ。是ヨリ先キ島田、牧、城島等ノ先生皆没ス。

○時ニ長州追討起ル。而シテ諸藩ノ医生却テ続々出崎シ来リ、一時ニ盛也。○此時老公大石ヲ失ヒ、容体書ヲ以テボードインニ問フ。余其ノ翻訳ヲ命セラル、。数次後ニ公自ラ出崎シ、同氏ニ診察セシム。余其通辯ヲ命セラル（余ハ初テ公ヲ熟視スル事ヲ得タリ）。爾後屢々内分ニ召還セラレテ拝診命セラル（言ハ「ボードイン」ノ代診ナリ）。○慶応二年（丙寅）侍医長松隈元南ヲ以テ今後松尾栄仙退職跡匙医ノ内命アリ（余父之前言適中ニ驚キ）。答テ云ク、「栄仙跡ハ外科ナレハ実兄寛斎臣ヨリ長セリ、臣ガ家ハ元ト一子相伝ニシテ実家ノ輔タリ。願クハ宜ク執奏ヲ請フ」。松隈之ヲ上申ス。公大ニ悦ヒ乃兄寛斎（後ニ柳庵ト改名ス）侍医ニ任ス（余父命ナルヲ以テ。敢テ兄ニ告ケズ）。余ハボードイン帰国ニ随テ西洋遊学命セラル（時ニ天下多事。而シテ老公数バ病ム）。○ボードイン帰国ニ臨ンテ伊万里ヨリ有田武雄ニ召ス。余附廻リ命セラル。○同三年夏老公上京中痢病ニ係ル。上京ヲ命セラレ供奉シ帰ル。○年末退崎命セラル。好生館ニ於テ医業全科ノ免状ヲ受ク（元ト外科ノ家ナレハナリ）。○明治元年老公侍医ニ命セラレ、好生館教導ニ任ス。是ニ於テ病院ヲ建ント欲シ百方尽力ス。先ツ医学之権ヲ張ランカ為メ従軍医之方法ヲ取調へ、売薬ヲ禁シ出兵之凱陣ニ当テ検黴スヘキヲ論シ、願正寺（本願寺ノ末寺）ノ献金ヲ勧メテ育子院ヲ立ントシ、以テ政府ヲ責ム。○冬老公上京ノ供奉ヲ命セラル。

明治二年正月雇士ヲ以テ医学校取調御用掛リ仰付ラル（岩佐玄珪同様ナリ）。○時ニ旧幕蘭医ボードインヲ雇ヒ、海軍病院ヲ立ン

▽第五八〇号（明治三十三年十二月二十五日）。
松尾栄仙　徳明。
岩佐玄珪　純。
ウリース　ウィリアム・ウィリス。
後藤参与　象次郎。
肥前参与

コトヲ約定シ、同人其ノ器械、薬品等ヲ整ヘ横浜ニ来ル時ニ、官軍之レヲ雇ハント欲シ、談判中横サマニ英医ウリースニ奪ハレテ失望シ大阪ニ来リ、京師ニ訴フ。

時ニ後藤参与之ヲ朝ニ議スルニ方テ、肥前参与云ク、旧藩曾テ医師ヲ改革ス。世以テ酷ナリト為ス。同僚大園某アリ。曰ク、「女大学ハ男ヲ作ル故ニ何《ドウ》モナラヌト。人之ヲ知言トナス。今日医ヲ議スルハ、然ルベキ医ヲ挙ケテ之ニ任シテ可ナランカ」ト。茲ニ決ス。故ニ実ハ専権之ヲ判ス。

余下阪シボードインニ会シ、其事情ヲ聴キ、且旧幕之定約書ヲ請ケテ必ス満足ヲ与ヘン事ヲ約シ、暫ク滞阪セシメテ東下シテ医学校ヲ立ントス。○是ニ於テ左之件々ヲ豫定ス。

一、従来覇政医ヲ僧官トス。今王政復古先ツ医之名ヲ正シ、医之責任ヲ重ンスベシ已病ヲ医スルハ吾猶人ノゴトシ。必スヤ病無ラシメン乎トナリ。。

一、医学ヲ必ス大学ニ置クベシ。

従来覇政医ヲ賤ンス。医モ亦自ラ卑ンシテ只利ニ是趣ク。故ニ先ツ其品位ヲ高フスル事ヲ務ムベシ。且天下ニ洋学日進ノ形勢アリ、医学其先途ヲ失ハザラン事ヲ要ス。

一、大学ヲ有形無形ニ分テ、文科法科ハ南校ニ置キ、理学ト化学ハ東校ニ置クベシ。

是類別ナリ。但人情利勢ニ就ク。天下之士皆法科、文科ニ集リテ、理化之二科進マザルトキハ、大ニ医学ニ害アルナリ。

上野全山ヲ挙テ医学校、病院、動物園、植物園、博物館、浴場等ヲ設クベシ。

一、医事ニ関スル権ハ一切大学ニ収ムベシ。

一、今日詔勅ニ基ヒテ一時世界之医学ヲ求ムルニハ独乙国ト定ムベシ。

此時普仏戦争前ニシテ、蘭ハ仏ニ依リ医薬器械等多クハ仏ニ採ル。又書籍モ直ニ独仏ノ新著ヲ読テ翻訳セズ。仏ハ華侈当ルベカラズ。独ハ質素ニシテ学者餘リアリ。而シテ従来蘭書多クハ独ニ出ツ。

独乙ヨリ医学各科専門之教師ヲ雇フベシ必ズ年期三年トスベシ。特別延期六年ヲ出ツベカラズ。　右ハ政府ヨリ向政府ニ依託スベシ。

政府医ニ専任スト云フカ故ニ後ニ弊生ゼン事ヲ恐ル、ヲ以テナリ。旧藩医士ノ禄ヲ削リテ医学校ヲ興シテ、政府ノ直轄ニ置ク。故ニ後ニ至テ為シ易キ事多シ。女大学モ亦男デ無ケレハ勢力ナシ。

但シ皇国医学独立之方法ヲ確然ト豫定スベシ。

一、生徒ハ必ス給養シテ厳シク玩物、私財ヲ禁ズベシ、普通得業ノ上等者ヲ撰ンテ各科専門ヲ命シ、其上級ヲシテ常ニ教師ヲ助ケ、或ハ洋行セシムベシ。自餘ハ得業免状ヲ授ケテ陸海軍医タラシムベシ（此ノ如クセハ雇教師交代五回、凡十五年ニシテ医学独立セン乎）。専門生ハ別ニ寄宿寮ヲ建テ優待スベシ。已ニ妻ヲ迎フ時ハ必ス外宿タルベシ。

一、先ツ専門局ヲ立ルノ種トシテ、十二員ノ学生ヲ洋行セシムベシ。

一、理化学一般ニ開成マテ一時豫備校ヲ置クベシ。

一、欧洲大陸ハ医学其国ニ根ザシ、漸次ニ開進スルヲ以テ行政上裁判医、衛生、警察等先タツベキモ、今我国ハ俄ニ関ヲ開ヒテ始テ公然世界ノ医学ヲ移植スル者ナレハ、先ツ医学之根ヲ固フシ其独立ヲ急務トス。但シ裁判医、警察医ノ如キハ追々内務省、司法省ノ都合ニ随フベシ。

一、食薬ノ制ヲ立ルハ定約改正ヲ待タザル可ラズ。故ニ先ツ製薬学校ヲ興シ其基ヲ立ツベシ。

一、衣食住ノ衛生ニ関スル事ハ、先ツ産科婦嬰科ヲ勧進シテ無意ノ小児ヨリ始ムベシ。

一、医学会社ヲ結ンテ博ク欧米ニ及スベシ等ナリ。

▽第七一二号（明治三十九年六月二十五日）。

▽○相良知安翁逝去

相良知安翁は本年三月頃「インフルエンツア」に罹り、尋て肺炎を誘発し、薬石其効を奏せず本月十三日溘然遠逝せられたり。享年七十一歳。恂に哀悼の至に堪へず。翁は旧佐賀藩出身にして明治二年一月岩佐純氏と共に医学校創立御用掛仰付られ、専ら創立事務に従ひ、同年三月大学の設立あり、諸学政を一新せらる。翁及岩佐氏共に判事尋て大丞に任せられて、専ら大学中医学部の全権を担任せり。当時諸般の学制総て英米を主用する傾向ありたるを以て、翁は岩佐氏と共に医学を独立せしめ、其教官を独逸に聘し、俊秀の学生を該国に留学せしむるの必要を政府に建言して、大に其是非得失を切論して群議を排し、遂に廟議をして一決せしむるに至れり。而かも後、事に坐し職を罷められて残年を究境に送光せられしか、翁の効績は今日に至り医学の隆盛と共に益々顕然として、吾人の最も欽仰に堪へさる所なり。以是天朝明治三十二年三月二十四日勲五等に叙し双光旭日章を授けられたり。本月十三日其病革まるに当り正五位に叙せられ、其死するや生前の勲功により祭粢料として特に金一百円を下賜せられたり。翁以て地下に瞑目するに足るべし。因に翁の遺骨は本月十五日午後六時新橋発汽車にて郷国佐賀に帰葬せられたり。

履歴書

1

相良知安

実ハ相良柳庵長美ノ三男ナリ。相良春栄福好養テ継子トス。右願済時日ハ嘉永四年辛亥二月十五日也。同年四月二日父春栄卒ス。忌明ノ上ニテ同年五月廿八日跡式相続被仰付同六月朔日初テ御目見相済ム。

右之通リ。

相良柳庵長美。始安富。中比宣安。後長美ト改ム。

右之通リ。

2

相良知安　始広三郎。中文慶。弘庵。

相良柳庵長美鍋島直大ノ侍医、家禄三十四人扶持ノ第三子、母ハ中野氏天保七年丙申歳二月十六日肥前国佐嘉郡佐賀城下八戸町北側ニ生ル。

郷社与賀大明神。

同八年南側ニ移ル。

天保十三年壬寅五月。同所材木町四丁目東側ニ移ル。

同十四年癸卯。痘ヲ病ム。

同年。国学弘道館蒙養舎ニ入学ス。

3

人ハ自企テ生ルニ非ス。人性自記スベシ。

自記

相良知安

相良氏ハ藤原姓遠江相良ニ出ツ。知安七世ノ祖長安始テ医ヲ学、伊安、柳印、博道、斯近ノ本支四家ヲ生ス。皆医ヲ以テ鍋島家ニ仕ヘ士列ニ挙ラレ世禄ヲ給フ各等アリ。知安嫡家伊安六世ノ庶ニシテ支家博道五世ノ家ヲ嗣グ。

○天保七丙申歳二月十六日。肥前佐賀城下八戸町ニ誕生ス。

○父ハ相良長美。母ハ中野氏。

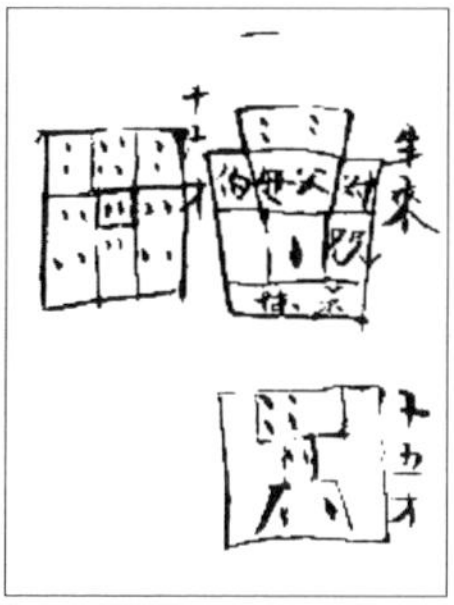

4

履歴書

宿所本郷区弓町一丁目十四番地　相良知安
佐賀県士族
天保七丙申歳二月生
四十八年五ヶ月

明治二年正月　雇士ヲ以テ医学校取調御用掛被仰付。
同年五月　徴士大学権判事被仰付。
同年七月　大学少丞被任。
同年十月　権大丞被任。
同十月　従六位被叙。
同三年十月　正六位被叙。
同五年十月　文部五等出仕被補。
同六年七月　文部省四等出仕被補。
同六年十月　従五位被叙。
同八年十月　本官被免、位記返上被仰付。
右之通。

明治十八年六月卅日
相良知安

5

履歴書

佐賀県士族　元弘庵
宿所芝区神明町廿五番地　相良知安
天保七丙申歳二月十六日生
六十年八ヶ月

明治二年正月廿三日　御雇ヲ以テ医学校取調御用掛リ被仰付候事。
同年五月　徴士学校権判事被仰付候事。
同年七月十八日　任大学少丞。
同年十月二日　叙従六位。
同年十月十日　任大学権大丞。
同三年十月　叙正六位。
同五年十月八日　文部五等出仕被仰付候事。
同六年七月廿四日　補文部四等出仕。
同年十月　叙従五位。
同七年九月三十日　免出仕。但位記返上之事。
右之通。

明治廿九年十月
相良知安㊞

6

履歴書

佐賀県士族　旧佐賀藩
相良知安　旧通称弘庵実名知安

天保七丙申歳二月十六日生

明治二年正月廿三日　相良弘庵
御雇ヲ以テ医学校取調御用掛リ被仰付仰付候事。
正月　行政官
急ニ下坂蘭医「ボードイン」え引合可申事。但シ下坂上
先以大坂府え釣合委細相尋候事。
辯事千種殿より被相達候。
同年二月　岩佐玄珪、相良弘庵
今般医学校御取立ニ付、両人之内申合至急東京え可罷下
旨被仰付候事。
二月　行政官
同年五月
徴士学校権判事被仰付候事。
但シ医学所御用可為専務事。
五月　行政官
同年七月十八日　藤原知安
任大学少丞。
同年十月二日
叙従六位。
同年十月十日　従六位守大学少丞藤原朝臣知安
任大学権大丞。

同三年十月
叙正六位。
同五年十月八日　相良弘庵
文部省五等出仕被仰付候事。
同六年七月廿四日
補文部省四等出仕。
同年十月
叙従五位。
同七年九月卅日
免出仕。但位記返上之事。
奉職満二年以上ニ付、為其賞金弐百五十円被下候事。文
部省。
明治五年十月八日
第一大学区医学校学長被仰付候事。文部省。
同年十一月二十八日
大学校設立掛被仰付候事。同。
同六年三月十九日
本省出仕幷築造局長被仰付候事。
但医学長如故。同。
同年三月二十四日
医務局長兼勤被仰付候事。同。

同年六月十三日
　第一大学区医学校学長被免候事。
　医務局長兼勤被免候事。
　築造局長被免候事。
同十八年七月九日
　文部省御用掛被仰付取扱准奏任候事。
　但月俸金八拾円下賜候事。文部省。
同十八年七月九日
　編輯局勤務被仰付候事。同。

7

履歴取調書

佐賀県佐賀市水ヶ江町四十五番地士族
正五位勲五等　相良知安
天保七年二月十六日生

年月日	任免賞罰事由	官署名
明治二年 一月二十三日	御雇ヲ以テ医学校取調御用掛リ被仰付候事	行政官
同年 同月同日	急ニ下阪蘭医ボードインエ引合可申事 但下阪ノ上先以テ大阪府エ釣合委細相尋候事 右辯事千種殿ヨリ被相達候事	
同 二月	今般医学御取立ニ付至急東京へ可罷下旨被仰付候事	行政官
同 五月	徴士　学校権判事被仰付候事 但医学所御用可為専務事	同
明治弐年 七月十八日	任大学少丞	太政官
同年 十月二日	叙従六位	同
同年 十月十日	任大学権大丞	同
同三年 十月	叙正六位	同
同四年 十一月十四日	位記被止候事	同

7 「梅圃書屋用」箋。

同五年 十月八日	文部省五等出仕被仰付候事	同
同年 同月同日	第一大学区医学校学長被仰付候事	文部省
同年 十一月二十八日	大学校設立掛被仰付候事	同
同六年 三月十九日	本省出仕幷築造局長被仰付候事 但医学校長如故	同
同 二十四日	医務局長兼勤被仰付候事	同
同 六月十三日	第一大学区医学校学長被免候事	同
同 同	築造局長被免候事	同
同 同	医務局長兼勤被免候事	同
同 七月二十四日	補文部省四等出仕	太政官

同年 十月	叙従五位	同
同七年 三月四日	除服出仕	文部省
同 九月三十日	免出仕　但位記返上候事	太政官
同 十月四日	奉職満二年以上ニ付為其賞目録之通被下候事 目録金弐百五拾円	文部省
明治十八年 七月九日	文部省御用掛被仰付取扱准奏任候事 但月俸金八拾円下賜候事	同
同 同	編輯局勤務被仰付候事	同
同 十二月二十八日	非職被仰付候事	同
同三十三年 三月二十四日	叙勲五等授双光旭日章	賞勲局

同三十九年六月十一日	叙正五位	宮〼〼
同　同十二日	本邦諸制度創始ノ時ニ当リ威ニ群議ヲ排シテ医学ノ基〼定メ其功労尠ナカラス仍テ祭祀料下賜候事 祭祀料一封金壱百円也	文部省
同	死去*	
同		

＊本履歴書では六月十二日に「死去」とするが、墓石には「明治三十九年六月十日」と刻されている。

辞令通達勲記

1　**［慶応四年八月～明治元年九月］**

相良弘庵

御所労ニ付彼是骨折候旨ヲ以袴地拝領被仰付之。

2　**［明治二年］一月**

相良弘庵

御雇ヲ以テ医学校取調御用掛リ被仰付候事。

正月　行政官

図・54-1561

3　**［明治二年］五月四日**

御用之儀候間即刻出頭可有之候也。

五月四日　辨事役所

相良弘庵殿

図・54-1596

4　**［明治二年］五月十三日**

御用之儀候間明十四日十字大丞壱員参朝可有之候也。

五月十三日　辨官

大学東校

図・54-1597

5　**［明治二年］六月二十四日**

御用談有之候間明廿五日辰ノ刻無遅々出頭可有之候也。

六月廿四日　辨事役所

相良弘庵殿

6　**［明治二年］七月［十八日］**

相良弘庵

任大学校少丞。

右宣下候事。

七月　太政官

図・54-1562

7　**［明治二年］九月二十九日**

御用之儀候間明晦日第十字礼服着用参朝可有之候也。

九月廿九日　辨官

相良大学少丞殿

図・54-1598

8　**［明治二年］十月［二日］**

相良大学少丞

叙従六位。

右宣下候事。

十月　太政官

図・54-1563

9　**明治二年十月十日**

従六位守大学少丞藤原朝臣知安

任大学権大丞。

右大臣従一位藤原朝臣実美宣。

大辨従三位藤原朝臣俊政奉行

明治二年己巳十月十日　（太政官印）

図・54-1565

10　**［明治二年］十月十日**

御用之儀候間明後十二日第十字礼服着用参朝可有之候也。

十月十日　辨官

相良大学少丞殿

図・54-1599

11　**［明治二年］十月**

相良大学少丞

任権大丞。

右宣下候事。

十月　太政官

図・54-1564

12　**［明治三年］三月十八日**

［前欠］御用之儀候間明十九日第十字礼服着用参朝可有之候也。

三月十八日　辨官

相良大学権大丞殿

13　**［明治三年］閏十月三日**

御用之儀候間明三日第十字大少丞之内一員参朝可有之候也。

壬十月三日　辨官

大学東校御中

図・54-1600

14　**［明治三年］閏十月十二日**

御用之儀候間即刻参朝可有之候也。

壬十月十二日　辨官

相良大学権大丞殿

図・54-1601

15 明治四年十一月十四日

正六位相良知安
位記被止候事。
辛未十一月十四日　太政官
図・54-1566

16 明治五年十一月二十八日

相良知安
大学校設立掛被仰付候事。
壬申十一月二十八日　文部省
図・54-1567

17 明治六年三月十八日

御用之儀候条明十九日午前第十時参省可有之候也。
明治六年三月十八日　文部省
相良知安殿
図・54-1602

18 明治六年三月二十四日

相良知安
医務局長兼勤被仰付候事。
明治六年三月二十四日　文部省
図・54-1568

19 明治六年五月二十四日

御用談候条即刻出省可有之候也。
明治六年五月二十四日　文部省
医学校学長

20 明治六年六月十三日

相良知安
第一大学区医学校学長被免候事。
明治六年六月十三日　文部省

21 明治六年六月十三日

相良知安
築造局長被免候事。
明治六年六月十三日　文部省

22 明治六年七月二十三日

御用候条明廿四日午前第十時礼服着用参官可有之候也。
明治六年七月廿三日　式部寮
文部省五等出仕相良知安殿

23 明治六年七月二十四日

文部省五等出仕相良知安
補文部省四等出仕。
太政大臣従一位三条実美宣
大内史正五位土方久元奉
明治六年七月廿四日　（太政官印）
図・54-1569

24 明治七年三月四日

文部省四等出仕相良知安
除服出仕。
明治七年三月四日［後欠］

25 明治七年九月三十日

文部省四等出仕相良知安
免出仕。但位記返上之事。
中督学西潟訥
免本官。但位記返上之事。
右宣下相成候条為御心得申入候也。
七年九月三十日
式部頭坊城俊成
［写／第三百八十九号／「陸軍省用箋」］
防・C04025413400

26 明治七年十月四日

相良知安
奉職満二年以上ニ付為其賞目録之通被下候事。
明治七年十月四日　文部省
図・54-1610
［文中の目録と推定される別紙「相良知安、金弐百五拾円」が写真のみ伝わる］

27 明治十八年七月八日

［前欠］
午前第十時礼服着用出頭可有之候也。
明治十八年七月八日
文部書記官
相良知安殿

28 明治十八年七月九日

文部省御用掛相良知安
編輯局勤務被仰付候事。
明治十八年七月九日　文部省
図・54-1570

29 明治十九年十一月二十九日

新年朝拝ヲ始メ祝節幷御祭典ニ当リ参賀参拝ノ節着用服ノ儀ニ付別紙之通リ式部長官ヨリ通知有之候条。此段及御通知候也。
明治十九年十一月廿九日
文部省総務局文書課長青木保

元文部省准奏任御用掛相良知安殿

[務九九〇号]　図・54-1578

是迄新年朝拝ヲ始メ祝節幷御祭典ノ節参賀参拝之輩大礼服無位准奏任同勲六等以上之輩通常礼服燕尾服着用之儀、時々及御通知候処右等年中恒例之分自今其着服ハ別段不及御通知候条此段豫テ申進候也。

明治十九年十一月廿五日

式部長官侯爵鍋島直大

文部大臣森有礼殿

追テ特ニ着服ヲ定ムル場合ニ於テハ可及御通知候条此段申添候也。

[別紙]　図・54-1577

30 明治三十三年二月二十二日

佐賀県士族相良知安

右医学教育上ノ功労ニ対シ終身年金下賜ノ件去ル三十一年十月中閣議ニ提出ノ次第有之候処同人ノ功績ニ関シ今般其知友池田謙斎以下十七名ヨリ別紙之通申出事実一層判明致候付最前請議之通速ニ御詮議相成候様希望ニ堪ヘス候。此段申進候也。

明治三十三年二月廿二日

文部大臣伯爵樺山資紀（文部大臣之印）

賞勲局総裁子爵大給恒殿

[「文部省」用箋／職第一九九号]

佐賀県士族相良知安

東京市芝区神明町弐拾五番地寄留

明治維新百般ノ事業新ニ起ルノ秋ニ際シ、医学ノ如キモ其道ニ従事スルモノ大ニ其興隆ヲ謀ラザルヘカラス。抑本邦西洋医学ハ安政年間幕府蘭医ヲ雇聘シ、長崎ニ於テ医学校病院ヲ創立シ、各学科ヲ定メテ医学生ヲ教授セシヨリ、始メテ西洋医学ノ本体ヲ知ルヲ得タリ。然トモ其規模太タ狭小ニシテ完全ナラズ。今ヤ維新ニ際シ、最モ完全ナル医学校病院ヲ創立シ、医学ノ制度ヲ新定シ、普ク本邦一般ノ医生ヲ養成スルコト最モ急要ナリ。其法ハ欧国大学ノ制度ニ倣ヒ、各科専門ノ教師ヲ雇聘シ、各学期ヲ定メ、漸次教育スルニ非サレバ、将来完全ナル医学生ヲ養成スルコト能ハス。明治二年政府其議ヲ決シ、同年一月岩佐純ヘ医学校ヲ創立スヘキ旨命アリシ。然ルニ大学医学校ヲ創立シ医学ノ制度ヲ新定スルハ斯道ノ大事業ニシテ、苟モ一人ノ為シ得ヘキモノニ非レハ、同志有為ノ人ヲ共ニ御採用アランコトヲ請願セシニ、佐賀県士族相良知安ヲ召出サレ、同時ニ知安亦医学校創立御用掛仰付ラレ、専ラ創立事務ニ従事セリ。同年三月大学ノ設立アリ。諸学政ヲ一新セラル時ニ、知安亦判事トナリ、次テ大丞ニ任シ、専ラ大学中医学部ヲ担任セリ。此際ハ諸般ノ学制総テ英米ヲ主用スルニ決セルカ如ク、医学ノ如キモ亦タ主トシテ英国ニ取ルノ傾向アリ。加之戦時ヨリ雇聘アリシ英医ウリース氏ハ東北戦争以来高官ニ知遇スルコト多ク、三条太政大臣山内大学別当等ニハ殊ニ優待セラル、ヲ以テ、当時学政一新ノ秋ニ際シ、自ラ医学教頭ノ位置ヲ占メ、尚ホ他ノ英医ヲ増聘セシメテ本邦医学ヲシテ英国医風ニ変化セシメンコトヲ企図シツ、アリシ。知安ハ其局ニ当リ、国家百年ノ大計ヲ慮レハ、医学ハ独乙殊ニ普国ニ依頼シテ其基本ヲ定メ、又教師ヲ同邦ヨリ雇聘シテ、専ラ医学生ヲ教育スルニ非サレハ、他年欧国ト馳駆対峙スルノ域ニ到リ得ヘカラサルヲ断知シ、其主旨ヲ政府ニ建言セリ。且山内大学別当ト、其ノ是非得失ヲ切論シ、此際ハ未開創業ノ時ナレハ、百難千障続々発生シテ頗ル困難ヲ極メシモ、千辛万苦漸クニ百般ノ障碍ヲ排斥シ、立論建言遂ニ廟議一決セシニヨリ、独乙ヨリ教師ヲ雇聘セラル、ニ至ル。又十餘名ノ留学生ヲ独乙ニ派遣セラル。是ニ於テ明治四年独乙ヨリ「ミルラル、ホフマン」両氏来朝。始メテ大学医学部ノ学制ヲ新定シ、全ク其基礎ヲ確定セシヨリ、医学部今日ノ隆盛ヲ得タル所以ナリ。蓋シ医学ノ如キハ、当初其方向ヲ断定シ、一条ノ鍼路ヲ進行シテ、更ニ誤ルコトナク、駸々不止今日意外ノ進歩成績ヲ得タルモノ、是レ全ク最初断定ノ目的ヲ達セシ好結果ト云フベキナリ。

岩佐純ハ爾来累進今日ノ恩栄ヲ拝スルニ至リタレトモ、相良知安ハ爾後民間ニ在テ世人其功ヲ知ル者少ク、医学社会ニ於テ其事績ヲ偉ナリトスルト共ニ、其功ノ世ニ泯滅スルヲ歎スル所也。今ヤ寸善モ尚表彰セラルヽ、聖世ニ於テ其功ヲ録サレ、相当ノ恩賜アランコトヲ悃願ノ至ニ堪ス。誠惶頓首。

明治三十三年二月[アキ]日

池田謙斎(印)
岩佐純(印)
石黒忠悳(印)
橋本綱常(印)
長谷川泰(印)
戸塚文海
大沢謙二(印)
高木兼寛(印)
長与専斎(印)
佐藤進(印)
実吉安純
三宅秀(印)
青山胤通(印)
緒方正規(印)
三浦謹之助(印)
山根正次(印)
岡玄卿(印)

文部大臣伯爵樺山資紀殿　閣下

[別紙]　公・勲 00068100 008

31 明治三十三年三月十九日

明治三十三年三月十九日

内閣総理大臣(花押)

賞勲局総裁(賞勲局総裁之印)

相良知安叙勲之件別紙ノ通議定候条此段允裁ヲ仰ク。

[「内閣」用箋／賞勲局上申第六四号
内閣書記官室勲六六号／三月廿三日
裁可]

明治三十三年三月十六日

賞勲局総裁(大給恒)

書記官(横田香苗)(藤井)

議定官　可（印記省略）

相良知安叙勲議按

右医学教育上ニ効労アル趣ヲ以テ、文部大臣賞与ノ儀ヲ申牒セリ。依テ審按スルニ、同人ハ明治維新ノ際、医学校ノ創立ニ力ヲ尽シ、殊ニ其学制ノ採択ニ関シ、群議続出スルニ当リ、自ラ独逸ノ学風ヲ主用スルノ長計タルヲ断定シ、苦辛計営百般ノ障碍ヲ排シテ立論建言、遂ニ廟議ノ容ルヽ所トナリ、尋テ教師ヲ雇聘シ、学生ヲ派遣シ、茲ニ医学ノ基礎ヲ確定セラル。爾来斯学ノ進歩著シク、今日ノ隆盛ヲ見ルニ至リタルハ、当初其方針ノ決定宜シキヲ得タル結果ニシテ、同人ノ建策与テ力多シトス。其効績顕著ナリト確認ス。然レトモ申牒ノ如ク年金ヲ加賜スルハ、過重ニ失スルモノト認ム。依テ単ニ勲等ヲ擬議スル左ノ如シ。

叙勲五等授双光旭日章。

[別紙／「賞勲局」用箋／賞勲議案七号]　公・勲 00068100 008

32 明治三十三年三月二十二日

相良知安叙勲ノ件

右謹テ裁可ヲ仰ク。

明治三十三年三月二十二日

内閣総理大臣侯爵山県有朋(花押)

[「内閣」用箋]　公・勲 00068100 008

33 明治三十三年四月九日

領票

天皇陛下ハ臣知安ヲ勲五等ニ叙シ双光旭日章ヲ賜ハリ此ニ属スル礼遇特権ヲ有セシムル旨ヲ明載セシ勲記ヲ授ケラル。臣知安ハ此寵栄ヲ荷ヒ益微衷ヲ効シ貴重ナル章飾ニ恥サランコトヲ誓フ以聞。

右御執奏可被下候也。

明治三十三年四月九日

相良知安

賞勲局総裁子爵　大給恒殿

[第三万三千五十一号]　図・54-1609

34 明治三十九年六月十二日

明治卅九年六月十三日

内閣書記官(南弘)

内閣総理大臣(花押)

内閣書記官長(花押)

勲五等相良知安ハ明治二年御雇ヲ以テ医学校取調御用掛被仰付、専ラ医学校創立ノ任ニ膺リ、尋テ徴士学校権判事大学少丞ヲ経テ権大丞トナリ、医学部ノ事務ヲ担任セリ。当時学制ノ採択ニ関シ、議論百出帰省スル所ヲ知ラス。知安ハ深ク法ヲ独逸ニ取ルノ得策ナルヲ信シ、群議ヲ排シ、立論建言遂ニ廟議ノ容ル、所トナリ、教師ヲ独逸ニ聘シ、茲ニ始メテ医学部ノ基礎確立スルニ至ル。爾来斯学ノ進歩著シク、医科大学今日ノ盛ヲ致スモノ、同人ニ負フ所偉大ニシテ、其功詢ニ顕著ナリトス。同人曩年文部省四等出仕タリシ時、従五位ニ叙セラレタルモ、後出仕ヲ免セラル、ト共ニ位記ヲ奉還セリ。然ルニ今ヤ病気危篤ノ趣ニ付、此際特ニ前功ヲ録セラレ、文部大臣奏請ノ通正五位ニ叙セラレ可然ト認ム。

[「内閣」用箋／内閣書記官室文第二七三号／六月十三裁可]

勲五等相良知安

叙正五位。

右ハ明治二年徴命ヲ拝シ、医学校取調御用仰付ケラレ、専ラ大学医学校創立ノ任ニ膺リ、尋テ権判事大学少丞ヲ経テ権大丞トナリ、医学部ノ事務ヲ担任セリ。当時医学教育ノ制度未タ定マラス。則ヲ蘭ニ取ルヘキカ、英ニ取ルヘキカ、或ハ仏或ハ独ト議論百出、帰着スル所ヲ知ラス。知安ハ深ク法ヲ独逸ニ取ルノ得策ナルコトヲ信シ、横説竪説其是非得失ヲ痛議セリ。然レトモ此際ハ未開創業ノ時代ニ属シ、百難千障随テ払ヘハ随テ起リ、頗ル困難ヲ極メタルモ、全力ヲ傾尽シ毅然トシテ衆議ヲ排シ、立論ノ卓越セル、建議ノ剴切ナル、廟議竟ニ一決シ、教師ヲ独逸ニ聘シ、茲ニ始メテ大学医学部ノ学制ヲ制定シ、漸ク基礎確立スルニ至レリ。顧レハ既ニ三十有余年ヲ過キ、其間医学教育ハ長足ノ進歩ヲ為シ、帝国大学医科大学今日ノ盛ヲ致スモノ、知安ニ負フ所偉大ニシテ、其功洵ニ顕著ナリトス。今日医学界ニ於ケル知名ノ士、皆之ヲ徳トシ敬重措カサル所以ノモノ、決シテ偶然ニアラサルナリ。知安曩年文部省四等出仕タリシ時、従五位ニ叙セラレタルモ、後出仕ヲ免セラル、ト共ニ謹テ位記ヲ奉還セリ。今ヤ知安重患ニ罹リ命旦夕ニ迫ラントス。希クハ上記ノ功労ヲ旌セラレ、此際特ニ頭書ノ通叙位ノ栄ヲ与ヘラレンコトヲ謹テ奏ス。

明治三十九年六月十二日

文部大臣牧野伸顕（文部大臣之印）

[「文部省」用箋]　公・叙 00224100 012

35 明治三十九年六月十二日

相良知安特別叙位ノ件、右上奏書及進達候也。

明治三十九年六月十二日

文部大臣牧野伸顕（文部大臣之印）

内閣総理大臣侯爵西園寺公望殿

[「文部省」用箋／職甲第七九四号]

公・叙 00224100 012

36 明治三十九年六月十三日

勲五等相良知安

特旨ヲ以テ位記ヲ賜フ。

勲五等相良知安

叙正五位

右謹テ奏ス。

明治三十九年六月十三日

内閣総理大臣侯爵西園寺公望（花押）

[「内閣」用箋]　公・叙 00224100 012

37 明治三十九年六月十三日

勲五等相良知安

叙正五位

宮内大臣従二位勲一等子爵

田中光顕宣

明治三十九年六月十三日（宮内省印）

図・54-1571

38 明治三十九年六月十三日

勲五等相良知安

特旨ヲ以テ位記ヲ賜フ。

勲五等相良知安

叙正五位

右ノ通本日宣下相成候条此旨及伝達候。位記幷辞令ハ明日可及廻送候也。

明治三十九年六月十三日

爵位局長公爵岩倉具定

正五位相良知安殿

[「宮内省」用箋／爵位局送第七〇六号]

図・54-1573

39明治三十九年六月十三日
勲五等相良知安
特旨ヲ以テ位記ヲ賜フ。
明治三十九年六月十三日
宮内省
図・54-1611

40明治三十九年六月十四日
特旨ヲ以テ正五位宣下相成候ニ付位記並辞令及伝達候也。
明治三十九年六月十四日
爵位局長公爵岩倉具定
正五位相良知安殿
[「宮内省」用箋／爵位局送第七〇七号]
図・54-1572

※各資料の末尾に所蔵情報を記載した。表記にあたり国立公文書館を「公」、佐賀県立図書館相良家資料を「図」、防衛研究所戦史研究センターを「防」と略記し、資料記号などを付記した。個人の所蔵資料については記載しない。

付録
相良知安翁懐旧譚

〔表題〕
相良翁懐旧譚
相良知安翁口述、社員筆記
『医海時報』（医海時報社）
四九九〜五四一号（明治三十七年）

▽相良知安翁は松本順翁等と共に、我医界の忘却すべからざる先輩なり。彼れは維新時代に於ける我医界啓発の先導者として最も勇猛なりし一偉人なり。今や市井に隠遁せるの久しき、或は此の翁の名を逸するもの無きに非らざるも、当時一代の潮流たりし英吉利派と奮闘し、終に克く之れを制して、今日隆々たる我独逸式の医学を開きしは、実に主として翁の力多きに居れり。此の翁が当時の懐旧談は曩きの松本翁の昔日譚と合せて、正に我医界維新史の賓典ともいふべし。是れ高齢の翁が煩を厭ふにも拘はらず、吾人の強ゐて翁に迫りて、而して此の一篇を為すに至れる所以なり。（記者識）

医学校は明治維新後に始めて出来たもので、其の以前にはありませぬ。今日の医学者中には、或は幕府の末世にも既に医学校があつたやうに心得とる人もあるやうですが、それは間違つて居ると思ふ。

▽四九九号（明治三十七年一月二日）。

もと〳〵維新の際、大義名分を主唱しだしたのは、例の水戸であるが、併し之を実行して王世復古の世にしたのは西国である。従つて東国人……殊に医学者などの中には、今日科学の知識はあつても、右の如き歴史上の知識に乏しい人もまゝあるやうで、是等は王政復古の皇恩を知らざるいやしきことと思はれる。

松本順　良順、蘭疇、楽痴。

▽五〇〇号（明治三十七年一月九日）。

医学校の始めて起つたのは、当時の詔勅中「汎く海外の智識を求め」とある大旨に基いたので、明治二年に大学が建つ時、神祇官から降つた学神祭文と勅文との旨に則り、茲に初めて成立したものである。そうして其の時の祭学神の祝詞中には、

（前略）大詔宣へ給ひて先づ此の大学校を起さしめ賜ひ、又万民の疾厄に罹りて打悩めるをも憐み賜ひて、医学所をさへ設け賜ひぬ、

云々といふことがあり、又当時の勅文には、

（前略）又衆人の病医する医師の術をも、遺る事なく漏るゝ事なく学ばしめんと思召し

云々とある。

▽抑も医道は純然たる文の側に属して居るものであるから、覇政封建の時代には、其の中心点は自然やはり京都に存在して居た。そこで幕府の医師は一人一家の技藝として兵籍にも入らない。或は法印と云ひ或は法眼、法橋などゝ呼ばれた医師も畢竟一個の雇士であつて、真の旗本とは性質が違つて居た。即ち旗本は直に老中の支配下に属して居たが、右法眼以下の医士は他の百工の長と等しく若年寄の支配下に立つて居たものである。

幕府に於ける医師の位置は如右ものであつたから、第一医学校を立てるなどゝいふ医事的政務が無かつたもので、従つてそんな用金は、元来支出の途が無いのである。昔の役人は殊に慣例を重んじたもので、先例がなければ一銭一厘も容易に出すものぢやなかつたから、中途俄に医学校などを建てるなどは、なか〳〵思ひもよらぬことであつた。

尤も六代将軍の世に至つて、将軍の好みにより医学館なる名称は、初めて多紀の家に現はれたが固より微々たるものであつた。且漢方医の世界であつた当時のことゝて、徒に空論囂々といふ有様で、終には党派を生じて館運甚だ振はなかつた。

外科は兎に角直接に俗眼に入り易い為め、早くから蘭法が用ゐられて居たけれど、内科の方は当時尚ほ容易に洋法の長所を認めるものがない。殊に社会の上流に居る貴人を初め儒者先生たちが之れを好まない所へ、当時我医界の全権者たりし漢方医が、峻拒排斥を力めたので、所詮頭を持ちやげる機会はなかつたのである。

併し機運漸く動いて、茲に洋法発展の端緒を開いたのは、其の後種痘の偉功を現はしたことゝ米国の使節の斡旋勧誘したことゝで、此の二者与つて大に力があつたものである。斯くて此の風潮に乗じ、伊東玄朴の蘭法一派は終に幕府に登用せられると共に此の派の手によつて和蘭医学校設立の計画が起り、百方尽力せられたが、前にいふた通り此の資金の出所がないので、当時の江戸には終に学校設立を実行し得なかつたのである。

但だ長崎は直接外交的の地であつた為め、自然幕威を張る必要より、こゝだけは特別会計に成つて居たのみならず、貿易地だけに互市の利益もあつて、会計に餘裕があつたから、例の松本良順（今の順翁）氏が下られて、此の地へ養成所と名けて医学校、病院を建立した。そうして蘭医ポンペ氏、ボードイン氏、ガラタマ氏、マンスフヘルト氏等が順次相続いで教鞭を執つたものだが、とにかく此の長崎の地に医学校の起つたのは、種々の関係もあるけれど第一の原因は金の点にあつたのである。左様、私も此の養生所に五六年も遊学して居りましたが、お蔭で此の時初めて医学の真面目を見ることを得た次第である。

其の後、江戸に海軍医学校病院の計画が起り、当時竹内渭川院、松本良順の二先生が上書なんかして大に尽力された。其の上書の写しもこゝに持つて居ますが、二氏の尽力の結果、幕府は終に蘭医ボードイン氏と定約書を取り交はして、ボードインは之れが為め一応本国に立帰り、器械薬品などの設備品凡そ五万両ばかりのものを仕入れて、我国へ送り出したが、同氏が再び来朝した時は、早や幕府が瓦解して居た跡で、従つて右の計画も中絶、医学校病院は更に英医ウリース氏に横どりされて居た時であつた。

ボードイン氏の失望落胆は察するに餘りありて彼れは此の変遷に驚き且つ呆れつゝ、而かも満腔の不平を抱きつゝ大阪に来り、それより京都へ右の関係を訴へ出したわけだが、私の出たのは此時でこれはいづれ後段に委しく話すつもりである。

左様ぢや。田口さん、石黒さん、長谷川さん方は、長崎の時代は知りません。又御一新は西国がやつたので、東国の人は自然痩せ我慢や負け惜しみが邪魔をしたことゝ思はれる。

▽維新前に国立医学校を建てゝ居たのは、日本国中一の佐賀藩は

六代将軍　徳川家宣。
伊東玄朴
ポンペ　ヨハネス・ポンペ・ファン・メーデルフォールト。
ボードイン　アントニウス・フランシスクス・ボードウィン。
ガラタマ　クーンラート・ハラタマ。
マンスフヘルト　コンスタント・ゲオルグ・ファン・マンスフェルト。
竹内渭川院　玄洞、幹。
ウリース　ウィリアム・ウィリス。
田口　和美、士行、節堂。
石黒　忠悳。
長谷川　泰、子寧、復庵。
▽五〇一号（明治三十七年一月十六日）。

かりである。尤も肥後にも医学校はあつたれど、それは漢法の方であつた。

　元来佐賀藩は、地下人から成り立つて居た国で其の国境には厳重な関所を置き、濫りに他国人の出入するを禁じて居た位であるが、唯だ医師ばかりは多く之れを外に求めたもので、藩主の大病に当つては、数々京都から時の名医を招き下し、これを世禄世業として士列に加へたのである。但し同藩と医師との関係は、昔しから縁の深い歴史があるので、既に太閤朝鮮征伐の時、同藩は初めて医師を従軍さしたが、此より以来同藩の医師は皆兵籍に編入されたものだ。そうしてこの医士にも内科より針治に至る迄整然席次があつたもので、針治は半俗にして甲冑の時は槍組に属し、眼科産科などは留守居組に入れてあつた。こんな工合に佐賀藩では昔しから医師が、他藩のそれよりも遙に有勢の位置を得て居たもので、従つて昔しの文事は多く医士の上に存して居た。

　然るに同藩の医士も追々と弊風を生じ、漢方は多く其の世禄に安んじて業に勤労せぬ様に成り、外科の方は其の伎倆の巧拙が直に世人に見える為め、自づと容体を飾らず、文学を修めぬので、段々卑陋な風に成り、漢方内科の方は又其の伎倆が俗眼にかゝらぬゆへ、殊に容体ぶり、詩文を作り書をよくするを以て力量とし、其の結果遊惰に流れるといふ工合に成りた。

　従四位少将鍋島治茂公の代に成つて、同公が文学を好まれる所より、大に同藩の文化を進めるつもりで、先づ弘道館を建て、次で医学校を起すの計画であつたが、サテ第一資金の定格がない。即ち豫算の出所に困つたので、之れを時の侍医牧仲礼に詢られた。所が牧は、自分等が勤務の餘暇で医学校の教鞭を採るのは困難である、又第一資金が不足で致し方がない、故にこれは外様《とざま》の有力なる壮年に托し、その一定の資金を与へて専ら其の任に当らしめるが良策だとの意見で、終に其門人古賀健道を推挙した。

　此の古賀健道といふ人は、号を朝陽といふた人で、当時学力抜群と称せられ且つ資産も富有であつたから、右の牧の推挙と共に奮つて其の任に当り、直に医学館を起して賜金堂と名けた、併しこの医学館は上述の如き関係で出来たので、自然公私の堺が分明でなかつたから、後には健道自から私財を以て、向対の地を求め、更に学校を新築して之れを藩に献上し、其の館名は直正公が命名して好生館と付け、公親ら揮毫して之れを与へ、国学弘学館の管轄とした。

　当時知名の文人墨客、頼山陽や谷文晁などが、時々佐賀に来ることがあると、皆右の賜金堂に滞在して居たものぢやが、後ち健道は他の嫉妬の為め浪人した。今も世に誦する河上の詩「一臥山村秋復生。悠々百物自関情。霜侵蓬鬢人将老。水落魚簗夜幾更。近月微雲媚有態。滴花露冷泣無声。此身未可浮江海。且濯滄浪試濯纓」[1]は此の時の詩である。彼は浪人中も医業を励み蓄財をなし、数々献金などして終に又復職し、後には地行五十石を賜たがとにかく当時の豪傑であつた。彼れはかくて天保八年に天寿を全うして此の世を辞した。

　▽以上申述べたる如く、佐賀藩の医学史は他藩に比して特色をもつて居たのであるが、茲に贈従一位鍋島直正公出づるに及んで、更に同藩医学の一革新を起されること、成つた。

鍋島治茂公　泰国院。

牧仲礼　親民。

古賀健道　朝陽、仲安。

直正公　鍋島直正、斉正、閑叟。

頼山陽

谷文晁

1『朝陽詩集鈔』（一八三七年）と対照すると、「悠々」を「幽憂」、「簗」を「梁」、「露冷」を「涼露」、「濯」を「向」の異同が見られる。

▽五〇二号（明治三十七年一月二十三日）。

直正公は人も知る閑叟公で此の人性来学問を好まれたが、礼に「凡そ人の子たる者、医を知らざる可らず」とあるを見て、親から医書を読まれたが、漢方医書のことゝて例の陰陽五行で、漠然として取る所がない。ソコで其頃流行して居た新版の東西翻訳の医書を閲読されて見ると、漠然たる漢方書とは雲泥の相違で、着実掌を指すが如く頗る分明なので、先づ公自身が洋法を信用された結果、侍医に命じて皆之れを学ばせらるゝこととした。

是より先、公は第一に弘道館を新築して、大に文武の道を奨励されたのであるが、今や洋方医術の信ずべきを知ると共に、医師は皆蘭学によらしむるべく、延いては製薬精煉物も之れに伴ふて発達すべしとの意見で以て、新に医学校設立の計画案を提起された。

すると当時の蔵方、即ち大蔵省の方面からは、今日迄医師は一家の藝人である為め、藩自から之れを教育すべき豫算は一銭も無いとの中立であつた。併し公は固よりこれは承知の上のことであるか、直に「余固より之れを知る。只他に其の方法を求むるのみ」と命ぜられた。

そこで藩政の当局者は、種々協議した末、茲に一新案を考へ出した。それは同藩は昔しから屢々大禄を以て京都から医師を召下し、其の子孫は之れを世襲して居るが、是等は今や徒らに其世禄に安んじて家業に努めぬといふ風がある、其他更に有力なる医師として、下より抜選摘用した家などを合計すると、其の数七十餘家で其の世禄総計二千餘石に及むで居る、故に今一新令を発して此の禄高の半を削り、其の削高を以て医学校の豫算に充つればよい、国学文武の弘道館ですら、一年千石の豫算を以て尚ほ餘裕があるではないか、況んや医学校をやであると云ふ工合で、即ち此の決議を以て閑叟公に説きすゝめた。但し当時の当局者は無論、西洋医学校の如何に多費を要すべきかを知らない連中ばかりであるから、右の二千餘石もあれば十二分の餘裕あることゝ信じたので、此の様な案が出たのである。

然るに公は此の議に対しとにかく世襲家禄を俄に半減するなどは、餘り酷なやり方であるといふので、其の実行に躊躇されたが、時に当時新進の当局者であつた某氏は、更に其の主張を進めて、医は現に世禄の上に謝儀を納め薬礼を取り従つて奢侈遊惰滔々其の風を為して居る、古賀健道の如きは浪人の身でありながら、優に医業を以て家計を立てゝ居る上、更に献金までする勢である、若し医師にして奮発心があれば、仮令世禄を半減したとて決して窮境に陥るが如きことはない、否な寧ろ此の世禄半減の方法は、難艱汝を玉にするの類で、彼の遊惰なる医師を警醒し鞭撻する結果、直に是れ医道奨励の一方法と成るのである、と論じたので、公も終に其の説を容れ、いよ〳〵天保十五年甲辰の歳、向ふ七ケ年限り右実行する旨、藩医一般に達示されることに成つた。当時の達書写しは、今尚ほ私の手許に保存してある。他日『時報』紙上にのぼそふ。

サテ右某氏の主張で事一決し、右の達しが発せられると、当時の藩医一般は、此の刺激に逢ふて発奮するかと思ひの外、遊惰風を為して居た人心は却つてガツカリと英気を沮喪してしまふて、右某氏を怨むこと甚だしい。従つて漢方の耆宿連は党を組むで壮年有為の移蘭者を嫉視排擠し、種々なる手段を以て、一時蘭法帰依者の門へは一人の患者をも、出入せしめぬといふ有様まで、妨害を加へたのであつた。

▽是よりさき、古賀健道は没して、好生館は福地道林が其の後を続ぎ、教頭として一切の世話をして居たが、この道林、江戸へ供奉の道中、俄かに卒去してより同館は暫らく閉校して居たのである。

所でこの福地道林といふ人には、ナカ〳〵話があるで、一寸思ひ出したまゝに一二を話して置かう。道林といふ人は、私の父の友達で、其子の文安は私の友人といふ関係があるから、一層昔しが忍ばれるが、殊に文安が不幸に不幸を重ねて、今は福地家も滅亡したといふ境涯を思ふと、先だつものは涙である。

鍋島閑叟公は江戸で生れられたので、世子の時代にはいつも江戸に居られたが、其の侍医を佐賀より召された時、侍医の評議に、若殿は文学高きを以て壮年有力の者ならでは、お側に居にくいとあつて、こゝに閑叟公の侍医として推選されたのが、此の福地道林と平川見龍の二人であつた。

後ち閑叟公当主となられ、初めて入府せられた時は、道林は侍医長となりて下国したのである。然るに在国の耆宿連は、まだ道林の年若な所から、自然之れに軽事する傾きあると共に、一方年少の有力者としては、島田南嶺、牧春堂の輩が、下から続々競ひ進むので、旁々道林は其の侍医長の位置に安じ難い境涯に立つた。

所が、偶々其の頃痘瘡の流行があつた。道林の小供数人共に之れにかゝつたが、運の悪いは仕方のないもので、それが皆悪性であつた為め悉く死亡してしまつたが、おまけに近隣の某士の長女も同じ病気で道林の治療を受けて居た結果、同じく悪性で終に病没したといふ有様。重ね〳〵の打撃に道林喟然として長嘆したが、直に近辺の高寺におとづれ、和尚に請ふて一切経中より耆婆経を出してもらひ、其のまゝ寺に引籠つて看読して居た。

然るに右某士の長女没して引つゞき其の次女が又た発熱しだしたので、再び使を道林の宅へ走せて治療を求めると、道林の内では、主人は貴家へ出向いたまゝまだ帰宅致さぬとのことで、それから俄かに八方へ手を分け道林の居所を探がすと、豈に図らんや、道林は今や右高寺の経蔵に立こもつて読経三昧に入つて居るとのことであつた。そこで某士は自から寺にたづねて、敬んで道林の来診を求めると、道林は辞して、此の道林は悪下手《あくべた》でござるで、孰れか今少し上手の方にたのまれいといふ挨拶。けれども某士は堅く請ふて動かぬので、道林も困つたが、併し道林は終に固辞してしまうた。道林のいふには、自分は既に足下の愛する長女を殺したのである、而かも足下は之れを怨むことなく却つて自分に其次女をも托せんとせらる、道林無恥と雖ども、人の我を信ずる如斯に対し、之れに応ずるの伎倆を有せずして、何の面目あつて再び其の診療に任するを得ん、自分は博く和漢の医に渉つた積りで居りながら、其拙劣は今日の如き仕末である、今茲に此の寺に籠つたのは、天竺の医籍を猟渉する為めでござれば、何卒枉げて他の名医を迎へられたいと、彼れは実に熱涙を揮つてかく固辞したものであつた。

道林は非常なる熱心を以て耆婆経を研究したが、更に其の道に

▽五〇四号（明治三十七年二月六日）。

福地道林
文安　福地文安、広居、良敏。
平川見龍
島田南嶺
牧春堂

於て得た所がなかつた。そこで道林奮然志を起し、一転して十徳を纏ひ束脩を厚うして、佐賀藩蘭方の開祖たる島本龍嘯の門にはいつて蘭学を研究し出した。但し此の島本の門下からは伊東玄朴、大石良英等の俊才が続出した。

道林が島本の門に屈して蘭学を習ひだしたのを見て、同僚乃至耆宿連は、皆な侍医長何ぞ卑屈なるやとばかりに嘲笑したのであつたが、道林は更に、かゝる冷評を耳にもかけず、爾来一心不乱に研学したが、賢明なる閑叟公は窃に彼の苦心に同情を表して居られた。

当時道林が同藩古方家連より嫉妬的排斥を受けて居たことは容易ではなかつた。或る時閑叟公が腫物を患ひ、焮痛に悩まれたが、道林は之れに水蛭の貼用を主張すると、古方家の松隈甫庵は絶対的に反対して、水蛭は毒虫なり、臣甫庵君上の尊肌に毒虫を触るゝを許さず、一滴なりとも貴き血しほを取る可らず、水蛭貼用などゝは元と百姓療治のみ、大人の治療にあらずと妙な理窟をひねくり廻し、こゝに道林と争論を始めて双方なか〳〵屈せぬといふ有様。そこで公は二人のものを召して、各自の主張を聞かれた末、公は断乎として甫庵の説を排し、吾が体も百姓の体も同じ人間の体である、道林いそぎ水蛭を貼せよと鶴の一声で喝破したので、甫庵は大に面目を失つた。

こんな工合なことが数々あつた為め、甫庵は毎に道林を悪口して居たので、流石道林も腹にすゑかねたと見え、天語を聴くといふ名目の下に、右の悪口を悉く書きつらね、これ吾が脳病の為めに此の語を聞く、吾れ既に此の病あり、大切なる御方薬の勤務に堪へずと一篇の辞表をつくり、自身之れを持参して側頭に取次ぎを托した。所が側頭某は此の奇異なる辞表を見て半ば呆れつゝ之れを斥けていふには、辞表にも大抵例のあるものでは御座らぬか、且つ病気の辞表とあるに自身が持つて来るも異なもので御座ると受付けぬ。道林のいふには、凡そ臣として君に事ふる、犯すあるも隠すなし、拙者は君を欺くやうなことは出来ぬと。それから双方喧々囂々と論じたが、之れを聞いた側用人の某は、右の側頭を呼んで、道林の正直なことは豫て君公も知られて居る、拙者が取次ぐから道林には一応引取らしなさいとのことで、用人某は直に右の辞表を持つて公の前に出で、道林何事に怒りしか斯様のお断り書を差出しましたと取次いだ。

公も決して悪くない道林のことぢやで、辞表の措置は一寸困られたらしい。然らばどうしてよかろうかとの御相談に、兎に角斯く申出た上は一旦御免に成りたる後、時機を見て再び復職せしめられたが宜しからんとのことに、公もこの説を容れて道林の辞職を許されたが、道林は辞職と共に大に間が出来たので益々学業に勉励した。

然るに其後暫くして道林は長崎関所の詰医となるべき順番が来た。この長崎の詰医といふは、側組無役の者、いはゞ第二等の侍医連が勤める役目で、目下無役の道林は当然出崎の順番に成つて来たのであつた。而かも組役の相談では、順序からいへば、道林の出崎は当然ぢやけれど、むづかしやの彼奴ゆへなか〳〵行こふといふまい、所詮これは無駄ぢやから、向ふ組の某を差繰りして遣はすことにしようといふに一決し、やがて其の内の一人は、暑

島本龍嘯　良順。
伊東玄朴
大石良英
松隈甫庵

中見舞旁々道林をおとづれた。

組役の一人は、そこで右相談の結果を告げ、順番からいへば先生の行かれる番ぢやけれと既に、御匙頭さへ辞られた先生のこと故、御番所詰位には行かれまいと存じ、向組の某に差繰りいたしたから御承知置を願いたいと談じ込むと、道林忽ち憤然たる有様で、席を正していふには、之れは近頃心得ぬ儀で御座る、拙者がお匙を辞したのは他に多くの名医があるから、其の人に譲るといふに過ぎぬ、御番所詰は軍役ではござらぬか、其軍役さへ此の道林は勤まらぬと思はるゝにや、左程の不信用とありては此の上隠居仕るより外なし、可然貴殿より右の旨にてお頼み申すと散々の不興に組役某も意外の有様に呆れ且つ驚きつゝ、匆々其姑息の取扱を謝し、道林は直に長崎出仕といふことに成つた。

幾時もなくして閑叟公の長崎にゆかれた時、道林は再び侍医長たるお匙頭に復職を命ぜられて佐賀に帰つて来たのである。

道林の剛直なる当時俗流と撰を異にして居たので、俗吏輩からはこの男の持ち扱ひにあぐね、イガグリ道林と称して私に畏憚して居たが、とにかく佐賀で蘭方の侍医といふは此の人が始めてある。

何しろ当時封建の俗未だ敗れざる際に当つて、道林が八面楚歌の間に立ち、断乎として蘭方に就いたなどは、大に彼の人物を見るべき時で、当時は閑叟公と雖ども万事其の意の如くならなかつたのであるから、道林のこの孤軍奮闘は容易で無かつたに相違ない。又道林の敵として立つて居た、右の古方家の松隈なんかも、いはゞ古を信じて居た結果で、決して悪むべき人ではない。これはツマリ時代の潮流といふもので仕方がないのである。

道休の子の文安は私の竹馬の友で、一所に蘭学をやつたものぢやが、故あつて彼れは大阪に、私は江戸に各々遊学することゝ成つたのぢやが、文久三年に両人とも国許へ召還された上、共に長崎伝習を命ぜられた。然るに文安は大阪で梅毒にかゝつた為め、とう〳〵此の行を果さずして病没し、それより一家没落と成つて跡もなくなつてしまうた。道林全盛期を思ふと浮世の変遷は只嘆息するの外はない。イヤ不思道林の話が長びいたが、これも故人追懐の吊詞として見逃して下さい。
▽嘉永四辛亥歳、前に云ふた医師世禄半減の議が実行されて、総計千石を削り出され、茲に再び医学館を復興したのであつた。此時私は丁度十六歳であつたが均しく世禄の半を削られてしまつた。
かくして再興された医学館は、漢方蘭方の侍医を以て教官とし、種痘をも行ひ、且つ試験もこゝで行はれて、開業免札を渡すといふ工合であつた。

医師削禄年々千石を積むこと七ケ年、安政四戊午の歳。医学館は漸く弘道館の管轄を脱して初めて独立し、藩政府の直轄機関となり、茲に独立の医学校が建立されたのである。同時に同校は従来の蘭法と云ひ、漢法といふを打破して、国学の下に一丸とし、大己貴尊を医祖神に祭り、新に学制を立てたのである。其学制には「医則。医之為道、治疾患、以所保健康者也。苟志斯道者、修七科之学、可以従事於医也。第一窮理学兼度算。第二分析学。第三解剖学。第四人身窮理。第五病理学。第六薬性学。第七治療則。右須竅知」云々とあつて、学校を好生館と名づけた。

▽五〇六号（明治三十七年二月二十日）。

好生館には閑叟公親ら臨まれて督励されたが、当時同藩内大凡九百餘名の開業医は皆こゝに収容されたのである。そうして開講に大石良英、講習に福地文安、相良弘安を挙げ、従来の漢方医は一切之れを廃して更に同館に就て研究せしめたる上免許を受けしめ、同時に在官の漢方医も悉く免職さして、之れに代ゆるに蘭方医を以てし、且つ国内医師にして廿七歳以下のものには、皆同校に寄宿の上原書を学ばしめた。実に是れ佐賀藩医界の一大革命で、とにかく此の時代に大英断を敢行したのは、流石閑叟公其人の器量と云はねばならぬ。

この革命は、従来の長袖気質の医師風俗に対し一大影響を及ぼした。これ迄は、我々同年輩の漢方侍医の長子などは、若先生とたてられて代診衣服の美しきを競ひ、龍麝の香りをプン〱させて得意がつて居たもので、この中に福地と私とは共に貧乏で長屋住居、身は粗服にまとはれて郊外の蘭学校に寄宿して居たから、甚だ俗受けが悪い。親戚婦女子にも自然軽蔑されるといふ工合であつたが、右の革命と共に、福地も私も国立医学校の嚆矢と呼ばれるに至つたので、面目は俄に上つた訳けで、此時の名誉心は、やがて私をして畢生斯道を踏まねばならぬことに餘儀なくさしたのである。

非常なる英断の下に、建立された医学校は、一時ナカ〱隆盛の光景で、続いて附属病院建設の議もあつたが、不幸にも翌年に閑叟公が熱病に罹られて、侍医は皆詰切りといふ工合に成り、搗てゝ加へて当時虎列剌の流行もあつて、旁々学校の方は自然其の勢を削がれるといふ風に成つた。

大庭雪斎　景徳。
渋谷良治　良耳、良次。
牧元春
▽五〇七号（明治三十七年二月二十七日）。

但し此の学校は、表面こそ大庭雪斎、大石良英、渋谷良治といふ純蘭学派の三人が、教頭教授として一校の重任を負ふて居たのであるけれど、何分三人共格式が低く、大庭は元と俗家で一代医を願つた小身、大石も渋谷も又新参の小身者であつた為め、自然其の実権は元と漢方医であつて中途蘭法に帰した島田南嶺や牧元春などの翻訳的先生に握られたといふ風があつた所へ、右の閑叟公の病気で、大石は専任侍医としてお側に詰切り、大庭は会々中風症にかゝつて学校の世話も出来ぬといふ工合に成り、若年の渋谷一人では、とても一手に校務を切り廻すといふはけにいかぬと旁々の逆運で、折角隆盛に向つた同校も、やがて校運沮喪し百事姑息に流れてしまうといふことに成つた。

以上我が佐賀藩に於ける医史の一斑であるが、とにかく同藩は医学といふものに対し、他藩に比して特種の歴史を持つて居たので、其の関係はやがて延いては我日本医学史に影響を及ぼすものといふて差支ないと思ふ。

▽サテ当節柄こんなことをくど〱しくいふと、若い人等には聞き苦しかろうが、とにかく前にも云ふた通り、維新前の医術は、只一家の藝として取扱はれて居たもので、国家が之れに開係して誘掖啓発するといふやうなことはなかつた。

そうして西洋医方の我国にはいつたのは、先づ外科から導かれたものであるが、我帝国は昔しから此の外科といふものには、必要上特別の研究をして居たといふ因縁がある。それは我国は古来尚武の国で、其の歴史の半は全く戦争史を以て埋められて居るといふ国柄だけに、士気も剛邁で、一旦戦場に臨めばいづれも先登を競ふといふ有様ぢやから、毎戦負傷者もおびたゞしい。従つて其金創療治法は、必要上昔から研究せられ、其方法は一の兵法中に属し、武士のたしなみとして士林間に重んじられたのである。かの吉益流とか中条流とか称する外科もツマリかくして起つて来たものである。

太平記に千早城の寄手名越越前守が水番をして居た時、城兵の為めに破られたことがあるが、後に楠公が気の毒のことに思ひ、自筆の見舞状に秘伝の切目の膏薬方を添へて贈つたことがあるそうで、後世右越前守の子孫名越弥五郎（釜師）がその秘方を伝へ、毎年々始の例として之れを将軍家に献上したそうな。これは右の弥五郎の話である。

織田信長の時代に、南蛮《ホルトガル》切支丹宗が、無形の教法を我国に入れんとして、一面方便の為め有形の医術と幻術《てじな》とを輸入して来た結果、当時の我国人は其幻術を見て大に驚き怪み、之れを魔法として排斥したが、其の医術の方で有効なりしものは、黙許の上やがて秘伝として伝へられたとある。西洋医術の輸入としてこれらは先づ早いところであろう。

其後長崎に於て和蘭通商の開かれると共に、紅毛（和蘭）南蛮の二流を一子相伝として特許されたが、栗崎流なる一流が起つたのもこの結果である。現に私の家の先祖相良柳庵長安といふ人も、この一子相伝の特許を得たもので、彼れは明暦年間長崎に出で当時大通詞の西吉兵衛なる者に随身すること十餘年の後、漸く紅毛南蛮二流の外科一子相伝の特許を得、佐賀に帰藩して開業したのである。

当時は、例の切支丹厳禁の時節であつたから、右の如き外科を修めた身としては、特に切支丹宗に関する嫌疑を避けねばならぬので、彼は故らに山田長政の贈りし赤栴檀刻の薬師仏を庭前に祭り又特に八幡社の社人と結婚して厚く神仏を崇敬したとある。

祖先柳庵長安其の一子相伝の外科を伝へてより七代迄凡そ二百年に成るが、其の間私の家は家柄と称して堅く他の門に入ることを許さず、又他の子弟をも取られない掟で、真に一家相伝の藝として継承されたのである。

二代目は相良柳庵伊安といふた人で、此の人は十三歳の時、振袖姿で代診したといふ話だ。以て当時の時勢が想ひやられるわけである。三代は柳庵正安で、此の時家声漸盛んに、挙げられて侍医となり、本家支家合して四家を生ずるの繁昌に及むだ。即ち本家柳庵は三十四人扶持、分家の養伯柳蔭、養元、各々扶持を賜つて、一家大に栄へて居た。四代の柳庵徳安は徳人で大に藩主の信用を得て居た為め、藩主江戸参勤の時などいつも供奉し、前後十三回一度も交代することが出来なかつたそうな、五代目は柳庵安昌といふ人で、此の人の時代に、蘭医シーボルト氏が長崎に来た為め、安昌は佐野孺仙と共に長崎伝習を命ぜられた。この孺仙といふ人は、故佐野常民伯の養父である。長崎に楢林流の起つたのはやはり此の時代であつた。六代は柳庵宣安で、此の人の時代にモンニツケ氏及びハンデンブルーグ氏が来朝した。そうして七代の柳庵安定は正七位の位階を賜はり、宮内少侍医として宮中に仕へた。ポンペ氏やボードイン氏の来朝はこの時で、安定もボードイン氏に就て伝習を命ぜられたのである。

名越越前守　北条時見。
楠公　楠木正成。
名越弥五郎
相良柳庵長安　以下、相良家の人物については、付録「相良春栄系図」「相良柳庵系図」を参照。
西吉兵衛
山田長政
シーボルト　フィリップ・フランツ・フォン・シーボルト。
佐野孺仙　常徴。
佐野常民　栄寿。
モンニツケ　オットー・ゴットリープ・モーニッケ。
ハンデンブルーグ

右のやうな次第で、人類共通世界平等なるべき医術も、一子相伝といふやうに一人一家の藝として、狭隘な一局部に封鎖されて居たので鎖国封建時代の緩慢なる世潮は、以て察するに餘りありといふべきである。

▽一体昔は外科医の風として、文学は強てつとめず唯勇断手術を名誉として居つたもので、当時外科の一家として互に睥睨して居たのは、私の家の他に花岡流とか楢林流とか侍医の家は十餘家もあつた。中野氏、佐野氏、松尾氏、林氏、楢林氏、井上氏、川崎氏、富永氏、太田氏、野口氏、納富氏、塩田氏などは即ち各一流の門戸を張つて居たのである。

私の家は四代迄といふ者、孰れも実子があつて又不肖の子もなく、皆長命で幸福の生活をして居たが、五代目柳庵に成つて子供も出来ず、且つ不徳で終に家を破つた。併しこの五代は、家業の上には十分力量のあつた人で、なか〳〵才子であつたそうなが、ツマリ其の才の為めに不羈放縦で身を過つたものと見える。

それで此の五代目は、佐野孺仙故佐野伯養父と共に、当時長崎に来て居たシーボルト氏の許へ伝習生として就学を命ぜられ、両人共薩生として同地に出遊したが、佐野はやがて同地の楢林の門にはいつたけれど、五代目柳庵は自家一子相伝の家柄である。何ぞ楢林輩の門に降らんやといふ勢で、頑として入門しなかつた。

佐野は多血質の男で、極真面目で且つ文学には乏しかつた男であるに、五代目柳庵は佐野よりは年長の上、常ねに自己の才に任せて人を凌ぐといふあばれものであつたから、大分佐野等もイヂメられたものと見え、此の時から佐野とは頗る仲がよくないものとなり、其の佐野の祟りはとう〳〵三代後の我々に迄及むだ。佐野の怨みが並大抵でなかつたことはこれでも知れるはけである。

▽五〇八号（明治三十七年三月五日）。

楢林は其後新蘭方といふので佐賀藩に扶持せられる様に成つてから、五代目柳庵は江戸の桂川へ入門を命せられたが、これから愈々不平の度が加はつて、自然嬌越な挙動が多く、従つて人望も漸次失墜するといふはけで、終に儲君付に貶されてからは、飲酒歌楽自から鬱勃の不平を遣るといふ有様、其の間儲君逝去といふ不運のつゞけがちで彼は厭世の人と成り、身を法体に改めて隠居してしまうたが、それからは一層の自暴自棄で、とう〳〵不平の為め家を破り身を殞としてしまうた。

林長庵

五代目はかくて憤りと不平とで終に此の世を去つた。時に養子の六代柳庵は猶ほ年少であつたが、五代は之れに向つて堅く家伝を守る事、其の至らざる所は同じ家筋の相良養元に就て学ぶ事を遺言した。そこで養元は遺言に基き、本家の嗣子を教育したのであるが、之れを教へる時は、六代を上座に置いて恰も主に仕へるが如き風であつた。

六代は如斯養元から相良家の皆伝を得た後、書学と称して古賀健道の門に入り、後又長崎に出遊して栗崎の門にはいつたが、帰藩の後は詰医に成り、傍ら医学療の指南役を命ぜられた。其後侍医の外科に缺員が出来た時、六代が順当に補缺せらるべき所を、例の佐野孺仙が妨げて、自分の門人林長庵を抜擢選任した。

佐野が何かにつけて相良家に当つたことは、こんな工合で、其の後に六代の長子寛斎、即ち七代柳庵が、長崎遊学を願ふた時、遊学の試験として乳癌の療法を題として出した。すると六代は、孺仙の奴め自分が不学だから人も不学と思ひ、我が家で乳癌の手術に麻薬を用ゐないのは、畢竟其の法を知らない為めぢやと申し居る。故にこの答案には一つあいつをグツと云はす様なものを書いて出せといふので、七代はやがて其の答案中に「或る家では切断に当つて麻薬を施すとて、所謂花岡流のマフツトウなる麻薬の処方を明細に書きならべ、併しこの麻薬の使用は衰弱を残して豫後宜しからざるが故に之れを用ゐざるを良しとす」といふやうなアテコスリを書いた。

サア日頃から悪くんで居る相良のやつがといふので、当時七十歳の佐野孺仙火のやうに成つて怒りだし、これ他の家伝を許くもの、以ての外の事なりといふ勢で、遊学不相叶とばかり願書を却下した。すると六代も大変怒つて、不埒な孺仙め、おれに当りつけるならとにかく、子供まで祟るとは卑怯の仕打ではないか、こんな奴の下に居てたまるものかと、終に佐賀を去つて伊万里に移つてしまうた。

後に孺仙世を去つて、嗣子栄寿が跡を継いだがこれはやがて還俗して海軍の方を興し、勢ひなか〳〵旺んと成つた。故佐野伯は即ちこの栄寿である、これを機会に六代柳庵も再び佐賀に召還されて侍医と成り、七代柳庵も無滞長崎に遊学することと成つた。そこで相良対佐野の確執も一段落、先づこれで全く遺恨も消散したものと思つて居た所が、豈図らんや、維新後も故佐野伯が、尚ほ私の身の上に祟つたといふはけで、ヨク〳〵の奇縁イヤ悪因縁があるものと見えた。

イヤこんなことは、一座限りの笑話しぢやから、其の積りで居てもらいたい、この次からいよ〳〵私の身上をお話し致すとしよう。

▽五〇九号（明治三十七年三月十二日）。

▽私は前に申した六代柳庵の三男、七代柳庵の弟であつて、分家の相良春栄の養子となり、この分家を相続したのである。

天保七丙申歳二月十六日、肥前の佐賀に生れたのだが、前月で丁度満六十八歳に相なるわけぢや。長兄は故との宮内少侍医正七位相良安定で、次兄は故との大蔵大書記官正五位伊東武重、これの次ぎが相良知安即ち私である。

私の幼名は広三郎といつたもので、文慶後中途に弘庵と称した。私の次は相良元貞で、これは政府の命で独逸留学中あちらで肺病にかゝつたが、帰朝後間もなく没してしまうた。次は女子で都合一家五人兄弟である。

で、私の養子にいつたのは、丁度十五の年であつたが、其翌年養父春栄は病没した為め、其の五月に家督相続をして、そうして其の秋に前に話した改革で世禄の半を削られたのであつた。

私は八歳の時に小学にはいつて、十六歳で大学に寄宿したものぢやが、十八歳の時、父は突然私に命ずるに、蘭学修業のことを以てした。父の申すには、長兄の寛斎（安定）はこれまで漢蘭折中でやらす積であつたけれど、段々時勢につれて、只今では純蘭方でなければ所詮御奉公もなりかねる、けれども寛斎はモウ晩学のことぢやから或は修学がむづかしいかも知れず、若しこれが為め中途に廃学するやうなことがあつては、家の面目にも拘はることゆへ、とにかく汝が先づ兄の瀬踏みをやつて加勢をして見ろといふことであつた。

そこで私は直に蘭学校へ入学した。当時我藩からは和蘭へ軍艦を注文して居たので、先づこの乗組士官伝習の基として蘭学校を設立したが、何分教官には本職の方に人が無いので、皆医士を採用し、大庭雪斎、渋谷良治を先生、宮田魯斎、永松玄洋等を指南役として、学則は当時大阪で盛であつた例の緒方の塾則に依り、席次は年齢、位階以外、其の成績の月旦評で互に競争さして居た。そうしてその生徒はいづれも大学校が抜選したもので、凡そ百餘人もあつたが、私は右の父の命で此の学校に寄宿したのである。

　この学校の設立以来、世運はいよ〳〵迅速の進歩で、後には蘭学から英学に移つて致遠館[2]と改称された。今の大隈伯などもこの致遠館で養成された一人である。

　サテ封建時代の風俗は妙なもので、当時一家の制度として長子は非常な権力で人から立てられるに反し、次男以下は所謂冷飯食ひで、何事も頭から押へつけられ、おしまいは養子にやられるといふ工合であつたから、私もこの流儀で常に妙なことにまで押へられて居た、それがどうかといふと、元来長兄の寛斎は、色白の薄弱な体質で、性質も至つて温順方正であつたから、自然不活潑で又狭量といふ風で、其の朋友はといふといづれも佐幕家であつたが、次兄の方は武士で強健で従つて其の朋友は皆勤王家であつた為め、私と弟の元貞はいつもこの趣のちがつた二兄から圧制されて、友達さへ求めることが出来なかつた。

　それから長兄寛斎は私に比べて、手先が不器用で外科には甚だ不適当であつたが、父がそれを知つて居る為め、兄が弟に負けては外聞が悪いといふ所から、常に私を掣肘して兄に勝らさぬやうにして居た、然るに其の干渉がひどい為め、母も二兄も却つて父が私を特に愛するものと思ふて居たのであつたが、それは全く父の心を知らないので私を他家へやらず分家へ養子にやつたのも、畢竟私を兄の番頭代りにして、本家を輔佐さす積であつたのだ。

　そこで私が右の蘭学校へはいつた後、父は長兄の為め当時侍医長をして居た友人の牧春堂を訪ふた所が、牧は、早く寛斎にも蘭学をやらさにやいかぬ、三男の方は雪斎が切りに誉めて居るから今に弟の方が先になる、蘭学はナカ〳〵勝負が早いし、又内廷に響が近かいゆへ、これさへやれば遊学も請合ぢやと切に長兄の蘭学を勧説した。すると父は、何分本人がすゝまぬで困る、実は其のつもりでわざと三男を目前に召び出して蘭学修業を申付けたわけぢやけれど、長男はいまだに決しない、とにかく当人をよこすから貴公からよく説諭してやつてくれ給まへといふ依頼で、それからいろ〳〵手を尽して、やつと長兄も蘭学に入学した。

　所が長兄は元来不才な上に、当時既に廿六歳で妻子さへある身の上だから、なか〳〵学業の進歩が鈍ぶい。するとやがて、父は私しを召び付けて貴様は寛斎が遊学を命ぜられるまで暫らく勉強せずに怠まけて居ろ、聞けば雪斎は頻りに汝を引立るそうなが、今雪斎に引立てられては、終に骨ごわい紙鳶になつて揚りにくい、元来復禄するにはお匙に成るが早道で、且つ外科の侍医席は只つた二席しかないのぢやから、貴様が兄の先に成つては相ならぬ、貴様はとにかく文安（福地道林の子）の下に付いて居るがよい、文安は父道林の餘徳で贔屓が多いから、其の上に居ると自づと人から嫉視されて為めに成らぬ、全体医者の世界は狭いもの

宮田魯斎
永松玄洋　至伸。

2　慶応三年に大隈重信らが中心となり英学を学ぶ「蕃学稽古所」が設立された。「致遠館」と改称されたのは慶応四年八月とされる。

で、殊に外科医は叮嚀を旨とし腹がさばけて手捌きの敏捷さが必要で、其の腹を養ふ為めの学問ぢやから、武士の如く勝負の張合ひは不用であるといふ説諭。先づこんな調子で、学問にまで圧制で兄より上へ出るわけにいかぬ、それも兄に負けて居るだけならまだよいけれど、自分より年少で後輩視して居る文安の下につけと云はれたには、実際口惜しくて泣き出したかつた。

けれど父の厳命で仕方がないから、それからは自分から懶惰者となつて月日を送り、人の昇進をながめて居た。然るに父は其の二子を衆に先んじて蘭学さしたといふ点で、再び召し還されて侍医になつた。

▽父の命令で以て、段々懶惰を粧ふた結果、終に蘭学校第一の不勉強者と云はれる身に成つたけれど、やはり内廷上覧の時などは、力を出して怠惰者に似合ぬ、成績を示して居た。そこで死ぬほど口惜しかつたけれど、この時分からソロ〳〵福地文安に下から交を求めはじめて、父の云ひつけ通りいつも彼の下手に廻つて居たのである。

文安といふ男は正直に且つ雅淳な善い人柄で有つたが、末子で体力も弱く実力も乏しいといふ方、自分は父命でこの男の下に付いて居るものゝ心中では、寧ろ冷笑して居たのである。

自から韜晦して蟄伏すること三年、やう〳〵のことに長兄が大阪遊学を命ぜられることに成つたので、初めて父も安心し、サアもう懶けるに及ばぬ、十分に出精して今までの遊むで居た分も取かへせといふので、それからは一生懸命、俄に懶惰者の隊長が勉強家に変つて、日夜孜々として研学したから、やがて文安に追付いたが、然し矢張り彼より先に出ることは、父から抑へられて居た。

折から我佐賀藩医界に一革命が起つて、前に話した医士世禄半減の決行と共に医学校は新に起され、廿八歳以下の医士は皆強制的に原書を学ばされるといふ工合、忽ちにして旧風は一掃されたのであつたが、此の時福地文安と私とは、摘抜されて超然と教官の後へに加へられ、文安、弘庵の名は好生館の嚆矢として校中に弁称されることと成つた。ツマリこの革命は私の世に出る第一階梯で、この新興の医学校が初めて私を国中の医士に紹介したといふてもよろしい位、兎に角私の生涯上紀念とすべき一時期であつた。

此の佐賀藩医界革命のことは、前にも大体話したことぢやから、茲で又繰返す必要もないが、補修かた〴〵当時の状況をいふと、抑も佐賀藩医家総計七十餘家は、其の世禄百五十石を上として下五人扶持（九石）までの階級があつて、内五十石以上の家が常に侍医として召されて居たのである。是等の侍医はいづれも多くの門人を有し、且つ旧家で俗家大身に縁を引いて居たが、世襲の地位に安楽の境涯を継いで居たこの旧家連は、自然新進の英気なく斯道にかけては無力者が多いので、其の実際の力量家は却つて新参の小身者の内に存じて居た。彼の伊東玄朴の如きも、旧藩では本禄実に五人扶持といふ微々たるものであつた。

当時侍医として佐賀藩医界に幅をきかして居た連中は、福地道林、松隈甫庵、水町昌庵、馬渡耕雲、牧春堂、島田南嶺などいふ顔ぶれであつた。中にも牧は代々学者で古賀朝陽などを出した旧

▽五一一号（明治三十七年三月二十六日）。

水町昌庵　基門。

馬渡耕雲

家ではあり、且つ本人が徳望家であつたが、其の縁家の島田南嶺はなか〳〵の才気があつた為め、此の両人は共に一番年若ながら、病客常に其の門に絶えざる有様で、殊の外繁昌を極めて居た。

　そこで右両人は閑叟公に抜選されて、共に蘭学を学ぶことと成り、牧は京都の小石へ、島田は江戸の伊東の許へ遊学を命ぜられ、前途益々有望の勢であつたが、松隈は多少嫉妬の気味からでもあろう、急かに右両人を悪くみ出して、当時会々上方から遊学して帰つた西岡春益を援け、遂に牧や島田の病家をこちらへ引きつけて、両人の門前は漸く雀羅の光景を現すことに成つた。殊に島田は父魯堂の代に俗家より出た新参の小禄者であつたが非常の才物で、今度の医師削禄幷に立校の参謀者であつたから、一層衆医の怨を受けて居た。

　松隈甫庵は前にもいふた通り福地道林と勢力を争ふた古方家の首領で、地行八十石の旧家であつたが、多血質の男で不文で我力一方といふ性質、従つて蘭法なんどの新智識を悪むことも甚しかつたので、ツマリ守旧派の代表者といふ人物であつた。

　所で右の削禄立校の一革命が愈々断行されたのであるが、此の時この改革の表面に立てられたのは、牧其の人であつたけれど、実は殆んど才物の島田一人の力でやつたといふてもよいので、右の改革と同時に侍医も凡て古方家を排し、原書家八九名を除くの他は、皆牧、及び島田の門人を採用したが、ツマリ此の改革は一面に松隈らの古方家に対する蘭方家の復讐と見るべきものであつた。

　当時私は、島田が新医校の科目を書きつける時、側で見て居たが、大石が懐から出したその草稿に、第一窮理学、第二分析学と順次に書いてあるのを見て、島田は暫らく考へて居たが、やがて私の顔をチヨイト横目で睨むで、分析学をこゝへをくと、つい面白くなつて、又佐野栄寿（故佐野伯）のやうに精煉の方へ逃げだして還俗されては困るから、これは第六の薬性学の前へ置くがよかろうと、直々自分の臆測専断で以て、科目の順序をかへてしまうたが、当時のことは、万事がこんな風で、蘭方の何のと新智識を振り舞して居た先生達も、本当に医学そのものを了解して居なかつたのである。

　▽医学校設立の当初には、右の如く牧が表面の立物、島田が参謀長といふ役割で、全く此の二人の翻訳的蘭法先生であつたが、開校後の権力は次第に大石の手に帰したのである。

　所で文安と私とが毎日大石に会読する際には、同勤の先輩原書家はいづれも皆傍聴するといふ風であつたが、文安は当時、同勤中の有力者で且つ親戚に当る永松玄洋と同居して居たゆへ、毎晩永松と下読みをして来るのぢやが、どうも私に勝てないので、終に正直なかはりに狭量な彼れは自然私を忌憚するといふ工合に成つて来た。

　其の内に大庭は中風にかゝつて出校も出来ず、渋谷は若年でまだ校務を切りまわすだけの勢力はなし、大石も会々閑叟公の熱病で、主治医として殿中に詰め切りと成つた上、折から流行の虎列刺といふので、前にもいふた通り校運は此の時に沮喪して来たのである。

　然るに茲に生徒の中に大須賀道貞、古賀元才、花房元淑といふ

西岡春益　俊益。
魯堂　島田魯堂。
▽五一二号（明治三十七年四月二日）。
大須賀道貞
古賀元才
花房元淑

三人の男が居たが、大須賀は百五十石の禄頭で牧先生の婿、且つは外科侍医林梅馥の甥といふ身分、古賀は例の朝陽先生の孫で牧の門人といふ筋、花房は九十石の家格で、いづれも漢方時代には私共より年長の先輩者として頑張つて居たのであつた。所がこゝに又同生徒中に、漢方侍医長の子で四五年前江戸の伊東玄朴の所へ遊学し、中途遊び過ごして伊東から追ひ還された水町三省といふ才子と、私より五つ下の実弟相良元貞と、陪臣ものであつて後に、永松の養子に成つた原東海といふ男と、この三人が前の三人と相拮抗する位置であつたが、年長の前の三人がどうしても此の後の三人に及ばない所から、やがて計略を以て相手を凌がうと相談した。

そこで其の相談といふは、抑も文安の勢力は畢竟弘庵の後押しがあるからで、元来文安其のものは与し易いのである。従つて文安をこちらへ引張りこみ、弘庵との間を離れさした上、我々は彼等に従つて遊学するが勝ちぢや、それには今大石が殿中に詰切つて居る間がよいと云ふ工合で、即ち文安を自分共の方へ引つ張り出した。すると文安は此の節私を忌み出した折ぢやで、直ぐに彼等と結托し、与に共に牧の許へ遊学一件を嘆願に及むだ。

牧はこの嘆願に対し早速受けひいて、校務に関係して居る俗吏の横尾某に向ひ、只今では病院建築も一寸容易のことではなし、従つて暫らく若い者は遊学に出すが宜しいと思はれる、所で今日遊学に出すについては、文安と弘庵の二人が相当ぢやが、一度に二人出しては第一文典の教導に差支るから、どちらか一人にしなければならぬ、然るに弘庵の方は実兄寛斎尚ほ遊学中ゆへ後に廻し、先づ文安の方を先へ出して、年末にも成れば弘庵を出すといふ様にしたい、そこで大須賀と古賀とを文安に付けて出し、花房を弘庵に付けてやりたいから、一つそんな工合に取計つて貰いたい、就いては弘庵の方のことは、貴公から父の弘庵へよろしき様話して下さいとの相談で、横尾は直に其の旨了承し、議は忽ち決定した。

所が横尾がグヅ〳〵してまだ私の父に話さぬ間に、父がこの事を伝へ聞いて其の不公平の措置を怒り、直様次兄の伊東をして横尾に談判さす、横尾は恐縮して、別に二人に甲乙を付けるわけでなく、全く漸く〳〵の次第であるから不悪思ふて下さい、決して弘庵君の不為めは計らないからと色々に慰めて、やう〳〵其の場は収まつたが、この事が広がると共に校中いづれも牧のやり方を非難した。けれど私は伯兄に蘭学を勧めて遊学をさし又父を伊万里から召還して侍医に復さした牧の徳を忘れて居ぬから、毛頭牧に対して怨みがましい心も起さなかつた。

斯くて其の年の秋に成ると、時の若公即ち今の鍋島直大公が江戸詰と云ので、私の父と当時長崎ポンペの許へ遊学して居た宮田、永松の三人が侍医として供奉の上江戸へ上る。伯兄の寛斎は遊学を終へて大阪から帰郷したが、年末に至ると、豫約に従ひいよいよ私の遊学する番と成つて来た。

▽年末に成ると愈々私の遊学の豫約期になつたので、私の養家の知人で野口といふ校員が、或日突然私を招いで右の遊学一件を内々知らしてくれた。

当時の遊学は必らず大阪と定まつて居たから、私も無論大阪遊

林梅馥
水町三省
原東海
横尾
鍋島直大
▽五一四号（明治三十七年四月十六日）。
野口

学の内定であつたが、私は右の話を聞くなり其の場で野口に自分の意見を述べた。それは私は必らずしも遊学を望まないといふことで、遊学をせねば医者に成れぬ位なら第一此の好生館なども廃してしまうがよい、且つ大阪の緒方はエライに違ひなかろうが、長州の青木とこちらの大石とは、坪井の三傑と称して比肩して居るので、中にも此方の大石は少量で人を容れず、亦人を教へることを好まぬといふ弊はあるが、実際の学力は随一である、而已ならず此方には大庭もあり渋谷もあり所謂済々多士で、何ぞ必らずしも大阪遊学を須ゐんやである、そんなことよりは寧ろ年々の新版書籍を和蘭から取よせて、一生懸命こちらで勉強するのがましだ、それに此の頃の遊学のやうに、ヤレ文安の遊学には某を付け、弘庵の遊学には某を付けるなど〻、情実に流られた措置は、堂々たる本校の紀律を紊り、一国の子弟を傷ふもので、元来翻訳先生たちが、我々原書生を進退する学力があるや否や、政府がこんな風に医士を弄ぶ様では所詮、立派な教育は挙るものではないと、若い内の元気で以て、気焔万丈といふ勢であつた。

　すると野口は、イヤそれは正論であろう、併し拙者は俗吏で学事上のことは承知せぬから、足下は須らく其の意見を以て大石に論ずるがよい、けれど足下も大石に向つては、こ〻でいふ程にはよう云ふまいと、半ば冷笑した工合なので、よろしい然らば只今より大石の所へ押しかけて自分の意見を述べようが、丁度今日は当直で出られない、それとも貴公がそれを承知で出してくれるかと突つこむと、野口はよろしい往つて来いといふので、私は直に大石良英の許を叩いて、右の意見を忌憚なく述べ立てた。

　大石は私が滔々と述べたてるのを、只黙然として聞いて居ましたがやがて口をあけると、君の説は一応尤もぢや、併し好生館もまだ前途遼遠で、我輩なども侍医片手では思ふ様に手が届かない、従つて諸君将来の責任も甚だ重大であるから、十分なる修学を覚悟せねばならぬ、且つ足下は養子の身の上で、縁女も追々成長したその話ぢやから、やがて家持子持に成るが、さアこうなると学問は先づそれ切りでこれは私が現に覚えのあることぢや、今日の学問は日々に駸々たる有様であるに、中途こんな係累の為め修学の腰を折られるは甚だ残念ではないか、元来この遊学といふは、ツマリ平素出精の御褒美として相応の学費と研学の時間とを上から賜はるのである、足下はこれを好まないのか、我輩などは実に羨ましくてならぬ位ぢや、又大阪の緒方の所へいくのは、重に読書の為めぢやから、足下のやうにモウ独看株に成つて居るは別に緒方の所へ行くにも及ばない、江戸なり長崎なりそれは足下の望み次第に成ることぢや、但だ江戸遊学に付て注意といふは、伊東の門にはいらぬことで、ある人は初めの内は無暗に入門生を誉めそやすに引きかへ、イザ退塾帰国といふことに成ると、必らずナンクセを付け状して還すといふ風があつて、後来望みのある若い者の為めには甚だよろしくない、付状で出世の邪魔をされるといふ恐れがある、とにかく足下は進むで遊学するがよいのぢやが、サテ遊学の場所に就いては何所を望むかとの問であつた。

　そこで私は、自分は元来外科の家であるから外科をやりたい、何でも下総の佐倉に佐藤泰然といふ若手の有力者が、セリウスの外科書に依り、縦横自在に刀を揮つて居るとのことを、愚兄が大

緒方　洪庵。
佐藤泰然

阪で聞いて来ましたが、これはいかゞでありましようと云ふと、大石は、それは至極よかろう、あの和田（佐藤のこと）は私の恩友で、江戸遊学中には大変世話に成つた人で、親父さんもなかなか怜悧な人ぢや、併し其の手術とか治療とか実地の方にかゝると、自然読書が留守に成るから、これは十分注意せねばならぬ、医は学問が土臺で其の学問は日々に新に進むのぢやから、一生中死に至る迄進むで勉強せねばならぬ、先づ今の内に足下は其の所持のボツクの解剖書を「骨は堅きものと思はず脳の如く軟かなもの、脳は骨の如く堅きものと思ひなして」委細に研究するがよろしい、医は自から其の中にありぢや、そこで江戸遊学なり其他どこなりに定めるがよい、私は明日直に政府に其の旨申出るから、野口へは足下から大体伝へてをいてくれといふ工合。

私は此の親切な大石の説諭を聞いて、初めて大石の徳を感し、師恩の難有さを今更に知つて、歓喜登天の勢で、直に学校にかへつて待つて居た野口に委細を話すと、野口は驚いて、大家先生株でも大石に向つては一言半句も出ないのに、貴公が同志的懇談を遂げたはエライ、貴公の前途もこれで知られる、大に賀すべし賀すべしと直に弁当酒をさし付けて祝杯を挙げながら、兎に角早く返つて母堂に、モウ大丈夫、好生館では貴公が一番勝ぢやとこの野口が云ふたと伝へ玉へと頻りに欣ぶといふさわぎ。

そこで私は帰宅後、右の旨母親に話すと、母は花房どのはどうぢやといふ、イヤあの元淑は好生館の立つ時、免許も取り上げられて私より遙に下に成つたゆへ、其のまゝでは居れぬので、自分から大阪遊学を願ふた所が、私の遊学に付けて許されるとか申します、併し私はそんな付物はいやぢやから一人江戸遊学にしましたと答へると、母はそう自由になるものかへとばかりで容易に信用せぬ風であつた。それは花房は養家の親類で、養父在世の時に大に尊宗した家であるし、且つ養子の元淑は、良家の子で権勢家の縁類も沢山あつたから、母などはやはり元淑を軽視することが出来なかつたので、封建時代の人情はすべてがこんな工合である。

▽五一五号（明治三十七年四月二十三日）。

愈々遊学の命令が下るといふ日、花房と一所に出頭すると、先づ私に対し「其方儀医学出精につき向ふ酉年より三ケ年江戸其外へ遊学被仰付」といふ達しである。所が江戸其外へ遊学といふ特例に驚いた花房は、これは達しの写し方でも間違つたのだろうといふので、態々私の為めに書記の所へ質しに行くといふ始末。豈図らんや、私はちやんと大石と話しがしてあるので、内々大得意であるのぢやが、いたづら半分真面目に花房の疑惑を傍観して居たのは、随分人の悪い話ぢやつた。

此の特例の遊学は、校中一同を驚倒せしめたがやがて花房と共に出発して途次大阪に立寄ると、福地初め此地に留学して居る我同藩の学生等も、亦此の私の特待的遊学に舌を巻いてしまつた。嘗つて父の為めに圧せられ、又権勢家の因縁的関係より、暫らく福地等の下に屈して居た私が、一朝大石の力によつて自己本来の面目を発揮し得た此の時の得意さは、実に暗雲よりいでゝ晴天白日を仰ぐの思ひで、彼れ同学生らにしたゝか気焔を吐きかけ、快然として独り江戸に上つた。

サテ江戸に着いて実父に面会すると、きつと欣むでくれると思の外、却つて父は何だか心配顔で全体吾藩医生の遊学は大阪に定まつて居るに、貴様一人が江戸へ来たのはどふいふ訳かといふ尋問。そこで今度の仔什を話すと、父の云ふには、実は今度大殿御隠居を仰せ出され御世様の今日に成つたについては、是迄余一人ですむで居た外科医は二人に成べき筈で、即ちこゝへ井上仲民を出せば、御本丸松尾栄仙の跡へは、こつちの寛斎を出してくれるやうにと、魯斎と玄洋に相談したところが、両人は口を揃へてそれはむづかしい、栄仙の跡へは必然と弘庵君が出る、その証拠は弘庵今度の江戸遊学で、これは大石でなければ出来ぬ引き立仕事である、且つ好生館開講以来大石が弘庵君をて居ることは、一般に認めて居る所で、現に大石は仲民の学力遙に弘庵の下に在りといふて居る、だから栄仙のあとへ寛斎を出すはむづかしい、それよりもおれに茲で隠居せよ、そうすればおれの跡へ寛斎を出すやうに尽力するとの話、併しお国でなら兎に角今こゝでおれが隠居することも困るといふと、右両人のいふには、我々とても大石の心を曲げて寛斎を弘庵にかへることは出来難い、然る以上は貴殿が父の厳命で以て弘庵君に頼むで置くがよかろうとのことぢや、おれも敢て大石を恐れる訳ではないが、彼の後には大殿の影があるで差ひかへねばならぬ、そこで今改めて貴様に頼み置くことは、汝のつぐべき栄仙の跡を兄の寛斎に譲つてやる一事ぢや、兄が今貴様に上をこされては一生首が上らぬ、おれもこの相良家へは養子の身分ぢやで、おれの目の黒い内に家格を下さしては相すまぬし、貴様も分家を継いだ身体ぢやで、本家を凌ぐといふは祖先に対し遠慮すべきことであると、父は本心から心配して諄々と口説きたてた。併し私は心窃に、これは彼れ魯斎輩が父の老を忌み除かんが為めに、自分が今度の江戸留学にかこつけ父に隠居さす目的で色々と虚構の言をならべたので、まだ免状も受けて居ない貧書生の自分を、四五十歳の先輩が据るべき御匙などの位置に置くものぢやないと信じて居た。

父は右の厳令を私に下した上、尚ほ私の学事については玄洋と魯斎に頼むで置いたから両人の指示に従ふがよいといふ勧告であつた。所へ偶々宮田魯斎、永松玄洋の二人が打揃ふてやつて来たが、魯斎は私の学事について下谷の伊東の門にはいれといふ。そこで前に大石が説いて伊東の悪癖を述べて、下総の佐藤へ入門の志願を答へると、魯斎は、相変らず大石の頑固には困る、又読書ばかりで医者に成れるものぢやない、実際の腕を鍛錬せねばならぬがこの稽古は江戸に限る、然るに下総の田舎入などゝは物好きも極まるといふ冷罵的口調であつた。但し玄洋は終始黙笑して居て、扇面に一詩を書して私に贈つてくれた。

私は右の父の話で、心窃に魯斎を面白からず思ふて居たので、一本やつてやろうと云ふ腹があるから、なか〳〵黙つて居らぬ、すぐに魯斎に答へて、イヤ宮田先生の御教示は難有が、それは先生方の力量があつてのお話しで、私共微力生の企て及ぶ所でないと、それから皮肉に好生館遊学の情実的弊害やら何やらを、遠廻しに滔々とならべ立て、時勢の進運と共に町医者などの後進者が浸々として進歩し来ることなどを説きたて、自分が箱根をこしてこの地へ来たのは、人間を草紙にして腕を磨くなどといふ力驕りのわざでなく、実は大石の助けによつて、時勢の進運競争にたえず、こちらへ逃げ出して来たのぢやから、先づ下総の田舎入で

井上仲民　貞経。
松尾栄仙　徳明。

もして巻木綿の手習でも致す方が近道でござりましよう、元来好生館は、政府が国学として一旦創立した以上、中途で容易に引込むべきものでない、従つて大石一人の責任でなく、苟くも我藩の原書諸先生、殊に若手の諸先生の一様に有する責任である、大石が私共に何卒読書してくれよと頼まぬばかりに示諭するのもそこであろうと思はれますに、宮田先生には、辨慶が五条橋千人切りのつもりで、只腕を磨け人を殺せと云はれるが、大石が聞いたら、ソレ〳〵若殿様お付きの面々は御若いことぢやと感心致しましやうとやつ付けると、永松は額を押へて舌を出し、イヤ負けた〳〵と笑ひ、宮田は赤面、父は黙然たる有様で、何となく座が白らけた。

▽暫くして宮田は、兎に角江戸を素通りにして、直に佐倉へ田舎入もあんまりじやから、当分江戸見物かた〴〵伊東貫斎法眼の門で遊んでいつたらよからうといふ勧め、永松も側から大石への申聞きは私が請合ふから先づそうしたがよからうといふので、然らば宜しく頼むといふわけで、伊東貫斎の門にはいることと成つた。

当時若輩の私が、先輩の右両人に対して随分皮肉な嘲弄的挨拶をやつたのには、父も驚いたやうであつたが、彼等の平素の仕打を知つて居た父は、一面窃に気味好いことに思ふて居たらしい、但し此の宮田、永松は伊東門下で、魯斎、玄洋と名を騈べ走せた若手の有力家であつて、魯斎は小才の有つた小男で、吝嗇の蓄財家であつたが、玄洋の方は大胆で実力は無論魯斎の比ぢやなかつたけれど、父が殺生禁断中に鮎漁して浪人となつて後、伯母婿の福地道林に養はれて医となり、江戸に登つて伊東の流行初めに代診して大に其加勢をしたといふやふな境涯で、後浪人を免されたけれど一代医を願ふて魯斎の下について居た。細君は大石の妹で、当時は若公の侍医と成つて居たが、書生中の梅毒がこうじて、私が江戸へ来て一月あまりの後、とう〳〵没してしまうたが、惜しい人物であつた。

私が入門して当時の伊東貫斎法眼は、今や志満ちたといふ工合で、或は土佐の万次郎と交通して英語の会話を習ひ、或は茶の湯稽古に悠々たる生活をして居たから、私もまづ江戸見物に日を暮して居たが、前にいふた通り其の内永松玄洋は死んでしまい、塾頭の高柳楠之助は函館遊学で出てしまうたので、私に其のあとの塾頭を托された。

此の時代の世間は、既に維新革命の機運が鬱積して来て、空気が一体に殺伐で、都下の諸塾は皆衰微に傾き、やがて安藤閣老の暗殺、引つゞいて大橋の獄が起り、我藩の中野方蔵も亦獄に関して捕へられるといふやうな騒ぎで、世上は何となく面白からぬけはいであつた。

私が江戸に来てから、父の私に対する信用は一層大なるものに成つたらしかつたが、右のやうな世間の模様に感じてか、一日私に佐倉行を勧め、大石の言葉は親も及ばぬ所で、先日も伊東玄朴殿が見えた時、犬塚が頻りに汝のことを頼むと、玄朴殿はモウ半年もたつて江戸馴れたら拙老が引請けて世話するといふて居たから、そんなことに成らぬ内早く佐倉へいかぬと、今では玄洋も居らぬから大石への申開きも立たぬといふ話。私も色々に考へたが、終に佐倉へいくことに決めた。

▽五一七号（明治三十七年五月七日）。
伊東貫斎
土佐の万次郎　ジョン・万次郎、中浜万次郎。
高柳楠之助　致知。
安藤閣老　信正。
大橋　訥庵、順蔵。
中野方蔵　晴虎。
犬塚

当時浅草に有名な易者で、千枝といふものが居た、私は一日この易者を叩いて、色々身の上を卜なつて貰ふと、奇妙にも此の男のいふことが一々的中して、寧ろ気味の悪い位であつたが、父は自分も易を好むで居たので、真面目に其の易の神聖なることを説いて居た。併し私は無論十分の疑を以て此の易者が、私の将来に対する豫言を聞いて居たが、後年に成つて考へて見ると、此の時の千枝の言が時日までも違はず、ちやんと当つて居るには驚いた。当時彼れは色々私の後来を豫言した中に、小声で玄朴さんを貴公が乗取ますといふたが、後八年目に私は下谷の伊東邸に移つた。更におもしろいのは、彼れは此時より既に御一新の革命を豫知して居たことである。こんなことをいふとおかしいやうぢやけれど、誠に不思議な易者で、維新後再び或所で此の男に逢つたから、往年占易の適中を謝しますと、向ふではちやんと私の名前まで記臆して居ました。其の後も副島伯の所で遇つたが、彼れは妙見の信仰者ぢやそうで、なんでも後年七十餘歳に目を患へて没したそうである。

▽愈々佐倉へいつて見ると、当時佐藤の家には泰然先生ばかりで、尚中さんは長崎のポンペの許に伝習中であつた、塾頭は宮下慎堂氏で、此時分今の林董さんが何でも十四五歳の腕白先生であつた。

サテ佐倉で日を暮らす身と成つて見れば、江戸よりは静閑と云ふばかりで、別に之れといふ利益もなく先づ無為に月日を送るといふ工合、名物は悪女にこんにやく、三度栗路《みたびくりみち》の悪いのに佐倉炭、一向さえたこともない。

翌年尚中さんが長崎伝習を了へて帰つてこられたが、さりとて自分には取りたてゝいふほどの利益がなかつた。兎角する内泰然先生は董さんをつれて横浜へ移住に成つたが、此年麻疹の流行で私もこれに罹つた為め、養生半分江の島鎌倉の見物をして横浜へ出ていつた。当時横浜は諸藩士の出入を厳戒して居たから、佐藤泰然門人ではいりこんだのであつたが、それでも色々やかましくて大小をさしては往来がむづかしいといふ風、長居して泰然先生の迷惑に成つても困ると思つて、匆々にそこを去つた。

此年実父も若公のお供で帰国したが、江戸は段々寂しくなるにつれて攘夷は追々烈しくなり、世上は益々物騒に成つて来た。この年の暮から翌春にかけて越前の春嶽公が総裁職になられ、諸大名の行列を減ずる、奥方は国へ帰られるといふ工合で、やがて江戸では夷人お打揃ひといふ騒ぎに成つたから、私も江戸へこの様子を見物に出かけたが、直に静まつたのであつた。

こんな形勢で私は江戸遊学以来一向其の道に於て得る所がない。其の内春も過ぎ夏と成つて、一日突然江戸の留守居から飛脚で肥前政府からの召状を伝達して来たので、早速江戸に出で、直に東海道を帰途に就いたが、此の時分下の関では例の攘夷をやつて居たので、私は帰途白須賀で一橋公に行ひ遇ひ、天龍川辺で水戸の武田耕雲斎なども見かけた。

国へ帰つた私は、更に長崎遊学ボードイン伝習を命ぜられ、やがて又長崎へ出かけたが、此の時福地文安も同行すべき筈であつたに、彼は大阪遊学中梅毒を受け、可愛想に段々重症に成つて、私の出発以前に終に没してしまつた。

それで私一人長崎へいつて、初めてボードイン氏に面会したの

▽五一八号（明治三十七年五月十四日）。
宮下慎堂
林董　佐藤東三郎。
若公　鍋島直大。
春嶽公　松平慶永。
一橋公　徳川慶喜。
武田耕雲斎　彦九郎、如雲。

であつたが、至つて温和で懇切で我邦の諸先生の無暗と厳格な工合とは丸で差つて居た。元来此の長崎といふ土地は、大変幕府の威権を振廻して居た所で、随つて町人も殊に権式張り、町役人なども大に威張るに反し、総べて諸藩士は小さく成つて居たのであつたが、それが段々幕威の衰ると共に諸藩士は益々多く入りこみ、攘夷論が壮んになるにつれて町人が弱く成るといふ工合私の出ていつた時分は、モウ町人が弱く成つて喧嘩もなくなつた時であつた。

又病院も元は公儀御医師伝習の為めに建てられたものであるから、諸藩の医士をこゝへ伝習によこすに就ては、其の藩主から同地の奉行所へ向け「此方家来医師某儀、公儀御医師御弟子分を以て蘭医伝習傍聴仰付られ度奉願候。尤も決して御邪魔に相成らざる様に務めさすべく……」などと願ひ立てたものであつて、各藩の伝習生は皆小さく成つて傍聴するに止まり、従つて分らぬことも分つたふりですまし、講義書でも拝借の上写取つて帰藩するものは、先づ上々の方であつた。然るに私の出て行た時は攘夷論の沸騰で公儀お医師は皆引払ひに成つて居た為め、教師も閑暇で且つ右のやうな窮屈なこともなく、自由勝手に伝習を得たのであつた。これが私に取つて一段の進境で、これ迄に学んで居たものが、この時皆豫備学と成つて役に立つた。

▽百聞一見に若かず、今迄の机上の学問は、ボードイン氏に就くに及むで初めて生命を与へられたやうな気がした、私は当時先づ急務として銃傷治法幷に従軍医務を所望したが、氏は就中生理と眼科が得意で、頗る詳細に教へたものであつた。

▽五二一号（明治三十七年六月四日）。

城島　淡堂、禎庵。

前にも云ふた通り、此の節は益々攘夷論が盛んで、長崎へも追々浪人がはいり込み、外国人を切るといふ噂が高く成つたので、氏も大変に恐れ出島から日々の往来には、必らず肥前人に送迎してくれる様にと頼むで居たから、私が毎日此の送迎をして居た。私は元と文典学であつて、会話の方は不得手でもあり且自分も好まなかつたから、ボードイン氏に対しても日常多く学問を試みて居た。

翌年には夏に実父が病歿し、冬には恩師の大石が亡くなり、引つゞいて牧、島田、城島の旧先生が段々病歿したのであつたが、世間は益々物騒となり、長崎追討も亦此の年に起つた。けれども幸に私のみは尚ほ安穏に十分の伝習を継続し得たのであつた。

私は当時ボードイン氏に請ふて新版の書籍を借ろうとすると、氏のいふには今日では蘭書に善いものは少ない、それは蘭国の医生は大抵独仏の原書に就て学ぶからである、日本でも今後の医学は仏か独逸に学ばねばならぬ、然に仏語と蘭語とは大分性質が違ふから習ひにくいで、君等が是から、学ぶには独逸の方が便利であるとのことであつた。ボードイン氏は渾て仏蘭西びいきで、医書も器械も乃至飲食のことまで仏蘭西流であつて、其の普仏戦争前にも、仏蘭西びいきの傾向を示して居たに拘はらず、私共へは独逸学を勧めたのである。此ボードイン氏の独逸学奨励は、やがて後日に私をして我国の医学を独逸風に為さしめた基であつた。

サテ長崎の伝習所附属の養生所も、最初のポンペ氏時代には、幕府のお医師の権式で、自然病人の取扱ひが不親切であつたと見え、土地でも此の養生所を往生所などと綽名して、病人も甚だ少なかつたが、ボードイン時代には段々と諸国から治療を乞ひに来る病人が多く成り、伝習生徒も漸次多くなつたので、ボードイン氏も大に悦んで、医生教導法につき奉行所へ建白をした。其の結果理化学の教場が新に建てられてガラタマ氏も来ることと成り、其の翌年には公儀のお医師連も再び下られて大分繁昌した。即戸塚、竹内、大槻、緒方、佐藤、士任、松本の七人が此の時に下つて来のであつた。

時に閑叟公は信用厚かりし大石良英を失はれたので、其の後の治療方につき、容体書を以て、遙にボードイン氏に処方を求められた時私がこの翻訳をしたのであつたが、公はやがて自から出崎されて、ボードインの治療を受けられることに成つたので、又私がその通詞をやつた。私の公に謁したのはこれが初めで、その後屢々内謁するやうに成り、漸く公の知遇を得るやうに成つて来た。ツマリそれは私に取り出世の端緒である。

爾来私は長崎と佐賀との間を往復して公を内診してはボードインにそれを取次いで居たが、其後私に侍医の内命があつた時、こゝが亡父の遺命なので、自から実兄に譲らんことを請ふて終に兄寛斎を侍医にしたのであつた。併し兄はこの内実を知らぬから自力で成つた者と信じて居たらしく、後年私が侍医副長に成つた時、大に之を忌憚したがやがて右の事情が知れて大に恥ぢたのであつた。

私は右等の縁で、初めて君公に知られると共に其信用を得、ボードイン帰国の際には之れに随つて西洋遊学すべしとの命を受けたから、其の後は髪を蓄て其の準備をして居た。此の頃より私も自から任ずる所が段々重くなり、其学ぶ所は自己一身の為めでない、やがて佐賀の弘庵たり日本の弘庵たらざる可らずとの志が立つたのである。

▽其の頃のこと、或日和蘭領事館で晩餐会を開かれ私は公儀のお医師連と共に招かれたが卓上色々の話に興を添へた折、ボードイン氏は、日本の医学も大分進歩して来るが、これが西洋と同等に成る迄には、今後尚ほ幾年月を費すべきかといふ問題を出した。スルと戸塚氏の云ふには、先づ百年とも云ひたい処ぢやが、八十年位にして置きたいとのこと、然らば相良の考へはどうかとボードインの問ひに、私は従来の如きやり方では只だ影を追ふばかりで仕方がないけれど、若し自分をして存分に経営さしたら、十四年位かゝれば先づ同等の種を作ると答へた。而かも之れを聞いた公儀医連はいづれも只無暗な広言とのみ嘲笑したが、独りボードインは曰く好しとばかりに首肯した。

此の晩、池田謙斎さんは馴れない洋酒にあてられ卒倒し、頭でランプをこわしたといふ滑稽騒ぎもあつた。

当時右等の公儀医師中一番の有力家は、戸塚さんであつたが、併し此の人は只自分の為めにのみ学んで、一向に一般の学界の進歩といふ点には心を用ゐなかつた。ソコで私は之れを評して、戸塚さんは古への学者なり、論語に曰く、古之学者為己、今之学者為人[3]と。

当時此中で特に有望の人物と思はれたのは、少年の松本氏で、此の頃已に独逸語を克くして居たが、惜しいことに夭折してしまふた、此他諸藩医中で頼母しき人物は、越前生に多かつた。高桑、

戸塚　文海。
竹内　正信。
大槻　玄俊。
緒方　惟準、洪哉。
佐藤　尚中、舜海、春海。
松本　銈太郎。
▽五二二号（明治三十七年六月十一日）。
池田謙斎　謙輔。
3　論語「憲問第十四」の語。
高桑　道準、実。

半井、橋本、三崎などの面々は、即それであつた。

其の時分、我佐賀藩から今の副島伯、大隈伯等の数人が、英学校致遠館設立の為めに長崎へ出て来た。元来我佐賀藩には楠公崇拝の勤王家があつて、副島伯の実兄にあたる枝吉神陽先生を首領とし、副島、大木、江藤、楠田、古賀、大隈等の面々か社中の錚々たるもので、私の次兄の伊東武重も亦この社中の一人であつた。私は医生ではあり殊に養子の身分であつたから、こんな社中に加はる機会もなかつたが、心私に慕つて居たのである。後ち蘭学校で大隈、江藤とは知ることを得ました、又副島伯は私より八九歳兄分で、其の時既に弘道館の先生であつた。

サテ兎角する内、ボードイン氏帰国の期もいよ〳〵迫つて来るので、其の出発前同氏を招いて、佐賀侯家の親族老幼の健康診断をしてもらうことと成り、氏を伊万里から有田、武雄に迎へました。当時私は例により氏の同件を命ぜられたのであつたが、此の頃この辺の田舎では、初めて蘭人を見るので、物珍らしさに皆耳目を聳てゝ居る中へ、頭を長髪にした日本人即ち私が一所につれ立つて親しく話なんかをして居るのぢやから、頗る人目について、相良弘庵の名は名高いものに成つた。

武雄で滞在月餘に及び、故あつて同氏に別れ、以後同氏に随遊することが出来なかつたが、私が続て長崎に出かけた時は、氏は已に帰国してしまつて、其の代りにガラタマ氏が来て居た。そうして戸塚氏は此の時既に一橋将軍の侍医に成つて居たのである。

斯る内にも天下の形勢は、間断なく推移し、長州再度の追討以来、幕府の勢威は漸くにして衰頽の兆を示すと共に、一方勤王攘夷の革命的勢力は次第に膨脹し、諸藩士は多く英学修業を名として長崎に遊び、有志相往来して密に天下の形勢を談ずるといふ有様に成つた。

私は斯る形勢を見て、大隈に忠告を試みた。それは自分が東遊の際目撃した江戸の状況より推して、幕勢尚ほ盛んにして俄に倒るべき勢なし、故に改革のことは先づ自から幕政の中に身を投じ、内よりして之れを革新するに若かずといふ主張であつたが、大隈は之れに対し堂々と論じ出して散々に私の説を道破してしまうた。固より私は身分以外の問題だから、所詮こんな方の議論で大隈を圧することの出来ないことは知つて居るから、終に大隈の説に同意したのであつた。そうして能く〳〵気を付けて形勢の変化を見ると、幕府の衰勢と共に維新革命の機運は漸く顕はれ来つて月日につれ益々其の傾向が著しいので、公儀医も奉行所も最早一向頼むに足らず、病院はこんなことには元来の聾桟敷で何もわからぬから、これはモウ学問どころじやないと決心し、以来副島、大隈らに依り天下の形勢を知らんものと、茲に有志家交際を初めたのであつた。大隈は兎角多病であつたゆへ、終に私が同宿したが、遊ぶにも遊ばんにも実に当時は放蕩を極めたものであつた。

▽此の歳の七月に閑叟公上京中病気にかゝられ、至急に私を召されたので、急ぎ上つて見ると既に平癒せられて居たから、其のまゝ供奉を命ぜられて引返して国に還り、更に又長崎に出たのであつたが、此の時公は内々私が諸藩の有志と交際するのを戒められ、医師の本分を忘れぬやうにとの注意があつた。そこでこれは何人かゞ公に云ひつけたのぢやと思ふたから、故らに有志連を避

半井　元瑞、澄。
橋本　綱維、彦也。
三崎　宗玄、嘯輔、尚之。
副島伯　種臣。
大隈伯　重信。
枝吉神陽　経種。
大木　喬任。
江藤　新平。
楠田　英世。
古賀　一平、定雄。
伊東武重
▽五二四号（明治三十七年六月二十五日）。

けるのも却つて面白くないと考へ、やはり出崎後は大隈と同宿して居たのである。併し当時故後藤伯や陸奥伯らが、屡々このやどに出入したけれど、私は只木偶の如く口をつぐんで、此の人達らと政論をやることは避けて居た。

此時分私共の丸山町で遊んだことは非常で無茶苦茶であつた。元来長崎当時の番所は肥前と筑前の両藩で持つて居たから、此の藩中のものは容易に丸山などへ立ち入ることは出来なかつたのぢやが、伝習生殊に医生などはやゝ黙許といふ風であつた。

私は元来不才の上に、厳父と兄との間に厳しく育てられたから、風俗の藝事なんかは少しも必得ない、只無茶に大振りに遊ぶばかりで、イヤハヤ御苦労千万なわけである。それも大隈や副島が運動につき目付ごまかしに勤めやつた積りで、後には丸山の茶屋を定宿にして半節季に藝者の玉代が六千座とは、何んのことやら乱暴な次第である。

サテ其歳十二月の末に京阪から大隈が帰つて来て、サアいよいよもう始まるぞ、長州兵は西の宮まで出て居るといふ報告、そこで翌年正月三日といふに私は佐賀に帰つたが直様騒ぎが始まり出した。所が医生の身分では此の間に何事も手出しが出来ぬ。併し此の非常の場合男児無為なるを許さんやで、早速従来の医師の従軍式の改良を思ひ立ち、先きにボードイン氏に伝習した西洋軍陣医の方法を略述し、野戦病院と衛生隊といふ形に、先づ第二等医に物馴れたる老卒を病院付兵卒として十餘名率ゐしめ、戦場に臨むで手負の救急法をやつて後方に輸送さす。後方の本陣にはこれを請取るべき仮病院を作り、こゝには第一等医が三等医数人を介者として治療をすると仕組で、これに入用の簡便の器械などを略図にして、一篇の建白書を差し出した。

此の私の建白は、時の急務に適して居たから、直に採用されたので、私も大に愉快で第一此の勤務に当つてやろうと老公に伺ふと、すつかりアテがはづれて此の者は急用ありとばかり、侍医長と共に又候出崎を命ぜられた、侍医長は松隈元甫であつたが、私は目的がはづれたので甚だ面白くない。そこで松隈に古から我医師が常に武士より圧倒されて居ることの不都合なこと、今日維新革命の機運は実に此の旧慣を打破して医道を拡張するに最も適せるの時期なること、幸に天下に洋学開進の風生じたる今日我医学は其の先登に立ちつゝあり、且つ我藩は他藩に比して医学と海軍とに於て一歩を進め居ること、従つて自分らは此際京摂地方に向つて大に働き益々医道の拡張に力むべきこと、侍医の如きは却つて之れを先輩老熟の人に待つを可とすること等、諄々と口説立てた。すると松隈は老人組に公の信用される人がない、君が代人を指名して見たまへ、さうすれば拙者が公に其の旨取次ぐといふので、然らば私は伊東玄朴の養子玄伯を推薦した。

玄伯は当時和蘭の留学をすまして帰朝の途につく折であつたが、松隈から其の旨申上げると、直に上海に在留の士に命じて、玄伯を帰途につかまへて召抱へよとのことであつたが、手筈が違つて、当人は終に出逢はず、玄伯は横浜に帰つて、故寺島伯の推挙で、直に上京伊東玄蕃少允と成つたのである。此の寺島といふ人は元と玄朴の門人であつたから、其の縁で玄伯を世話したのである。

▽私は引つゞいて医学全科の免許を得て、公然閑叟公の侍医を命

後藤伯　象次郎。
陸奥伯　宗光。
玄伯　伊東玄伯。
寺島伯　宗則、弘庵、洪庵、松木弘安。
▽五三三号（明治三十七年八月二十七日）。

ぜられ、同時に好生館の教導方に成つたのである。

時に真宗願正寺が三万円の軍費を藩に献金するといふことを聞いたら、何でもこいつを横取りして医事側の仕事に使つてやろうと考へ、或は育児院の建設を企て、或は凱旋兵の梅毒検査を建白し或は従前の監製売薬を停止し、或は病院設立を建議し、色々と尽力したが、終に病院はモノにしたのであつた。

私は其冬老公の上京供奉を命ぜられたが、公は病体のこととて私の責任も重く、自然何事も企てることが出来なくなり、おまけに同僚は皆父の友人や実兄などぢやから、束縛されがちで、一時翼をのしかけた鷹の勢も、俄に鳩の如く拙なくなつてしまうたのである。

サテ以上のお話は、天保年間から維新前封建時代の情態を略叙したのであるが、このお話で当時我国医界の一端は大抵察せられると思ふ。要するに以上の時代の私は、幸に閑叟公の引立により漸次志を伸ばし得たのである、又これ迄の話はいづれも私の得意な方面のみであるが、其半面の逆境時代のことを話せば、今思ひ出してもゾツとする様な苦しいことも少なくないのである。併し餘り長く下らぬ失策話などをしてもつまらないから、これからは明治年代に入つてからのお話に移ろうと思ふ。

▽サテ愈々明治になつた、二年の正月に閑叟公から大阪に居るボードインに自分の容体を聞いて来いと命ぜられ、大雪を冒して下阪し、ボードインに面会して公の言葉を談すと、ボードインの言ふには、公の容体は兎も角もとして、差当り自分に困つた事が持上つたから聞いてくれ。

▽五三四号（明治三十七年九月三日）。

ト言ふのは外でもない、自分は一昨年幕府から海軍附属病院の設立を托せられたので、一旦欧州へ帰つて、器械から薬品一切を買い整へて来て見ると幕府は瓦解してゐる始末、驚くじやないか。

仕方がないから新政府へ交渉して貰うと、鎮将府から奥羽陸軍病院の為めに雇はうと言つて来たので、和国公使に頼んで元来自分は平和病院の為めに約定したもので、戦時病院に勤務する事になるなら、更らに給料を上げて貰ひたいと交渉したすると英国公使が此事を聞いて、直ちに横槍を入れ新政府に向つて、和蘭は小国で義を知らない、今ま親交国の大事であるのに給料の多寡を言ふなとは不人情だ、我か大英国は殆んど見るに忍びない、殊に外科は我英国の長所であるから、無給料で医師を加勢させやうと言つて、書記生のドクトル・ウリースを差出して、自分の持つて来た薬品や器械を皆な買上げてしまつた、自分は実に不平で堪らず、今ま此地に来て、京都の朝廷へ訴へて出た所だ、君も帰つて老公閣下に余の事につき一臂の力を致されん事を願つて呉れと言つた。

ボードインの此談を聞いて、自分は其旨を公に申上げやうと承諾して宿へ帰つた、直ちに引還して復命すべき所を二三日大阪で遊んで帰つて来て見ると、侍医長の松隈元南が遽しく出て来て、何故左様に遅くなつたといふから、ボード先生が他出で面会を得なんだ為めだと茶を濁すと、元南先生は実は今ま飛脚を立てやうとした所だ、戯談じやない早く御殿へ行かうといふか、同行して君前に出て使者の趣を委細復命して其上にボード先生の不平の事をも申上げて御前を退いた。

今迄待つて居た侍医長は、公の仰せは如何であつたといふから、何事もない、唯だ復命して下がつたばかりだといふと、それなら御側頭まで行かうと一緒に其局に行つた。側頭の某は力味かへつて臺に載せた大奉書全紙の御書物を持つて来て、進んで御覧ん、貴様事此の如く朝廷から御用で御座るが、如何御心得なさる、というので自分は何事だらうかと、進み出で奉書を拝見すると、太政官から当公に宛てた書面で、文書は「其方家来相良弘庵儀御用有之候条、差支無之は明何日巳の刻公用人差添へ参朝可致候事」とあつた。

一礼して退き、自分は一医書生であるから御上の思召次第で別に何の意見もありませぬと申上げて退いた。すると御殿の重役では評議が始まつて此れ迄の徴士は皆な直接本人へ御用を仰付かるのに相良弘庵は殿様へ宛てゝ差支の有無を問ひ合はせたのだから、これは差支ありと殿様から御断りあるが可然だとて、此旨を公に申上げると、公は差支などゝ言ふに及ばぬ、唯だ本人に果して御用に立ち得るや否やを内々に問ふて見ろと言ふ事になり、侍医長から自分に此旨を訊したので、自分は憶面もなく今の天下に医学の事は自分一人で外に及ぶ者はないと答へたから侍医長は早速此旨を公に復命した所が、公には誠に左様ある可き筈だ朝廷へ差出す可しと命ぜられた。

サア斯く決すると、人の嫉妬心は恐ろしいもので左右の人は皆な無言で自分一人を睨んでゐるし平生から柔和な人までが皆な目を尖らせて自分を見てゐるので、自分は此時初めて人の妬心の恐ろしい事を知つた。併し何を言つても俄かの事であるから、ソンナ事には構ひもせず、翌日袴がないから次兄の伊東武重が出納元締をしてゐたのを幸ひ、袴の相談に行つた。此の次兄は熱心な勤王家で、頗るの理窟屋であつたから、自分に向つて、今日は殿様が御不例である所から、格別を以つて吾等兄弟に御療養方を仰せ付けられてゐる身であり乍ら、何の暇があつて朝廷の御用に出なさる、斯くては兄弟で居る拙者が相成らぬ、などゝ八釜敷く説法をしましたが、其処は兄弟の事ですから拙者が相成らぬ〳〵と言ひ乍らも、袴を出して呉れた。

▽五三五号（明治三十七年九月十日）。

千種

自分は若し今度の徴命を断るならば自分の病気で無ければならぬ、サウなると自分は佐賀へ帰らねばならぬ、されば出るにしても、出ないにしても、公の御病気御療養方を勤めるわけに行かぬ、先づ一応何の御用か拝命した上で、若し所存に任さすば其時断つてよからうと思ふと辯解すると、次兄は其れが不心得だとて又々説法を始めたので非常に時間を費したから公用人の某が迎ひに来た次兄は此人に向つても喰つて掛たので、終に長兄を呼んで来て、やつと其場が収まつて実に滑稽至極、今から考へると自分も思はず吹き出す程であつた。

▽仲兄の議論に手間取つて、長兄が来て仲兄の舌鋒に当つてゐる中に、自分は其処を抜け出して参朝すると、早や遅刻といふ事で、代受けに成つて居つた其辞令を見ると「相良弘庵、御雇を以つて医学校取調御用掛彼仰付候事、正月行政官」とあつて追書に「急々下阪蘭医ボードインへ引合可申事。但し下阪の上先づ以大阪府へ釣合委細相尋候事。右辨事千種殿より被相達候。正月廿三日」とあつた。

其時に非蔵人口から大隈伯が出て来て、公へ伺つた所が公は不日ボードインへ診察の為めに下阪さるゝが、弘庵は万事無案内者だから、よろしく頼むと言はれた、お前は直ぐに自分の宿へ来い、藩邸へ帰ると嫉妬で面倒だから其儘来るがよいと言はれた。夫から岩倉公の屋敷へ行つた所が、丁度岩佐玄珪君が待つて居たから、相談をして自分が独りで下阪してボードインへ引合せる事にして直ぐに大隈伯の宿所へ行つた。すると伯はオイどうだいと言ふから、自分はドウもコウもあつたものじやない、一年間も御側に居つて頭脳が軽石のやうに成つてゐるから、先づ暫時安眠しないでは智恵も分別も出るものじやないと答へた。

　此時の境遇といふものは野獣の檻を脱したとでも言はうか羽化蟬脱とでも言はうか、兎に角に真の自由を得て嬉いと言つたら比するに物なき有様だつた。

　丁度此時に大隈伯は後藤伯に代つて大阪府知事で下るゆへ、伯に随つて下阪し、早速ボードインに面会して、先生の事情を老公へ申上げたら、公も大きに気の毒がられ、汝が十分に周旋してやれと言つて暇を下さつた。だから今日からは先生の久しく恐がつて居た浪人に成つたのだ、浪人で先生の為めに運動するから旧幕の定約書を渡して下さい、自分は其れを拝借して是から直ぐ江戸へ下つて英医のウリース氏を解雇して更らに先生を迎へて日本中心の大医学校兼病院を興し、各科専門の教師を雇ひ、専門局を立てる事に致さうと言つたら、ボードイン氏は疑もせずに早速旧幕府の定約書を自分へ渡した。

　其時ボードインは思案投首で、万事は君に依頼するとしても、サテ今から君の運動をしてゐる間何をして暮らして居らうと相談を持かけたので、余は直様何にも心配するに及ばぬ、緒方玄蕃は大阪者だから彼れを此地に止めて置くから、彼を相手に眼の療治でもして居なさいと言ふと、ボ氏は自分は今は身一つの有様で、器械も薬も持つてゐないから困るといふ。さらばとて予は曾てボ先生に巴里で買つて貰つた眼科器其他を同先生に与へて、其他の事は万事緒方と相談せよとて別れた。

　其処で直ぐに京都へ還つて、岩佐と相談の上、箇条書を作つて、副島伯によつて復命した。すると直ちに又た辞令が下がつて「岩佐玄珪、相良弘庵今般医学校御取立につき両人の中申合せ至急東京へ可罷下旨被仰付候事」とあつた。

　岩佐は一旦越前へ立寄つて陸路江戸へ入る事になり、自分は便船で江戸へ行く積りで下阪して大隈伯の御用済を待ち合せて居た。此時始めて一生の境遇も定まり、又医学校設立の方略をも案ずる事に成つたが、其方略は次回に申上る事とする。

岩倉公　具視。
岩佐玄珪　純。
▽五三六号（明治三十七年九月十七日）。

▽方略と言つた所で至つて大綱たるに過ぎなかつた。即ち第一に医道は民政たらしむる事、第二に医の名実を正して医学の範囲を定むる事、第三には封建の餘習として世俗は物理に昧らい、此の民の耳目を開くには、外科を先きにして器械など示し、理化学を重んじて漢方の想像学を擯くる事、第四には医権は先づ海陸の軍医に執らせ、裁判医などは後にす可き事、第五には蘭学者も既に崇金家となれるの時なれば長崎伝習以後の人を松本、佐藤の門に採用して七年許り修業させ、各科の専門家を作上げて十四年許りの後ちに西洋教師を排する道を立てる事、第六には蘭学はやゝ衰へたる時なれば、進んで独逸を執る可き事、などゝ方略を定めた

のであつた。

サテ大隈伯も御用が済むだので、自分は同伯に従ひ、初めて遠州瀉を航して横浜へ出た。其時には中井弘も同行したが、六七年前の東海道五十三亭の難渋に比すると、恰も夢のやうだなど語りあつた。

五月に成つて徴士学校権判事を仰せ付かつた。是で生来の医師の資格を全く脱して、閑叟公の療養方は伊東玄伯へ一任して、私宅の調合所も閉ぢてしまつた。所が世間交遊間では、自分が道楽で医者をやめた様に思つて、悪感情を抱いた人が多かつたには閉口した。

恰も此時に岩佐玄珪も豫ての約定通り着京したので、一緒に下谷元藤堂邸の鎮将府病院を受取つて大学東校を創立した。さうして聖堂孔子の祭も医学館の神農の祭も廃止して新たに大学へ学神を祭つた。此時には江戸の医学は既に英学と成つて蘭学者も皆な英学に転じて居つたが、横浜には玄朴先生を頭に旧幕の古い洋学者、蘭学者が沢山集まつて居つたので、先づ此の横浜党を圧服する必要が生じて来た。

所が茲に一の難義な事が持上がつた。抑も維新の原動力ともいふ可き尊王攘夷の説は春秋の所謂大義名分といふ語を応用し、其の源は儒学に出でゐる。其儒学は徳川氏二百餘年の封建制の基礎ともいふ可き風に成つて居つた。然るに一朝王政復古となつて、神祇太政官を置かれたのであるから神官どもは皆な俄かに神代に逆戻りをしたやうに思ひ、公家は天暦の古へにかへり、武士は鎌倉以前にかへつた積りで威張つてゐるといふ有様である。世の中の全体が斯様な有様であるから、吾々が今ま英派の医学校を創立したに就ても、批難四方より来り、彼の平田門の権田直助、井上頼国などは、皇漢医道といふ建白書を持参して辨官へ出頭した。其時に江藤新平が中辨を勤めて居つたが、其が建白書を見て、政府は議論所ではない、医学の議論なら医学校へ持つて行けと辨じたので、権田、井上の両氏は下谷医学校は西洋医学校だから、此の建白を論ずる場所でないとやつた。すると江藤はヌカラズ、西洋医学ではない、大学東校とあるではないか、全く大学の分校である、大学の分校である以上は西洋医学と限つた事はない、依つて此の建白書に附紙をしてやるから東校へ行き充分に議論なさい、議論が決着した上で更らに当辨官で承る事にせうと甘く鋒先をソラした。

其処で権田や井上は附紙をした建白書を持つて多勢引連れて自分等の居る東校へ押寄せて来た。仕方がないから、多勢の中から上席の十名許りを総代として岩佐と自分と両人で面会する事にした。さうして建白書を受取つて見ると、表紙に皇医道漢医道と並べて書いてあつたので、開いて見れば面倒だと思つて、自分は十名の総代に対つて之れは表紙から既に間違つて居るではないか、元来が道といふものに二つあるわけはない、皇道は本校の執つて以つて行ひつゝある所であるし、又た漢道とは漢医の方であらうが、是亦た吾輩等の学ぶ所で、医道といふ上に於ては一つである、唯だ温古知新といふ上から、新旧の相違によりて取捨するのみで、何れも尊重する所で、医道の上からは二つにわかれず全く一つのものである、と言つて更らに権田君と井上君とには別に相談があ

中井弘　弘蔵、桜洲。
権田直助
井上頼国

りますと言つて、二人だけを止めて他の人々を帰らした。

自分共は止めて置いた権田と井上とに対座して所謂日本魂とは如何なものですかと聞くと、権田氏の答へるには、一にはにぎみたま、二にはあらみたま、三にはわざみたま、四にはさきみたま、五にはくしみたまと言つて五つあると言つた。其時自分は一礼して、始めて道の本源を知る事を得た、皇国は元来言葉の国であるから、文字に拘泥してはならぬ、にきみたまは仁親で、あらみたまは勇である、又たわさみたまは智恵で此の三つは智仁勇である、それからさきみたまとは良善幸福の出る所で、くしみたまとは即ち奇異妙霊の在る所であつて、此の二魂が取りも直さず医道の本源でありませう、と言つたら、元来敬神家の権田氏の事だから、涙を流して喜んで言ふには、誠に貴説の如くで、大己貴命御成功の後に此の二魂が飛んで大和の国三輪に留り、由つて祠るか三輪太神でありますといふ。其処で自分は、果して左様であるなら、自分が当春医学校取調御用掛の命を蒙つて取調べた医道と医学といふ一篇の書があるから、君達ちの御訂正を請はうと言つて、草稿を見せる事にした。

▽医道医学の意見書と言つても、今日から見れば迂遠なやうなものであるが、当時の頑固な頭を持つてゐる人間にも感心させ勿体がらせて、何れに向けても差支ないやうにする必要があるので、即ち左の如き草稿を作つた。

[4]医道と題して。

夫れ保護健全の道は民名の係る処、天徳の顕るゝ所、神化の明かなる所、其事理広大に渉るを以つて、其名を正しくせずんばある可からず。其名を正しくせんと欲するには、斯道の本源を温ぬるに在り。伏て惟るに皇国上古皇産霊神天地鎔造の霊徳を以つて本を起し給ひ、大己貴命、少名彦命の二神国土経営の大徳を以て其方法を定め給ひしを権輿とす。故に斯道治教と共に行はれ、数万年の間別に其職を立ることなし。其淳朴簡易他を押て知るべきなり。神功征韓の後、応仁の朝に至り百済等我に奉事し、阿直岐王仁を貢遣せしより、五経博士、暦数、天文、地理、方術之書と彼の医書、倶に随て我に伝来し、大宝に至るに及で遂に唐制に移して其職を置き、名けて医師と云ふ。爾来彼れの経久の方術我に蔓延し、時人固く之を崇信し、仏道子輩之を煽揚訛扮し、遂に転して法術師の業となり、又武道と趣旨を異にするを以て人益其業を賤み、終に小人の手に落て殆んど言ふべからざるの悪風に変せり。彼云く、医は病を治るの工也と。是れ国体の相異れは、其名実随て相違ふ。由て大に政教に害あれば医の名称廃せずんばあるべからず。抑も天地の間有血気の類、其以て食ふべきと以て食ふべからざると。食へば生を養ひ、食へば生を傷ると。自ら辨識するは生物の常なり。又熱を執れば必ず冷し、寒に遭へば必温み、渇すれば飲み、飢れば食し、病めば薬す。是皆自ら身を保ち生を養ふ所の常性なり。此の性に率て其道を立て、以て斯性を安んずるは聖上の大徳なり。皇国神真の道たる高皇産霊、神皇産霊の二神、天地を鎔造し万物を化育し、而して人に授るに、五つの霊魂を以す。一日荒魂果敢勇断の出る所、二日和魂寛厚仁慈の出る所、三日術魂思慮智巧の出る所、四日幸魂良善幸福の生ずる所、五に日奇魂

▽五三七号（明治三十七年九月二十四日）。

4　以下引用文は「祭之記」にほぼ同様の記述がある。

奇異霊妙の在る所とす。然して荒和術の三魂は専ら体外の万物に接し、幸奇の二魂は自体を保養す。即保護健全の道に就て言は、疾病の自ら癒て苦楚夭折を免るゝ者、豈に幸魂の功ならずや。人身に百体の妙機ありて、此の自愈を営む者、豈に奇魂の用ならずや。又治教の本に就て論すれは、民此の奇魂を安んぜざれば、蠱惑を生じ易し。而して此惑を解んと欲するには、唯其幸魂に頼りて物を窮め、以て奇魂を安んずるの道を明かにするに在り。故に大己命、少名彦命に際会し、力を戮せ相共に国土を経営し、蒼生の疾苦夭折を救んが為に療病の方法を定め給ひしも、皆此の二魂に依りて其功績を立給ひしなり。是を以て少名彦命を称して久斯能迦微と曰せしも、亦其術奇霊なるの義に取るなり。蓋し其本原此の如しと雖も、上古の事は言意共に淳朴にして、其法言口耳相伝へ其詳を知なし。と雖も今皇国神真の道を体し、乃保護健全の義に本づき護健の字を以て之に当て、而して護健道を「クシノミチ」、護健使を「クスシ」と訓し、以て医の名称を廃すべし。其然る所以の者は、名正からざれば言順ならす、言順ならざれば事成らず、是大政の一端にして、固り一家の技藝に非ず。又一人以て任ずべき者にあらざるを以ての故なり。

抑も護健の道たるや、約して之を言ば、本好生の天徳を体し民の疾患を治して健康を保たしめ、以て夫の奇魂を安ぜしむる所の者なり。故に斯道を講明する所以の学は大学に存すべしと雖も、之を行ふ所の事実は元来民部に在べきなり。

皇国は風土良好にして、固より疾病あること鮮しと雖も、亦其土俗、物理に明かならざるを以て、奇魂大に惑ひ飲食摂生の法を謬り、漸く自賊ふの病多きこと日に一日より甚からんとす。故に今之を治むべき基本を建ざれば、恐くは将た後世必ず施すべきの術なからんとす。然り而して民に頑陋の風あり、医に醜悪の弊ありて、又容易く之が基を建がたし。方今皇綱一新し此時に当り古を稽へ今を徴し、日新興起の実に基きて其法制を建て、先近きよりして漸く遠きに及し、小より弥大を致し、一世の久を経ば、我が億兆の蒼生をして仁寿の域に渉らしめんこと、豈又甚難からん乎。

又た医師即ち護健使《くすし》と題して。

護健使の職たる親から天徳を体認し以て我か億兆をして、我膏腴の地に振々蕃息せしむる所の者なり。故に其学は万物発育、運化、死生、及病疾の理を窮めて精緻到らさる所なく、其法に於るや常に飲食、起居、動静の法を教へ、疾病の原本を断ち、疫邪の流行を防き、以て民の健康を保護し、又已に疾病あれは、之を療し之を除きて健全に復さしめ、以て其天命を全ふせしめんことを要す。是実に民命の係る所なれは、斯道固より治教と倶に行はれ、而して聖上好生の仁徳をして民に洽からしめんには、即今宣教使と共に其教を広く世に布て、一日も曠ふすべからざる者也。

更らに医学と題して。

夫れ医学は上に天文を観じ下も地理を察し、遠きは日月星辰の体象、運行感応を校り、近くは気水山川風土時候の変更を詳かにし、深く造化の功用を悟りて、明かに水火、金石、艸木及ひ虫魚、禽獣の性質変化消長を識り、其原を推し、其用を覈して、人生の宜きを得る所以の本を論し、又人身百体の功用を詳かにし、是に由て生成、活動、思慮五官の妙機、実に万物の霊たる所以と死生疾病ある所以の理を講明すべし。而して茲に二端あり。一は人未だ病ざる時に於て、預め防護禁戒して厄を除きて、其天命を保たしめ、一は已に疾病あれは、変通薬術を施し、之を療し之を除ひて其健全に復らしむ、是を上の一端に比すれは、至竟斯道の餘枝たり。抑も天斯道を立るは宇内一定の理あつて、世として虧るなく国として存せざるはなし。只た世と共に盛衰厚薄あるのみ。今也隆運に遭遇して学将に日進興起せんとす。苟も斯道に志す者其学藝左之次序を蹈て得るに至るべし。勉めずんはあるべからず。

として、其の学藝は皇国経典の外に左の十三科目を本科として修む可しと論じた、即ち。

第一度算学[5]。第二万有理学。第三分析学。第四植物学。第五動物学。第六鉱土薬物学。

右豫科

第七解剖学記画様。顕微鏡。比較。解剖 第八生理学。第九薬性学。第十病体解剖学様。術様 第十一毒物学。第十二病理学。第十三治療則内科。外科。産科。婦嬰科。眼科。口中科。針科。越列幾術。黴毒科。断。訟医学。軍務医事。古今経験。健康摂生法

先づ医師の修む可き医学は以上の十三科目としたが、此内の一科を専攻するも畢生の業であるから、各科は要領を学び、一科を専門として研究す可き事と附言をして置いた。尤も右の草稿は故長与専斎に貸して未だ返されぬから、記憶の儘に書いたのであるが、要領は全く右の通りであつたと思ふ。

右の説で漸く彼の皇漢医道家を圧伏する事が出来て、先づ一安心と思つたが、此時分には、満朝の士は皆悉く攘夷家であつたから、攘夷の目的に適するやうにせねば不都合だと思つて、此の後に尚ほ左の如き説を附加して置いた。それは次号に譲る事とせう。

▽前回に言つたやうな草稿で、皇漢医道家は忽ち圧服させたが、此時代朝廷に満ちて居た攘夷家も得心さゝねばならない、其処で尚ほ附言して。

抑も我が医道は太古神伝すと雖も、中古漢国の信古学を固く崇信し医師を置て益其途を失ひ、神伝世を継で興起せず。晩近漸く学術進歩の途は開くと雖も、只だ西洋日新之学を追躡する而已にして、畢竟皇学独立の目的明かならず、永世外国人を引て膝を屈し教を受るの状あるは切歯慚愧の至なり。方今大に海外の医方を撰び至理を撮摘し、更に皇国の医学速かに確乎独立し、遂に各国に超越して人をして奇魂を安んぜしめ、夷をして夷たらしむるの大方左の如し。

とやつた。西洋人は雇ふのであるが、永久に雇ふのではない。決して夷狄に屈するのでないと前書をして、而して後ちに其方略として。

護健学[6]（後に衛生に改む）

護健之学は最も高上なる一大学にして固より数十年間にして急速に之を起すの道なし。故に暫く外国の最も此学に長じたる所の人を雇ひ漸次に学を立るの方を設ること左の如し。

給養生徒

5　以下引用文は「主意」にほぼ同様の記述がある。

▽五三八号（明治三十七年十月一日）。

6　以下引用文は「衛生事件」にほぼ同様の記述がある。

毎年各藩より生徒十六歳最も怜悧強健にして通常の文書を得たる者三人乃至五人を撰び東校に出さしむ。

右は衣食住相応の格を以て之を給養し、厳しく玩物私財を禁じ、皆正泰寛優の風に居らしめんことを要す。

右を豫科本科の学術順次を逐ひ各科専門の外国教師を以て之れに教授し、普通得業凡そ七年にして成るべし。此の普通得業生の英粋を抜擢して更に一科専門の学を命じ専門局に留め、自餘は皆得業免状を授て海陸軍医に採用すべし。

と致しましたが、之が今日の陸海軍医学校の根本と成つたのであります。又た此上に専門局を立てる事を主張して、

此局は乃ち全学独立の基礎にして、普く各国の書を閲し之を実測に原づけ歴試経験して、各科互に吟味し、常に欧米各国に往来して其学を研究し其得る処を著述し以て天下に布き、又其要領を採つて生徒に講示し、遂に博く外国の学士博士と学社を結んで全学之進歩を競はしむ。

豫科は後に普通学たるべし。

夫れ致知格物は大学之始にして中庸至誠之本は明善なり。而して大学伝之五章今は亡ひて朱子之補文あつて自以て明善之要と為すも、言はゞ唯だ表題のみ空論に過ぎず。然らば則ち致知格物は徳学の始にして明善は徳行の本なり。然而して豫科は皆致知格物明善の学にして天子より庶人に至るまで普く以て学はざる可らざる所の者なり。

解剖学	大博士	博士	一等学士	二等学士	三等学士
生理学	同	同	同	同	同
薬性学	同	同	同	同	同
病理学	同	同	同	同	同
内科	同	同	同	同	同
外科	同	同	同	同	同
各科	同	同	同	同	

譬へは一科の甲人甲の章に昇るは六年間たるに、乙の英才あつて四年にして甲等に至る時に甲人之を忌むの情あるときは、此れ進学の大毒にして党をなすの原たるを以て、少しも其形あるを察せば甲人をして他の独立相当官（地方医学校教官等を云ふ）に転せしむる如きの憲は追て正く吟味すべし。

此各科に長たる者を教官に命じて常に其科の外国教師を讃成し其日に講示する処を切に復講して生徒に服膺せしむ。此局の全く成立するを以て皇学独立の期となす。是時に至て必ず外国より我が医学大進歩の称誉来て内地の信立つべきなり。

右のやうに国典学者も儒学者も、亦た西洋学者も総てが承知するやうにと、苦心して書いた所が、幸にも一般に評判がよく、神祇官の説より医者の説がよいなど丶いふ事で、各方面から賛成を得たのは何よりうれしかつた。

其処で今一ツ残るのは彼の横浜組即ち幕府の西洋医家連中、これ等を圧伏する必要がある。之又一ツの苦心をしたが、それは次回に談すとせう。

▽五三九号（明治三十七年十月八日）。

▽横浜党を圧伏さすには、一通りの事ではいかない。何んでも論客をやつて、説服さすに若くなしと、実弟の相良元貞が江戸遊学後出奔して藩法で罪せられて居つたのを引張り出して、此男なら

横浜を説服するに適当だといつて、司馬凌海の許へ差向けて、辯難攻撃させた結果、遂ひに之を圧伏する事が出来たのであつた。

斯くてヤツト安心した所が、又々一大難事が持上つた。即ち英医ウリース排斥一件で、其の当時に江戸の医学教員は皆な英語になつて居るし、又た兵隊は皆な此のウリースを神の如くに信じて居つたし、其上に此人間は知学事容堂公に信用され又た英公使パークスにも信ぜられて居つたから、之を排斥するのは容易でない。併し斯学の為めには是非共に排斥せねばならぬ。如何したものかと案じわずらつてゐると、或日ウリースの宅へ英公使と容堂公と春嶽公とが会合して岩佐と自分とを招いたから早速参上して見ると、容堂公は自分共二人を指して英公使に向つて、余はウリースを採用したいのであるが、此医者共二人が承知せぬから困つてゐる。貴君から此者共へ直接に談判して呉れと言つた。そこで英公使は莞爾として形を和げ自分に向つて相良はウアキンが好きかビールが好きかと云つたから、自分はビールを頂載と答へた所が、英公使はスカサズ麦酒が好きなら無論英国贔屓であらうと言つた。

此の老猾な問ひに対した自分は、ナニ此の狸公使奴がといふ気で、抑も医師は万有学者である、贔屓不贔屓といふやうな情実は持たない、成程英医は外科には長じてゐるから、海軍医学校に採用するなら適当であらうが、大学東校の医学は今世尤も発達したる独乙に求めねばならないと思ふ、之は唯だ吾等二人の私見ではなく、全国医師の意思を代表して言ふのであると言放つて頑然と構へ込んだ。

其時分には武家大名が医者を軽侮した如く、英公使も我国の医師を侮つて、彼等医生輩が何と言はうが、知学事の容堂公に圧へつけさせばよいと思つてゐたのに、案に反して私共が頑乎として動かないものだから、之れは到底駄目と思つたのかパークス先生苦い顔をして、四頭立の馬車を命じ騎兵の護衛で帰つてしまつた。

それから数日経つて後ちに、太政官から岩佐と自分と二人の中で一人至急出頭せよとの命があつた（此時に大学は知学事が容堂公、大監が秋月公で少監が仙石公であつた）。岩佐君が行く可き筈のところ、服痛であつたから次席で居つた自分が秋月公と一緒に議政府へ出頭した。処が三条公、岩倉公、木戸公、大久保公、東久世公の面々に後藤伯とが威儀を正しく並んでゐる。其室の入口へ自分が佇むでゐると、岩倉公が相良前に進めと言はれたから、公の前へ行くと一ツの書面を差出されて相良之を見よ、容堂の云ふ所を疑ふわけではないが、兼てウリースは両人共が不承知といふ事であつたに、此書面によると両人共承知とある、定めて承知をした仔細があらうから委しく申せと仰せられた。如何なる間違か知らむと書面を開いて見ると。

英医ウリース儀全国医師総教師として当年より向ふ三ケ年御雇相成度候事。但し右は岩佐純、相良知安両人共承知に有之候也。

とあつたので、大に驚いて、之は大間違で御座りまする申上げると、岩倉公は屹とした声で、承知致さぬと申すかと問はれた。自分は未だ全く承知いたさぬ事で御座りまするて答へると、横から東久世公が秋月公を顧みてそれ両人共に承知致さぬではないかと叱責された。秋月公低身平頭で顔が真紅になつてしまつた。此

司馬凌海　盈之。
パークス　サー・ハリー・スミス・パークス。
秋月公　種樹。
仙石公　政固。
三条公　実美。
木戸公　孝允。
大久保公　利通。
東久世公　通禧。

有様を見た自分は大変な事が持上つたと思つて、公に向つて、ウリースは豫て申上ぐる通り不学の上に俗気があつて、横浜の商人輩と結托して、色々よろしからざる事のみ行ひます、況んや全国医師の総教師などゝは以ての外のことで、吾等不肖ながら此如き不徳者を戴く事は出来ませぬ、独り自分等のみならず、誠に全国医師の総代として御断り申上げます、併し当人は兎に角に兵馬の間に治療に従ひ、功労尠ならぬ者なれば、厚く御賞賜ありて然る可き事と存ます、又た英国は外科は長所なるも一般医学は独乙こそ進歩してゐます故に、今日では独乙政府へ御定約御雇ひ相成度存上げます、又た此の書面は少し筋違ひも御座りますれば、一旦私へ御下げを願ひまするとと申上けた。

▽其時横から後藤伯が、筋違ひとは何事だと詰問されるので、余は答へて、元来ウリースが公事を申出るなら英公使に申出で、公使から外務省を経て太政官に交渉し、更らに太政官より知学事に、知学事より吾々に相談ある可き筈、又た私情を陳述するならば、先づ吾々に申出で、大少監から知学事、知学事から太政官と順序を経なくてはならぬ筈である、然るに彼は、容堂公の私邸に行き、勝手自儘な事を強請して本件のやうな事が持上つた、由来前大名などは医者の事などは御存知がないのは勿論の事で、されぱこそ直ちに外人を信用され、総教師に挙げるやうな事が起つたのだ、外人を取扱ふのは斯様な事ではならぬ、併し右は全く吾々の不行届であるから一先づ御下げを願ひたいのだと言つた。

するると木戸公は又た横合ひから、元来今日西洋学が開けて来たのは和蘭陀からであつて、第一に医師に伝へ、医師より世上一般に伝へ来つたものなれば、世上は医師に恩があり、医師は蘭人に恩があるわけだ、殊に君は蘭医ボードインの高弟であるのに、今更ら其の恩のある蘭人を棄てゝ、独逸人を挙げるのは如何なるわけかと詰問された。余は成程御不審は一応御尤であるが、数十年前迄は和蘭も盛んな国であつて、世界に於ける先覚者であつたが、現時は国力も漸く衰へ、随つて蘭語も広く行はれず、却つて独仏英の方が盛んになり、書籍も亦た之等の国の方が多く出版される所からして、医師は蘭語によらず直ちに独仏の書を見るやうに成つた、されば治療の為めに術医を雇ふならば、蘭医は各国の医学を折衷してゐるからよからうが、医学を研究する為めには是非共独逸によらねばならぬ、吾々は現時の世界に於て最も長ずる所を師として急進したく、因つて独医雇用の儀を願上る次第である、独医と言つた所で、現在横浜あたりに来てゐる医師の中には、兎ても大学総教師とする学才力量を有してゐる者は一人もありませぬ、若し左様の者を登用せば日本の医師は兎も角も各国人が承知しないで、又々今回の如き間違を生ずる種となるから、今回は我政府より直接に独逸プロイセン国政府へ御交渉ありて、御定約御雇用ありたき旨申上げた訳であります、其人員や雇用の方法条件等は、委細取調て書面で申上げますと陳述して置いて議政府を引下がつた。

其の帰り足で直ちに知学事容堂公の許へ行つた。面会を乞ふと直ちに引見されたが、公は余を見るや否や、相良は不承知かと言はれる。余は不承知も何もありませぬ、斯様な事を遊ばす者ではありませぬ、と言ふと、公は余は既に約定してしまつたヨ、異人

▽五四〇号（明治三十七年十月十五日）。

は一旦約定するとなか〳〵破談する事は困難だ、困つた事が出来たじやないか、何とすると言はれるから、余は左様な事は百も承知して居ります、であるから先日ウリースの宅でパークスへ直ちに私が申し置いたではありませぬかと言へば、公は、今から貴様は破談し得るかと言はれる、余は破談して見せませうといふ、公は出来るならやつて見ろと言はれたから、自分は万事請合つて、只今より本人に面談して大ひに其の無礼を責め、本人より辞退させる事に致さうと答へると、公は自分に難儀が掛つては困ると心配されるから、余は決して左様な下手な事は致さぬから御安心なさいと申上げて直様ボードインを訪ねる可く屋敷を出た。此時代は余も亦た一種の決死隊であつたから、事若し成らずんばやツつける計りだと思つて態と落つき払つて暇を申したのは今から考へると自分乍ら勇ましかつた。

　直ちに其足でウリースの宅へ行くと、自分より先きに松岡七助君が来て居つて、ウリースへ知学免職の事を告げて、約定を破談してゐる所であつた。されば自分の決死も先づ死なずと済む事に成り学校へ帰つて見ると、唯今知学事免職との事で大に驚き、先刻容堂公の己れに難儀がかゝつては困ると言はれたのは全く此事だと思つて、直ちに副島伯の処へ行つて、知学事免職の理由を聞くと、伯の曰く、右は全く医学校に関した事でなく他に仙石の弾劾書が重なる理由だから決して心配するに及ばぬと言はれたので自分も安心した。

　此時大久保公からウリースを鹿児島へ雇入れたいが如何であらうか、余の意見を聞きたいとの事であつたので、余は全国の医師総教師としては不充分だが、ウリースは外科に長じて居り又た薩藩の兵士は大に帰依してゐるし、殊に八木称平氏の歿後は、若手の有力者は多く英に転学してゐるし、又た暖国で今直ちに独逸のやうな寒国風の学問は間に合はないであらうし、其上に英医の法は調薬極めて簡易で海軍医などには尤も適当であるから、鹿児島には持つて来いの適材であると申し上げたら、さらば鹿児島へ雇入れるといふ事に成つて、此の難件も無事に落着したのであつた。

▽前回申上げたやうな事情で、容堂公が知学事をやめられてから、新たに春嶽公が大学の別当となられた。其処で伊東方成と岩佐と余と三人で独逸プロイセン国から医学教師を雇入れるといふ建白をした。併し当時は普仏戦争以前で、政府の当路者は未だ独逸の国情に通ぜぬ人が多かつたので、開成校の教師をしてゐた米人フルベツキ氏の保証書を添へて差出した。然るに案の外にも何等の議論もなく故障もなく許可されて、岩佐と二人で外務省へ行つて交渉す可しとの事であつた。

　二人は直ちに外務省へ行き、時の外務卿沢三位に面会して、覚書を差出して余等の主旨を陳述すると、元来攘夷家の沢三位は、余等の説に大に賛成されて、今日確然たる基礎の立つてゐるのは医学校のみだとて大変に賞揚されたのはうれしかつた。

　時を移さず独逸公使に交渉すると、公使代理のケンプルマン氏が外務省へ訪来したので、町田大丞も立会の上、ケンプルマン氏に対して、我国は数百年来鎖国主義を採り来つて、通商したのは独り「ホルランド」のみであつたから、医術の如きも互市場たりし長崎に於て蘭法が盛んに伝へられ余の如きも亦た蘭医ボードイ

松岡七助　時敏、欽訥、毅軒。
八木称平
▽五四一号（明治三十七年十月二十二日）。
伊東方成
フルベツキ　グイド・フルベッキ。
沢三位　宣嘉。
ケンプルマン　ペータ・フランツ・ケンペルマン。
町田大丞　久成。

ン氏に就て学んだ有様であつたが、横浜が開港されてからは、更らに英学が流行して医学は多く英法を研究する事となつた、然るに静かに考へるに、既に王政維新と成つて、世界の智識を広く吸収するといふには、各学科ともに其の尤も長じたる国に就かねばならぬ、而して現下世界を見渡すに医学に於ては貴国が尤も進歩してゐると信ずる、故に今回我政府から独逸プロイセン国政府へ交渉して同国の医学士を聘して我が医学の進歩を図りたいと思ふ、さうして其条件は我が学生は英語のみを知つて未だ独逸語を知らぬ故に、貴国学士にして英語を能くする人を撰択して貰いたい、而して其の人数は総てゞ五名で、内四名は医学、一名は薬学者として貰ひたい、又た其人の任務は左の如く配属する事。

一、独逸一等教師一人、日本一等教授一人、同二等教授一人で病理学、治療則、薬性、毒物学、健康学、摂生法の教授を受持ち附属病院に於て内科諸病の治療に任ずる事。

一、独逸一等教師、日本二等教授二人で解剖学人身窮理を教授し、病院に於て眼科、黴毒及び皮膚病を受持つ事。

一、独逸一等教師一人、日本二等教授二人で外科産科の教授をなし病院にて外科産科の治療に任ずる事。

一、独逸一等教師一人、日本三等教授五人で算学と窮理学と分析学の教授をなし、本草園を管理する事。

一、独逸二等教師一人、日本三等教授二人で薬局司を管理し学校にては理学教師の分析試験の介を成し、病院に於ては薬局の教をする事。

右様の豫算ゆへ、五人乍ら各々専門の人を選択して貰ひたいと相談した。

ケンプルマン氏は非常に喜んで之を承諾してくれた。併し一つの故障が持上つたといふのは、我政府より独逸政府へ掛合ふといふ名義ならばよかりしに、我外務省より独逸外務省へ掛合ふといふ有様になつた為め、陸海軍医が面倒な説を唱へ出した。此の雇聘の事も一時頓挫したのに、加ふるに恰も普仏戦争の始まつた為めに独逸の医師も多くは従軍した為め延引するの止むを得ざるに至つたが、其後戦勝国たる独逸軍医が、戦勝の餘威を負うて我国に来た時には、余は折悪しく禁錮中で充分に尽力する事も出来なかつたのは遺憾であつた。

〔表紙〕
弘化四年未四月改
系図
相良春栄

相良春栄系図

藤原姓

○
大織冠鎌足（天児屋根命二十一世）
不比等（従二位右大臣）
武智麿（正三位左大臣）
乙麿（従三位参議）
是公（正三位右大臣）
雄友（正三位中納言）
茅阿（従五位下伊勢守）
高扶（従五位陸奥守）
清夏（従五位下上総介）
維幾（上総権介）
為憲（遠江介）
為清（同上）
為頼（同上）
正頼（遠江権守）
頼景（相良荘司）遠州相良ヲ領ス。仍テ氏トス。
長頼（相良三郎）

- **頼広**（三郎）— **長広**（四郎）— **忠長**（四郎右衛門）— **忠頼**（宮内少輔）
- **頼清**（宮内太夫）— **長房**（遠江守）— **頼滋**（右衛門太夫）— **長滋**（同上）
- **頼安**（修理太夫）一家ノ正嫡肥後国玖麻城主。
- **頼定**（廿四代）巨勢ノ荘ヲ領シテ渕村ニ居住ス。氏神天満宮ヲ勧請ス。世ニ相良天神ト称ス。
  - **長定**（右衛門太夫）
    - **同右近太夫信定**
    - **同丹後守**
    - **同右衛門介**
  - **上野介**
    - **同上野介**
    - 子孫肥後ニ在
  - **民部太夫** — **右馬助** — **四郎右衛門尉** 天正ノ末渕村ヲ退キ、杵島郡白石南郷田上村ニ住ス。

弥兵衛

善七郎
慶長十五年戌五月出生。延宝五年巳九月廿日卒ス。

柳庵
長安
寛永十八年五月出生。元禄十四年正月卒ス。明暦ノ末長崎ニ至リ、西氏ニ従テ外科ヲ学フコト十餘年其後鍋島志摩家来ト成、佐嘉ニ居住ス。

柳庵
伊安
延宝六年三月出生。延享元年十一月卒。妻ハ周防殿家来杉谷近左衛門娘。

女子
千布平馬妻。

女子　早世

柳印
某
鍋島加賀守殿家来ト成。地行四十石。

柳庵
正安　始源太郎　中比柳可
延享二年大弘院様御代被召出御匙ト成。今ノ相良柳庵祖是也。

女子
南里碩順妻。

博道
養伯　始紋之助
正徳二年壬辰二月出生。天明二年壬寅八月卒。
始鍋島七左衛門家来ト成、後明和五年子五月大弘院様御匙ト成二十人御扶持拝領。
妻ハ鍋島七左衛門殿家来立川次左衛門娘佐代。

女子
光安勘平妻。

女子
中島次右衛門妻。

女子
花房三立妻。

定斯
養伯　始安次郎　中比養順
妻鍋島隼之助殿家来立川次左衛門娘。

斯近
養元　始虎之助
鍋島隼之助家来ト成。

賢佐
潤益　始養庵　中比大安
実ハ江頭忠兵衛養子。*
妻ハ鍋島隼之助殿家来相良養元娘。後妻ハ杉町武太夫娘美賀。
享和三年詰御医師ト成。

*右脇に「安藝殿家来秋山某ノ子」を抹消している。

某
紋之助　早世

種愛
孫之允　始弥六郎　中比龍之進
川瀬央左衛門養子。

福好
春栄　始養安
文化十癸酉歳七月十六日出生。嘉永四辛亥四月朔日卒。行年三十九歳。
妻ハ犬塚文十郎妹寿賀。
弘化五年申二月帰依寺二徳院廃寺ニ付博道以来代々之墓ヲ愛敬島城雲院ニ改葬ス。

女子
波津
大坪和兵衛妻。

某
和吉郎　後儀左衛門
鍋島上総家来仁戸田宗左エ門養子。

弘庵　始広三郎　中文慶
知安
実ハ相良柳庵長美三男、福好養テ継トス。
妻ハ福好娘多美。
天保七丙申歳二月十六日出生。
慶応三年七月急速上京。直正公御下国御供。
明治元年御同人様御匙ト成リ、御上京御供。
同二年徴士ト成リ、任大学少丞。
同年叙従六位任大学権大丞。
同三年午三月叙正六位。

健吉郎
某　早世
法名義山健勇。

始梅　後多美
女子
知安妻。弘化二乙巳十一月廿三日生ル。

女子
*古賀卯六妻。嘉永元戊申。
*左脇に「木下市郎次妻」を抹消している。

峰一郎
某
文久元年辛酉八月十一日生ス。

女子
十一月十一日生。

相良柳庵系図　藤原姓　家紋剣梅鉢

大職冠鎌足公後胤相良荘司頼景遠州相良ヲ領。仍テ氏トス。右大将頼朝公ヨリ肥後国玖麻郡ヲ給リ建久元年彼地ニ下向。代々玖麻ノ城主タリ。頼景ヨリ十二代ノ孫。

相良右衛門大夫長滋

- 修理大夫 **頼安** 一家ノ正嫡肥後国玖麻城主。
- 肥後守 **頼定** 無着和尚ノ俗縁ニ依テ春日山玉林寺ニ来、後巨勢ノ荘渕村ヲ知行而居住ス。氏神天満宮ヲ勧請ス。相良天神ト称ス。子孫毎歳祭之。
  - 右衛門大夫 **長定** 巨勢ノ荘渕村ヲ領シ居住ス。
    - **同右近大夫信定** 七大夫先祖。
    - **同丹後守** 市左衛門先祖。
    - **同右衛門介** 市右衛門先祖。右三人隆信公ニ一味ス。
  - **同上野介** 肥後ニ帰国ス。
    - **同上野介** 子孫肥後ニ在リ。祖父頼定為菩提渕村本照寺ニ法華経一部寄進ス。
  - **同民部大夫** 巨勢荘渕村ヲ分チ領ス。
    - **同右馬助** 高木安房守鑑房ニ一味ス。

同四郎左衛門尉

天正ノ比渕村ヲ退キ杵島郡白石南郷田上村ニ居住ス。

同弥兵衛

同善七

慶長十五年戌五月出生。延宝五年巳九月廿日行年六十八歳ニシテ卒ス。法名風月宗湖。大財村長楽庵ニ葬ル。妻出所不相分。法名三要妙円。延宝六年午九月廿一日卒ス。

女子　早世

相良柳庵

長安

寛永十八年巳五月出生。元禄十四年巳正月廿六日行年六十一歳ニシテ卒ス。法名柳庵常青。妻ハ中道久左衛門女。享保三年戌五月廿三日卒ス。法名柳岳妙緑。帰依寺長楽庵、改テ同村二徳院ニ葬ル。明暦ノ末長崎ニ至大通辞西吉兵衛ニ従ヒ外科ヲ学コト十餘年、紅毛南蛮ノ二流ヲ伝テ鍋島志摩家来ト成、佐嘉ニ居住ス。扶持米九石、後加増九石合テ十八石ト成。

女子

鍋島図書家来杉谷近左衛門貞則妻。法号荷屋寿円。

同柳庵
伊安
延宝六年午三月出生。延享元年子十一月十八日行年六十七歳ニシテ卒ス。法名意安常栄。妻ハ図書家来杉谷近左衛門貞則女松。安永二年巳六月廿八日卒。法名真安妙栄。

女子
千布平馬進妻。
宝永七年寅九月四日卒。法名蓮誉妙紅ト号。

女子　早世

柳蔭《イン》
鍋島加賀守殿家来ト成。知行四十石ヲ賜フ。*享保十八年寅四月五日卒。法名光誉柳陰ト号。

＊享保十八年は丑、寅は十九年。

同柳庵　始源太郎　中比柳可
正安
宝永元年申十二月出生。安永三年午二月十一日行年七十一歳ニシテ卒。法名円寂異外同味庵主高伝寺ニ葬。妻ハ大木五兵衛朝宜女常。寛政五年丑四月六日行年八十歳ニシテ卒。宝山妙珠。

延享三年寅九月北ノ御丸御部屋御療養方御雇被仰付、同四年卯六月御雇ニテ多根姫様江戸御越御供被仰付候。

寛延二年巳八月被召出重茂公御匙被仰付二十人御扶持拝領。

宝暦六年於江戸五人御扶持拝領。

*同十一年午八月御目録白銀三枚拝領。

*同十二年未七月御目録白銀一枚拝領。

同年十二月御目録金子五百疋拝領。

明和七年寅閏六月御逝去ニ依テ出家ヲ遂。一代五人御扶持拝領。

御同人様河上御遊行御帰、暫時茅屋被遊御成御草鞋ノ儘被御床机召薬師堂被遊御覧、尾崎焼ノ大香炉御珍敷被遊御意候由、冥加至極難有申伝。年月不相分。

＊宝暦十一年は巳、午は十二年。
＊宝暦十二年は午、未は十三年。

小字清
女子
南里碩順妻。

同養伯　始紋之助
博道
正徳二年辰二月出生。始鍋島七左衛門家来ト成。妻ハ同家来立川次左衛門女佐代。明和五年子五月被召出。重茂公御匙被仰付、二十人御扶持拝領。

字松
女子
光安勘平方房妻。
明和四年亥十二月十日卒。法名善誉清心
ト号。

字万
女子
若狭殿家来中島次右衛門妻。

女子
足軽村山某妻。

字育
女子
享和二年戌二月廿四日卒ス。法名朴窓貞
淳ト号。

源蔵
男子
元文五年申閏七月廿日卒。法名孝山禅忠
ト号。

足軽江副治兵衛
男子

字峰
女子
*与賀社人千布某エ嫁。
千布ニテ一女子ヲ連離縁。寛政十年午
八月六日卒。
法名月山妙光ト号。一女茂字足軽古川
浅右衛門エ嫁ス。
*左脇に「小寺某妻」を抹消している。

女子
矢上ノ某妻。

女子
新宿ノ某妻。

女子

女子　早世
元文三年午[アキ]月出生。寛保元年酉十二月四日卒。法名知雪ト号。

同柳庵　始長太郎　中比長格
徳安
元文四年未九月九日出生。文化十年酉七月廿一日行年七十五歳ニシテ卒ス。法名無着安哉。妻ハ鍋島図書家来杉谷近左衛門（助之進トモ）兼矩女久。安永二年巳十月廿五日一子源太郎ヲ生テ卒。行年廿六歳。法名紫了雲*。継妻中島神五左エ門真武女津茂。文政十年亥九月二日行年八十三歳ニシテ卒。法名智仙妙光ト号ス。

宝暦三年酉八月初テ御目見被仰付候。

明和四年重茂公御匙被仰付候。

同七年寅閏六月御逝去、則治茂公御匙被仰付江戸罷越候。

安永八年亥十二月三人御扶持御加増ス。

寛政九年巳九月三人御扶持御加増ス。

文化元年子十二月御目録金十両拝領。

文化二年丑正月御逝去ニ依テ法体ヲ遂。三人御扶持一代拝領。御同人様御筆書画拝領。


*墓石には「紫山了雲」とある。

同正見　実名改吉明
広長
塩田道円跡式相続。
寛保三年亥七月五日出生。文化十一年戌五月廿七日卒。法名定誉正見ト号。

同柳庵　字源太郎　始元寿　中比柳伯
安昌
安永二年巳十月六日出生。文政四年巳六月十九日行年四十九歳ニシテ卒ス。法名寿山大椿。妻光安三兵衛仲房女元。弘化三年午六月九日行年六十八歳ニシテ卒。法名仙室寿栄。

天明七年未九月初テ御目見被仰付候。

寛政[アキ]年[アキ]詰御医師被仰付候。

斉直公御部屋住御附被仰付候。

文化二年丑五月家督相続被仰付候。

同十二年亥何月下総様御附被仰付候。

文政三年辰十月御同人様御逝去ニ依テ法体ヲ遂、死後為吊用二人御扶持一ケ年拝領。

*文政二年巳六月十日大弘院様五十年御忌御法事ノ砌出家十二人ノ孫々御焼香被仰付。


*文政二年は卯、巳は四年。

小字梅次郎　中比幸太夫　改勘兵衛
義忠
中島源右衛門尚尹家督。
安永五年申九月九日出生。天保六年未九月十六日卒。法名節道浄義ト号ス。

字広
女子
永渕藤五郎邦武妻。
延享三年寅十月廿五日出生。天保九年戌五月十二日。法名妙義日寿ト号。

同文碩
定陣
宝暦元年未十月廿一日出生。文化四年卯六月六日卒。法名文道玄碩居士。

字見恵　中比豊瀬　改浅
女子
宝暦七年丑九月廿七日出生。天保十年亥九月廿二日卒ス。行年八十二歳。法名寿峰浄慶。
始紀伊守殿家来相良柳印エ嫁。一女知登ヲ連引取、女子同家来相原四兵衛エ嫁。
天明三年卯九月敦姫様御誕生ヨリ御側被仰付、江戸御引越ノ節老女被仰付御供仕候。
文化八年未十二月三人御扶持一代拝領。

字敬三郎　改敬順
男子
安永九年子二月出生。享和三年亥六月廿七日於江戸卒。
法名桐岳良秋ト号。

字為
女子
中野権大夫良明妻。
天明二年寅四月八日出生。
寛政九年巳九月治茂公御側被召成、御休息役被仰付。
享和元年酉六月御暇被差免良明ニ嫁ス。

字千代
女子
藪内了知覚道妻。
天明七年未正月廿八日出生。文政十一年子七月九日卒。
法名妙正日光ト号。

字伊三郎

男子　早世
文化二年丑七月十四日出生。同三年寅六月十八日卒。法名朝露清光ト号。

同柳庵　字亀次郎　始柳意　中比柳伯　始安富　中比宣安

長美
享和三年亥十月二日出生。実ハ中島祐右衛門元興二男。元治元年子六月十二日行年六十二歳ニシテ卒ス。法名槐樹軒一夢常安。妻ハ中野権太夫良明女。中比友、改浅。

文政二年卯八月初テ御目見被仰付候。

同三年辰十二月家督相続被仰付候。

天保元年寅六月御番医被仰付候。

同六年未六月医学寮指南方被仰付候。

同七年申四月勤役中唐人御取締方ニ付、長崎出張被仰付候。

弘化五年申二月帰依寺二徳院廃ニ付、愛敬島城雲院ニ改葬ス。同時相良春栄相良養元モ改葬ス。

嘉永五年子二月ヨリ五ケ年間伊万里エ転居ス。

安政三年辰七月御側被召成、若殿様茂実公御附医師被仰付候。

同六年未八月大殿様直正公江戸御参府中御広式、大殿様上々様三ノ御丸、大殿様恒姫様御療養方兼帯被仰付候。

同年九月好生館掛合被仰付候。

万延元年申九月ヨリ若殿様初テ江戸御出府御供申上、文久二年戌四月御入府御供申上罷帰候。

元治元年子五月病気差起為養生料正銀弐百四拾目拝領。

同六月四日茂実公御筆書拝領。右ハ格別ノ拝領ニテ冥加至極難有申聞候。同月八日役方御断、再願ノ末被免御側無役被仰付候。

元治二年丑三月勤方多年骨折候旨ヲ以テ、死後御目録白銀五枚拝領。

同柳庵　字信一郎　始文友　中比寛斎　始公安　明治五年申十月通称ヲ廃ス。

安定
文政十一年子九月廿五日出生。妻ハ土肥玲左エ門［アキ］［アキ］養娘。実ハ多久与兵衛家来於保見龍［アキ］［アキ］女磯。

天保十二年丑五月初テ御目見被仰付候。

万延二年酉十月好生館指南役被仰付候。

元治元年子八月跡式相続被仰付候。

同年九月十日長州御追討御出陣方ニ被相副出勢被仰付。十一月七日ヨリ出陣。

同二年丑正月二日ヨリ帰陣ス。同九月晦御側御医師並被仰付候。

慶応元年丑七月御側被召成、大殿様直正公御附御医師被仰付候。

同年十月好生館教導方被仰付候。

同二年勤役中寅四月ヨリ長崎養生所御雇蘭医「ボードウィン」エ麻薬用法外科術等為研究出崎被仰付、同年六月相済シ罷帰候。

慶応三年卯六月ヨリ直正公御上京御供申上、同年八月御供ニテ帰藩。

明治元年辰二月ヨリ御同人様御上京御供申上、同年七月御供ニテ帰藩。

同年十一月ヨリ御同人様御上京御供申上、同二年巳二月御供ニテ帰藩。

同三月廿八日ヨリ御同人様東京御供申上、同四年未正月十八日御長病ノ末被遊御薨去、三月七日麻布邸ニ御埋葬。同月廿二日ヨリ御毛髪御供申上、同四月二日帰藩ス。

同九月贈正二位様御所労中夜白別テ骨折候ニ付、以思召金二万五千疋拝領。

同年七月好生館御改立ニ付中教諭被命相勤。

源蔵　字助次郎　中比善次　源右衛門　武重

祐重

天保二年卯八月廿八日出生。伊東弥右衛門祐清ノ養子ト成リ跡式相続ス。

弘庵　字広三郎　文慶

知安

天保七年申二月十六日出生。相良春栄福好ノ養子ト成リ跡式相続ス。

女子　早世

元貞　字貞四郎

有孚

天保十二年丑十月十三日出生。元治元年子五月ヨリ江戸其外遊学被仰付罷越。

明治二年巳八月東京ニ於テ大学東校中教諭被命相勤。同三年午二月ヨリ同官ヲ以テ大阪医学校ニ転勤。同年十一月西洋「プロイセン」エ遊学被命、同十二月朔ヨリ東京ヨリ出立。同四年未正月下旬「プロイセン」ノ都府「ベルリン」エ到着。同所エ寄留。

津茂　初義

女子

弘化二年巳二月廿八日出生。

男子
文友　字保一郎　新吾ト改ム。
嘉永五年子十二月四日出生。
慶応三年卯十二月初テ御目見被仰付候。

女子
字津奈
安政四年巳五月廿二日出生。

女子
字喜代
文久二年戌十月廿五日出生。

男子
小字敬次郎
慶応三年卯三月九日出生。

女子

編集後記

佐賀県医師会が入っている佐賀市水ケ江の佐賀メディカルセンタービル一階には、伊東玄朴と相良知安の肖像とプロフィールが紹介されている。伊東玄朴はお玉ケ池種痘所の創設、相良知安は第一大学区医学校校長として、それぞれ東京大学の創立とわが国近代医学の基礎作りに深く関わった。

昭和四十二年（一九六七）に相良家から佐賀県立図書館に寄贈された文書を調査した鍵山栄氏は、伝記『相良知安』（日本古医学資料センター、一九七三年）を出版した。「医制略則」や「回想」などから、知安が「医制」の原案を作成したことを説いた。さらに尾﨑耕司「明治『医制』再考」（大手前大学論集一六号、二〇一五年）は、長与専斎によって公布された「医制」そのものも、相良知安の構想に帰することを詳述した。尾﨑氏にはこうした研究の成果について本書にご寄稿いただいた。この場をかりて謝意を表する。

佐賀の有志のあいだでは、平成二十七年（二〇一五）に相良知安文書研究会が発足した。事務局長に相良隆弘、会員に大園隆二郎、大坪芳男（故人）、碇美也子、多久島澄子、古川英文、山口佐和子、山口久範の各氏と編者が集った。以来九年にわたり延べ百回を超える研究会において、相良知安に関係する文書の解読と考証を行なってきた。この継続的な研究会活動の成果が本書の根幹をなしており、研究会を重ねるなかで佐賀城本丸クラシックスの一冊として出版する展望が開けたことは幸いであった。

研究会のなかでは新たな知安像も浮かびあがってきた。自伝資料などを読むと、藩政期の封建社会のなかでの若い知安が忍従と雌伏の日々を過ごしていたことは意外であった。好生館で生徒長、順天堂で会頭、長崎精得館では頭取（館長）など修学先での生徒長に推されるなど指導力と人望のある一面、あるいはボードウィンやウィリスなど外国人の周旋に柔軟に対処する姿などは新鮮であった。

明治新政府において江藤新平や大木喬任、副島種臣、大隈重信、佐野常民ら佐賀の人物がそれぞれわが国近代制度の成立に大きな役割を演じたことは知られているが、新しい医療制度の構想についても相良知安その人によって可能だったと言いたい。藩主鍋島直正のもと飛躍的に革新された佐賀藩の医療制度の蓄積が、そこで育てられた知安に醸成されていたことは重視すべきである。

出版にあたり資料提供をいただいた関係機関各位に感謝を申し上げる。また、先人を顕彰するクラシックス事業の一環として出版の機会をくださった佐賀県文化行政の支援、佐賀城本丸クラシックス出版担当の古川英文、松尾美幸、山口道子各氏の編集協力なしには本書はなり得なかった。

相良知安文書研究会の事務局を担った相良隆弘氏は知安の子孫にあたる。氏が運営しているホームページ「我が国近代医学制度創設の功績者　相良知安」（http://sagarachian.jp/main/）はぜひ参照されたい。

本書をご覧いただくことで、これまで知られることのなかった知安の功績と人物像が多くの人に認知され、わが国近代医学史研究に新たな成果をもたらすことを願って後記とする。


令和六年（二〇二四）八月吉日　　編者　青木歳幸

歴史の事実は連鎖の如し。一部を明らかにせんと欲《ほっ》せば、前代に遡《さかのぼ》り後世に亘《わた》り、世界の大勢に鑑《かんが》み国内の潮流に考へて、之《これ》を研究考察せざれば、その真相を知ること難《かた》し。

久米邦武による『鍋島直正公伝』例言の語である。大正九年に出版された同書の記述には、多方面にわたる膨大な資料を博集した上で、編纂執筆がなされていることが顕われている。

しかし久米が典拠としたと考えられる、多くの一次的資料をふくむ文献の大半は、古文書のまま活字化される機会に乏しく、古色を帯びた紙面にしずかに墨痕を遺しつづけている。

「佐賀城本丸クラシックス」は、佐賀の幕末維新期に関わる極めて重要な一次的資料の翻刻出版を企図する叢書である。本叢書が、佐賀の歴史にとどまらず、広く近代日本を再点検する上でも、江湖の読者の益となることを希うものである。

令和三年一月一日

佐賀県立佐賀城本丸歴史館長　七田忠昭

校勘
大園隆二郎　元佐賀県立図書館近世資料編さん室長

編者略歴

青木歳幸　あおき・としゆき

1948年長野県生まれ。1971年信州大学人文学部卒業。佐賀大学地域学歴史文化研究センター特命教授、日本医史学会理事、洋学史学会評議員。

寄稿執筆

尾﨑耕司　おざき・こうじ

1963年大阪府生まれ。大手前大学国際日本学部教授。

佐賀城本丸クラシックス4

相良知安関係文書《さがらちあんかんけいもんじょ》

二〇二四年九月九日　初版印刷
二〇二四年十月八日　初版発行

著　者　相良知安《さがらちあん》
編　者　青木歳幸《あおきとしゆき》
発行者　七田忠昭
発行所　佐賀県立佐賀城本丸歴史館《さがけんりつさがじょうほんまるれきしかん》
佐賀県佐賀市城内二−一八−一　〒八四〇−〇〇四一
電　話　〇九五二−四一−七五五〇
ＦＡＸ　〇九五二−二八−〇二二〇
印　刷　大同印刷株式会社
編集制作　佐賀県立佐賀城本丸歴史館
ISBN978-4-905172-19-2

本書の記述には、現在では不適切と見なされる差別的な文言などが含まれるが、歴史的資料の翻刻公刊という性格に鑑み、原文のまま忠実に表記した。

佐賀城本丸クラシックス

幕末維新期に活躍した佐賀藩の人物に関わる一次的資料を活字化し、広く利用していただくことを目的とした翻刻叢書です。

佐賀城本丸クラシックス1

島義勇入北記《しまよしたけにゅうほくき》

藤井祐介 編

明治二年、新政府の開拓判官として札幌の都市建設に先鞭をつけた島義勇は、すでにそれを遡る安政四年三月七日に函館の地に立っていた。蝦夷地開拓を企てる佐賀藩主鍋島直正に命じられて海を渡った島義勇は、この探検で北海道や南樺太を踏破し「入北記」を著わした。そこには当時の蝦夷地の地形や産物、アイヌの生活などが詳しく記録されている。本書は佐賀からの行程を含む紀行文八篇などを一挙収録する。

定価 6380円（本体5800円+10%税）

体裁：菊判225×152㎜
272頁／上製貼函入
ISBN978-4-905172-15-4

佐賀城本丸クラシックス2

江藤新平関係書翰《えとうしんぺいかんけいしょかん》

星原大輔 編

江藤新平は、明治草創期に国家の制度構築に奔走し、殊に教育と司法の分野において、その後の日本の方向性を定める重要な役割を果たした。藩政期の動向については従来の見方を覆す内容も散見され、また揺籃期の廟堂にあっては新国家建設へ向けて辣腕をふるう江藤の姿や政府の状況が読みとれる。本書は現存する関係書翰を博捜し、新出資料を含む来翰一〇二九通、発翰二四五通ほか計一三四八通を翻刻収録。

定価 9350円（本体8500円+10%税）

体裁：菊判225×152㎜
532頁／上製貼函入
ISBN978-4-905172-16-1

佐賀城本丸クラシックス3

大木喬任伝記資料談話筆記《おおきたかとうでんきしりょうだんわひっき》

重松 優 編

大木喬任は、明治揺籃期の文部と司法を担い、その後も長く政府の要職を務め、東京奠都計画と首都「東京府」建設を主導した。本書は、大木の歿後に著名人の回顧談を集めた「談話筆記」、政局にあたっての意見書、自らの哲学や宗教を記した著述などを収録する。新しい時代の渦中で、単に西欧新知識を導入するのではなく、日本の歴史と伝統に照らして再構築せんとする大木の思索は注目される。

定価 8800円（本体8000円+10%税）

体裁：菊判225×152㎜
388頁／上製貼函入
ISBN978-4-905172-17-8

佐賀県立佐賀城本丸歴史館

佐賀偉人伝

A5判・112頁
各1047円
(本体価格952円+10%税)

幕末明治期に活躍した佐賀の人物を紹介するシリーズ

01 鍋島直正　杉谷 昭 著

佐賀藩が近代化をすすめるにあたって強力なリーダーシップを発揮したのが第十代藩主鍋島直正です。鍋島直正が推進した〝抜本的な改革〟と〝驚くべき挑戦〟、さらに、刻々と変化する幕末の政治状況下における決断と動向にも迫ります。

02 大隈重信　島 善髙 著

不屈の政治家として生涯を貫き、早稲田大学の創設者としても知られる大隈重信。わが国はじめての政党内閣を成立させた政治家としての足跡や、教育へむけた理念などを中心に、さまざまな分野での活躍についても紹介しています。

03 岡田三郎助　松本誠一 著

第一回文化勲章受章者である岡田三郎助は、美人画に独特の優美さをそなえ、「色彩の画家」と評されました。東京美術学校（現東京藝術大学）で教鞭を執り、帝国美術院会員、帝室技芸員として美術界を牽引。絵画作品のカラー図版も多数収録。

04 平山醇左衛門　川副義敦 著

江戸末期、いちはやく佐賀藩で導入された西洋砲術は、武雄領主鍋島茂義の指揮のもと推進されました。その最前線にあって当時最新鋭の技術導入に奮闘し、めざましく活躍した平山醇左衛門は、突然の斬首という不可解な死を遂げました。

05 島 義勇　榎本洋介 著

島義勇は、明治初期に開拓判官として北海道に入り、札幌を中心として都市を建設するために尽力しました。新政府における開拓使設置の目的や、初代長官に鍋島直正、判官に島を選任した背景、さらに島の苦難と取組みについて検証します。

06 大木喬任　重松 優 著

大木喬任は、明治前期のわが国の制度づくりにたずさわり、とくに初代文部卿として近代的教育の確立に力を尽くしました。深く歴史に学び、経世家として評価された大木が、新しい時代へむけて抱いた構想と功績に切りこみます。

07 江藤新平　星原大輔 著

江藤新平は、微禄の武士でありながら藩内で頭角を現わし、明治政府においては、司法や教育をはじめ多方面にわたり日本の制度づくりに活躍しました。本書は、江藤のさまざまな動きについて、綿密に追跡しながら明らかにしていきます。

08 辰野金吾　清水重敦・河上眞理 著

幕末唐津藩で生まれた辰野金吾は、東京駅や日本銀行を手がけるなど、明治期日本の西洋建築の第一人者です。本書は、辰野の足跡をたどり、ヨーロッパ留学時のスケッチブックを手がかりに、辰野の建築様式に新たな見解を提起します。

09 佐野常民　國 雄行 著

佐野常民は日本赤十字の父として有名です。また、万国博覧会や内国勧業博覧会などの事業についても尽力しました。本書は、博覧会事業を通してうかがえる佐野の構想や業績を探ることにより、日本の近代化の一側面を描き出します。

10 納富介次郎　三好信浩 著

小城出身の納富介次郎は、日本の工芸教育のパイオニアです。海外視察の体験を活かし、日本の伝統工芸を輸出産業に発展させる方策を探求しました。日本各地に「工芸」教育の学校を興し、人づくりに貢献。異色の教育者の生涯を発掘します。

11 草場佩川　高橋博巳 著

多久邑に生まれた草場佩川は、二十代半ばにして朝鮮通信使の応接に関わり、その詩文や書画が絶賛されました。のちには弘道館の教授として、文人としても名をとどかせました。江戸時代に日朝で交わされた友情の軌跡をたどります。

12 副島種臣　森田朋子・齋藤洋子 著

副島種臣は明治新国家の構築や黎明期外交に活躍し、一等侍講として天皇の深い寵愛を受けました。本書は、欧米列強からも喝采を浴びた外交上の功績や、政府に注視された政治活動を軸に、知識人たちに敬仰された巨大な姿を追います。

13 伊東玄朴　青木歳幸 著

伊東玄朴は神埼仁比山の農家に生まれ、将軍の主治医にまで栄達した蘭方医です。佐賀藩の蘭学の発展に関わり、江戸に開設した象先堂では多くの後進を育てました。お玉ケ池種痘所設置に尽力し、天然痘撲滅へ大きな足跡をのこしました。

14 枝吉神陽　大園隆二郎 著

副島種臣の実兄で、佐賀尊王派の中心人物が枝吉神陽です。島義勇、大木喬任、江藤新平、大隈重信をはじめ、明治政府で活躍した多くの人々に影響を与えました。早逝しましたが、この人に会えば誰しも魅了され、畏敬を深めたといわれています。

15 古賀穀堂　生馬寛信 著

幕府御儒者古賀精里の長男穀堂は、第十代藩主鍋島直正の教育係として大きな影響を与えました。弘道館の教授として学校拡充や学制刷新に力を注ぎ、人材を藩政に活かせる道筋を付け、のちの佐賀藩の躍進に貢献しました。

佐賀県立佐賀城本丸歴史館